# 北里流

HERBAL PRESCRIPTION HANDBOOK

| 기 타 사 토 류 |

# 한방처방 핸드북

하나와 토시히코 편저

권승원 이한결 장재순 김경묵 역

| 기 타 사 토 류 |

# 한방처방 핸드북

첫째판 1쇄 인쇄 | 2024년 03월 29일
첫째판 1쇄 발행 | 2024년 04월 19일

편 집 자 하나와 토시히코
옮 긴 이 권승원, 이한결, 장재순, 김경묵
발 행 인 장주연
출 판 기 획 김도성
출 판 편 집 이민지, 김형준
편집디자인 이민지
표지디자인 김재욱
제 작 담 당 황인우
발 행 처 군자출판사(주)
등록 제4-139호(1991. 6. 24)
본사 (10881) 파주출판단지 경기도 파주시 회동길 338(서패동 474-1)
전화 (031) 943-1888 팩스 (031) 955-9545
홈페이지 | www.koonja.co.kr

Authorized translation from the Japanese language edition, entitled 漢方処方ハンドブック
ISBN: 978-4-260-03914-7
編集: 花輪 壽彦
published by IGAKU-SHOIN LTD., TOKYO Copyright© 2019



ISBN 979-11-7068-116-8
정가 50,000원

편집자 약력

**하나와 토시히코(花輪壽彦)**

기타사토대학 명예교수, 기타사토대학 동양의학종합연구소 명예소장

1953년 야마나시현 출생. 1980년 하마마츠의과대학 졸업, 동 제1내과 수련의를 거쳐, 1982년부터 기타사토연구소 동양의학종합연구소에서 근무하였고, 1989년 의학박사 취득. 제2대 소장 야카즈 도메이, 제3대 소장 오츠카 야스오 선생에게 사사, 1996년 제4대 소장 취임. 2001년 기타사토대학 의학부, 동 대학원 교수(동양의학). 일본동양의학회 이사, 화한의약학회 이사, 동아의학협회 이사장 등을 역임. 2018년부터 현직. 2019년 제70회 일본동양의학회 학술총회 회두. 한방의학을 수련의, 서양의(일반의사), 환자에게 보다 쉽게 전달하기 위한 노력을 하고 있음. 대표저작은 『한방진료의 Lesson 증보판(고려의학)』.

# 집필진, 역자 명단

**편집**

하나와 토시히코(花輪壽彦) 기타사토대학 동양의학종합연구소 명예소장

**집필(가나다순)**

가모 유지(蒲生裕司) 기타사토대학 의학부 정신과학
고노 유카리(五野由佳理) 기타사토대학 의학부 종합진료의학
니시 카츠히사(西 勝久) 군마재활병원 내과
라이 켄슈(頼 建守) 한방의료 라이클리닉 원장
마루야마 야스타카(丸山泰貴) 기타사토대학 동양의학종합연구소
모리 에이코(森 瑛子) 기타사토대학 동양의학종합연구소
모리 유키코(森裕紀子) 기타사토대학 동양의학종합연구소
모치즈키 요시코(望月良子) 사쿠라유지후쿠오카병원
사하시 요시로(佐橋佳郎) 기타사토대학 동양의학종합연구소
세키네 마리코(関根麻理子) 기타사토대학 동양의학종합연구소
스즈키 구니히코(鈴木邦彦) 기타사토대학 동양의학종합연구소
아리시마 타케시(有島武志) 아리시마내과 원장
야마다 카즈미(山田和美) 요코가와레이디스클리닉
야시로 시노부(八代 忍) 오타와라중앙클리닉 원장
엔도 다이스케(遠藤大輔) 기타사토대학 동양의학종합연구소
오다구치 히로시(小田口浩) 기타사토대학 동양의학종합연구소
오이카와 테츠로(及川哲郎) 도쿄의과대학병원 한방의학센터
와카스기 아키노(若杉安希乃) 기타사토대학 동양의학종합연구소
와타나베 코지(渡辺浩二) 와타나베산부인과 원장
요네타 요시타카(米田吉位) 와이즈클리닉 이사장
이노 타케시(猪 健志) 사가미하라협동병원 이비인후과
이시게 타츠야(石毛達也) 기타사토대학 동양의학종합연구소

| | |
|---|---|
| 이토 고(伊藤 剛) | 기타사토대학 동양의학종합연구소 |
| 이토 히데노리(伊東秀憲) | 기타사토대학 동양의학종합연구소 |
| 츠다 토쿠타로(津田篤太郎) | 세이루카국제병원 류마티스결합조직질환센터 |
| 카와나베 타다아키(川鍋伊晃) | 기타사토대학 동양의학종합연구소 |
| 카자토 요코(風戸陽子) | 기타사토대학 동양의학종합연구소 |
| 코리 카즈요시(洪里和良) | 코리통증과한방의원 원장 |
| 코바야시 요시노리(小林義典) | 기타사토대학 동양의학종합연구소 |
| 하나와 토시히코(花輪壽彦) | 기타사토대학 동양의학종합연구소 |
| 하야사키 토모유키(早崎知幸) | 케이유카이요시다병원 |
| 호시노 타카유키(星野卓之) | 기타사토대학 동양의학종합연구소 |
| 호타 히로미츠(堀田広満) | 기타사토대학 동양의학종합연구소 |
| 호리카와 토모에(堀川朋恵) | 도쿄도교직원상조회산라쿠병원 순환기내과 |

**번역**

| | |
|---|---|
| 권승원(대표 역자) | 경희대학교한방병원 순환신경내과 부교수 |
| 이한결 | 경희대학교한방병원 순환신경내과 임상조교수 |
| 장재순 | 더쉼한의원 대표원장 |
| 김경묵 | 천안도솔한방병원 진료과장 |

# 발간사

70번째 일본동양의학회 학술총회(2019년 6월 28일~30일)라는 기념비적 학술대회가 기타사토대학 동양의학종합연구소(기타사토동의연) 주관으로 도쿄에서 열리게 되어 불초한 제 자신이 회두를 맡게 되었습니다.

이때, 프로그램 위원회 회의를 하면서 '한방입문 세미나', '침구입문 세미나' 등 연속강의(30분 short lecture)의 강사를 기타사토동의연 스탭과 OB 위주로 담당하는 것으로 결정했습니다.

이후 의국장과의 논의 끝에 단시간에는 모두 설명할 수 없는 점을 고려하여 입문 세미나용 '보조 텍스트'를 만들어보자는 이야기가 나왔습니다.

당시, 제가 정한 편집방침은 대략 다음과 같았던 것으로 기억합니다.

(1) 기타사토 동의연 동문회(의국원, OB)에 널리 알려 집필을 의뢰한다.
(2) 이 책에서 다룰 처방은 보험진료 시 사용할 수 있는 147처방(148품목) 모두를 망라하며, 여기에 기타사토동의연에서는 전탕약 치료를 시행하고 있기 때문에 엑스제가 없는 처방도 참고적으로 포함시키도록 한다.
(3) 일반 임상의, 약국이나 병원 근무 약사, 침구사, 간호사라는 여러 직역을 대상으로 한방의 매력과 진료, 조제, 복약지도, 환자지도의 실제사항을 손쉽게 알 수 있도록 내용을 구성한다.
(4) 평소 일상진료, 일상업무에서 휴대하며 처방검색이나 복약지도 시 바로 확인, 참고할 수 있도록 편의성, 실용성을 갖춘 핸드북 사이즈로 펴낸다.
(5) 안이한 '병명처방'이 아닌 '수증치료' 가이드북으로 펴내지만, 설명을 간략화하고 도표를 활용하여 5분 정도 만에 알고 싶은 내용을 검색할 수 있도록 간결한 책으로 만든다.
(6) 시간이 있을 때 'Column'이나 'Advanced Course', 'Note', 'Memo' 등을 읽으면 더 깊은 지식을 즐길 수 있게 만들 것. 기타사토동의연다운 '온축(蘊蓄, 역자 주: 깊이 연구해서 쌓아 모은 지식, 깊은 학식)'을 펼쳐낼 것.

사실 이것은 꽤나 사치스러운 구상이었습니다. '안이하게 지식을 왜곡하지 않도록'이라고 집필의뢰문에 적었던 기억이 납니다.

다행히 여러 기타사토동의연 동문회 멤버의 집필승낙을 얻었고, 의학서원 편집자의 끝없는 격려와 의국장의 분투가 있었음에도 가장 중요한 편저자인 저 자신의 태만 탓에 결국 저자 초고가 2019년 1월에 들어서야 마련되었습니다. 하지만 한방진료부, 약제부, 의사학연구부, 침구진료부, EBM 센터의 전면적인 협조를 얻어 생약과 의료용한방제제, 침구치료의 실제에 대해 의사나 침구사의 핸드북 수준에서 벗어나 약사나 간호사의 복약지도 실전참고서로도 역할을 할 수 있는 책이 나오게 되었습니다. 일본 한방의 두터운 역사를 단번에 '꾸욱' 눌러 담을 수 있었던 것 같아 감개무량합니다.

단독저서가 아니기 때문에 각 처방별 적응증의 허실 관련 판단이나 처방해설에 있어 집필진에 따라 표현의 차이가 있을 수 있으나, 편집자로서 집필진이 원문에 담고자 했던 의미를 최대한 존중하여 명백한 오류가 있을 시에만 수정을 진행했습니다.

본서가 한방진료의 매뉴얼로서 항상 여러분의 가운 주머니 속에 있으면서 필요할 때마다 긴요하게 사용된다면 편집자로서 무한한 기쁨일 것이며, 본서가 의료용 한방제제의 올바른 사용에도 일조하길 바랍니다.

사실 의학서원에서는 기획 초기부터 끝없는 서포트를 해주었고, 때로는 미소를 보이면서도 상당한 압박을 가해 주었습니다. 그 덕에 본서가 학술총회를 앞두고 세상에 빛을 볼 수 있게 된 것 같아 깊은 감사를 드립니다.

교정기간이 짧았기 때문에 설명이 부족한 측면도 있지만 독자들의 따끔한 지적과 질책 기다리겠습니다.

2019년 6월 어느 날
제170회 일본동양의학회 학술총회 회두
기타사토대학 명예교수, 기타사토대학 동양의학종합연구소 명예소장

**하나와 토시히코**

## 역자 서문

기타사토대학 동양의학종합연구소(기타사토동의연)에서 출간한 “한방처방핸드북”을 “기타사토류 한방처방핸드북”이라는 이름으로 국내에 소개합니다. 기타사토동의연은 일본 한방에 조금이라도 관심이 있다면, 한 번쯤은 들어보았을 오츠카 케이세츠, 야카즈 도메이라는 근현대 일본의 한방의학자들이 각각 1, 2대 소장을 지낸 대표적 한방의료기관입니다. 오늘날 일본 한방의학을 이야기할 때 역사적 의의나 비중 측면에서 그 어떤 기관보다도 중요한 기관임을 그 누구도 부인할 수 없습니다. 기관명에 ‘종합’이라는 글자가 들어가 있는데, 그 이름이 무색하지 않게 임상연구부, 기초연구부, 의사학연구부 세 축으로 구성되어 임상진료는 물론이며, 그 진료를 뒷받침할 기초연구와 역사적 배경과 관련된 연구까지 수행해 온 기관입니다. 임상적 측면만 봐도 가히 ‘종합’이라는 용어가 잘 어울리는데, 고방과 후세방을 가리지 않고 그 둘을 절충한 임상과 연구를 해 온 것으로 유명합니다. 1대 소장인 오츠카 케이세츠 선생은 우리나라에 황한의학으로 널리 알려진 유모튜 큐신의 제자로 고방의학 중심의 학습을 해왔고, 야카즈 도메이 선생은 일관당의학계열의 후세방 중심의 진료를 해왔습니다. 이 두 임상가는 서로의 단점을 보완해 가며 평생 동지로 이 기관을 이끌었고, 그 결과 기타사토동의연은 고방, 후세방을 가리지 않는 종합 한방의학을 해 온 것입니다.

본서는 기타사토동의연 출신 현대 한방의학자들이 직접 집필하였고, 그 내용을 4대 소장이었던 하나와 토시히코 선생이 편저하였습니다. 발간사에 편저자께서 직접 밝혔듯 기타사토동의연다운 ‘온축(蘊蓄)’을 담고 있는 임상 한방의학 텍스트라 할 수 있습니다. 같은 발간사에서 하나와 선생은 “일본 한방의 두터운 역사를 단번에 ‘꾸욱’ 눌러 담을 수 있었던 것 같아 감개무량”하다고 언급했는데, 직접 번역하며 반복해서 읽어 본 역자 입장에서 본서는 일본 한방의학의 대강을 간결하지만 지나치게 간단하지 않게, 구체적이지만 그렇다고 장황하지 않게 꾹꾹 눌러 담은 한 통의 맛있는 모 아이스크림 브랜드의 아이스크림 통 같다는 느낌을 받았습니다. 기타사토동의연의 역사가 기타사토동의연 출신들을 통해 한 권의 책에 응축되었으니 ‘우리는 이 책을 통해 아주 편히 그 중후한 맛을 느끼기만 하면 되는 것 아닐까?’라는 생각에 이 책을 국내에 소개하는 지금 이 순간 저도 가슴이 두근거립니다.

아쉽게도 기타사토동의연은 2023년 2월 이후 더 이상 존재하지 않습니다. 코로나19 시대를 거치며 기타사토대학 내 직제 변화가 있었고, 독립된 기구가 아닌 병원과 약학부 소속의 기관으로 분산 배속되었습니다. 현재 임상진료부문은 기타사토대학 기타사토연구소병원 한방침구치료센터로, 연구부문은 기타사토대학 약학부 부속 동양의학종합연구소로 나눠 배속되었습니다. 호사가들은 이러한 직제변화에 관해 이런저런 배경설명을 하기도 하지만, 대학에 근무 중인 저 자신이 보기엔 매우 복잡한 해당 학교만의 사정이 있으리라 생각합니다. 직제 변화 탓에 '종합'이라는 명칭의 의의가 퇴색한 측면은 있으나, 콘텐츠를 담당하는 본래의 멤버들은 건재하므로 임상진료부문은 보다 임상의학 측면에서, 연구부문은 보다 기초과학 측면에서 발전할 수 있는 계기가 될 것으로 기대합니다.

이번 번역은 경희대학교한방병원 수련 후배들과 함께 할 수 있어 보다 뜻깊습니다. 순환신경내과 출신의 이한결, 김경묵 선생, 한방신경정신과 출신의 장재순 선생이 함께 해주었습니다. 모두 일본어에 능통한 후배들이기에 이번 번역에 큰 도움을 받았습니다. 2019년 발간된 이 책이 이제야 국내에 번역된 것은 전적으로 대표 역자인 제가 게을렀던 탓입니다. 군자출판사 편집부에서 인내심을 가지고 기다려 주시고, 늦은 초고를 드렸음에도 빠르게 편집해 주신 덕에 이제라도 여러분께 내어놓습니다. 바쁜 임상현장에서 분투 중인 일선 한의사, 그리고 한의사들과 짝을 이뤄 함께 임상현장을 꾸려가고 있을 의료진들의 일상에 조금이나마 도움이 되길 기대합니다.

2024년 4월 어느 날

회기동 연구실에서

**대표역자 권 승 원**

# 목차

# 목차

# I

# 한방 관련 기본지식

1. 한방 관련 기본개념
2. 한방약
3. 한방의 진찰법
4. 전신증상 진찰법
5. 한방약 사용 시 주의해야 할 점

# Ⅰ. 한방 관련 기본개념

## 1 한방이란?

'한방이란 무엇인가?'라고 묻는다면, '고대 중국에서 전해진 의학이론과 치료기술을 일본의 풍토, 국민성에 맞춰, 일본 고유의 의학체계로 발전시킨 것'이라 할 수 있겠다.

'한(漢)'은 '한자(漢字)' 같은 단어에 남아 있는 것처럼 기원전후 중국의 한 왕조, 곧 중국이라는 의미이며, '방(方)'은 '치료 방법'이라는 의미이다. 따라서, 한방은 중국 스타일의 치료법이라는 의미이며, 원래는 전탕약 같은 탕액치료와 침구치료 모두를 지칭했으나, 현재는 일반적으로 '한방'(탕액치료)과 '침구'(물리요법)로 나누어 부르고 있다.

역사적으로 보면, 19세기 서양에서 화학약품이 등장하기 전까지는 세계적으로 '생약요법'이 주로 이루어졌다. 여기서 '생약'이란 초근목피(草根木皮)부터 동물성, 광물성까지 이른바 천연물을 그대로 또는 가열이나 건조 등의 가벼운 가공을 거쳐 '약'으로써 사용해 온 것을 말한다.

서양과 동양의 결정적 차이는 다음과 같다. 서양에서는 허브(약초)를 주로 단미(單味)로 사용해온 것에 반해, 고대 중국에서는 3세기경까지 약재를 조합하여 'ㅇㅇ탕'과 같이 이름 붙였고, 여기에 적응증을 붙여, '처방'과 '적응증'을 연결하는 '증(證)' 이론을 구축했다.

여기에 부언하자면, 서양철학에서는 신이 창조한 사람이 '자연을 지배한다'는 것을 당연시 여겼고, 자연의 섭리를 분석하여 그 본질을 이해하고자 했다. 반면, 동양철학에서는 사람도 '자연의 일부'로 여겨, 천연물 그 자체가 '음식', '약', '독'으로써 공존하는 것에 대해 모순을 느끼지 못했다.

## 2 '증(證)' 이론

한방의학은 이른바 '병명치료'가 아니라, '증(證)' 의학이다. '증'이란 한방의학적 병태파악, 치료원칙으로 '증이란 개별의학의 지침이 되는 개념이다'라고들 한다. '한방의학적 병태=증'이라고 간결히 쓸 수도 있겠다. 병명에 맞춰 일률적으로 처방하는 것이 아니라, 개별 사정을 충분히 감안한다는 의미이다.

### Column '증(證)'의 정의

한방에서는 '수증치료(隨證治療)'(증에 따라 치료한다)가 치료의 요체로서 매우 중시된다. 이 말은『상한론(傷寒論)』에서 볼 수 있는 '수증치지(隨證治之)', 이 한 구절에서 나왔다.
그렇다면, 과연 '증'이란 무엇일까?
오쿠다 켄조(1884~1961)는 '증이란 질병의 증거로, 신체 속에 있는 병변이 밖으로 드러난 것을 보고, 그 본체를 추정하고, 이를 토대로 약방(藥方)을 찾아가는 것'이라 정의했다.
'증'이란 환자에게는 생체에 드러난 증상과 징후이며, 치료자에게는 치료의 실마리, 증거이다. 적응증을 한방의학적 문맥에서 표현한 것으로 진단임과 동시에 치료원칙이 된다. '약방을 찾는 것'은 중요한데, 요약하자면 약을 투여한 결과, 병태가 개선된다면 '증' 진단이 맞았다고 해석할 수 있는 논리로 볼 수 있겠다.
'증'이란 가장 첫 번째 의미로는 증상이며 징후이다. 따라서 '증에 따라'가 대증요법의 의미가 없는 것은 아니다. 하지만 단순한 대증요법이 아니라, 항상 '개별 전신상태'를 감안하여 '증'이 결정된다는 점을 알아두도록 하자.

한방의학의 논리를 무시하고 병명처방으로 한방약을 복용하는 것은 본래의 한방치료는 아니다. '증'에 기반하여 치료한다는 것은 환자의 다양한 개별 병태, 시간의 흐름에 따른 변화를 충분히 고려하여 치료하고, 치료 반응을 충분히 관찰하여 처방도 변경해 가는 사고방식이다.

한방치료는 다음과 같은 치료원칙이 있다.

### 1) 이법치지(以法治之)

병태 상황을 보아 치료원칙, 곧 발한(發汗), 토하(吐下), 중화(中和), 청열(淸熱), 열보(熱補) 등의 치료 대강에 맞춰 치료방침을 결정한다.

### 2) 수증치지(隨證治之)

음양(陰陽)의 분류, 허실(虛實)의 분류, 오장(五臟)의 분류, 기혈수(氣血水)의 분류, 진찰소견[망진(望診), 문진(聞診), 문진(問診), 절진(切診)] 등을 통해 '증'을 결정하고, '증'에 따라 치료한다. 관련하여 다음 용어도 있다.

- 이병동치(異病同治): 수증치료에 따르면, 다른 병이더라도 증이 같으면 같은 치료를 한다. 감기든, 만성간염이든 산욕열이든 소양병(少陽病) 소시호탕증이라 판단되면 소시호탕을 처방한다.
- 동병이치(同病異治): 반대로, 같은 감기더라도 발한 여부, 상열감, 추위 등에 따라 갈근탕, 계지탕, 마황부자세신탕 등 증에 따라 다른 처방으로 치료한다.

### 3) 방증상대(方證相對)

요시마스 토도(1702~1773)의 사상으로 '방제(方劑)' ('방')에 대한 충분한 지식과 운용기술을 습득할 수 있으면, 어떤 '증'에 어떤 방제가 좋은지, 자연스럽게 잘 맞는 처방을 결정할 수 있다는 말이다. 음양, 허실, 오장, 기혈수 등의 전통이론은 모두 '억측'에 지나지 않으며, '방'과 '증'을 일대일로 생각해야만 한다고 주장하여, 당시 의학계에 큰 파란을 일으켰다. 특히 '복진(腹診)'을 중시했다.

## 3 음양(陰陽), 허실(虛實)

### 음양, 허실(표 1)

**1) 음양은 '기능'을 기반으로 하는 개념이며, 병성(病性, 질병의 성질)을 나타낸다.**

① 양은 열성, 음은 한성. 양은 발양성(發揚性), 음은 복은성(伏隱性).

② 질병의 저항기는 양, 피폐기는 음.

**2) 허실은 평소 체격이나 골격에 기반하는 개념으로 항병반응의 강, 약을 표현한다. '실증(實證)'이란 병에 저항하는 힘이 충실한 상태, '허증(虛證)'이란 병에 저항하는 힘이 쇠약해진 허약 상태, '중간증'은 그 중간이다.**

### 현대의 허실 해석

『상한론(傷寒論)』에서 나오는 항병력 차이가 어디에서 기원한 것일까라는 점에 대해, 평소 체력에 기반하는 측면이 많다는 것이 현재 한방을 하고 있는 사람들 대다수의 의견이다(표 2). 이 책은 거의 이 사고방식에 기초하여 집필되어 있다. 이 책에서 주로 복증(腹證)을 통해 '실증, 중간증, 허증' 3단 분류를 하는 것은 와쿠다 요시토라의 『복증기람익(腹證奇覽翼)』 내용에 기반한 것으로, 이 책에서는 '허와 실, 허실간을 삼후(三候)로 한다'고 했다.

'허증, 중간증, 실증'을 '평소 건강도(체력)'를 토대로 분류하여 질병에 걸렸을 때의 '항병반응'으로 보는 것도 여기에 준한다고 생각된다.

## 후생노동성의 '증' 해석

2002년 후생노동성은 '일반용 한방제제 승인심사 내규'(210처방)의 효능효과, 용법과 관련된 내용의 개정과 처방추가를 검토했다. 그 결과, 약 80처방이 추가되어 '일반용 한방제제 승인기준(신210처방)'이 발표되었다(2008년). 이때 한방의 '증'을 효능효과의 '묶음'('체질'과 '증상')이라고 하여, 일반인들도 이해할 수 있게 표현했다.

표 1. 음양(陰陽)과 허실(虛實)

| | | 항병반응 | | |
|---|---|---|---|---|
| | | 병성 | 병기 | 항병반응의 차이를 만드는 평소 체질 |
| 음양 | 음증 | 한성 | 피폐기 | 신진대사저하[노화, 복은성(伏隱性)] |
| | 양증 | 열성 | 항병기 | 신진대사항진[젊음, 발양성(發揚性)] |
| 허실 | 허증 | 약 | | 예비체력 적음(위장허약) |
| | 실증 | 강 | | 예비처력 큼(위장건강) |

• 열이란, 열감, 신경계의 흥분, 신진대사 이상항진을 가리킨다.
• 한이란, 오한, 신경계의 기능침체, 신진대사 이상저하를 가리킨다.
• 음양을 표리(체표-내장) 같은 '병위'(표, 반표반리, 리)의 의미로 사용하기도 한다.

표 2. 허실(虛實)의 현대적 해석

| | 허증(체력 약함) | 실증(체력 좋음) |
|---|---|---|
| 체격 | 가냘픈 골격, 마른형 또는 물살 | 튼튼한 골격, 근육질이며 튼실 |
| 안색, 피부 | 안색이 좋지 않고, 피부에 윤기가 없다. 피부 긴장감이 좋지 않고 땀이 잘 난다. 평소에는 땀이 잘 나지 않는데, 조금만 운동하거나 뜨거운 욕탕에 들어가면 항상 땀이 가시질 않는다. | 안색이 좋고, 피부에 윤기가 있다. 피부 긴장감이 좋고 땀이 잘 나지 않는다. |
| 식욕, 수면, 대변상태 | 불량(부조화) | 양호 |
| 적응력 | 더위, 추위에 민감하며 적응력이 약하다. 피로가 좀처럼 잡히지 않는다. 감기에 잘 걸리고 잘 낫지 않는다. 스트레스에 약하다. 환경변화에 대한 적응력이 약하고, 오히려 억지로 자제하려고 하는 과잉적응양상도 보인다. | 더위, 추위에 대한 적응력이 높다. 피로 회복이 빠르다. 감기에 잘 걸리지 않는다. 스트레스에 강하다. 환경변화에 대한 적응력이 강하고 유연한 대처가 가능하다. |
| 정신상태 | 신경과민(불안감, 초조감), 무기력, 비관적 | 정서안정, 의욕적이며 낙관적 |
| 평소 건강도 | 위장허약(小) | 위장건강(大) |

주) 실증과 허증의 중간을 중간증이라고 한다.

체질은 ① 체력 허약하며, ② 약간 허약하며, ③ 체력 중등도로, ④ 비교적 체력이 좋고, ⑤ 체력이 충실하며, ⑥ 체력에 관계없이 와 같이 총 6가지로 분류했다.

증상은 예를 들어, '흉협고만(胸脇苦滿)'을 '때때로 흉복(胸腹)에서 명치 부근에 걸쳐 괴롭다'와 같이 일반인들이 이해하기 쉽게 표현해두었다.

## 4 육병위(六病位: 표와 리)

『상한론(傷寒論)』에서는 질병 진행을 전형적인 6가지 병위로 분류하며, 그 변화에 따라 치료방침을 제시했다. 이것을 육병위라고 한다.

삼양병(三陽病)을 태양병, 양명병, 소양병 이 셋으로 분류한다. 이 시기는 '저항기'이다.

이 시기는 질병의 기세와 여기서 회복하려는 항병반응의 차이에 따라 다양한 경과를 보인다. 태양병 시기에 '저항력'이 강하게 발휘되면 양실증(陽實證)이라 표현되며, 시간이 지남에 따라 양명, 소양병으로 이행한다(태양병 → 소양병 → 양명병과 같은 경과를 보이기도 한다). 반대로 태양병 시기에 '저항력'이 약하면 시간이 지남에 따라 바로 '저항력'이 떨어진 삼음병(三陰病)으로 쉽게 진행한다.

삼음병은 태음병, 소음병, 궐음병 이 셋으로 분류한다. 이 시기는 '피폐기'이다.

『상한론』은 각 병기의 대강을 간결하게 표현했다(표 3).

병위에서 '표(表)'는 체표, 피부, 땀샘, 피하조직, 관절 등에 해당한다. '반표반리(半表半裏)'는 인후, 식도, 기관지, 폐, 간장, 비장 등 실질장기에 해당한다. '리(裏)'는 소화관(소장, 대장), 신장, 생식기 등에 해당한다. 하지만 '리'인 소화관은 관강장기로 입에서부터 항문까지 연결되므로, 체표의 변화가 바로 리로 파급되는 경우도 적지 않다. 그러한 의미에서 진짜 몸의 '심부'는 반표반리 부분이라는 생각도 있다.

표 3. 육병위(六病位)

| 육병위 | 병위와 한열 | 조문 | 대표방제 |
|---|---|---|---|
| 태양병 | 표(表) 열(熱) | 太陽之爲病, 脈浮, 頭項强痛而惡寒 | 계지탕, 마황탕 |
| 소양병 | 반표반리(半表半裏) 열(熱) | 少陽之爲病, 口苦, 咽乾, 目眩也 | 소시호탕, 시호제 |
| 양명병 | 리(裏) 열(熱) | 陽明之爲病, 胃家實是也 | 대승기탕, 소승기탕 |
| 태음병 | 리(裏) 한(寒) | 太陰之爲病, 腹滿而吐, 食不下, 自利益甚, 時腹自痛, 若下之, 必胸下結 | 계지가작약탕, 소건중탕, 인삼탕 |
| 소음병 | 리(裏) 한(寒) | 少陰之爲病, 脈微細, 但欲寐也 | 진무탕, 사역탕 |
| 궐음병 | 리(裏) 한열착잡(寒熱錯雜) | 厥陰之爲病, 消渴, 氣上撞心, 心中疼熱, 飢而不欲食, (食則吐), 下之利不止 | 통맥사역탕, 복령사역탕, 오매환 |

## 5 치료대강

### 1) 사제(瀉劑)와 보제(補劑)

한방치료는 크게 2가지 치료방법으로 '사(瀉)'(빼낸다는 의미) 치료(사제)와 '보(補)'(항병력을 고무시킨다는 의미) 치료(보제)가 있다. 그 중간적인 '공보겸무(攻補兼務)' 치료는 '화제(和劑)'라 부른다.

### 2) 본치(本治)와 표치(標治)

질병에 '본(本)'과 '표(標)'가 있다. '본'은 질병의 근원, '표'는 질병의 변(變; 변화, 변용)이다. 근본적인 체질이상과 표면적인 다채로운 증상이 있을 때, 우선 지엽적인 부분을 치료(표치)하고 나서 근본적인 치료(본치)를 하는 경우와 처음부터 본치를 하는 경우가 있다.

### 3) 선급후완(先急後緩), 보이후사(補而後瀉)

급성질환에서는 긴급을 요하는 치료가 우선시되며 이것을 '선급후완'이라고 한다. 만성질환에서는 체력보충을 우선시하며, 뒤이어 병리산물을 제거한다. 이것을 '보이후사'라고 한다. 임기응변에 해당한다.

### 4) 병병(併病)

질병이 동시에 2가지 병위에 걸쳐져 있으며 상호 관련성을 가지고 있는 경우이다. 병병의 경우, 태양병(표) 치료를 먼저하며, 이후 양명병(리) 치료를 하는 것이 원칙이다. 이를 '선표후리(先表後裏)' 치료원칙이라고 한다.

만성질환에서는 조금 의미가 넓어져서, 양증(陽證)과 음증(陰證)이 병존하는 경우가 많다. 이 경우 치료는 2가지 약을 동시에 병용하든지, 아침 저녁 또는 하루하루 교대로 복용하게 한다. 이때, 음병에 대한 약을 먼저 복용하게 하고, 양병에 대한 약은 뒤에 복용하게 하는('보이후사') 경우가 많다.

### 5) 합병(合病)

생체에 침습을 가하는 외부인자의 작용이 강하면 병위분류를 넘어서서 2가지 또는 3가지 양병기(陽病期)에 동시에 항병반응을 나타낸다. 항병반응을 가장 강하게 보이는 병위의 방제 1가지로 대응해간다.

## 6 오장(五臟)



최근 약리학서에서는 생체기능을 '엑셀'과 '브레이크'로 조절한다는 식으로 설명하고 있지만, 한방에서는 오장(간, 심, 비, 폐, 신)이 생명활동을 담당하며, 내부환경에 교란이 생겼을 경우, 각각의 계통에 엑셀과 브레이크를 걸어 조절한다고 생각해 왔다.

이 사고방식은 급성질환을 다룰 때는 거의 다뤄지지 않았던 개념이었다. 그런데 요즘처럼 내부환경의 항상성 비뚫림이 문제가 될 때는 이 오장론이 기능론으로서 편리한 측면도 있다(표 4).

표 4. 오장의 분류와 증상

| 오행(오장) | 고전 | 증상 |
|---|---|---|
| 목(간) | '장군지관(將軍之官), 간장혈(肝藏血)'이라고 하며, 사고활동 중 모려(謀慮)를 담당하는 작용이 있다. 또한 혈액을 저장하며 해독하는 작용이 있다. 간은 근육, 손톱, 눈과 관계가 있으며, 간 기능의 이상은 토혈, 근육경련, 눈의 충혈 등의 증상을 보이며, 쉽게 화내게 된다. | ① 신경과민, 두통, 눈충혈, 쉬이 분노함 등의 스트레스성 증상, ② 두드러기, 습진, 피부거침 등의 피부증상, ③ 자율신경실조증, ④ 오한, 미열, 식욕부진, 권태감 등의 간질환에 의한 증상, ⑤ 어깨결림, 근육통, 근육경련, 계늑부(季肋部) 압통 등의 증상 |
| 화(심) | '군주지관(君主之官), 심장신(心藏神)'이라고 하며, 심은 혈액을 전신에 순환시키는 작용 외에 정신적 기능을 조절하며, 신(정신)의 기능이 이상해지면 두근거림, 불면, 공포, 건망 등의 증상을 보이게 된다. | ① 두근거림, 숨참, 부정맥 등의 심장질환, 순환기증상, ② 불면, 어지럼, 불안 등의 의사나 사고와 관계된 중추신경계 기능이상증상, ③ 흥분, 안면홍조, 상열감 등의 열성질환증상 |
| 토(비) | '창름지관(倉廩之官)'이라고 한다. 음식물의 정기(精氣; 영양물질)를 추출하여 전신에 운반한다. 따라서 비의 기능이 쇠약해지면 음식물의 정기가 전신에 전달되지 못하며, 복부팽만, 복명(腹鳴), 설사, 소화불량, 식욕부진 외에 의욕감퇴, 권태감 등을 일으킨다. 췌장의 작용도 포함하고 있다. | ① 식욕부진, 오심, 구토, 위불편감 등의 소화기증상, ② 권태감, 영양불량, 면역력저하 등의 허약성 증상, ③ 기분침체, 사고침체, 무기력 등의 우울증상 |

| 오행<br>(오장) | 고전 | 증상 |
|---|---|---|
| 금(폐) | '상부지관(相傅之官)'이라고 한다. 호흡기능을 담당하며, 심의 기능을 도와 제장(諸臟)의 기를 순환시키는 작용이 있다. 폐의 이상은 호흡곤란, 기침 등의 원인이 된다. | ① 기침, 가래, 콧물, 숨참, 오한, 발열 등의 감기나 호흡기계 증상, ② 발한이상, 가려움 등의 피부증상 |
| 수(신) | '작강지관(作强之官)'이라고 한다. 인체 생명활동을 유지하는 정(精), 또는 생명의 탄생 같은 유전에 관계되는 정도 저장하며, 생식활동을 담당한다. 신의 이상은 부종, 소변불리, 유정(遺精), 성욕감퇴, 요통 등의 원인이 된다. | ① 요통, 슬통, 골다공증, 피부건조, 시력감퇴 등 노화에 동반된 증상, ② 부종, 빈뇨, 야간뇨 등의 신과 비뇨기 증상, ③ 건망, 이명, 고혈압, 성욕저하 등 신허(신기능저하)에 의한 증상 |

## 오장론의 의미(표 5)

- 비위(脾胃)는 단순한 소화기계 기능이 아니라 음식물을 자신화하는 곧, '비자신'과 '자신'을 이어주는 중요한 기능을 담당한다. 알레르기나 면역계 질환에 응용할 수 있다. 한방에서는 어떤 질환이든 소화기증상 개선을 도모할 수 있게 처방한다.
- 스트레스 사회인 요즘, 간(肝)의 실조에 따른 병태는 일상화되었다. 모든 심신증 경향의 질환에는 간 기능실조를 고려해야만 한다. 시호제나 기제(氣劑)로 간을 조정한다.
- 고령사회를 맞이하여 노화 문제가 주목받고 있다. 이러한 질병 치료에는 신(腎)의 기능을 높이는 것이 중요한 수단이 된다. 또한, 스테로이드제 사용으로 인한 질환을 필두로 하는 의인성(iatrogenic) 질환의 대부분이 생리적 신의 기능을 소모시킨 결과로 생각된다. 팔미환 등의 보신제를 사용할 기회가 늘어나고 있다.

표 5. 오장을 조절하는 주요처방

| | |
|---|---|
| 간 | 시호제, 온담탕, 사물탕, 당귀사역가오수유생강탕, 억간산, 조등산, 가미소요산, 작약감초탕, 용담사간탕 등 |
| 심 | 황련해독탕, 삼황사심탕, 자감초탕, 황련아교탕, 계지가용골모려탕 등 |
| 비 | 보중익기탕, 육군자탕, 인삼탕, 소건중탕, 귀비탕 등 |
| 폐 | 마황탕, 소청룡탕, 반하후박탕, 맥문동탕, 마황부자세신탕, 계지가황기탕, 청폐탕 등 |
| 신 | 팔미환 및 그 가감방, 진무탕 등 |

## 7 병인(病因)으로서의 삼인(三因)

한방의학에는 다양한 질병의 '원인'에 대한 논의가 있었는데, 그중 송대(宋代, 960~1279) 진언(陳言)이 저술한 『삼인극일병원론(三因極一病源論)』[이른바 『삼인방(三因方)』]의 내용이 가장 유명하다.

### 1) 내인(内因)

희(喜), 노(怒), 비(悲), 공(恐), 우(憂), 사(思), 경(驚). 이 칠정(七情)을 들어, 과도한 정신상태가 질병의 계기가 된다고 생각했다.

### 2) 외인(外因)

풍(風), 한(寒), 서(暑), 습(濕), 조(燥), 열(熱)[사람의 건강에 영향을 미칠 수 있는 외부 환경인자로서 육음(六淫)의 사(邪)]. 이러한 요인들이 경락과 장부에 영향을 미친다고 생각했다.

### 3) 불내외인(不内外因)

음식(기아나 폭식), 해충, 금창(金瘡) 등 불가항력적인 인자를 들었다.

## 8 기(氣) 혈(血) 수(水)

한방의 병태를 다루는 방법론 중 하나로, 기혈수 각각의 이상으로 분류한다(표 6, 표 7, 표 8).

### 기의 이상(표 6)

표 6. 기의 이상에 사용하는 처방

| 기의 이상 | 증상 | 주요약재 | 주요처방 |
|---|---|---|---|
| 기허(氣虛) | 기력없음, 몸이 무거움, 쉽게 피로함, 식욕과 의욕이 없음, 빈혈 | 인삼, 황기, 감초, 대조 | 사군자탕, 보중익기탕, 소건중탕(황기건중탕) |
| 기체(氣滯)<br>기울(氣鬱)* | 머리가 무거움, 의욕이 좀처럼 생기지 않음, 의욕이 없음, 울적함, 인후부가 막히는 느낌, 흉협부의 통증, 복부팽만감, 사지통증 | 지실, 목향, 반하, 후박, 빈랑자, 향부자 | 반하후박탕, 향소산, 여신산, 분심기음, 목향유기음, 삼화산 |
| 기역(氣逆) | 발작성 상열감, 두근거림, 두통, 트림, 발한, 불안과 초조, 분돈기병(奔豚氣病) | 계지, 오수유, 황련, 용골, 모려 | 계지감초탕, 영계감조탕, 계지가용골모려탕, 분돈탕 |

*기의 막힘이 신체에 일어나는 경우를 기체라고 하며, 정신측면에 일어난 경우를 기울로 표현하는 경우가 많다.

### 혈의 이상(표 7)

표 7. 혈의 이상에 사용하는 처방

혈의 이상은 혈의 부족(혈허)과 정체(어혈)로 나눌 수 있다.

| 혈의 이상 | 증상 | 주요약재 | 주요처방 |
|---|---|---|---|
| 혈허(血虛) | 거칠거칠한 피부, 약한 손톱, 탈모, 불면, 집중력저하, 장딴지경련, 과소월경, 혈행불량(면역이상이나 혈관 취약성), 대뇌변연계 등 정서활동 조절이상 | 당귀, 지황, 작약, 천궁, 아교, 하수오, 애엽 | 사물탕, 궁귀교애탕, 십전대보탕 |

| 혈의 이상 | 증상 | 주요약재 | 주요처방 |
|---|---|---|---|
| 어혈(瘀血)* | 구강건조, 색소침착, 입술과 혀 암적색화, 치질, 월경이상(월경통), 통증 | 도인, 목단피, 작약, 당귀, 천궁, 대황, 홍화, 사프란 | 도핵승기탕, 계지복령환, 당귀작약산 |

*말초순환, 정맥계 순환장애



## 수의 이상(표 8)

### 1) 수체[水滯; 수독(水毒)]

'수(水)'의 성질은 한(寒)과 습(濕)이다. 체내에 '수'가 과잉된 것을 '수체'(수독)라 부르며, 한과 습을 보이는 증상이 나타난다.

① '습'의 소견

- 혀: 습(濕), 미백태, 치흔
- 피부: 촉촉하거나 분비물이 많음
- 비가 내리기 전이나 날씨가 좋지 않은 날에 통증, 천식, 설사, 몸 무거움 등의 증상이 악화를 보인다.
- 소변량, 발한, 대변(설사), 가래 등의 이상
- 한랭, 저기압이 접근하면 증상이 악화된다.

② '한'의 소견

- 에어컨을 틀면 몸 상태가 나빠진다.
- 여름에도 스타킹, 양말을 겹쳐 신는다.
- 핫팩을 손에서 놓을 수가 없다.

수독은 부종, 수양성 분비물, 소변량 이상, 수양성 설사 등으로 귀납되는 '체액의 편재'에 해당한다.

일본은 습도가 높아서 수체로 인해 병태가 악화되는 경우가 많기 때문에 '수독'이 중요시된다.

### 2) 진액부족(津液不足)

『상한론(傷寒論)』은 전편에 걸쳐, 발한(發汗), 사하(瀉下), 구토(嘔吐), 이뇨(利尿) 등을 통해 진액부족에 빠지지 않도록 하라는 다양한 주의사항을 수록하고 있다.

고령사회의 도래와 함께, 이른바 진액부족, 고갈상태와 관련된 이상이 늘고 있기 때문에 '진액부족'이나 '상진(傷津)' [진액(체액)이 손상됨] 같은 상황이 주목을 받고 있다.

실제 임상을 가정하여 생각해보면, 부종이나 건조부터 다양한 통증, 기관지천식, 우울상태, 대사이상, 쇼그렌증후군, 노인성 피부가려움 등 다양한 질병을 '수'의 이상으로 볼 수 있다. 고령자 진액부족에는 맥문동탕, 자감초탕, 황기건중탕, 자음강화탕, 자음지보탕, 팔미환, 생맥산, 청열보기탕, 청열보혈탕 등을 적용하면 좋다.

- 국소의 수체를 표현하기 위해 '피수(皮水)' '석수(石水)' '지음(支飮)' '현음(懸飮)' 같은 용어가 있다. 이들 용어는『금궤요략(金匱要略)』수기병편(水氣病篇) 및 담음해수병편(痰飮咳嗽病篇)에 상세히 기술되어 있다('부종' 참조).
- 이소하마 그룹은 오령산의 작용을 물채널인 AQP3~5 억제활성을 가진 약제로 설명했다. AQP3~5는 다양한 뇌손상이나 뇌질환에 동반하는 뇌부종 병태에 관여하는 것으로 밝혀져 있다. 또한, 오령산의 구성약재를 대상으로 비슷한 실험을 시행한 결과, 창출에 가장 강력한 세포막 물 투과성 억제작용이 있음이 밝혀졌다.

**표 8. 수의 이상에 사용하는 처방**

| 수의 이상 | 증상 | 주요약재 | 주요처방 |
|---|---|---|---|
| 수체(水滯)<br>[수독(水毒)] | 부종, 어지럼, 기립성현훈, 두중감, 오심, 설사 | 복령, 창출, 택사, 부자, 마황, 방기 | 오령산, 저령탕, 진무탕, 방기황기탕 |
| 진액부족<br>(津液不足) | 탈수, 건조한 살결, 기도건조, 타액분비부족, 수족번열감, 열감 | 오미자, 맥문동, 천문동, 지황 | 맥문동탕, 팔미환, 자감초탕, 자음강화탕, 미맥지황환, 생맥산, 자음지보탕, 기국지황환 |

## 참고문헌


1) 奥田謙蔵: 傷寒論講義. 1, 医道の日本社, 1965.
2) 長谷川弥人: 校注浅田宗伯選集 第1集. 谷口書店, 1987.
3) 寺澤捷年: 症例から学ぶ和漢診療学. 医学書院, 47. 1990.
4) 矢数道明: 瘀血をめぐって. 日東医誌 25:165~185, 1974.
5) 花輪壽彦: 病名治療と隨証治療. 「証について思うこと」. 日本東洋医学雑誌 45:1~36, 1994.
6) 稲葉克文礼, 和久田寅叔虎:腹證奇覽 全(復刻). 279, 医道の日本社, 1981.
7) 磯濱洋一郎: 漢方薬の利水作用とアクアポリン. ファルマシア 47(12):1117~1120, 2011.


하나와 토시히코(花輪壽彦)

### 약정(藥情)

『신농본초경』에는 2종류 이상의 약재를 배합했을 때 발생하는 상호관계를 논한 '칠정(七情)' 설이 수록되어 있다. 곧, 단행(單行), 상수(相須), 상사(相使), 상오(相惡), 상외(相畏), 상반(相反), 상살(相殺)로, 단행은 약재 한 가지의 효능. 상사와 상수에 해당하는 관계의 약재는 '칠정합화(七情合和)' 시점에서 상성이 좋으므로 병용해야만 한다. 상오와 상반은 만약 독성이 있다면 독성을 제어하므로 함께 사용하면 좋다. 상외와 상살은 같이 사용해서는 안 된다는 설이다.[1)]

이러한 기록을 보면, 약재를 조합하는 방식에 따라 처방전체의 방향이 변한다는 것을 고대 중국에서는 이른 시기부터 알고 있었던 것으로 보인다.

### 한방약의 '명명'

약재 조합의 중요성을 알아차렸던 고대 중국에서는 빼어난 조합일 경우, 예를 들어 갈근탕(葛根湯) 같은 방식으로 '명명'하여 후세 사람들이 멋대로 조합을 고치는 것을 경계했다. 명명을 함으로써 다른 것과 구별이 되게 하였으며, 독립된 '단위'로서 '설정'하기 위해 한방약에 이름이 있다는 점이 매우 중요하다.

## 2 한방약의 분류

한방약은 발한제(發汗劑), 사하제(瀉下劑), 이수제(利水劑), 청열제(淸熱劑), 보제(補劑) 등으로 분류된다.

가장 폭넓게는 사제(瀉劑; 발한제, 사하제, 이수제, 청열제, 구어혈제)와 화제(和劑; 중화해독제)와 보제(補劑)로 분류할 수 있다.

#### 1) 발한제(마황, 계지 함유 처방)

계지탕, 갈근탕, 소청룡탕 등. 발한(發汗)은 급성열성질환 초기에 매우 중요한 치료법으로 여겨져 왔다. 발한이 '헛스윙'으로 끝나버리면 치유기전을 고무시킬 수 없기 때문에 언제 발한제를 사용해야만 하는가를 한방의학서적들이 매우 자세히 지시해 두었다. 또한 피부질환 같은 만성질환에서도 발한을 통해 병리산물을 체표 밖으로 배출시킬 수 있다.

### 2) 사하제(대황 함유 처방)

대승기탕, 대황감초탕, 대황목단피탕, 도핵승기탕 등. 병리산물을 배설시킴으로써 치유 기전을 고무한다.

### 3) 이수제, 자윤제(자음제)

오령산, 저령탕, 방기황기탕 등. 이수제는 이뇨제와 달리 '수분의 편재'를 교정하고, 진액부족을 자윤하는 밸런스유지 약물에 해당한다.

근래에는 고령자의 진액부족이나 상진(傷津) 병태를 만날 기회가 늘고 있다. 지황, 맥문동, 천문동, 사삼, 오미자, 구기자, 갈근, 괄루근 등, 고령자에게는 '자윤(滋潤)', '자음(滋陰)'하는 약재를 사용할 기회가 늘고 있다.

### 4) 청열제(황련, 석고 함유 처방)

황련해독탕, 백호가인삼탕 등. 소염해열하며 체액을 유지한다. 황련은 청열하며 건조하게 한다. 석고는 청열하며 윤택하게 한다.

### 5) 구어혈제

계지복령환, 도핵승기탕, 당귀작약산, 저당탕, 대황자충환 등. 미세순환장애나 정맥계 혈류를 개선한다.

### 6) 중화해독제(화제, 시호 함유 처방)

시호제는 림프구를 중심으로 한 면역학적 생체반응수복제. 이외 항염증, 면역조절, 중추 및 자율신경조절, 소화기증상개선 등 다각적인 작용이 있다. 소시호탕, 대시호탕, 시호가용골모려탕, 시호계지탕, 시호계지건강탕, 시령탕, 시박탕 등.

### 7) 보제(인삼, 당귀, 작약, 부자 함유 처방)

소화기능이나 면역능 부활제로, 보제(기능부활제)라 불린다. 인삼탕, 보중익기탕, 십전대보탕, 육군자탕, 진무탕, 팔미환 등. 이들 처방에는 현대의학에는 없는 맛이 있어, 허약체질개선, 노화에 동반된 기능저하 등의 측면에서 특히 주목받고 있다.

## 한방약의 제형 차이와 용량, 용법



### 1) 전통제형

전탕약이라 불리는 탕액요법, 약재를 가루로 분말한 산제(예를 들어 당귀작약산, 오령산), 산제를 꿀로 뭉친 환제(예를 들어 팔미환) 등이 있다. 전통제형은 약재가 가진 맛이 충분히 발휘될 수 있도록 짜여져 있다.

또한 산제라는 제형은 탕전 시 날아가 버리는 휘발성, 방향성 성분 유지를 위한 제형이며, 환제는 서방형 제형이다.

원칙적으로 이 3가지 제형에 각각의 특징이 있으며, 용도도 다르다.

- 탕(湯): '탕(蕩)'에 해당하며, 큰 병을 탕척(蕩滌)할 때 사용한다.
- 산(散): '흩어줌(散)'에 해당하는 의미로, 급병(急病)을 해산(解散)시키기 위해 사용한다.
- 환(丸): 산약을 부형제로 뭉친 것. '완(緩)'의 의미로, 완만하게 질병을 치료하는 데 사용한다. 팔미환 엑스제는 위에 부담이 되더라도, 팔미환 환제는 위에 불편감이 없는 경우도 있다.

### 2) 엑스제

전탕약을 스프레이드라이 가공 등을 통해 유당 등의 부형제(이것 때문에 엑스제는 복용량이 많아진다)로 거친 과립으로 만든 것이다. 딱 인스턴트 커피 같은 제형이다.

1967년부터 한방 엑스제가 보험의료 적용을 받게 되어, 일반의원이나 병원에서도 한방약을 처방하는 사례가 늘게 되었다. 2019년 현재, 147종 엑스제와 자운고까지 총 148개 품목이 보험의료 적용을 받고 있다.

엑스제의 경우, 일반적으로 하루 1제(5~7.5g)를 2~3회에 나눠 복용한다.

제조회사에 따라 용량에 차이가 있으며, 구성약재와 효능과 효과에도 차이가 있다. 보험진료 시에는 주의가 필요하다.

- 복용은 공복 시 또는 식간 복용이 흡수에 좋다. 하지만 소화기장애가 있는 환자나 고령자는 식후 복용이나 과량 복용이 되지 않도록 용량조절에 주의해야 한다.
- 병의 경중, 아이나 노인, 비수(肥瘦) 등에 따라 처방 분량은 조절해야만 한다. 계지탕이나 대승기탕의 처방설명에는 '촉촉히 땀이 나면', '대변이 잘 나오면', '이후 복용은 멈춘다'라는 중요한 지시가 적혀있다. 한방약을 막연히 처방해서는 안 된다.
- 소아용량은 체중에 따라 용량을 조절해야 하는데, 주의해야만 할 약재를 함유한 처

방을 빼면, 그다지 엄격하게 적용하지 않아도 된다.

- 엑스제는 달이는 수고가 필요 없고 휴대하기 편리하나, 휘발성, 방향성 성분이 줄어들어 있을 가능성이 있다. 또한 이른바 가감이 불가능하다는 점, 2가지를 병용할 때 성분이 중복되어 과량복용이 발생할 우려가 있다는 점이 단점이다. 한방약은 본래 전신의 항병반응에 대해 1가지 처방으로 대처하는 시스템이다. 따라서 병용은 충분한 근거가 있을 경우에만 해야 한다. 처음에는 1가지씩 처방하는 것이 바람직하다.

## 3 오치, 명현

- 오치: 『상한론(傷寒論)』에 '의사가 도리어…'라고 되어 있듯, 한방에서는 의사의 판단미스로 병태가 악화되어 버리는 경우를 오치라고 한다.

- 명현: 반면, 치유기전 활성화 과정에서 일시적으로 증상이 악화되고, 예기치 않은 증상이 나타나는 경우도 있다. 이것을 명현이라고 한다. 설사, 구역, 구토, 발진, 발열, 코피, 자궁출혈, 심한 몸 무거움 등이 이것으로 유해작용과 감별이 어려운 경우가 있다. 명현은 발한제, 사하제 등 센 작용을 가진 처방에서 많다. 시호제도 '가슴이 불편한 느낌이 있다', '복용하니 오히려 더 몸이 무거워졌다'와 같이 이야기하는 경우가 있다. 복용을 시작하고 통상 1주일 이내에 나타나는 경우가 많으며, 이후 급속도로 호전된다.

- 명현은 치유의 한 과정이라고 할 수 있지만, 환자에게 과도한 고통을 줄 경우에는 감량이나 중지, 처방변경을 검토한다. 또한, 의료안전이 엄격히 요구되는 현 시대에 '오치', '명현'은 더 이상 결코 가볍게 이야기할 수 있는 용어는 아니다.

### 참고문헌

1) 多紀元堅: 藥治通義(近世漢方医学書集成111). 395, 1982.
2) 山田陽城, 花輪壽彦 他: 薬学生のための漢方医薬学 改訂第3版. 49, 南江堂, 2018.

하나와 토시히코(花輪壽彦)

# 3. 한방의 진찰법

## 1 사진(四診)

한방의 진찰은 망(望), 문(聞), 문(問), 절(切)이라고 하는 사진을 통해 이루어진다. 절진(切診)은 맥진(脈診)과 복진(腹診)으로 나뉘어진다. 카가와 슈안(1683~1755) 같이 등 진찰도 중시했던 입장의 의가는 망진(望診), 문진(聞診), 문진(問診), 맥진(脈診), 복진(腹診), 배진(背診)이라고 하면서 이를 육진(六診)이라 부르기도 했다.

### 망진(望診)

현대의학의 시진(視診)에 해당하는 것을 망진이라 부른다.

한방에서 말하는 망진의 구성요소는 살집, 골격, 안색, 피부윤기 등이다. 특히 윤기라든가 '기세' 같이 계량의학에는 어울리지 않는 포인트도 함께 확인하는 것이 가장 중요하다.

진찰실에 들어올 때의 동작, 보행, 이상운동 등도 관찰한다. 환자의 영양상태, 체형, 체격, 자세, 근육과 골격 상태, 부종, 피부 색과 윤기, 피부 건조와 습윤, 발한상태 등을 전체적으로 관찰하면서, 안색, 눈빛, 얼굴모양, 눈과 결막 상태, 모발과 손톱 상태, 구강내와 혀의 상태[설진(舌診)], 구강점막과 잇몸 색조 등 국소 관찰을 실시한다. 모세혈관의 확장, 암자색 피부나 입술, 눈 밑의 다크서클, 기미 등은 어혈(瘀血)의 징후로서 중요시된다(설진도 망진에 포함된다).

### 설진(舌診)에 대해

【혀의 성상[설질(舌質)]】

#### 1) 혀의 색조[설색(舌色)]

설색은 설태 등은 제외한 혀 그 자체의 색조로 판정한다.

① 담백(淡白): 설색이 정상 담홍색보다 옅은 것을 담백색이라고 한다. 허혈(虛血), 빈

혈 등의 순환장애나 부종이 있으면 나타난다. 사군자탕 등을 사용한다.

② 담홍(淡紅): 정상 설색이다.

③ 홍(紅): 정상 담홍색보다 짙은 붉은색. 발열, 탈수, 어혈 등에서 나타난다. 열증(熱證)을 보이는 경우가 많다. 황련, 지황, 당귀, 석고 등이 포함된 처방을 사용한다.

## 2) 혀의 형상[설형(舌形)]

① 반대(胖大): 두텁고, 혀 가장자리가 구각(口角)에 걸쳐 나올 정도로 입에 한가득 부풀어 오른 상태의 혀. 서양의학적으로는 말단비대증, 갑상선기능저하증, 다운증후군 등에서 나타나는 거대설로 알려져 있다. 치흔을 동반하는 경우가 많고, 기허(氣虛)와 수독(水毒)의 병태를 반영한다. 기제(氣劑)나 이수제(利水劑)를 사용한다.

② 수박(瘦薄): 혀가 얄팍해져 있는 상태로, 기허(氣虛), 혈과 진액의 부족 병태를 반영한다. 인삼과 맥문동 등이 포함된 처방을 사용한다.

③ 치흔(齒痕): 혀의 치아형 압흔을 치흔이라고 한다. 비허(脾虛), 기허(氣虛), 수독(水毒) 등에서 나타난다. 인삼, 황기 등이 포함된 처방이나 이수제를 고려한다.

④ 추열(皺裂): 혀에 나타난 주름. 혈이나 진액의 부족과 관련이 있으며, 만성 소모성질환, 노화에 관련된 질환, 당뇨병이나 쇼그렌 증후군 등에서 볼 수 있다. 담백색이면 혈허(血虛)나 기혈양허(氣血兩虛) 등의 소견으로 생각한다.

⑤ 홍점(紅點): 붉은 점이 설배부(舌背部)에 산재된 소견으로 설첨부에 많이 나타난다. 보통은 열증[熱證; 심열(心熱)]과 관련된 징후로 보며, 황련, 산치자 등이 포함된 처방을 고려한다.

⑥ 어점(瘀點), 어반(瘀斑): 혀 표면에 나타나는 짙은 갈색~흑자색의 반점이며, 혀 표면에서 융기되지 않은 점상형태를 어점이라고 한다. 혀 측면에서 융기되지 않는 반상형태는 따로 어반이라고 부른다. 어혈로 다루어 구어혈제를 사용한다.

⑦ 망자(芒刺): 혀의 유두 끝이 부푸러기처럼 일어나 붉게 보이는 소견이다. 위장애나 기분열성(氣分熱盛)에서 나타난다. 야마다 교세이의 『정견집 부록(井見集 附錄)』에 따르면, 망자(芒刺)는 회충증에서 잘 나타나서, 회충증 진단에 도움이 된다고 한다. 지금은 거의 사라졌지만, 세계의 인적 및 물류 시스템이 변하게 된다면, '기생충질환'이 다시 친근한 질환이 될지도 모른다. 오매환, 구미청비탕, 청중안회탕 등을 처방한다.

⑧ 설하정맥충혈: 설하정맥의 충혈과 사행(蛇行)은 어혈의 증후이다.

⑨ 건(乾), 습(濕): 혀가 건조한 것은 일반적으로 양증(陽證), 열증(熱證)의 증후이며,

시호제나 백호가인삼탕증 등에서 나타난다. 진액부족이나 어혈이더라도 건조하다. 습윤한 혀 표면은 정상이든지, 타액이 과도하게 배출되는 음증(陰證), 한증(寒證)의 징후로 인삼탕증 등에서 나타난다.



## 【설태(舌苔)】

### 1) 설태의 성상[설태질(舌苔質)]

① 무태(無苔): 소아나 만성소모상태, 노화 등에서 나타난다.

② 박태(薄苔): 정상 또는 병변이 경도일 경우에 나타난다.

③ 후태(厚苔): 설태가 두꺼운 것을 가리키며, 보통은 설태가 두꺼워졌을 정도로 이환기간이 길었음을 보여준다. 외사(外邪)가 리(裏)에 들어간 경우나 담(痰), 음(飮), 습(濕)의 정체나 식체(食滯)를 의미한다. 의치사용, 섭식곤란, 저작력저하 등에서도 나타난다. 점조하며 기름이 붙어 있는 것같이 끈적거리는 후태를 니태(膩苔)라 부른다. 음식물 잔재의 부착이나 세균감염 등을 동반한 경우가 있다. 백니태나 미황니태는 담음, 식적(食積), 습열(濕熱)이 심한 경우에 나타난다. 황련탕이나 대승기탕 같은 대황이 포함된 처방을 사용한다.

④ 지도설상: 태가 부분적으로 벗겨져 있는 상태이다. 기허(氣虛) 상태나 심신증, 면역 및 알레르기 질환에서 자주 나타난다. 스테로이드제 흡입 시에도 나타난다. 시호제, 삼기제를 주로 사용한다.

### 2) 설태의 색조[설태색(舌苔色)]

① 백태(白苔): 소양병(少陽病), 소화기능 정체 및 저하 등의 병태에서 나타난다. 소시호탕 등의 시호제나 반하, 출, 복령 등을 포함한 처방을 고려한다. 백태가 있는 시기에는 원칙적으로 사하제를 사용하지 않는다.

② 황태(黃苔): 황태가 두껍고 열상(熱狀)이 있는 시기에는 사하제를 사용한다. 열이 없는 일반 만성질환에서 황태는 변비나 소화기증상이 있으면 대황제나 청열제 사용을 고려하지만, 소화기가 차가운 음증(陰證)에서도 백태나 황태가 나타날 수 있고, 이 때는 황련탕이나 대건중탕 등을 고려해야 한다.

백태가 황태와 가볍게 혼재된 백황태가 열성질환에서 나타났을 때는 시호제나 대황제 사용을 고려한다.

지금까지 언급한 내용은 모두 일반론이다. 예외가 많으므로 꼭 위의 내용을 고집할 수 없다. 식사의 영향이나 커피 같은 음료수의 영향으로 설태 색이 변할 수 있으므로 진찰시간과 음식과의 관련성을 고려하자. 또한, 근래에는 구취예방을 위해 칫솔로 태를 닦아내는 사람이 늘고 있고, 고령자 간호시설에서는 구강케어의 일환으로 설태를 거즈로 닦아 인플루엔자 등의 감염, 감염확대를 막기도 하고 있으므로 진찰 시 판단에 주의가 필요하다.

## 문진(聞診)

문진에는 코로 냄새를 맡아 진단하는 '후진(嗅診)'과 귀로 음을 들어 진단하는 '청진(聽診)'이 있다.

### 1) 냄새

체취, 구취(악취, 알코올냄새, 아세트산냄새, 소변냄새) 등. 또한 대하냄새, 대변냄새, 소변냄새 등을 환자에게 들어 확인하기도 한다.

### 2) 언어와 음성

말에 힘이 있고, 시원스럽게 들리는 것은 기혈수(氣血水)의 조화가 좋은 상태이다. 음이 분명한 사람은 실증(實證), 음이 높고 잘 이야기 하는 사람은 열증(熱證)이나 실증(實證), 목소리가 낮고 말수가 적은 사람은 한증(寒證)이나 허증(虛證), 음이 낮고 미미한 사람은 허증(虛證)인 경우가 많다. 또한 기허의 경우, 목소리가 갈라지거나, 힘없이 이야기하기도 한다. 보중익기탕의 사용목표 중 하나가 '언어경미(言語輕微)'이다.

### 3) 기침과 호흡음

기침이나 천명은 문진으로 쉽게 들을 수 있다. 건성기침에는 맥문동탕 같은 자윤 처방을, 습성기침에는 소청룡탕 같은 이수처방을 선택한다.

### 4) 복명음

공복도 아닌데 장의 연동음이 들리는 경우, 위장장애나 비위의 냉증이 있을 수 있다. 반하사심탕이나 감초사심탕 등을 사용해 볼 수 있다. 장관이 꿀렁꿀렁 움직인다면 대건중탕 등을 고려할 수 있다.

## 문진(問診, 표 1)

'문진으로 삼진(三診)을 규정한다'(장경악)라는 말이 있다. 문진을 제대로 함으로써 사진(四診)을 구축해 가는 것이야말로 한방진료의 고수가 되는 유력한 지름길이다. 문진력은 결국 한방진료의 역량에 해당한다.

전신상태를 계통적으로 문진해가는 것인데, 상세한 내용은 '4. 전신증상 진찰법'을 참고하길 바란다.

한방치료는 우선 자각증상의 개선을 통해 일상생활이 보다 쾌적해지게 하는 것을 목표로 한다. 환자의 생동감 있는 언어를 잘 이끌어내어야 하며, 차트에는 이를 그대로 기록해야 한다.

'기왕력'은 과거 발생했던 일이 현재의 고통에 어떻게 연관이 있는지의 관점에서 물어간다.

직장이나 출퇴근 시 냉방이 과도하여 컨디션 난조를 보이는 경우도 적지 않다. 기호품이나 식사에 대해서도 물어본다. 단 음식을 좋아하는 사람은 비허(脾虛) 상태인 경우가 많다. 여성이면서 어혈이 있는 사람들은 종종 월경 전에 초콜릿이나 스낵 등을 '무척 먹고 싶다'고 하기도 한다. 빈혈이면서 얼음을 으드득으드득 깨서 먹고 싶어하는 사람들이 있는 것처럼 양증(陽證)-열증(熱證)과 음증(陰證)-한증(寒證)의 감별은 의외로 어렵다. '찬 음식을 먹고 싶다'고 이야기하는 음증, 허증 환자도 얼마든지 있다. 그래서 정밀한 진찰이 필요하다.

표 1. 문진(問診) 포인트

| |
|---|
| •수분이나 음식의 '섭취상태'와 발한, 소변, 대변의 '배출상태'의 밸런스를 꼭 체크한다.<br>•더위를 타는지, 추위를 타는지<br>•활동적인지, 비활동적인지(운동습관도 포함)<br>•쾌식(快食), 쾌면(快眠), 쾌변(快便)에 문제가 없는지(생활습관도 포함)<br>•냉증, 번열감 등 한열 밸런스가 잘 잡혀있는지<br>•기왕력, 가족관계, 반려동물, 사회상황 등에 문제는 없는지(정신적 문제도 포함)<br>•악화인자와 완화인자를 묻는다.<br>•문진으로 '음양, 허실' '한열' '병위'를 판단하고 설진, 맥진, 복진에서 차이점이 있다면, 다시 문진을 실시하여 '증(證)'을 추측한다.<br>•주소, 호소가 다채로울 때는 '어디에 병태의 핵심이 있는지'를 찾아 거듭 묻고, '주객(主客)' '본치(本治), 표치(標治)' 등, 치료의 순서, 포인트를 추측한다.<br>•현대의약품 사용에 따라 가려져 있는 증상이 많을 수 있으므로 주의한다.<br>•한방약 복용 후의 '변화'에 대해 재진 시 꼭 묻는다. 예를 들어 이수제를 복용한 뒤, 소변량이 늘었는지? 기대에 부응한 효과가 나지 않는 경우도 많다. 하지만, '장기간의 피로감'이 팔미환을 복용하니 '힘이 났다. 2, 3일 만에 피로감이 사라지는 것을 느꼈다.'와 같이 효과 발현이 빠르게 나타나는 경우도 드물지 않다.<br>•한방약 관련 부작용(특히 황금, 산치자, 감초, 마황, 부자, 대황 등)이 발생하지는 않았는지 주의 깊게 관찰한다. |

## 절진[切診; 맥진(脈診), 복진(腹診)]

절진이란 환자 몸에 직접 접촉하는 진찰이다. 옛 사람들이 '외감병(급성열성질환)은 맥을 위주로 진찰하며, 내상병(만성체질성질환)은 배를 주로 진찰한다'고 했던 것처럼 맥진은 급성질환, 복진은 만성질환 진단에 중요한 역할을 한다.

이외, 손발이나 등 촉진도 있다. 예를 들어, 냉증이 타각적으로도 확인되는지를 진찰한다. 비슷하게 번열감도 한방에서는 중요한 소견이므로 손발 촉진은 꼭 시행해야만 한다.

### 1) 맥진

맥학은 습득이 어려운 것으로 알려져 있다. 맥진을 가장 계통적으로 잘 정리한 책은 아사다 소하쿠(1815~1894)의 『맥법사언(脈法私言)』이다. 이 책에서는 '맥은 기혈성쇠를 알려주는' 수단이라고 했다. 이 책의 '여설(余說)'에는 '불가(佛家)의 설에 따르면 불가 경전은 불교 그 자체가 아니라 비유하자면 달을 가리키는 손가락 같은 것이라고 한다. 맥학 서적도 비슷하다고 이야기하고 싶다'라는 내용이 있다. 『맥법사언』은 '맥학을 통해 상한론을 고찰한 교본'이다.

아사다 소하쿠는 『귤창서영(橘窓書影)』 모두의 '율원의훈오십칠칙(栗園醫訓五十七則)'에서 '맥학은 먼저 부(浮)·침(沈) 이 두 맥을 경(經)으로 보고, 완(緩)·긴(緊)·지(遲)·삭(數)·활(滑)·색(濇) 이 육맥(六脈)을 위(緯)로 삼아 병의 진퇴, 혈기의 왕성을 궁리할 때에야 비로소 제대로 된 맥의(脈義)를 손에 넣는 것이 된다'고 했다.

일본 한방에서는 침구치료를 할 때처럼 '맥차진(脈差診)'[좌우 촌관척(寸關尺)을 오장(五臟)에 배속]을 하지 않는다. 이 태도는 이미 와다 요시토라의 『복증기람익(腹證奇覽翼)』(1809년)에 잘 드러나 있다.

【맥진소견】

① 평맥(平脈): 건강한 사람의 맥을 평인(平人)의 맥, 곧 평맥이라고 한다.

② 부(浮)·침(沈): 가볍게 만지면서 서서히 압을 걸어간다. 일반적으로는 맥이 부(浮)할 경우, 항병반응이 '표(表)'에 있고, 맥이 침(沈)하면 '리(裏)'에 있다고 판단한다. 급성열성질환 초기에 나타나는 부맥은 체표 혈류증가를 반영하는 것이다. 혈관 내 혈류속도가 증가하여 혈관벽을 안쪽에서부터 밀어올려 나타나는 것이다. 만성 비열성질환 등에서 나타나는 부맥은 허증(虛證)을 시사한다.

③ 긴(緊)·완(緩): 맥의 긴장이 강할 때 긴(緊), 그렇지 않으면 완(緩)이라고 한다. 긴맥은 가늘고 힘이 있는 맥으로 실(實)·통(痛)·한(寒) 등의 증(證)을 보여준다. 완맥은 느긋한 맥이다.

④ 실(實)[강(强)]·허(虛)[약(弱)]: 맥 전체의 강도를 실(강), 허(약)로 표현한다.

⑤ 현(弦): 활을 당겼을 때 같이 '핑-!'하는 맥이다. 일반적으로 '긴(緊)'의 정도가 가벼운 상태를 '현'이라고 한다.

⑥ 홍(洪)[대(大)]·세(細)[소(小)]: 맥의 폭이다. 폭이 넓으면 홍(대), 좁으면 세(소)라고 한다. 홍은 양성(열성), 세는 음성(한성)을 보여준다.

⑦ 삭(數)·지(遲): 맥박수 정도를 보여준다. 급성질환의 경우, '삭'(의사의 한 호흡당 환자의 맥 6번 이상, 일반적으로 90회/분 이상)은 열성을 시사한다. 반대로 '지'(의사의 한 호흡당 환자의 맥 4번 이하, 일반적으로 60회/분 이하)는 한성을 시사한다.

⑧ 삽[澁, 색(濇)]·활(滑): 세 손가락에 느껴지는 맥의 전파가 지연되며 걸쭉걸쭉하여 부드럽지 않은 맥. 혈행울체, 담음(痰飮)이나 어혈(瘀血) 등을 동반할 때 나타난다. 순환혈액량의 감소나 심박출량의 저하, 혈액 점조도 항진 등에 의한 것으로 생각된다. 활맥은 미끌거리는 맥으로 열(熱)·실(實)·양(陽)의 증(證)을 시사한다. 임신부에서도 나타난다.

⑨ 규(芤): 속이 빈 맥. 가볍게 누르면 명확히 느껴지나, 조금 강하게 누르면 무력하고 마치 속이 빈 파를 누르는 것 같은 느낌이 든다. 출혈 등으로 인한 허탈의 징후를 보여준다. 고령자 동맥경화의 맥도 규(芤)로 나타난다.

⑩ 결(結)·대(代): '결대(結代)'는 부정맥을 의미한다. '결'과 '대'로 나누어 보면, '결'은 느리며 일시적으로 멈추는 맥, 또는 맥박이 느리고(60회/분 이하), 불규칙하게 빠지는 맥을 가리킨다. '대'는 '상(常)이 없는 맥'이라는 말이 있을 정도로 맥박 빠짐이 불규칙적이며 빠짐 현상이 꽤 길게 느껴진다.

**[주의] 맥진소견에 영향을 줄 수 있는 요소는 다음과 같다. 참작하여 판단해야 한다.**

- **현대의약품, 특히 혈압강하제나 안정제를 복용할 경우에는 맥이 침(沈)·지(遲)한 경향이 있다.**
- **정신적으로 긴장된 경우, 맥이 긴장되고 빠르다.**
- **동맥경화에 따른 변화는 긴장은 있지만, 저력이 없는 맥으로 나타난다.**

### 2) 복진

【복진의 실제】

복진 방법을 비교적 상세히 적어둔 책이 바로 와다 요시토라의 『복증기람익(腹證奇覽翼)』이다(그림 1). 이 책에는 손가락이나 손바닥 사용법, 안압(按壓)의 구체적인 방법이 서술되어 있다. ① 복수안압법(覆手按壓法, 손바닥 전체로 부드럽게 누른다), ② 부순법[拊循法, 손바닥으로 가볍게 쓰다듬으며 피부의 윤조(潤燥)를 살핀다], ③ 삼지탐안법(三指探按法, 2지, 3지, 4지 세 손가락으로 탐색하듯 누른다), ④ 삼지정안법[三指正按法, 세 손가락을 똑바로 세운 채 수직으로 눌러 복저(腹底)를 누른다].

또한, 한방의 독자적인 표현인 허(虛)·허실간(虛實間)·실(實)이라는 표현이나 침구치료에서처럼 촌구맥(寸口脈)에 오장(五臟)을 배당하지 않는 이유, 그리고 '삼후육진(三候六診)'에 대해 '만병을 허, 실, 허실간으로 나누는데 이것을 삼후라고 한다. 맥과 복(腹),

피부, 설색(舌色), 안중(眼中), 신간(腎間)의 움직임, 이것을 육진(六診)이라고 한다'라는 기록이 있으며 복진의 방법과 맥, 눈매, 복부동계(腹部動悸)가 중요시된 경위도 이 책을 통해 알 수 있다.

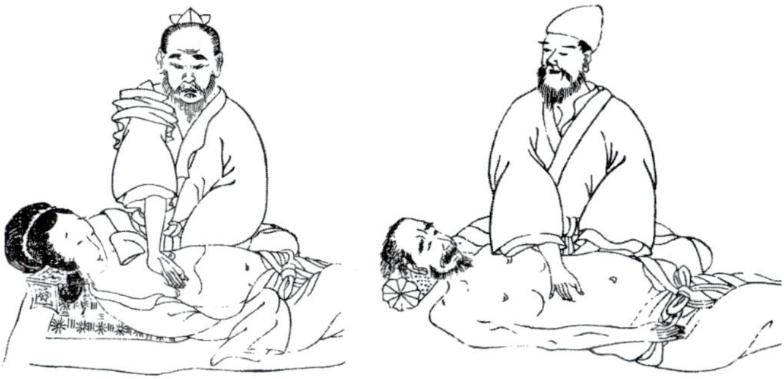

그림 1. 복진의 실제

[이나바 분레이, 와다 요시토라 저, 오츠카 케이세츠 외 해제: 복증기람(腹證奇覽) 전(복각). 이도노니혼샤, 1981에서]

복진을 할 때, 환자의 자세는 무릎을 굽혀서 하는 서양의학적 복부진찰법과 달리 앙와위로 무릎을 펴고 자연스러운 상태로 시행하는 것이 원칙이다. 그 이유는 다음과 같다. 서양의학에서 하는 복진의 경우, 주로 복강내 장기의 성상을 조사하기 위한 것이므로 복벽을 이완시킬 필요가 있는 반면, 한방에서는 복강내 장기와 신체 이상이 어떻게 복부에 나타나는지를 복벽의 긴장도와 성상 그리고 압통 등을 통해 판단하기 때문이다.

한쪽 손 또는 양손으로 부드럽게 촉진하는 것이 중요하다. 세게 꾹꾹 눌러대면 환자가 통증을 느껴 긴장하게 되므로 제대로 소견을 찾을 수 없다. 복진에서는 저항압통뿐 아니라 손바닥에 느껴지는 온감, 냉감, 습윤, 건조감 등도 중요하다. 복진에서 전형적인 소견을 확인했다면, 거기에 부수적으로 따라올 증후를 다시 한번 질문해 보아야 한다.

【복진소견】(그림 2)

① 복력(腹力): 배의 탄력과 긴장도를 본다. 복력은 실(實), 약간 실, 중등도, 약간 허(虛),

허로 총 5단계로 나눠지는 경우가 대부분이다. 복력의 허실을 보아 항병반응의 충실도를 판단한다. 일반적으로 명치부 늑각궁이 넓은 사람은 실증, 좁은 사람은 허증일 확률이 높다. 복력이 약하고 긴장이 약한 사람은 항병반응이 약하여 사제(瀉劑; 마황, 대황, 석고 등이 포함된 처방)를 쓰기 어렵기 때문에 보제(補劑; 인삼, 황기, 부자 등이 포함된 처방)를 쓰는 경우가 많다.

② 복만(腹滿): 복부전체가 팽만된 상태. 장내 가스로 인한 고음(鼓音)을 동반하는 경우가 있다. 장관내 변이나 가스의 저류, 복수 등에 의해 발생한다. 단단하게 부어오른 실만(實滿)과 힘없이 부어오른 허만(虛滿)이 있다. 실만은 복수나 극도의 변비 등, 허만은 장관이완과 마비성 장폐색 등에 의한 장관내 가스 저류 등이 원인이다.
실만에는 승기탕류, 허만에는 계지가작약탕이나 후박생강반하감초인삼탕 등의 처방 사용을 고려한다.

③ 연동불온(蠕動不穩): 장관의 연동을 복벽에서 볼 수 있는 상황이다. 복통을 동반하는 경우도 있다. 옛사람들은 이 장관 움직임을 마치 뱀이나 장어가 움직이는 것 같다고 했다. 한랭(寒冷)으로 인해 소화관기능이 저하되어(중증일 경우, 장폐색) 가스나 장관내 액체가 정체 또는 이동할 때에, 연동에 따라 장관이 확장되어 일어난다.
대건중탕, 또는 통증이 심할 때는 해급촉초탕(대건중탕과 부자갱미탕의 합방)을 사용한다.

④ 심하비경(心下痞鞕): 명치부 저항(경도의 압통)을 말한다. 명치부 불쾌감(자각증상)만 있을 경우는 '심하비(心下痞)', 타각적 저항이 있을 경우를 '심하비경(心下痞鞕)'이라고 한다. 실제로 심하비더라도 경도의 압통을 보이는 경우가 있다. 압통이 심할 때는 '결흉(結胸)'이라고 한다.
반하사심탕 등, 황련과 인삼 등을 포함한 처방의 사용을 고려한다.

⑤ 흉협고만(胸脇苦滿): 계늑부(季肋部)의 저항과 압통이다. 고전에 기록되어 있는 '흉협고만'은 양측 계늑부 변연에 나타나는 것과 양측 계늑부와 협복(脇腹), 측흉부를 포함하여 광범위하게 나타나는 것이 있다. 또한 좌우 한쪽으로 치우쳐 나타나는 경우도 있다. 소양병(少陽病)에서 나타나는 대표소견으로 생각되며, 시호제 사용의 목표로서 한방에서 매우 중요시하는 소견이다.
흉협고만은 흉막염, 비종(脾腫), 만성간염, 간종대 등 횡격막 상하에 위치한 내장장기나 스트레스 등의 관련성이 지적되어 왔다. 근래, 생활습관의 변화 때문일까? 소파나

침대에 옆으로 누워 쉬어서인지, 흉협고만이 복벽에는 명확하게 나타나지 않고, 배진(背診) 시 경결과 긴장이 올라가 있는 경우가 많으므로, 적어도 초진 시에는 배진을 꼭 하는 것이 좋다.

소시호탕, 대시호탕, 사역산, 시호가용골모려탕 등과 같은 시호제를 사용하는 지표이다.

⑥ 복직근연급(腹直筋攣急): 복직근연급은 복직근의 과도한 긴장상태를 가리킨다. 보통은 양측대칭성이나, 좌우 한쪽이 심하거나, 상복부에만 나타나거나 하기도 한다.

실증일 경우, 사역산 등, 허증일 경우에는 소건중탕 등의 사용을 고려한다.

⑦ 심하계(心下悸), 제상계(臍上悸), 제동계(臍動悸), 제하계(臍下悸): 배꼽 주변 대동맥 박동이 촉지되는 것이다. 심하계는 명치부, 제상계는 제상부, 제하계는 제하부에서 박동을 촉지한다. 복력, 복벽긴장과 교감신경과긴장이 함께 작용하여, 복부대동맥 박동이 복벽에 전파된다. 복벽이 얇고 이완된 허증의 경우, 복벽에 가볍게 손을 대더라도 복부대동맥을 만질 수 있거나, 복벽에서 직접 박동을 볼 수도 있다(제상계, 제하계). 고령자에서는 척추변형, 동맥경화 등에 따라 복부대동맥 분지부가 아래쪽에 있어, 배꼽보다 아래에서 강한 박동이 느껴지는 경우가 있다(제하계). 교감신경 긴장도가 큰 사람의 경우, 대동맥 박동이 강해져 복벽에 잘 파급된다(심하계, 제상계).

심하계에는 복령감초탕, 영계출감탕 등, 제상계는 실증의 경우, 시호가용골모려탕, 허증에는 시호계지건강탕, 계지가용골모려탕과 자감초탕 등의 처방을 고려한다. 딱 배꼽 부분에서 강하게 동계가 있는 경우[제동계(臍動悸)]에는 보중익기탕, 제하계는 영계감조탕, 마른 사람이라면 오령산증에서도 나타난다. 배꼽에서 심하(心下)까지 복부동계가 심한 경우에는 억간산가진피반하 등을 고려하기도 한다.

⑧ 제방압통(臍傍壓痛): 어혈 압통점이다. 배꼽 주위의 압통, 좌우 관골근방의 압통 등을 말한다. 특히 여성에서 배꼽 밑에 마제형으로 나타나는 압통점이 확인되는 경우가 있다. 이 부위는 하부소장에서 횡행결장까지의 관련통이 나타나는 부위이다. 소장과 장간막의 미세순환장애와 관련되어 있을 것으로 생각된다.

계지복령환, 당귀작약산, 온경탕, 통도산 등과 같은 구어혈제 적용을 고려한다.

⑨ 회맹부압통: 회맹부에서 나타나는 압통이다. 원래 회맹부 압통은 충수염의 징후이지만, 어혈 소견이기도 하다. 회맹부의 장관, 자궁부속기나 난관주위 정맥총 등의 울혈이나 허혈이 영향을 미치는 경우도 있는 것으로 보인다.

대황목단피탕, 장옹탕, 의이부자패장산 등의 적용을 고려한다.

⑩ S상결장부 압통: S상결장부의 압통이다. 찰과통 형태로 나타나며, '소복급결(少腹急結)'이라고 한다. 내장 관련통에 의한 통각과민이나 복벽긴장이 원인인 것으로 생각된다. 이 부위는 난소나 난관의 지각과민대에 해당하기 때문에 난소나 난관 염증 등도 원인이 될 수 있다고 생각한다.
도핵승기탕 같은 구어혈제 사용을 고려한다.

⑪ 소복불인(小腹不仁), 제하불인(臍下不仁), 소복구급(少腹拘急): 소복불인이나 제하불인은 배꼽 밑의 지각이상(둔마나 때때로 과민)을 가리키나, 복증(腹證)으로는 제하부의 '무력'(흐늘흐늘하며 힘이 없는 상태)을 이야기하는 경우가 많다. 노화나 체력저하에 의해 백선(linea alba) 긴장이 저하됨에 따라 제하부에 '불인(不仁)'이 나타나는 것으로 생각된다.

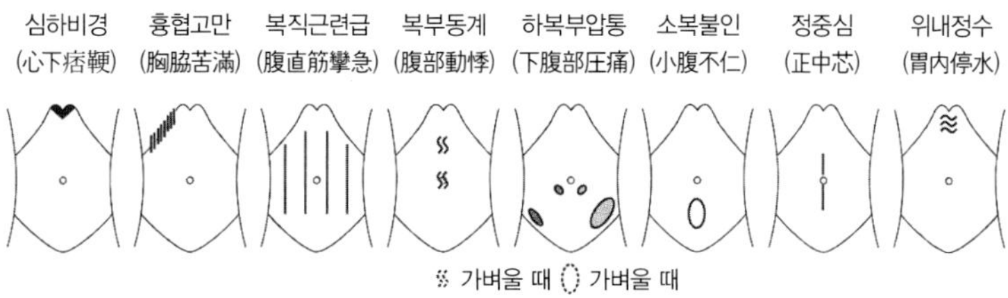


**그림 2. 주요 복진 그림**

소복구급은 제하에서 복직근이 연급(攣急)한 상태이다.

이 복진소견들은 모두 지황이나 부자 등을 포함한 처방의 적응증으로 생각된다. 위장이 튼튼하다면 팔미환 등을, 위장이 약하다면 진무탕 등을 사용한다.

⑫ 정중심(正中芯): 백선 부분에 연필심 같은 색상물(索狀物)이 만져지는 것이다. 마른 사람, 허약체질인 사람에서 잘 나타난다. '정중심'이라는 명칭은 오츠카 케이세츠(1900~1980)의 명명이나, 에도시대 고토류 복진서에서 이미 '임맥이 지나는 곳에 근긴장이 있다' 같은 기록을 볼 수 있다.

배꼽 위에 나타났다면 인삼탕 등, 배꼽 밑에 나타났다면 부자제 사용을 고려한다.

⑬ 위부진수음: 명치 주변을 가볍게 스냅을 가해 두드리면 참방참방거리는 음이 들리는 것을 말한다. 위벽이 이완되고 위 속에 어느 정도의 위액과 공기가 있으면 진탕음이 발생하는 현상이다. 위하수처럼 위 평활근이 이완되고 연동도 저하된 상태의 경우, 위내강에서 위액과 공기가 배설되지 못하고 저류되어 이 음이 발생하는 것이다.
이수작용이 있는 복령, 백출, 반하 등을 포함한 육군자탕 같은 처방의 선택을 고려한다.

⑭ 제통(臍痛): 제륜(臍輪) 바로 위를 누르면 압통을 호소하는 상태. 오츠카 케이세츠가 고안한 갈근탕의 사용목표 중 하나이다 보니 '오츠카의 제통점'이라고도 부른다. 제통은 제륜 바로 윗부분에서 좌우 사면, 중앙 어디에서든 나타날 수 있다. 복직근 긴장과 등 방척주근군의 결림이 반영된 현상이다.

### 3) 배진(背診)

복진에서 이상이 없더라도 배진에서 이상이 나타나는 경우가 있다. 일반적으로 목~배부가 단단해지는 항배강(項背强), 측두부~후두부가 단단해지는 경항강(頸項强), 후두부가 단단해지는 두항강(頭項强), 어깨~등에 걸친 근육의 과긴장이 나타나는 견배구급(肩背拘急) 등의 배증(背證)이 갈근탕이나 시호제의 증으로 유명하다.

## 2 한방의 진찰법 정리

### 1) 사진(四診) 시 주의점

소견이 현재의 질병과 관련이 있는지, 의의가 있는 소견인지를 주의해서 진찰한다. 치료에 따라 '변화'가 되어 가는 소견이 의미가 있는 소견이다. 잘 변화되는 소견, 잘 변화되지 않는 소견, 자연경과에 따른 변화를 고려할 필요가 있다. 예를 들어, 혀의 추열문(皺裂紋)이나 어반(瘀斑)은 선천적인 경우가 많고, 보통 치료를 하더라도 변화가 잘 되지 않는다. 식사시간 등에 따른 영향도 있으므로 복약력을 묻고, 시간을 잘 고려하여 진찰하는 것이 바람직하다.
복진과 맥진에서 얻어지는 소견이 잘 맞지 않는 경우가 있는데, 복진에서는 시호제의 증이라고 생각했는데, 맥은 허상(虛狀)을 보여 소건중탕 같은 보제(補劑)부터 사용하여 치료를 시작해야만 함을 아는 경우도 있다. 사진은 종합적으로 판단해야 하는 것이다.

### 2) 한방소견의 의의

'진단학' 입장에서 '현대의 한방의학'에 현대의학적 진단기술을 통한 보완이 필요함은 굳이 말할 필요도 없다. 예를 들어 '조기암'은 한방소견으로는 잡아낼 수 없다. 오감에 의존한 한방의 진찰법은 과학기술의 발달에 따라 진보된 현대의학의 검사에 비하면 당연히 한계가 있다.

반면, 한방의학에서는 설증(舌證), 맥증(脈證), 복증(腹證) 모두 '국소'를 보는 것이 아니다. 생체전체의 부조화를 진찰한다. 정상으로 회복하고자 하는 생체의 '항병반응'을 진찰한다. 복진은 '내장–체벽반사'의 경험지로도 해석할 수 있다. 생체의 다양한 항병반응이 복벽에 '스크린'처럼 '투영'되는 이미지로도 이해해 볼 수 있겠다.

Advanced Course

## 고수(苦手), 신수(辛手), 감수(甘手)

고수(苦手)는 일본어로 '니가테'라 읽으며 일반적으로 '잘못함, 서투름', '싫은 상대, 이길 가망이 없는 상대' 등의 의미로 쓰인다. 하지만, 한방임상의에게는 또 다른 한 가지 의미가 있다.

한방임상의는 진찰을 할 때 꼭 '복진'을 한다. 복진을 할 때 '손'은 따뜻하고 부드러운 터치(soft touch)를 하는 것이 좋다고들 한다.

강하게 꾹꾹 눌러대면 환자가 아파하며, 복벽이 긴장되어 정확한 복진소견을 얻을 수 없다. 하지만 때때로 어느 정도 강하게 누르지 않으면 안 되는 소견도 있다.

누르는 방법도 한 손가락으로 누르기, 세 손가락으로 누르기, 손바닥 전체로 압을 가하는 방법 등의 테크닉이 있다. 새로 생긴 복진소견은 '경안(輕按)'(부드럽게 체표를 누름)하고, 시간이 흘러 오래된 고질(난치성 질환)은 '중안(重按)'(강하고 깊게 누름)하는 등, 환자 상태나 복부 모양을 보아 수기를 조절한다. 『복증기람(腹證奇覽)』에는 '경안', '심안(尋按)', '중안' 3가지 수기법이 수록되어 있다. '심안'은 손가락 끝으로 이상소견을 '탐색하듯' 손가락을 움직이는 수기법이다.

일반적으로는 따뜻한 손으로 부드럽게 복진하는 것이 좋다고 하며, 이것을 '감수(甘手)'라고 부른다. 반대로 꾹꾹 강하게 누르는 것을 '신수(辛手)'라 부른다. '감수는 복진에 능통한 것이지만, 신수는 능통하지 못하다'라고 할 정도로 부드럽게 진찰하는 것이 추천된다.

안마나 마사지의 세계에서는 '감수'를 지압하는 손을 묘사하는 용어로 사용한다. '감수'는 손가락 관절이 부드럽고, 유연하게 움직이는 것을 의미한다. 특히 엄지손가락의 유연함이 중요하며, 모지구근이 발달된 손을 감수라고 한다. 손톱도 광택이 있고 윤기가 있다. 이런 손가락이 지압에 능통한 손이라고 한다.

'신수'는 손가락이 단단하고 유연하지 못한 경우이다. 손톱도 까슬까슬하여 지압에 적합하지 않다.

의사의 복진에서도 손의 유연성은 중요하다. 의사가 복진에 능통하면 '감수'와 '신수'를 잘 나눠 쓸 수 있으며, 진찰하면서 치료도 겸하게 된다.

복부를 따뜻한 손으로 잘 주무르면 부교감신경 우위가 되어 이완되고 혈류도 개선된다. 나는 진찰 마지막에는 오즈모(大相撲, 역자 주: 최대 스모대회)에서 선수를 호명하기 전 빗자루로 토대를 정비하듯이, 환자의 복벽을 고르게 진찰한다. 복부동계가 심한 부분 등 '허(虛)'한 부분은 따뜻한 손바닥으로 가볍게 눌러주며 '기'를 보낸다. 어혈 같은 하복부의 단단하고 '실'한 부분은 손가락으로 눌러 부드럽게 하며, 복부 전체를 정돈하듯이 자연스럽게 손을 움직인다.

그런데 아리모치 케이리(1758~1835)의 『교정 방여예(方輿輗)』에는 복진의 대가인 와다 도카쿠(1742~1803)를 '고수(苦手)'라고 적어두었다. 고수란 '손톱이 거칠고 독이 있는 손'이라는 의미로, 일반 사람들과는 다르고 신기한 영력을 가진 손이며, 그 손으로 누르면 환자의 복통 같은 통증이나 '응어리'는 당장 사라진다고 했다.

『교정 방여예』 권오(卷五)의 부기(附記)에 '와다 도카쿠는 사람의 적취(積聚; 복부종류)를 누를 때마다 뽐내며 말하길, 내 손은 '독'이라고'….

이 일화는 『황제내경(黃帝內經) 영추(靈樞)』 관능편(官能篇; 관리의 능력에 맞춘 직무란 어떤 것인가?라는 뇌공의 질문에 황제가 답하는 편으로 적재적소의 중요성을 지적하고 있음)에 근거한 것이다.

황제가 말하길 '치료자의 관절이 부드럽고 근육도 유연하며, 마음도 안정적인 사람은 도인행기(導引行氣; 마사지나 기를 돌려주는 기술)를 하면 좋다. …조고수독(爪苦手毒; 손톱은 단단하고 거칠며, 손이 맵고 거친 경우)한 사람은 거북이를 만져보는 시도를 해보면 좋다. 거북을 그릇 밑에 두고 그릇 위에서 손으로 누른다. 수독이 있는 사람이라면 누르고 50일 후에 거북이 죽고 만다. 수감(手甘)한 사람은 다시 살아 돌아온다'고 했다.

'조고수독'이라는 네 글자에서 '고수'라는 말이 나온 것인데, 와다 도카쿠는 감수, 신수, 고수를 잘 나누어, 복부종류 등은 복부의 '독'을 '독을 독으로 제어한다[이독제독(以毒制毒)]'는 의미로 '산종연견(散腫軟堅)' 해 버리는 특수한 복진기술을 가지고 있었던 것으로 전해진다.

덧붙여 '독(毒)'은 poison이라는 의미만 있는 것이 아니다. 『황제내경』 연구의 제1인자인 시바자키 야스조씨는 '독이라는 글자의 옛 형태는 『생(生)』(풀의 싹틈)과 『모(母)』(아이를 낳음)를 조합한 회의문자로 원래 약초의 엑스를 뽑아 생식강정제로 사용했던 것, 자극성이 강하므로 상용하면 심각한 해를 미칠 수 있어 소위 『독물』이라는 의미로 사용하게 되었다고 한다. 그리고 흐늘흐늘해져 심지가 없는 것 같은 상태를 형용하는 단어로서도 사용된다'고 해설했다.

이렇게 '손(手)'은 '도인안교(導引按蹻)'(『황제내경』에서 말하는 지금의 안마나 기공 같은 것)에서 매우 중요시된다.

18세기 후반 한방의학계에 요시마스 토도(1702~1773)의 '만병일독설(萬病一毒說)'이 유명했는데, 토도의 사고방식에 따르면 '약'으로 쓰려면 '이독제독' 정도의 파워가 있는 약력이 필요하다고 했다. 고문사학파의 의견에 따르면 토도의 '독'은 '매독'이나 '눈에 보이지 않는 개념'에 국한되지 않고, 강력한 약력으로 '배제'시켜야만 할 '실제 그 자체'라고 이해해야만 할 것이다.

하나와 토시히코(花輪壽彦)

## 참고문헌


1) 日本東洋医学会学術教育委員会編: 専門医のための漢方医学テキスト. 南江堂, 2009.
2) 浅田宗伯 原著, 長谷川弥人 訓読校注: 脉法私言. たにぐち書店, 1994.


하나와 토시히코(花輪壽彦)

## 4. 전신증상 진찰법

### 발열, 열감

체온계가 없던 과거, 발열은 국소와 전신 발열, 번열 등으로 진단했다. 보통은 양증(陽證)으로 보지만 음증(陰證)에서도 나타난다. 열에는 실열(實熱)과 허열(虛熱)이 있다. 전신에 열이 나지만 땀을 동반하지 않는 것을 '신열(身熱)'이라고 하며 양명병 외증(陽明病 外證)이라고 한다. 열을 견디기 힘들어 하는 경우를 '오열(惡熱)'이라고 하며 양명병 리실증(陽明病 裏實證)이라고 한다. 발열과 오한이 교대로 오는 '왕래한열(往來寒熱)'은 소양병의 열로 본다. 이 외에 조수간만처럼 열에 주기성이 있는 경우를 '조열(潮熱)'이라고 한다. 신열에는 치자시탕, 오열에는 백호탕, 왕래한열에는 소시호탕 등의 시호제, 조열에는 대승기탕을 사용한다.

열이 울체되어 사라지지 않고 장기에 '얽혀' 기능장애를 일으키는 경우를 '결열(結熱)'이라고 한다. 흉부에 결열이 있으면 '결흉(結胸)'이므로 대함흉탕, 혈관이 풍부한 '간'이나 '자궁' 등 '혈실(血室)'에 결열하면 '왕래한열'하게 된다. 하복부에 결열하면 '소복급결(少腹急結)'하며 '미친 듯한' 정신증상이 발생한다. 『상한론』에서는 열이 어디에 '결열했는지'를 중요한 키워드로 삼는다. 미세순환장애와 연동하여 신체와 정신에 다양한 부조화를 일으킨다. 소복(少腹)에 '결열'할 경우에는 도핵승기탕을 사용한다.

허열에 의한 열감도 있다. 예를 들어 혈허(血虛)에 '번열'하는 경우에는 삼물황금탕이 좋다.

### 오한, 오풍

'오한(惡寒)'이란 옷을 잘 갖추어 입더라도 오싹오싹하는 한기(寒氣)가 있는 것이다. 병 초기(태양병)의 '오한'은 이어서 '발열'하기 때문에 생체방어기전에 해당하며, 『상한론』에서는 '태양병, 두항강통(頭項强痛), 그리고 오한(惡寒)한다'고 하며 '발열'은 생략을 해두었으니 주의가 필요하다. 음증, 리증의 오한도 있는데, 이것은 신체가 냉하며 오한하다. '오풍(惡風)'이란 바람을 맞으면 한기를 느끼는 것이므로 바람을 싫어하는 상황이다. 오한에는 마황탕, 대청룡탕 등을 쓰고, 오풍에는 계지탕을 사용하는 것이 일반적이다.

## 식욕

일반적으로 '좋다', '보통', '없다'로 대답한다.

질병에 걸렸어도 꼭 식욕이 떨어지는 것은 아니다. '좋다'고 하더라도 예를 들어 어혈의 징후가 현저할 경우, '무심코 먹고 싶다'고 하는 경우가 있다. '생리 전후로 무심코 식욕이 올라갑니다'라고 하는 경우나 변비와 함께 '식욕항진'을 호소하는 경우도 있다. 다른 증상, 징후에도 적용할 수 있는데, '소곡선기(消穀善飢)'라고 하며 어혈의 징후가 있는 경우가 있다. 비만이나 고혈압을 동반한 습관성 '과식'에는 당연히, 생활습관 교정 지도가 필요하다.

'보통'은 소화기에 특별한 장애는 없다라고 이해하면 된다. '음식여고(飮食如故)'에 해당한다.

'없다'는 소화기장애, 심신증, 열성질환 등 다양한 인자를 고려해야 한다.

'식욕이 없다'라고 했을 경우, 팔미환이나 마황제의 적응증으로 보이더라도 지황이나 마황 사용에는 신중해야만 하며, 육군자탕으로 대표되는 '위점막방어작용'과 '위배출능 촉진작용'을 가진 처방을 우선적으로 고려해야만 한다. 한방에서 말하는 '비위허(脾胃虛)'와 '신허(腎虛)'가 있을 경우, 비위허를 치료하면서 치료를 시작하는 것이 치료원칙 중 하나이다.

우울경향 때문에 식사를 잘 하지 않는다면, 향사육군자탕(육군자탕에 이기약인 향부자, 사인, 곽향을 추가한 것. 엑스제를 활용할 때는 육군자탕과 향소산을 병용)으로 대표되는 '이기제'를 추가하면 좋다.

전립선비대나 노화 때문에 '식욕이 없다'고 호소할 경우, 팔미환으로 이뇨시키다 보면 식욕이 저절로 생기는 경우도 있다. 아사다 소하쿠(1815~1894)는 '脾胃虛寒 …, 瀉利…云云'이라며 '위장이 따뜻하지 않아 냉하면서 설사하는 경우에' 팔미환이 좋다고도 했다[『물오약실방함구결(勿誤藥室方函口訣)』]. 고령자가 소복불인(小腹不仁)을 보이면 팔미환을 써보는 것이 좋다.

그리고 '식욕이 없을' 경우, 조기 위암, 췌장암 등에 대한 검사가 빠져있지는 않은지, 체크해봐야만 하는 것도 따로 말할 필요가 없겠다. 심인성 식욕부진도 물론 고려해야 한다.

## 수면

상세한 내용은 p.187 '16.불면증' 참조

'좋다', '잠을 못 잔다(잠이 잘 안온다, 도중에 깬다)', '꿈을 자주 꾼다'로 나눌 수 있다.

한방외래에 내원하는 불면증 환자는 신경질성 불면이나 우울성 불면이 많다. 신경질성 불면의 경우 '허로(虛勞)에 따른 불면'[허번(虛煩)]인 경우가 많고 '피곤한데 잠을 자지 못하고, 갑갑하며 식은땀[도한(盜汗)]이 심하다'와 같이 호소한다. 산조인탕 등을 적용한다.

우울성 불면은 온담탕에 때때로 황련, 산조인을 추가하여 사용한다. 또한 불면 처방에는 원지와 산조인을 많이 가미한다. 온담탕의 복증(腹證)에는 복부동계가 없다는 것이 특징이다.

위장 상태가 좋지 않고, 배에서 부글부글거려 힘들며, 명치가 뭉친 것 같은 느낌이 든다, 어깨결림, 꿈이 많이 꾸는 등 심신증적 호소에 대해서는 반하사심탕이나 감초사심탕이 좋다.

'구고(口苦)', '어지럼', '구건(口乾)'을 호소하는 불면은 건강형이며 흉협고만(胸脇苦滿)이 있으면 시호가용골모려탕 등을 고려한다.

마른 체형이며 경도의 흉협고만과 복부동계를 보일 경우에는 시호계지건강탕이 좋다.

얼굴이 붉어지고 초조함이 심하며, 매사에 분노하고, 기분이 진정되지 않을 때는 삼황사심탕류나 황련해독탕을 고려한다.

## 배뇨

한방에서는 수(水)의 배설에 오장론(五臟論)의 '비(脾)', '폐(肺)', '신(腎)'이 관여하고 있는 것으로 생각하고 있으며, 여기에 장애가 일어난 것을 수독(水毒)으로 다룬다. 소변량이 평소대로 나온다면 '소변자리(小便自利)'라고 한다. 소변량 감소를 '소변불리(小便不利)'['요불리(尿不利)']라고 한다. 소변이 잘 나오지 않는 경우를 '소변난(小便難)', 소변을 실금하는 것을 '유뇨(遺尿)'라고 한다. 소변색이 맑은 경우는 음증(陰證), 한증(寒證)으로 보며, 황색이거나 붉은 기가 있는 경우를 양증(陽證), 열증(熱證)으로 본다.

다른 증후와의 관련성을 살펴보자. 구갈(口渴)–요불리(尿不利)–자한경향이라면 오령산, 구갈–요불리–무한경향이라면 저령탕, 요불리가 있고 오령산증과 비슷해 보이지만 구갈이 없는 경우에는 복령감초탕, 구갈–소변자리–발한과다하면 백호탕, 구갈–다뇨–고조(枯

燥) 경향-소복불인이라면 팔미환이다. 이렇듯 다른 증상, 징후와의 관련성을 파악함으로써 처방선택을 할 수 있다. 다뇨, 전립선비대에 따른 배뇨곤란이나 빈뇨에는 팔미환이 많이 사용된다. 무균성 방광염에 따른 빈뇨에는 청심연자음, 요실금에는 보중익기탕, '소복불인'을 동반한 요실금에는 팔미환이 사용된다.

배뇨통에는 저령탕, 오림산 등이, 혈뇨를 동반했다면 저령탕합사물탕.

수분 밸런스가 무너지면 혀에 치흔[齒痕; 수체(水滯)]이나 추열(皺裂; 진액부족)이 잘 나타난다.

## 배변

상세한 내용은 'II. 처방 실제 6. 변비, 설사' 참조

설사는 감염성 설사[이질(痢疾)]와 만성 체질성 설사[설사(泄瀉)]로 구분된다. 발열에 의한 이질의 한 종류인 '열리(熱痢)'와 변의는 강하게 있으나 대변이 나오지 않고 잔변감이 남는 '하중(下重)'은 양증(陽證), 실증(實證)이다.

감염성 설사에는 대황을 사용한다. 변의는 있지만 대변이 나오지 않아 복통이 일어난 경우를 '이급후중(裏急後重)'이라 한다.

향균제를 복용하면 장내세균총 변화가 일어나 대황의 사하활성이 저하된다.

만성 체질성 설사는 비위허(脾胃虛)나 신허(腎虛)에 의해 발생한다. 위 증상 위주일 때는 인삼탕, 냉하면 설사하는 경우에는 진무탕, 소화불량성 설사에는 소건중탕, 황기건중탕, 계비탕, 삼령백출산, 설사와 변비 교대형에는 '간비(肝脾)'를 조절할 수 있는 가미소요산, 계지가작약탕 등을 고려할 수 있다.

변비에는 대황이 자주 사용되는데, 비위가 약한 사람에게는 대개 적합하지 않다. 이럴 때 산치자, 마자인, 산초(촉초) 등을 쓰면 좋다. 소건중탕이나 중건중탕으로 쾌변을 보는 경우도 있다.

소아 변비에는 대황제를 우선적으로 사용하지 않는다. 계지가작약탕, 소건중탕 등을 먼저 사용해 본다.

## 쉽게 피로, 몸이 무거움

가장 높은 빈도로 만나게 되는 호소이다. 반드시 '기허(氣虛)'라고 할 수 없으며, 스트레스

성, 우울성, 신허(腎虛) 등 다양한 병태가 관여하는 것으로 볼 수 있다.

'신체번동(身體煩疼)하며 스스로 돌아눕지 못하는' 경우는 태양병기(太陽病期)가 소음병기(少陰病期)에 걸쳐진 것으로 계지부자탕, '흉만번경(胸滿煩驚)하며 돌아누울 수 없는' 경우에는 소양병기에 해당하므로 시호가용골모려탕, '복만(腹滿), 신중(身重)하며 돌아눕기 어려운' 경우에는 삼양합병기(三陽合病期)로 보아 백호탕, 소음병기(少陰病期)에는 '그냥 누워있고 싶다(어쨌든 누워있고 싶다)'고 하며 이 경우 진무탕이나 사역탕 등, 이와 같이 각 병기에 맞춰 처방한다. 다른 증상, 징후도 감안을 해야만 하는 것이다.

고령자가 호소하는 '쉽게 피로'는 소음병이 많다(상세한 내용은 'Ⅱ. 처방 실제 38. 고령자 피로' 참조).

## 계늑부(季肋部) 불쾌감

소양병기(少陽病期) 증상 중 하나로 자주 나타난다.

『상한론(傷寒論)』에서는 횡격막 주변에서 '사(邪)'와 '열(熱)'이 '결합'하면 '흉협고만(胸脇苦滿)', '흉협만통(胸脇滿痛)', '흉협만(胸脇滿)하며 구토', '흉협만(胸脇滿)이 사라지지 않음', '협하경만(脇下鞕滿)' 등의 기록과 같은 계늑부 불쾌감이 일어난다고 했다(소시호탕). 시호계지건강탕은 '흉협만미결(胸脇滿微結)', 시호가용골모려탕은 '흉만번경(胸滿煩驚)'으로 기록되어 있다.

## 건망

'희망(喜忘)'(잘 잊는다)이라는 용어가 있으며, 어혈의 증후 중 하나로 본다. 뇌혈관장애에 관련된 경우에는 조등산이나 황련해독탕, 알츠하이머병일 경우에는 당귀작약산, 귀비탕, 가미온담탕, 억간산, 억간산가진피반하 등을 고려할 수 있다. 사고력저하에는 팔미환도 종종 사용된다.

## 초조

일반적으로 '간(肝)'이나 '심(心)' 이상의 증상으로 본다. 얼굴이 심하게 달아오른 경우에는 황련해독탕, '분노'의 감정이 있는 경우에는 시호가용골모려탕, 사역산, 시호계지건강탕, 시호를 포함한 처방을 고려할 수 있다.

미간에 주름을 지으며 이야기한다, 자주 화낸다, 성격이 급하다, 불면 등을 보이면 억간산을 고려할 수 있다. 눈꺼풀을 치켜올리며, 불평 불만을 끊임없이 하는 경우에는 가미소요산 등을 고려할 수 있다.

초조를 고전의 '번(煩)', '심번(心煩)'으로 생각하면 시호제 이외에도 치자시탕처럼 산치자를 포함한 처방, 오령산, 승기탕류, 백호탕류, 황련해독탕 등의 양증(陽證) 처방뿐 아니라 황련아교탕 같은 음증 처방도 고려할 수 있다.

## 발한, 도한(盜汗)

고전에는 '무한(無汗)', '한불출(汗不出)', '자한(自汗)', '도한(盜汗)', '두한(頭汗)', '백한(白汗)' 등의 표현이 있다.

발한은 체온조절을 위해 중요한 작용인데, 표[表, 주리(腠理)]가 닫힌 상태에서 '병사(病邪)'를 축출하기 위한 방법으로도 활용된다.

자연스럽게 나오는 땀은 '자한(自汗)'이라고 하며, 도한(盜汗)은 잘 때 나는 땀이다. 두부에만 발한하는 것은 '두한(頭汗)', 식은 땀은 '허한(虛汗)', 손발에 땀이 나는 것을 '수족한(手足汗)'이라고 한다.

'무한'은 자한의 반대로, 땀이 나지 않아 표에 열기가 끓어오르고 있는 상태, '한불출(汗不出)'(땀, 나오지 않음)은 발한제를 사용하지 않았고 땀이 나지 않는 상태, '불한출(不汗出)'(땀이 나지 않음)은 마황탕 같은 발한제를 사용해도 땀이 나지 않는 상태로 '불한출이번조(不汗出而煩躁)'(땀이 나오지 않아 번조함으로 읽음[1])는 보통 사용하는 발한제를 사용하더라도 땀이 나오지 않고 몸부림치듯 힘들어 하는 상태로 대청룡탕의 주치이다.

'자한' 경향인 사람은 표허(表虛), 수독(水毒) 등으로 볼 수 있고, 계지탕, 계지가황기탕, 옥병풍산 등의 사용을 고려한다. 표열(表熱)을 뺏겨 냉증을 호소하는 경우가 있다. '도한'은 잘 때 나는 땀으로 시호계지탕이나 시호계지건강탕을 쓸 일이 많다. 허증에 해당하는 도한에는 적환(赤丸) 같은 부자제를 적용하기도 한다.

'두한'은 소양병기(少陽病期)의 땀인데, 진액부족 경향에 열상(熱狀)과 정신적 흥분이 겹쳐 일어나는 경우가 많고, 수독경향인 사람, 허약자, 만성소모상태 등에서도 볼 수 있다. 당귀육황탕, 시호계지건강탕, 치자시탕, 대함흉탕 등의 사용을 고려할 수 있다. 두한이 있으면서 소변불리(小便不利)할 경우에는 인진호탕, 수기(水氣)에 의한 두한에는 방기황기탕을 쓴다.

'백한'은 촉박하게 자한하는 경우로 감초부자탕, 오두탕 사용이 『천금방(千金方)』에 제안되어 있다.

손바닥이나 겨드랑이 땀으로 고민하는 사람들도 있다. 열성질환의 경우, 표열(表熱)이 리(裏)에 들어가면 발생하는데, 체질적인 정신성 발한의 경우에는 사역산 같은 시호제나 복령보심탕 등의 사용을 시도해볼 수 있다.

## 두통(頭痛), 두중(頭重), 두요(頭搖), 두모(頭冒)

상세한 내용은 p.169 '14. 두통' 참조

열성질환에서 두통은 태양병(太陽病)의 주 증상 중 하나이다.

두통에도 음양허실(陰陽虛實) 각각의 경우가 있어 열통(熱痛), 한통(寒痛), 허통(虛痛) 등으로 나눌 수 있다.

열통은 두항(頭項)에 걸쳐 일어나며, 구고설건(口苦舌乾)이 있다면 시호제, 오열구갈(惡熱口渴)이 있다면 석고제나 대황제를 사용한다.

한통은 '열물포리(熱物包裹) [따뜻한 것을 감싸고 있다, 배에 두른다]'를 좋아하며 오수유탕이나 부자제를 사용한다.

허통은 전액부 두통이나 편두통으로 많이 나타나며, 머리를 '눌러주는' 것을 좋아한다. 삼기제나 부자제를 사용한다.

미릉골통(眉稜骨痛)은 담궐두통(痰厥頭痛)이며 『양씨가장방(楊氏家藏方)』에는 소반하탕을 투약하라고 되어 있으나, 일반적으로는 선기탕(選奇湯)을 사용한다. 선기탕은 두통에 동반된 부정수소(不定愁訴)에도 효과가 있다.

두중(頭重)은 두통이 가벼운 것으로 수독(水毒)이나 담음(痰飮)이 내려가지 않는 병태에 의한 것으로 보고, 반하백출천마탕이나 당귀작약산 등을 사용한다.

두요(頭搖)는 『금궤요략(金匱要略)』 '경병편(痙病篇)'과 『소문(素問)』에 관련 기록이 있다. 고령자에서 많고 '음혈부족(陰血不足)하고 신수(腎水)가 줄어 허화(虛火)를 제어하지 못하는 현상'이므로 천마구등음, 자음강화탕, 반하백출천마탕 등을 사용한다.

만성두통의 경우, 위장증상, 어깨결림, 어혈 등과의 관련성을 토대로 처방을 결정한다. 발이 차고 위장증상이 동반된 경우 계지인삼탕, 구역을 동반한 경우 오수유탕, 기압변동에 따라 발생할 경우 오령산이나 반하백출천마탕, 월경 관련 증상을 동반한 경우에는 가미소요산 등이나 구어혈제, 손발에 불편한 번열감이 있을 경우 삼물황금탕, 동맥경화에 동반된 경우에는 팔미환이나 조등산, 변비가 동반된 경우에는 대황감초탕 등 전신의 기타 증상과의 관련성을 토대로 처방을 결정한다. '머리에 뭔가 무거운 것이 씌워진 것 같은' 모자를 쓴 듯한 느낌이 드는 것은 두모(頭冒)라고 하며, 영계미감탕이나 택사탕이 좋다.

## 이명, 난청, 이루(耳漏)

시호제, 기제(소자강기탕 등), 보신제(자신통이탕, 팔미환 등), 이수제(영계출감탕, 영계미감탕) 등의 사용을 고려한다. 만형자산을 사용하기도 한다.

이루(耳漏)에는 황기가 포함된 황기건중탕, 보중익기탕, 천금내탁산료, 당귀작약산 등도 사용을 고려할 수 있다.

## 어지럼, 상열감, 기립성현훈

상세한 내용은 p.238 '22. 어지럼' 참조

수독(水毒), 기역(氣逆), 기허(氣虛), 혈허(血虛) 등 다양한 병태에서 나타난다. 영계출감탕, 반하후박탕, 진무탕 등 병태에 따라 다양한 처방을 사용한다. 소시호탕 같은 시호제가 유효한 경우도 있다.

시력저하, 눈 피로, 눈 침침, 눈에 힘이 없음, 눈이 어두움

기허(氣虛)나 '간(肝)'의 이상 증후로 다루는 경우가 많다. '눈 주위의 다크서클'은 어혈에 해당하는 소견이다. 보중익기탕, 당귀작약산, 사물탕, 십전대보탕 등을 병태에 따라 사용한다.

## 목이 막힌 느낌

반하후박탕의 사용목표인 '인중자련(咽中炙臠)'이 가장 유명하다. '매핵기'라고도 한다. 점막과민으로 다루면 응용범위가 넓어진다. 역으로 꼭 '인중자련=반하후박탕'은 아니다. 목이 막힌 느낌은 '기체(氣滞)'에 해당하는데, 반하후박탕으로 개선되지 않는다면 영계출감탕, 영계감조탕, 분돈탕[주후방(肘後方)] 등이 유효한 경우도 있다.

목의 건조감이나 따끔거림, 야간의 콜록거림, 목 메임 등은 '인후불리(咽喉不利)'로 볼 수 있으며, 맥문동탕이나 맥문동음자 등의 사용을 고려할 수 있다.



## 구갈(口渴), 구건(口乾), 입술건조

한방에서는 수분을 많이 마시고 싶어 하는 '구갈'과 입속이 건조하지만 수분섭취가 필요하지 않은 '구건'을 구별한다.

입술이 건조한 것은 비허(脾虛), 진액부족, 어혈 징후이며, 소건중탕, 인삼양영탕, 온경탕 등의 사용을 고려할 수 있다.

## 기침

상세한 내용은 p.62 '1. 감기, 천식, COPD 등' 참조

마른기침에는 맥문동탕, 가래가 동반된 기침에는 청폐탕을 사용한다. 맥문동탕의 기침은 발작성이며 격하게 콜록거린다. 고령자의 콜록거림, 발작에 자주 사용하고 있으며, 그 빈도가 늘고 있다. 자음지보탕이나 청폐탕은 기관지확장증, COPD, 폐MAC증 등에 동반된 기침, 가래에 사용할 수 있다. 체력이 저하되어 있는 사람에게는 보중익기탕이나 인삼양영탕 사용을 고려한다. 폐MAC증은 근래 증가하고 있으며 조기에 CT와 객담, 혈액검사로 진단할 수 있게 되었다. 감기가 악화인자이기 때문에 조기부터 향소산 또는 삼소음을 예방차원에서 복용할 것을 추천한다.

## 입이 쓰다[구고(口苦)]

구고(口苦)는 시호제의 사용목표에 해당한다. 『상한론(傷寒論)』에서는 '少陽病, 口苦, 咽乾, 目眩'이라고 했다. 고령자의 경우, 구강케어나 구강 진액부족, 충치나 치주염, 의치, 약제성 구강불쾌의 의한 경우가 많다.

위장기능이상에서도 구고가 일어난다. 특히 위식도역류질환(GERD), 비미란성 위식도역류질환(NERD)의 역류 증상 중 하나로 '구고'를 호소하는 경우가 있다. 산치자가 들어있는 청열해울탕을 주로 쓴다.

위열(胃熱) 때문에 맛을 알 수 없게 되는 것을 '구불인(口不仁)', 맛에는 변화가 없는 경우를 '구중화(口中和)'라고 하며, 소음병(少陰病)에 해당한다.

## 군침

입에 타액이 넘쳐나는 '희타(喜唾)'는 인삼탕 사용목표이며, '위 냉증' 상황을 보여준다. 과도한 긴장에 따른 희타도 있다. 이른바 '폐중랭(肺中冷)'에서도 타액이 연말(涎沫)처럼 나온다. 감초건강탕의 주치(主治)에 해당한다.

타액은 진액의 일부이며, 그 근본은 '신(腎)'에 속하므로 신기(腎氣)가 왕성할 때는 타액량이 많고, 신허(腎虛; 노화)와 함께 감소한다.

고령자, 허약자가 구각(口角)에 거품 같은 타액을 머금고 이야기하는 것은 '구중생백말(口中生白沫)'이라 하여 보중익기탕 등의 사용을 고려할 수 있다.

## 트림, 가슴쓰림, 명치가 막힌 느낌, 구역, 구토

'위중불화(胃中不和)'의 증후이다. 반하후박탕, 반하사심탕, 복령택사탕, 오수유탕, 선복화대자석탕 등의 사용을 고려한다.

구토는 수독의 증후이기도 하며 오령산, 복령택사탕, 복령음 등의 사용을 고려할 수 있다.

## 복통(腹痛), 복만(腹滿), 복명(腹鳴), 가스가 자주 나옴

복통은 매우 자주 볼 수 있는 증상이다. 작약과 감초 조합을 기초로 한 처방의 사용을 고려하는 경우가 많다. 복만에는 허(虛)와 실(實)이 있다. 허로 인한 복만은 복장만(腹脹滿)이라고 하는 경우가 많고, 후박생강반하감초인삼탕 등을, 실로 인한 복만에는 승기탕류의 사용을 고려한다.

복명은 반하사심탕, 감초사심탕의 좋은 목표가 된다. 그다지 배가 비어있지 않은데도, 조용한 직장 등에서 '꾸욱~, 꾸르륵꾸르륵' 같이 주변에 들릴 정도의 복명이 나타나기도 한다. 이 복명에 대해 양약은 별수가 없다.

가스가 잘 나올 경우에는 반하후박탕, 후박생강반하감초인삼탕, 승기탕류 등의 사용을 고려할 수 있다.

## 성욕감퇴, 성욕억제

성욕감퇴는 신허(腎虛)의 증후로 보는데, 청장년에서 중년까지는 비위(脾胃)의 이상, '간

(肝)'의 이상, 기허(氣虛)에서도 나타난다. 이른바 노화, 스트레스와 관련된 경우가 적지 않다.

『금궤요략(金匱要略)』에 '음두한(陰頭寒)'이라고 하여 계지가용골모려탕의 주치(主治)로 제시해둔 내용이 있다. '성기가 젖고, 차갑다'라는 표현을 하며 진료를 보러 오는 경우도 있다.

'몽정(夢精)', '몽교(夢交)' 역시 계지가용골모려탕의 주치증이다. 팔미환의 증(證)이기도 하다. 음경강직은 '강중증(强中症)'이라고도 하며, 일견, 성욕항진처럼 볼 수도 있으나 이 역시도 신허(腎虛)로 팔미환 같은 처방의 증에 해당한다.

성욕억제에 오츠카 케이세츠는 냉이가 좋다는 기록을 남겼다. '강정제 연구보다, 오히려 성욕을 억제하는 약 개발 쪽이 쭉 세상을 위한 일이 될 것이다'라고도 했는데 지극히 마땅한 말 같다. 청년기에 갈근탕을 복용하면 리비도 억제가 된다. '수험생 감기'에 추천할 만하다. 어느 고령자에게 팔미환을 처방했더니 보호자가 '이상한 일을 안 하게 되었다'면서 매우 감사해 했던 일도 있었다. 팔미환은 강정제가 아니다. 『금궤요략』 '부인병편(婦人病篇)'에 써 있는 것처럼 '노화에 동반되는 모든 증상을 완화하는' 보신제(補腎劑)이다.

## 손톱이 무르다, 머리카락이 잘 빠진다, 피부가 거칠거칠하다

혈허(血虛)의 증후로 다루는 것이 일반적이다. 사물탕을 기본처방으로 사용한다. 다만, 지황이 위에 불편감을 일으킬 경우에는 비허(脾虛)를 치료하는 처방부터 시작한다. 사군자탕 같은 기허(氣虛) 처방으로 개선되기도 한다. 십전대보탕 사용도 고려할 수 있다.

## 피부 가려움

피부를 만져봤을 때 열이 있는지, 건조성인지, 습윤성인지를 자세히 살핀다. 건조성 피부에 동반된 가려움은 혈허(血虛)로 보아 사물탕을 기본으로 하는 처방을 사용한다. 습윤성 가려움에는 방기황기탕, 오령산 등과 같은 이수제, 열감이 있을 경우에는 황련해독탕이나 치자시탕 등의 청열제, 땀이 나지 않아 열이 정체되어 버린 경우에는 계지마황각반탕 등의 처방으로 조금씩 발한시킨다. 발한경향이 있는 가려움에는 계지가황기탕, 방기황기탕, 시호계지탕 등의 처방을 고려한다. 노인성 피부소양증에는 당귀음자 같은 처방의 사용을 고려한다.

## 수족냉증, 동상

말초순환장애 상태에서 잘 일어난다. 한랭자극으로 발생하는 만성증상에는 당귀사역가오수유생강탕 등의 사용을 고려한다.

## 목, 어깨결림

갈근탕 증(證)의 결림은 뒷목에서 등, 허리까지 쭉 연결되어 있는 경우가 많다[『상한론(傷寒論)』에 '항배강수수(項背强几几)'라고 되어 있다]. 시호제가 잘 듣는 결림은 어깨에서 승모근에 걸쳐 넓게 퍼져있다[소시호탕에는 '항배강(項背强)'이라고 되어 있다].

이 외에 '두항강통(頭項强痛)'하며 '심하만미통(心下滿微痛)', '소변불리(小便不利)'한 경우에는 계지거계가복령백출탕을 사용하게 되어 있다. 이 경우, 치흔 같은 수독(水毒)의 징후를 함께 보인다.

'경병(痙病)'이라 불리는 목이 결리면서 등이 반장(反張)하는 경우가 있는데, 이를 유경(柔痙), 강경(剛痙) 등으로 나눌 수 있다. 괄루계지탕, 갈근탕, 대함흉탕, 대승기탕 등을 사용할 수 있는 것으로 『상한론』『금궤요략』에 적혀있다. 고전에는 풍인탕(風引湯)이 좋은 효과를 발휘한다는 등의 기록도 있다.

목, 어깨결림을 호소하는 환자는 매우 많다. 자세도 영향을 미칠 수 있는데, 젊은 사람에게는 갈근가출부탕, 계지가영출부탕 가 괄루근·갈근 등을 사용한다. 고령자에게는 팔미환이나 계지가영출부탕 가 괄루근·갈근 등을 사용한다.

목이 결리면서 저리거나, 손발과 요하지부 저림과 통증, 악관절증, 치통을 호소하는 경우가 적지 않으므로 어떤 양상으로 결리는지를 자세히 문진해야 한다.

## 통증

어혈 통증은 이동하지 않고, 야간에 증가하는 경향이 있다. 야간에 악화되는 것은 말초순환장애가 심해졌기 때문일 것으로 추측된다. 어혈 통증의 특징은 『물오약실방함구결(勿誤藥室方函口訣)』의 도핵승기탕 해설에서 볼 수 있다. 소경활혈탕도 야간에 통증이 증강되는 경향일 때 사용한다.

기체(氣滯)로 인한 통증은 잘 이동한다. 풍습(風濕)에 의한 통증은 날씨 변화와 함께 변하는 경우가 많다. 류마티스 관절염이나 편두통은 기압 저하나 습도에 따라 증상의 정도가 악화되거나 하는데, 한방에서는 이를 '풍습상박(風濕相搏)' 상태라고 본다. 기허(氣虛) 통증은 낮에 악화되고, 야간에 진정되는 경향이 있다. 급격한 기허에 따른 통증에 대해서 『상한론』에서는 '晝日煩躁, 夜間安靜…乾薑附子湯主之'라 하며 건강부자탕을 쓸 것을 지시해 두었다.



## 냉증

상세한 내용은 p.148 '11. 냉증과 번열감' 참조

냉증은 매우 중요한 징후이다. 『상한론(傷寒論)』에서 자각적 냉증은 '한(寒)', 타각적 냉증은 '냉(冷)'이라고 했다. 또한 손발이 찬 것을 '궐(厥)'이라고 불렀다. 경증일 때는 손발이 차가워지는 정도지만, 냉증에도 음증(陰證)과 양증(陽證)이 있으므로 이를 구분할 필요가 있다. 음증이면서 사지에 냉감이 있고 몸속이 허한(虛寒)하여 수양성 설사 등이 일어나는 경우를 '한궐(寒厥)'이라고 하고, 따뜻하게 하는 치료가 필요하다. 또한 리[裏, 내장(內臟)]에 염증 같은 것이 있을 때, 열이 몸속에 뭉쳐 손발에 냉감을 느끼는 경우를 '열궐(熱厥)'이라고 한다. 식혀주는 치료를 할 필요가 있다. 백호탕 등은 열궐에 사용하며, '배미오한(背微惡寒)'을 함께 보인다. 진찰상 객관적으로 손발 끝부터 냉증이 역행성으로 퍼져 올라가 궐이 매우 심해진 상태를 '수족궐냉(手足厥冷)'이라고 한다. 밖에서 들어온 한랭자극에 과민하게 반응하여 자각적으로 손발 끝부터 냉증[한(寒)]을 느끼는 경우는 '수족궐한(手足厥寒)'이라고 한다.

수족한(手足寒 , 스스로 한기를 느낌)에는 부자탕, 수족궐한에는 당귀사역탕, 수족궐냉에는 사역탕 또는 오수유탕, 이렇게 냉증 자각증상의 차이에 따라 처방을 구별하여 쓴다. 덧붙여 '수족온(手足溫)'은 열(熱)이나 한(寒)에 대비되는 표현으로 '뜨겁지도 차갑지도 않은' 상태이며 소시호탕, 치자시탕, 작약감초탕을 사용하도록 되어 있다. 표허자한(表虛自汗) 때문에 '냉증'이 일어나는 경우도 드물지 않은데, 이때는 계지탕, 계지가황기탕, 옥병풍산 등의 사용을 고려할 수 있다. 부자탕은 '배미오한(背微惡寒)'을 목표로 하는데, 몸 중심부의 냉증을 등에서 느끼는 경우가 있다. 수독(水毒)의 경우에도 등의 냉증을 호소하는 경우가 있으며, 이때는 청습화담탕(淸濕化痰湯)같이 수(水)가 변화를 일으켜 담(痰)이 된 상태에 쓰는 처방을 사용할 수 있는데, 『수세보원(壽世保元)』에는 이 처방의 적응증을 '背中一點, 如氷冷'이라고 기술하고 있다.

혈행불량에 따른 말초 손발의 냉증인지, 신체 전체의 냉증인지, 진한가열(眞寒假熱)이나

진열가한(眞熱假寒)인지 등을 구별하는 것이 중요하다.

## 번열감

상세한 내용은 p.148 '11. 냉증과 번열감' 참조

기역(氣逆), 혈허(血虛), 혈열(血熱)의 증후이다.

'발이 화끈거려 잠을 잘 수 없다'라고 할 때는 지황이 포함된 자음청열제(滋陰清熱劑)인 삼물황금탕 등이 유효하다. '밤에 다리를 이불 밖으로 빼고 차가운 금속 같은 것에 대어 두고 싶다' 등과 같이 구체적으로 이야기하는 경우가 있다.

리열(裏熱)로 산치자나 대황 등의 증(證)인 경우도 있으며, 황련 같은 청열제가 필요한 번열감도 있고, 기역으로 계지가 필요한 경우도 있다.

얼굴이 항상 붉은 경우에는 황련해독탕, 삼황사심탕 등이 필요한 실열(實熱) 번열감이다. 얼굴이 확하고 붉어졌다가 쑥하고 하얗게 변하는, 진찰 중 또는 체위 변화로 붉어졌다가 가시기를 반복하는 경우에는 계지 같은 약재가 필요한 허열(虛熱) 번열감이다.『금궤요략(金匱要略)』에는 영계미감탕에 대해 '수족궐랭(手足厥冷)하며 기(氣)가 소복(少腹)에서 흉인(胸咽)으로 상충(上衝)하며, 수족비(手足痺), 그 얼굴에 훅하고 열기가 올라오는 것이 마치 취한 듯하다'고 되어 있어 허열이면서 술이 취한 것처럼 기역의 붉은 기운을 보일 때 좋다고 적혀있다.

반대로 부자제가 필요한 번열감도 있다. 맥과 기타 증상과 징후를 참고하여 처방한다. 부자제가 필요한 음증(陰證), 허증(虛證)의 번열감도 적지 않다. 여름에는 번열감, 겨울이 되면 차가워진다고 하면 팔미환 같은 처방을 먼저 고려한다.

열성질환(산욕열 등)의 '번열감' '두통'에는 소시호탕을 사용하라는 지시가『금궤요략』에 실려있다.

Advanced Course

### 악수할 때의 감촉(당귀작약산, 가미소요산, 계지복령환 등)

당귀작약산증인 사람은 손가락 근육이 '흐늘흐늘'하며 관절도 유연하고, 부종이 있는 듯한 느낌이다. 가미소요산증인 사람은 '긴장된' 근육과 뻣뻣한 관절이며, 푸석푸석한 감촉이다. 계지복령환증인 사람은 살집이 좋고, 체격이 좋은 '단단한' 느낌이다. 진찰할 때 아무렇지도 않게 손의 감촉을 본다. 수장발한(手掌發汗)의 유무나 냉증, 번열감도 체크한다. 수장발한이 심한 사람은 사역산, 시호청간탕 등과 같은 시호제나 분심기음 등과 같은 기제(氣劑) 사용을 고려한다. 수지냉증에는 당귀작약산이나 당귀사역가오수유생강탕, 이것으로 해결이 안 되면 부자제 사용을 고려한다. 수장부 번열감에 습진이나 피부갈라짐이 있으면 가미소요산 합 사물탕, 온경탕 등의 사용을 고려한다. 혈압이 높지 않고 두근거림이나 안면홍조가 있는 수장부 번열감에는 자감초탕 등을 고려한다.

## 참고문헌

1) 浅田宗伯 原著, 長谷川弥人训院校注: 傷寒論識. 116, たにぐち書店, 1996.
2) 長谷川弥人: 私の読んだ傷寒論~奇問珍問愚問に答えて~. 59, たにぐち書店, 2003.
3) 浅田宗伯 原署, 長谷川弥人 訓読校注: 傷寒雜病辨証. たにぐち書店, 1992.
4) 大塚敬節: 症候による漢方治療の実際. 南山堂, 1963.

하나와 토시히코(花輪壽彦)

# 5. 한방약 사용 시 주의해야 할 점

## 1 주의가 필요한 약재

한방약을 사용할 때 주의해야만 할 사항은 꽤 있다. 그중에서도 일반적으로 **표 1**에 수록되어 있는 약재가 포함된 한방약 사용은 주의가 필요하다. 주의가 필요한 약재는 바꿔 말하자면 효과가 뛰어난 약재라고도 할 수 있다. 이 약재들을 사용하지 않고는 한방치료 자체가 성립할 수 없을 정도이다.

따라서 한방약을 처방할 때, 반드시 그 구성약물을 확인하고 운용에 신경을 써야 한다. 특히, 마황, 지황, 대황은 주의가 필요한 약재이다(**표 2**).

### 마황(麻黃)

일본약국방 규정에 따르면 마황에는 에페드린 알칼로이드가 0.7% 이상 함유되어야 한다. 마황에는 에페드린으로 대표되는 교감신경자극, 중추흥분작용이 있으므로 협심증, 심근경색 기왕력이 있는 경우 원칙적으로는 금기이다. 고혈압, 고령자에도 사용 시 주의가 필요하다. 위장이 약한 경우에는 프로스타글란딘 E2 (PGE2)를 통한 위점막에 대한 작용을 통해 식욕부진이나 급성 위점막병변에 의한 복통을 일으킬 가능성이 있다. 이 외에도 불면, 두근거림, 흥분, 배뇨장애, 발진 등에 주의가 필요하다.

마황을 포함된 처방 중 가장 널리 사용되는 것은 갈근탕이지만, 위와 같은 이유에서 갈근탕은 고령자에게 쓰기 어려운 처방 중 하나이다. 다만 속명탕이나 소속명탕 등의 마황제는 '통증', '저림', '마비' 치료에 빼놓을 수 없는 처방이다.

마황부자세신탕은 추위를 잘 타며 허증(虛證)인 고령자의 감기나 신경통에 사용할 기회가 많은데, 순환기계에 문제가 있는 경우에는 사용하지 않는다. 하지만 신진대사가 저하된 저혈압 경향의 중장년이나 고령자에게는 잘 맞는다.

기타사토 동양의학연구소의 히나타는 에페드린 이외에도 항암작용, 항전이작용, 통증완화작용을 보이는 성분이 포함되어 있다고 했다.

각 약재의 '활성성분'을 분석하는 것은 과학적으로 필요한 일이다. 하지만, 필요조건일 뿐 충분조건은 아니다.



**Column** **한방전문의가 본 황금, 산치자**

현대사회는 '의료안전'(patient safety)을 가장 중시한다. 특히 한방치료의 최대 목적이 'QOL 개선'(삶의 질 개선), 보다 건강하고 싶음, 고통 완화인 환자에게 간기능장애, 간질성 폐렴, 장간막 정맥경화증 등 때때로 생명과 관련이 될 수 있는 부작용이 있음을 설명하면, '그럼 위험성이 있다면 굳이 무리해서 복용하고 싶지 않다'라는 마음이 드는 것도 자연스러운 감정이라 할 수 있겠다.

그래서 한방전문의로서 한 가지 제언을 하지 않을 수 없다. 한방초학자는 열상(熱狀)이 없다면 황금이 들어간 의료용 한방제제나 일반용 한방제제는 사용을 피하든지, 전탕약을 쓸 때라면 황금은 처방에서 빼고 처방하길 권한다. 또한 황금을 황련으로 변경하는 것도 한 계책이 될 수 있다. 또한 산치자 함유 처방은 열상이 없다면 막연히 장기투여해서는 안된다.

이러한 점을 해결하기 위해 황금이나 산치자의 부작용 발생 기전 규명이 무엇보다도 필요하다고 생각한다.

**표 1. 특별히 주의가 필요한 약재**

| | |
|---|---|
| 위장이 약한 사람 | 마황, 지황, 대황, 드물게 당귀나 천궁 |
| 혈압이 높은 사람 | 마황, 감초, 인삼, 부정맥(특히 서맥성 부정맥)이 있는 사람은 부자 |
| 부종이 있는 사람 | 감초, 석고 |
| 신진대사가 저하된 사람(냉증이 있는 사람) | 대황, 석고 |
| 염증반응 등으로 국소 신진대사가 항진된 사람 | 부자 |
| 약재 알레르기로 인한 부작용 | 모든 약재 사용 시 일단 주의가 필요하다. 특히 황금(간질성폐렴, 간기능장애), 계지(또는 계피) 등에 주의 |

| 약재 축적성 부작용 | 산치자 함유 처방의 장기복용(3~5년 이상?) 시 장간막정맥 경화증 발생의 가능성 |
|---|---|

- 혈압이 높은 사람, 심근경색이나 협심증 기왕력 또는 위험이 있는 사람, 위장이 약한 사람에게는 마황이 들어간 약을 원칙적으로 사용하지 않는다.
- 위장이 약한 사람에게는 대황, 지황을 사용할 수 없는 경우가 있다.
- 산치자의 '축적성' 부작용으로 장간막정맥경화증이 있는 것으로 알려져 있으므로 막연히 장기간 사용하지 않도록 한다.

주의: 적응증에 입각한 사용상 주의점과 개별 알레르기에 따른 부작용은 나누어 생각할 필요가 있다. 한방약의 일반적인 유해작용은 가벼운 경우가 많고, 중지하면 빠르게 회복된다. 반면 알레르기 반응에 따른 부작용은 한방약에서도 당연히 일어날 수 있으므로 알레르기 체질의 경우에는 주의를 기울여 경과관찰을 해야 한다.

### 표 2. 마황, 지황, 대황, 황금, 산치자를 포함한 주요처방(가나다 순)

**마황을 포함한 처방**
갈근탕, 갈근탕가천궁신이, 마행감석탕, 마행의감탕, 마황부자세신탕, 마황탕, 방풍통성산, 소청룡탕, 신비탕, 오적산, 오호탕, 월비가출탕, 의이인탕

**지황을 포함한 처방**
궁귀교애탕, 당귀음자, 대방풍탕, 사물탕, 삼물황금탕, 소경활혈탕, 소풍산, 시호청간탕, 십전대보탕, 오림산, 온청음, 용담사간탕, 우차신기환, 육미환, 윤장탕, 인삼양영탕, 자감초탕, 자음강화탕, 저령탕합사물탕, 칠물강하탕, 팔미환, 형개연교탕

**대황을 포함한 처방**
계지가작약대황탕, 대승기탕, 대시호탕(대황이 포함되지 않은 제제도 있음), 대황감초탕, 대황목단피탕, 도핵승기탕, 마자인환, 방풍통성산, 삼황사심탕, 윤장탕, 을자탕, 인진호탕, 조위승기탕, 치두창일방, 치타박일방, 통도산

**황금을 포함한 처방**
대시호탕, 반하사심탕, 방풍통성산, 삼물황금탕, 삼황사심탕, 소시호탕, 시령탕, 시박탕, 시함탕, 시호가용골모려탕, 시호계지건강탕, 시호계지탕, 시호청간탕, 신이청폐탕, 여신산, 오림산, 온청음, 용담사간탕, 윤장탕, 을자탕, 이출탕, 청상방풍탕, 청심연자음, 청폐탕, 형개연교탕, 황금탕, 황련해독탕

**산치자를 포함한 처방**
가미귀비탕, 가미소요산, 방풍통성산, 시호청간탕, 신이청폐탕, 오림산, 온청음, 용담사간탕, 인진호탕, 청상방풍탕, 청폐탕, 치자백피탕, 형개연교탕, 황련해독탕
산치자를 포함한 처방 중 특히 가미소요산, 황련해독탕, 신이청폐탕, 인진호탕은 '막연히 장기투여' 하지 말 것(2018년 2월 13일, 후생노동성 약재사용안전발표 0213 제1호. '사용상 주의'의 개정에 대하여)

【의약품명】 산치자
【조치내용】 다음과 같이 사용상 주의를 개정함.
[중요한 기본적 주의] 항을 신설하여
'이 제제 사용 시에는 한방처방별 환자의 증(證, 체질과 증상)을 고려하여 투여할 것. 그리고 경과를 충분히 관찰하며 증상과 소견의 개선이 확인되지 않을 경우에는 지속적인 투여를 피할 것.'
'산치자 함유제제의 장기투여(대부분 5년 이상)에 따라 대장 색조이상, 부종, 미란, 궤양, 협착을 동반한 장간막정맥경화증이 발생할 우려가 있다. 장기투여할 경우에는 정기적으로 CT, 대장내시경 등의 검사를 하는 것이 바람직하다.'
를 추가하였고, '부작용'의 '중대 부작용' 항을 신설하여
'장간막정맥경화증:
장기투여 시 장간막정맥경화증이 일어날 수 있다. 복통, 설사, 변비, 복부팽만 등이 반복될 경우, 또는 대변잠혈반응 양성이 있을 경우에는 투여를 중지하고 CT, 대장내시경 등의 검사를 실시하면서, 적절한 처치를 해야 함. 장관절제술에 이른 증례도 보고되어 있다'
를 추가했다.

기타사토 동양의학연구소에서는 산치자를 3년 이상 지속복용하고 있는 환자에게 대장내시경검사 또는 CT 검사를 추천하고 있다. 대변잠혈검사는 위음성이 많기 때문에 조기발견에 적합하지 않다.

## 지황(地黃)

지황을 포함한 처방 중 가장 널리 사용되는 것은 팔미환(팔미지황환)이지만, 이 처방은 부작용으로 소화기증상이 항상 1위를 차지하므로 주의가 필요하다. 전통적인 환제 팔미환은 전탕약 팔미환보다 위장증상이 잘 발생하지 않는다. 또한 팔미환은 술로 복용하게 되어 있다. 위에 대한 부담, 알코올 추출, 위산변화를 의도한 것으로 생각된다.

임상적으로는 혀에 백태(白苔)가 두꺼울 경우에는 지황 적응증일 확률이 낮다. 반대로 혀가 홍색, 무태(無苔)이면서 피부에 고조(枯燥) 경향이 있으며, 위장장애가 없는 만성 소모성 질환에는 지황이 포함된 처방을 적용하기 좋다.

## 대황(大黃)

사하작용 이외에 대황에는 항균, 항염증, 질소대사개선, 향정신작용 등 다채로운 작용이 있다.

근래에는 변비약으로서 사용되나, 항균제가 없던 시대에는 감염성 설사에 사용되었다. 급

성 감염증의 리열(裏熱, 이질)에 따른 설사에는 대승기탕처럼 빠르게 사하시켜 병사(病邪) 배출과 청열(淸熱)을 시킬 수 있도록 사용했었다.

이른바 허약체질의 변비에 사용하게 되면 복통, 설사를 일으키기 때문에 허약자의 변비에는 반드시 대황을 써서는 안 된다. 임산부에게 사용할 때도 신중히 투여해야 한다.

기타사토 동양의학연구소에서는 대황이 포함된 전탕약은 별도의 포장형태를 사용하고 있으며, 분량은 하루 0.5~3.0g으로 하고 있다.

항균제를 복용하고 있다면 대황의 사하활성이 감약된다.

## 부자(附子)

생부자는 독화살에도 사용되었을 정도로 한방약 중에서도 가장 주의가 필요한 약재이다. 하지만 현재 사용되고 있는 엑스제에 포함된 부자는 감독처리가 된 것이므로 안전성은 높다(아코니틴 독성은 1/200~1/300). 수치부자, 가공부자, 백하부자(白河附子) 등으로 수치를 해서 사용한다. 하지만 근래 '안전성이 높다'고 가정하여 부자 사용량이 늘어나고 있는 것도 현실이다. 우리 연구소에서는 전탕약에 추가할 때, 1g 정도부터 시작하고, 3g (1일 용량) 정도를 한계로 삼아 그 이상 증량은 하지 않는다. '5~15g 사용하지 않으면 냉증이나 통증이 잡히지 않는다'고 하는 것은 상당한 한랭지에서의 일시적 사용 시에 국한되는 내용이라고 생각한다.

부자 과잉섭취는 혀의 저림부터 시작해서 사지저림, 심계항진, 두근거림, 흉통, 서맥성 부정맥 등 다양한 부작용을 일으킨다.

본래 부자 용량은 '계절에 따라' 변경해야만 한다. 겨울처럼 추울 때는 '따뜻한 것이 좋다'고 하다가도 봄부터 여름에는 '후끈거린다, 메슥거린다, 가슴이 불편하다, 땀이 줄줄 난다'고 하는 환자들이 있다. 일반적으로 여름철에는 부자 용량은 줄이는 것이 바람직하다. 다만 근래에는 여름철에도 에어컨 탓에 '여름이 오히려 더 추워서 힘들다'고 호소하는 경우도 많다. 전신상태를 적절히 감안하여 부자 용량을 조절해야 한다.

## 감초(甘草)

건위, 해독작용 등이 있지만, 드물게 가성알도스테론증을 일으켜 혈압상승, 저칼륨혈증, 부종, 상열감, 어지럼을 일으킬 가능성이 있다. 기전은 어느 정도 밝혀져 있다. 글리시리진이 장내세균에 의해 글리시리진산으로 대사되고, 이것이 신장의 세뇨관에서 11β-$HSD_2$를 통해 코티졸을 코티손으로 변환시킨다. 개인차가 큰 것이 특징인데, 그 이유는 장내세균총 차이와 유전적 요인에서 기인하는 것으로 생각된다.

감초를 포함한 처방은 매우 많기 때문에, 엑스제를 병용할 경우, 중복에 따른 과량투여에 주의를 기울일 필요가 있다. 신기능장애자나 이뇨제 병용자에게는 주의해서 사용한다. 또한 류마티스 환자에서 감초 부작용이 잘 나타나는 경향이 있다.

다만, 허약자는 감초를 포함한 처방을 복용하고 일시적으로 부종이 발생하더라도 오히려 병의 양상이 호전되는 경우가 있어 경과관찰을 해 볼 필요가 있다.

## 계지(桂枝)

건위, 혈행촉진, 면역부활작용이 있지만, 드물게 알레르기 피부염을 일으킨다. 면역계에 대한 작용이 강하기 때문에 류마티스나 아토피피부염 등에 사용할 때는 반드시 경과관찰을 꼼꼼히 해야 한다. 보고되고 있는 부작용 중에는 발진이 압도적으로 많다. 관련 기왕력 확인을 하는 것이 좋다.

임상적으로는 '시나몬향이나 맛이 싫다'고 하는 사람은 계지가 포함된 처방을 잘 복용하지 못할 확률이 높다. 이 경우, 때때로 계피 복용 후 간장애나 피진이 나타나는 경우가 있다. 반대로 그 맛이나 향을 좋아하는 사람에서는 유효한 경우가 많다.

## 석고(石膏)

천연 연석고. 함수 황산칼슘($CaSO_4 \cdot 2H_2O$). 열을 잡아 윤(潤)하게 하는 약재로 고전적 약능(약효)으로는 '자음(滋陰), 청열(清熱), 발표(發表)'(체액유지, 해열, 병리적산물 배설) 작용을 가지고 있다.

냉증이나 냉증을 동반한 부종에는 사용하지 않는다. 현재처럼 만성질환에 사용할 때는 그 정도로 두려워할 약은 아니다. 특히 염증성 피부질환에는 종종 빈용된다.

## 당귀(當歸), 천궁(川芎)

혈행촉진, 면역조절작용 등이 알려져 있는데, 드물게 위장장애나 알레르기 피부염을 일으킬 가능성이 있다.

당귀, 천궁을 포함한 대표처방으로는 당귀작약산이 있는데, 얼굴색이 희고 가녀린 타입에 사용하는 이 처방은 극단적으로 위장이 약한 경우에는 주의가 필요하다. 불임 등을 치료할 때, 당귀작약산 적응증으로 보이더라도 육군자탕, 인삼탕, 안중산 등을 사용하는 것이 더 나을 때가 있다.

## 인삼(人蔘)

대표적인 자양강장제이나 이른바 강건한 타입에 사용하게 되면 두통, 상열감, 코피, 혈압상승, 중추흥분작용 등의 부작용이 나타날 가능성이 있다. 하지만 허약체질자의 스트레스성 고혈압에는 진정적으로 작용하여, 항스트레스 작용도 가지고 있는 것으로 여겨진다. 항피로약으로 필요 이상 빈용, 다용하게 되는 경향이 있으므로 장기간 과량투여하는 것에 주의가 필요하다. 인삼의 약효에 대해서는 에도시대 의가들 간에 이견이 있었다.

'삼기제'라 불리는 것처럼 인삼과 황기 조합으로 '보제(補劑)'로서 현재 주로 쓰이고 있다. 하지만, 『상한론(傷寒論)』, 『금궤요략(金匱要略)』에는 보제로서의 인삼-황기 조합은 없으며, 체력을 북돋기 위한 온보(溫補)로 식사를 제안하고 있다. 냉증에는 건강, 부자를 사용하도록 하고 있다.

## 시호(柴胡)

다채로운 약리작용이 보고되어 있는데, 항염증작용과 림프구 기능조절작용이 보다 본질적인 작용인 것으로 생각된다. 사용빈도가 높은 편이므로 몹시 드물게 일어나는 알레르기 반응에 주의할 필요가 있다.

## 황금(黃芩)

시호와 상성(相性)이 좋아 우수한 항염증작용과 면역조절작용이 있으나, 드물게 일어나는 알레르기 반응의 결과로 간장애나 간질성폐렴이 발생할 수 있기 때문에 주의해야만 한다.

황금에는 항알레르기 작용과 항염증작용이 있다. 항염증작용으로써 쓰일 때는 시호-황금 조합이 필요하다.

## 산치자(山梔子)

소염, 해열, 이뇨, 지혈제로서 충혈, 황달 등의 '열증(熱症)'에 쓰인다. 가미소요산, 가미귀비탕, 온청음 등은 장기투여할 가능성이 높은 처방인데, 장기투여에 따른 장간막정맥경화증 발생 우려가 있으므로 주의해야 한다.

# 2 임산부에 대한 처방

임신초기(기관형성기: 임신 6~11주)에는 한방약이라 할지라도 복용을 피하는 것이 좋겠다. 다만, 일반적으로 최기형성에 대한 보고는 없다.

임신 중에는 변비가 잘 생기는 경향이 있다. 기관형성기 이후의 변비에는 우선 당귀, 작약, 마자인, 산치자 등의 장을 윤택하게 하는 약재를 사용한다. 윤장탕, 마자인환, 대황감초탕 등과 같이 대황이 포함된 처방도 적절히 사용한다면 문제는 없다. 하지만 반드시 변비라고 해서 대황이 포함된 처방을 사용해야 하는 것은 아니다. 전신상태를 고려하여 다양한 한방약을 쓸 수 있다.

필자의 지금까지의 경험으로는 임신 중 한방약 복용의 경우, 적절한 사용을 한다면 안전성 측면의 문제는 없다. 사실 통상적으로 사용하는 한방 엑스제로 문제가 발생한 적은 없다.

임신 중 감기에는 한방약이 좋다. 계지탕, 향소산, 맥문동탕이 자주 사용된다. 임신 감기면서 도한(盜汗)이 나올 때는 계지탕이 좋다.

『금궤요략』에 '婦人妊娠, 宜常服當歸散主之' '妊娠養胎, 白朮散主之'라 되어 있는데 당귀산(당귀, 작약, 천궁, 황금, 백출), 백출산(백출, 천궁, 촉초, 모려), 당귀작약산은 안태약으로서 임신 중 안심하고 복용할 수 있다. 현대의약에는 없는 독특한 약이라고 할 수 있겠다. 백출에는 안태작용이 있는 것으로 알려져 있다.

### Column 엑스제를 잘 병용하는 방법

기본적으로 한방약은 한 가지씩 쓰는 것이므로 안이한 병용은 하지 않는 것이 좋다. 하지만 종종 유용한 병용례도 있다. 예를 들어 시령탕은 소시호탕+오령산 합방이며, 시박탕은 소시호탕+반하후박탕 합방인 것처럼 시호제는 이수제나 기제와 함께 쓰이는 경우가 많고, 엑스제로도 이미 구성이 되어 있다. 또한 시호제와 구어혈제(계지복령환, 당귀작약산 등)의 병용도 자주 쓰인다.

합방은 2종류의 전탕약을 함께 쓰지만 중복되는 약재의 경우 분량이 많은 쪽으로 합쳐 사용하지만, 병용은 2종류의 엑스제를 동시에 복용하는 것으로 이 경우에는 약재 중복을 피할 수 없다. 엑스제를 병용할 경우에는 중복되는 약재가 과량투여될 가능성이 있으므로 주의가 필요하다. 특히, 감초, 시호, 마황을 포함한 처방은 주의해야 한다. 감초는 약 70%의 엑스제에 포함되어 있기 때문에 과량투여될 가능성이 높다. 시호제끼리의 병용도 시호가 중복된다(가미소요산이나 보중익기탕에도 시호는 포함된다). 갈근탕에도 마황이 들어있으므로 통상 갈근탕과 마황탕을 병용하지는 않는다.

병용을 통해 의료용 엑스제로는 없는 처방도 사용할 수 있다. 이때는 방의를 생각하여 그에 가까운 처방을 만들어 사용한다. 예를 들어 청습화담탕(淸濕化痰湯)은 반하백출천마탕+반하후박탕, 시호소간탕은 사역산+향소산 같은 병용을 하면 구성이 가능하다.

하나와 토시히코(花輪壽彦)

# II

# 처방 실제

# 1. 감기, 천식, COPD 등

진료요령

호흡기질환은 일상 진료현장에서 가장 많이 만나게 되는 질환이다. 항생제 사용은 우리에게 많은 혜택을 주었지만, 내성균 등의 문제점도 있으므로 한방약을 잘 사용하면 환자의 삶의 질을 개선할 수 있다. 또한 보험 적용이 되는 한방약과 한약재의 가격은 항생제에 비해 훨씬 저렴하므로 의료경제학적으로도 권장할 만하다.

## 1 감기

### 병태

감기는 평상시 가장 흔히 만나게 되는 질환 중 하나이다. 기도나 전신의 면역저하상태, 과로로 인해 피로할 때, 바이러스나 세균이 호흡기로 침입하여 발생한다. 바이러스가 원인 병원체의 80~90%를 차지하는 것으로 알려져 있다.

### 일반치료

바이러스에 항생제는 효과가 없으므로, 대부분 해열제, 진해거담제 등을 사용하는 대증요법을 시행한다.

### 한방치료(표 1~3)

- 한방에서는 한방약으로 생체반응을 증진시켜 자연치유를 촉진한다.
- 초기에는 갈근탕, 향소산, 마황부자세신탕, 이 세 처방을 사용할 수 있다.

#### 1) 소아감기(→ p.280 '29. 소아 식욕부진, 아토피피부염, 기관지천식, 감기' 참조)

- 소아에서는 소화기 증상을 보이는 감기가 압도적으로 많다.
- 설사와 구토를 동반했다면 오령산, 복통이 있으면 소건중탕을 사용한다.

• 땀이 나지 않으면서 설사를 할 때 초기에는 갈근탕, 황금탕을 사용하기도 한다.

## 2) 고령자 감기

• 고령자는 대부분 신진대사 기능이 떨어져 있고, 허증(虛證)으로 소위 '말라붙은(체액부족, 진액부족)' 상태가 되기 때문에 마황제 투여는 신중해야만 한다. 특히 고령자에게 마황제를 쓸 때는 고혈압, 부정맥, 위장장애가 발생하지 않는지 신경 써서 경과 관찰해야 한다.
• 혈압이 높지 않고, 냉증이 심하면서 인후통을 호소할 때는 초기부터 마황부자세신탕을 사용한다['직중소음병(直中少陰病)'이라고 한다. 그림 1].
• 회복기에 진액부족과 기침, 불면이 있다면 인삼양영탕을 사용한다.

## 3) 허약자와 노인의 감기

• 이른바 노쇠(frailty) 상태에 해당할 경우, 향소산을 사용하는 것이 가장 좋다.
• 보중익기탕, 삼소음, 죽여온담탕 등도 사용할 수 있다.

표 1. 감기 초기(1~2일)에 쓸 수 있는 한방약

| 증(證) | 처방 | 사용목표, 주의점 |
|---|---|---|
| 실증(實證) | 마황탕 | 오한발열, 사지와 허리 관절통, 천명음, 무한(無汗), 코막힘, 맥부긴삭(脈浮緊數), 위장증상은 없음. |
| | 갈근탕 | 오한발열, 두통, 목덜미에서 때로는 어깨, 등까지 이르는 뻐근함, 무한(無汗), 코막힘, 맥부긴삭(脈浮緊數), 위장증상은 없음. |
| 중간증(中間證) | 소청룡탕 | 수양성 콧물, 재채기, 기침, 다량의 수양성 분비물 |
| | 승마갈근탕 | 두통, 발열, 오한에 발진을 동반 |
| 허증(虛證) | 마황부자세신탕 | 심한 오한, 안색이 좋지 않음, 인후의 따끔따끔한 통증, 냉증(전체적으로 시리면서 특히 목덜미와 등이 차다), 고령자나 체력저하[허증(虛證)], 허약자에게 많이 나타남. |
| | 계지탕 | 오한발열, 상열감, 자한(自汗) 혹은 자한 경향(처음에는 무한(無汗)이다가 곧 땀이 나게 된다) |
| | 향소산(향소산은 초기부터 회복기까지 복용 가능) | 가벼운 오한발열, 우울한 기분, 위장허약, 양약을 복용하면 위장장애, 두드러기 등의 부작용이 잘 발생 |

| 증(證) | 처방 | 사용목표, 주의점 |
|---|---|---|
| 증(證)에 관계없이 사용 | 천궁다조산 | 감기 초기 두통 |

**Column 한방약을 복용할 때 주의사항**

한방약에는 '탕전약', '분말', '환약' 등 다양한 제형이 있다. 갈근탕은 탕전약으로, 원래 수프처럼 따뜻하게 데워 복용하는 것으로 기록되어 있다. 의료용 한방제제도 이렇게 '따뜻한 물'에 타서 복용하면 된다. 생강차에 녹여서 복용하는 방법도 좋다. 복용 후에는 몸을 따뜻하게 하여 약력을 돋우고 올바른 식생활을 실천하도록 한다.

표 2. 감기 중기(아급성기: 3일 이후)에 쓸 수 있는 한방약

| 증(證) | 처방 | 사용목표, 주의점 |
|---|---|---|
| 중간증(中間證) | 소시호탕 또는 소시호탕가길경석고 | 이장열[1](寒熱往來), 입이 쓰다(구강 내 불쾌감), 식욕부진, 혀의 백태(白苔), 흉협고만(胸脇苦滿), 림프절 종창. 인두통이 있으면 소시호탕가길경석고를 사용한다. |
| | 시호계지탕 | 두통, 관절통, 식욕부진, 오심, 구토, 복통 |
| | 시갈해기탕 | 두통, 비강건조, 갈증, 불면, 사지번동(四肢煩疼) |
| 허증(虛證) | 시호계지건강탕 | 구강 내 건조감, 권태감, 상열하한(上熱下寒), 도한(盜汗), 두한(頭汗), 두근거림, 신경과민 |

시갈해기탕(아사다가문 처방): 시호, 갈근, 마황, 계피, 황금, 작약, 반하, 생강, 감초, 석고 총 10가지 약재로 구성된다. 아사다 소하쿠의 『물오약실방함구결(勿誤藥室方函口訣)』에는 '治太陽少陽合病, 頭痛, 鼻乾, 口渴, 不眠, 四肢煩疼, 脈洪數者'라 기록되어 있으며, '이 처방은 우리 집안에서 새롭게 만들어 둔 처방으로, 마황탕과 갈근탕 이 두 처방의 증상이 모두 해결되지 않은 채, 소양(少陽)으로 진행하여 구역과 갈증이 심하고, 사지번동(四肢煩疼)하는 경우에 적합하다'라고 되어 있다. 감기 초기부터 이 처방을 사용하기도 한다.

1 역자 주: 이장열(弛張熱, fever remittent): 하루 체온변화가 1℃ 이상이면서 발병과 관해를 반복하는 열

### 표 3. 감기 만성기, 회복기에 쓸 수 있는 한방약

| 증(證) | 처방 | 사용목표, 주의점 |
|---|---|---|
| 중간증(中間證) | 맥문동탕 | 마른기침이 남아 콜록거림이 지속되며, 메슥거림. |
| | 죽여온담탕 | 발열이 장기간 지속되며, 기침과 가래가 이어짐. 불면, 가슴이 왠지 모르게 답답하고 불쾌한 기분, 회복기에 열이 더 이상 나지 않고, 기침과 가래가 없는데도 왠지 모를 부정수소(不定愁訴)가 이어진다면 사용할 수 있다. |
| | 오적산 | 증상이 만성화 경과를 보이며, 위장장애, 두통, 요통, 관절통이 동반된 경우. (이 처방을 복용하고) 회복될 때, 이뇨가 나타나는 경우가 많다. |
| 허증(虛證) | 보중익기탕 | 권태감, 기력저하, 식욕부진, 미열 |
| | 삼소음 | 위장이 약한 사람이 감기를 오래 앓는 경우 |

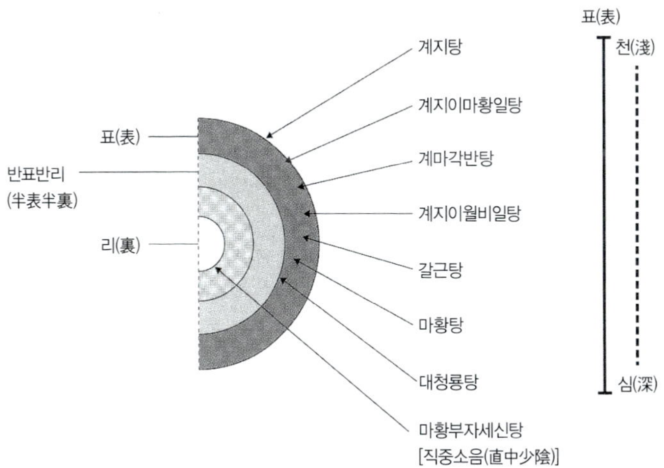


그림 1. 감기의 주요 처방과 각 처방별 병위(病位)

계지이마황일탕은 계지탕과 마황탕을 2:1 비율로 조합한 것이다. 계마각반탕(계지마황각반탕)은 계지탕과 마황탕을 1/2씩 같은 양으로 조합한 것이다. 계지이월비일탕은 계지탕과 월비가출탕을 2:1의 비율로 조합하여 사용하면 된다.

## 2 독감

### 병태

- 독감은 주로 겨울철에 매년 유행하는 질환이다. 최근에는 신형 바이러스로 인한 팬데믹과 함께, 더욱 강력한 바이러스의 출현으로 사람 대 사람 감염 유형이 가장 우려되는 상황이다.
- 독감은 감기와 달리 감염 1~2일 만에 고열과 함께 전신권태감, 관절통, 근육통, 식욕부진 등의 전신증상이 나타난다. 영유아에서는 뇌염이나 폐렴이 나타날 수 있으며, 소아에서는 이상행동이나 경련 등이 나타날 수 있다. 고령자에서는 폐렴 등의 합병증이 나타날 수 있으며, 빠르게 악화되어 사망에 이르는 경우도 있으므로 주의를 기울여야 한다.

### 일반치료

- 독감 치료약으로는 오셀타미비르(Oseltamivir, 경구약), 자나미비르(Zanamivir, 흡입약), 발록사비르 마르복실(Baloxavir marboxil) 등이 있다. 그러나 최근 오셀타미비르에 내성을 보이는 바이러스 증가가 보고되고 있다.
- 발열이 있다면, 일반적으로는 아세트아미노펜 같은 해열제를 경구투여하고, 세균감염 합병증이 의심되면 항생제를 투여한다.
- 안정, 수면, 영양공급, 실내환경 조정에 주력하고, 특히 소아와 고령자의 경우 탈수 예방을 위한 수분 보충을 실시한다.

### 한약치료(표 4~6)

- 임상시험 결과에 따르면 마황탕은 오셀타미비르(타미플루)와 비슷한 정도의 효과가 있다. 마황탕의 구성 약재인 마황, 계지, 행인, 감초의 일부 작용기전이 밝혀져 있지만(그림 2), 아직 근거가 충분하지 않다는 지적도 있다.
- 성인의 경우, 한방약과 독감 치료약의 병용, 그리고 소아의 경우, 한방약과 경구 수분보충제, 수액 정맥주입 등의 처치를 하면서 경과를 관찰하는 것이 바람직하다.
- 한방약 사용법은 감기에 준한다(표 1~3을 참조).

### 표 4. 독감 초기에 쓸 수 있는 한방약

| 증(證) | 처방 | 사용목표, 주의점 |
|---|---|---|
| 실증(實證) | 대청룡탕 | 마황탕을 복용해도 땀이 나지 않아, 증상이 가라앉지 않고 번조(煩躁)가 있는 경우 |
| | 마황탕 | 오한발열, 사지와 허리 관절통증, 천명, 무한(無汗), 코막힘, 맥부긴삭(脈浮緊數), 위장장애는 없음. |
| 중간증(中間證) | 소청룡탕가석고 | 열이나 관절 증상과 함께 갈증, 수양성 콧물, 재채기, 기침, 수양성 분비물이 많은 경우 |

### 표 5. 독감 중기(아급성: 3일 이후)에 쓸 수 있는 한방약

| 증(證) | 처방 | 사용목표, 주의점 |
|---|---|---|
| 중간증(中間證) | 소시호탕 | 이장열(寒熱往來), 입이 쓰다(구강 내 불쾌감), 식욕부진, 혀의 백태(白苔), 흉협고만(胸脇苦滿) |
| | 시호계지탕 | 두통, 관절통, 식욕부진, 오심, 구토, 복통 |
| | 시갈해기탕 | 두통, 비강건조, 갈증, 불면, 사지번동(四肢煩疼) |
| 허증(虛證) | 시호계지건강탕 | 구강 내 건조감, 권태감, 상열하한(上熱下寒), 도한(盜汗), 두한(頭汗), 두근거림, 신경과민 |

### 표 6. 독감 만성기, 회복기에 쓸 수 있는 한방약

| 증(證) | 처방 | 사용목표, 주의점 |
|---|---|---|
| 중간증(中間證) | 맥문동탕 | 마른기침이 남아 콜록거림이 지속되며, 메슥거림 |
| | 죽엽온담탕 | 발열이 장기간 지속되며, 기침과 가래가 이어짐. 불면, 가슴이 왠지 모르게 답답하고 불쾌한 기분, 회복기에 열이 더 이상 나지 않고, 기침과 가래가 없는데도 왠지 모를 부정수소(不定愁訴)가 이어져도 사용할 수 있다. |

| 증(證) | 처방 | 사용목표, 주의점 |
|---|---|---|
| 허증(虛證) | 보중익기탕 | 권태감, 기력저하, 식욕부진, 미열 |
| | 삼소음 | 위장이 약한 사람이 감기를 오래 앓는 경우 |
| | 자감초탕 | 두근거림, 부정맥이 있으며 가벼운 기침이 남아 있는 경우 |
| | 십전대보탕 | 기력, 체력이 저하되고 식욕부진이 있는 경우 |
| | 인삼양영탕 | 체력저하로 식욕부진, 숙면을 못할 때 |
| | 죽엽석고탕 | 체력이 저하되고 갈증, 가벼운 기침, 붕 뜬 느낌, 흉부번민(불쾌하며 고통이 느껴지는 상태) |

주의: 독감은 '해열'하더라도 바이러스가 완전히 '제거'되지 않는다. 회복에는 최소 1주일이 필요하므로 그동안 충분한 안정과 영양보급이 필요하다.

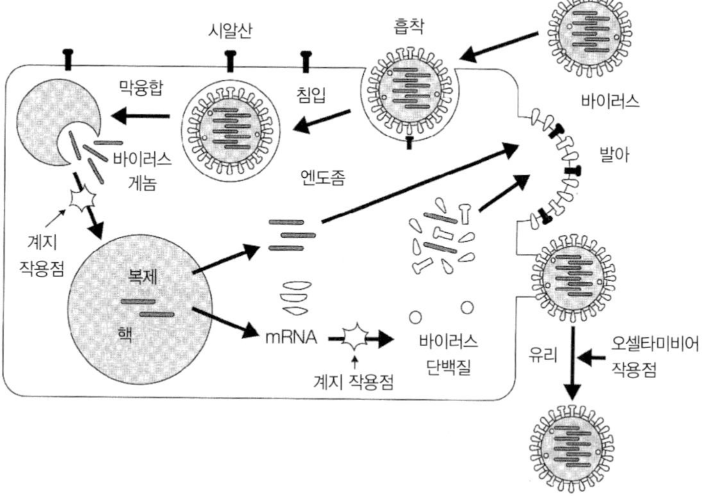


그림 2. 마황탕의 작용기전

- 한방의학에서는 독감에 일률적으로 마황탕을 사용하지는 않는다. 마황탕으로 잘 발한이 되지 않으면 대청룡탕을 사용한다. 발한 이후에는 죽여온담탕, 죽엽석고탕, 자음지보탕, 보중익기탕 등을 병용하는 경우가 많다.
- 세균성 기관지염이 합병되었을 가능성이 있다면 항생제를 병용한다.

# 2. 한방약

## 1 생약개론

### 생약(生藥)이란?

약효를 가지고 있는 천연물(식물, 광물, 동물 등)로 현재 일본에서는 의약품 또는 식품으로 다뤄지고 있다. 예로부터 사용되어 온 생약이 한방약의 원재료이다.

### 삼품분류(三品分類)(표 1)

중국의 가장 오래된 약물서적(본초서)은 『신농본초경(神農本草經)』이다(기원전 1세기경). 『신농본초경』은 그 당시 알려졌던 365종의 약재가 인체에 어떤 작용을 하는지에 따라 분류했다. 이른바 '삼품분류(三品分類)'이다(표 1).

### 군신좌사(君臣佐使)(표 1)

각 약재를 처방으로 조합할 때의 배합원칙 중 하나로 군신좌사라는 것이 있다. 군, 신, 좌사를 조합하여 처방을 만드는 것이다.

『상한론(傷寒論)』이나 후세 처방에서는 약재 조합의 원리로서 군약='주요 약재', 신약='보좌하는 약재'라는 의의를 붙여 사용하고 있는데, 이는 『신농본초경』의 삼품분류와는 차이가 있다.

표 1. 『신농본초경(神農本草經)』의 삼품분류(三品分類)

| | 독성 | 작용 | 대표적 약재(생약) | 군신좌사(君臣佐使) |
|---|---|---|---|---|
| 상품(上品) [상약(上藥)] | 무독(無毒) | 양명[養命; 명(命)을 기른다, 연명장수(延命長壽), 양생약] | 인삼, 감초, 황기 | 군약(君藥): 치료의 주요약에 해당하는 약물 |
| 중품(中品) [중약(中藥)] | 소독(少毒) | 양성[養性; 성(性)을 기른다는 것, 현재의 체질개선에 해당하는 약] | 시호, 당귀, 마황 | 신약(臣藥): 군약의 효과를 증강하는 약물 |
| 하품(下品) [하약(下藥)] | 유독(有毒) | 치병(治病; 질병을 치료한다. 질병이 발생했을 때 사용하는 약) | 대황, 부자, 파두 | 좌사약(佐使藥): 신약의 보좌, 사역(使役)의 임무를 담당하며, 처방전체의 조화를 보조하는 약물 |

## 오성(五性), 오미(五味)

생약(약재)에는 오성[五性; 한(寒), 열(熱), 온(溫), 량(涼), 평(平)]과 오미[五味; 산(酸), 고(苦), 감(甘), 신(辛), 함(鹹)]가 있다.

오성이란 약재가 가지고 있는 성질로 한(寒)[=차갑게 한다(황련, 석고 등)], 열(熱)[=따뜻하게 한다(당귀, 세신 등)], 량(涼)[=청열(淸熱)한다(박하, 지실 등)], 평(平)[=한열의 성질을 가지고 있지 않다(감초, 대조 등)]으로 분류된다.

오미는 오장(五臟)을 기르는 것으로 되어 있는데, 산미(酸味)=간, 고미(苦味)=심, 감미(甘味)=비, 신미(辛味)=폐, 함미(鹹味)=신정(腎精)을 기르는 것으로 되어 있다.

한방약에는 독특한 맛과 향, 이른바 '풍미'가 있다. 한방약에 풍미가 있다는 것은 생약치료의 특징으로 치료효과에 직결된다. 복약지도에서도 중요하다. 건강한 사람은 매우 복용하기 어려운 약이더라도 그 환자에게 적합한 약일 경우에는 의외로 '복용하기 편했다'고 하는 경우가 많다. '이 약은 참 맛있다'라고 할 때 대부분 효과를 기대할 수 있다. 한방약의 향과 맛, 풍미가 바로 '약'으로서의 진정한 가치에 해당한다.

# 3 기침천식, 기관지천식

## 병태

- 기관지천식은 기도과민성 항진과 함께 만성 기도염증을 일으키는 호흡기질환이다. 그동안 '가역적인 기도협착'을 주요 병태로 생각해 왔으나, 지속적인 기도염증은 기도 기능장애에 따른 기도 리모델링을 유도하여 기도협착의 비가역화와 난치화의 요인이 된다는 점에서 최근 주목을 받고 있다. 아토피 소인에 의한 기도의 감작이 가장 큰 발병 원인이며, 따라서 아토피피부염과 알레르기비염이 함께 나타나는 경우가 종종 있다.
- 급성 발작 시 증상은 천명을 동반한 호흡곤란, 기침, 객담이며, 이 증상들은 치료를 통해 관해되나, 항원흡입이나 기도감염으로 증상이 반복적으로 발생할 수 있다.

## 일반치료

- 기관지천식의 일반치료는 연령을 고려하여 가이드라인에 준하여 진행한다. 치료는 크게 발작 시 치료와 장기관리 치료로 나눌 수 있다.
- 발작 시에는 증상과 대화, 보행상태, 폐기능검사의 최대호기량(peak flow) 등을 토대로 중증도를 먼저 파악한다. 우선, β2작용제 흡입을 진행하고, 증상이 경감되지 않으면 아미노필린(aminophylline) 정맥주사, 스테로이드 정맥주사 등을 하며 수액요법을 지속한다. 그래도 증상이 지속되면 에피네프린 피하주사를 시행하며 동맥혈가스분석, 동맥혈산소분압 수치를 살펴보면서 산소투여를 진행한다.
- 장기관리 치료 시에는 기관지천식의 중증도(경증간헐형, 경증지속형, 중등증지속형, 중증지속형)에 따라 단계별로 치료를 바꿔간다. 주요 약물은 흡입 스테로이드이다. 여기에 로이코트리엔 수용체 길항제, 테오필린 서방제, 장시간 작용형 β2흡입제 등을 조합해 사용한다.
- 장기적으로는 약물요법뿐 아니라 최대호기량 수치 측정 결과에 기반한 자기관리를 실천하면서, 항원을 피하기 위한 환경정비를 지속해야 한다. 새로운 특이적면역요법도 최근 주목받고 있다.

## 한방치료(표 7, 8)

- 마황제에는 기관지확장 작용이 있기 때문에 예전에는 마행감석탕, 신비탕, 소청룡탕, 월비가출탕 등이 많이 사용되었다.
- 하지만 흡입형 기관지확장제나 스테로이드 사용이 시작되었다. 따라서 이후 한방치료는 천식발작을 억제하는 역할에서부터 체질개선, 감기나 스트레스 또는 과로같이 증상을 악화시킬 수 있는 요인을 개선하는 것에 주안점을 두게 되었다. 평상시 전신상태를 개선하는 것이 핵심역할이라 할 수 있겠다.
  - 기침천식에서 전형적으로 나타나는 기도과민성 개선에는 맥문동탕이 좋다.
  - 위장허약인 경우, 인삼탕, 진무탕, 육군자탕을 사용할 수 있다.
  - 스트레스 유형인 경우, 반하후박탕, 시박탕을 사용할 수 있다.
  - 과로회복에는 보중익기탕이나 십전대보탕을 쓸 수 있다.
  - 수독(水毒: 잘 부음, 소변량감소, 냉증 동반) 유형에는 영감강미신하인탕 등을 쓸 수 있다.

**표 7. 비교적 경미한 기관지천식의 급성 발작 시 쓸 수 있는 한방약**

| 증(證) | 처방 | 적용병태 | 사용목표, 주의점 |
|---|---|---|---|
| 실증(實證) | 마행감석탕 | 격렬한 기침, 끈적한 가래, 갈증, 발한(發汗) | 비교적 편하게 사용할 수 있다. |
| 중간증(中間證) | 소청룡탕 | 기침, 수양성 가래, 수양성 콧물, 재채기 | 체질적으로 수독(水毒) 경향인 사람이 감기 등의 외사(外邪)에 반응하여 발작이 일어난다. 발작 이전에도 자주 재채기나 콧물이 있는 타입이다. 오미자의 신맛 때문에 복용하기 어려운 경우도 있다. |
| | 맥문동탕 | 마른 기침, 구강 내 건조감, 기도과민성 항진 | 기침발작, 고령자 기도 보습에 좋다. 복용하기 편하다. |
| | 신비탕 | 가래량은 적지만, 숨 가쁨이 심함 | 스트레스 같은 심인성이 원인인 경우가 많다. |
| 허증(虛證) | 마황부자세신탕 | 안면창백, 오한, 손발과 목의 냉감, 열이 나더라도 매우 추워하는 경우 | 고령자, 허약자에서 많다. 끓인 물에 녹여 복용하면 바로 몸이 따뜻해진다. |

**Column** **상성하허(上盛下虛)**

고령자 천식이나 호흡기질환은 고전에서 이야기하는 '상성하허(上盛下虛)'인 경우가 많다. 상초는 횡격막보다 위쪽, 중초는 횡격막에서 배꼽까지, 하초는 배꼽 아래 부위를 가리킨다. 상초, 중초, 하초, 이 삼초를 조화롭게 해야 한다는 것은 여러 질환을 치료할 때, 고려해야만 할 점이다.

소자강기탕(상→하), 팔미지황환(하→상) 등이 바로 상초, 중초, 하초를 조화롭게 만드는 방법 중 하나이다. 구체적으로 소자강기탕은 숨 헐떡임과 족냉(足冷)을 목표로 하며, 상성(上盛)을 제거한다. 팔미지황환은 하초를 보하여, 소자강기탕과 반대로 상성하게 만들고자 한다. 팔미환에 오미자, 맥문동 등을 추가하여 사용하는 경우가 많다. 중초를 조절하기 위해 소시호탕이나 시박탕, 소건중탕 등을 사용하며 천식체질을 개선하는 것을 목표로 하는 경우도 있다. 덧붙여, 고전에 등장하는 '단기(短氣)'는 숨이 자주 가빠진다는 의미이다.



표 8. 기관지천식 안정기에 쓸 수 있는 한방약

| 증(證) | 처방 | 적용병태 | 사용목표, 주의점 |
|---|---|---|---|
| 중간증(中間證) | 시박탕 | 기침, 정신불안, 우울, 흉협고만과 복부팽만감(가스저류) | 스트레스 항진, 목구멍에 뭔가 걸려 있는 듯한 느낌 |
| | 청폐탕 | 기침, 점조한 가래, 기관지염증에 의한 객혈을 동반한 가래 | 기관지염이나 기관지확장증이 기초질환 |
| 허증(虛證) | 보중익기탕 | 전신권태감, 식욕부진 | 고령자, 허약자에서 많이 사용 |
| | 죽여온담탕 | 가래가 많음, 불면, 두근거림 | |
| | 영감강미신하인탕 | 냉증, 수양성 콧물, 수독경향(부종, 소변량감소) | 소청룡탕 증상을 보이지만 마황제를 쓸 수 없는 경우 |
| | 육군자탕 | 위장허약, 식욕부진, 위 불편감 | 고령자, 허약자에서 많이 사용 |
| | 팔미환 | 소화기에는 문제가 없으나 피로하고 구강건조, 요통, 야간뇨 등의 노화로 인한 여러 증상이 있는 경우 | 고령자, '상성하허(上盛下虛)' |

## 4 만성 폐쇄성 폐질환(COPD)

### 병태

만성 폐쇄성 폐질환(chronic obstructive pulmonary disease, COPD)은 만성기관지염에 의한 기도염증과 기관지확장증, 폐기종에 의한 기관지와 폐포 병변이 다양하게 나타나는 질환이다. 폐쇄성 환기장애는 일반적으로 천천히 진행되며 비가역적이다. 만성기침, 객담 시 천명음, 노작 시 호흡곤란 등이 나타난다. 병이 진행하면 안정 시에도 호흡곤란이 지속되며, 우심부전이 병발되기도 한다.

### 일반치료

- 흡연이 주요 위험인자이므로 금연이 최우선이다.
- COPD 약물요법으로는 기류폐쇄개선, 호흡근력향상, 기도청결 효과를 가진 약제를 사용한다. 약물과 함께 중증도에 따라 호흡재활, 산소요법, 외과요법을 단계적으로 사용하여 치료한다.
- 기침, 가래에 대응하는 약물요법으로는 기관지확장제를 가장 먼저 사용한다. COPD는 기관지천식과 달리 흡입 스테로이드에 대한 반응이 좋지 않다.

### 한방치료(표 9)

- 유병기간이 길고 체력소모가 많기 때문에 대부분 '허증(虛證)' 상태에 놓여 있다.
- 한방에서는 보중익기탕, 인삼양영탕, 팔미환 등을 사용할 수 있다.

표 9. COPD에 쓸 수 있는 한방약

| 증(證) | 처방 | 적용 |
|---|---|---|
| 허증(虛證) | 보중익기탕 | 전신권태감, 식욕부진 |
| | 인삼양영탕 | 전신권태감, 피부건조, 만성기침 |
| | 팔미환 | 전신권태감, 식욕은 보통, 신허증(腎虛證) |
| | 자음강화탕 | 전신권태감, 마른기침, 안색이 검고 건조하며 긴장감이 없는 피부 |

## 5 기관지염, 기관지확장증

### 병태

만성기관지염은 흡연이나 대기오염 등으로 기도에 만성염증이 발생한 것이다. 습성기침, 객담이 적어도 2년 이상 계속되며, 다른 심폐질환이나 이비인후과질환이 배제된 경우 진단할 수 있다. 대부분의 환자가 흡연자이며 금연하면 증상이 꽤 완화된다. 이 질환은 COPD와는 달리 기류폐쇄가 동반되지 않기 때문에 노작 시 호흡곤란이 적은 편이다. 하지만 기침, 객담 탓에 삶의 질 저하는 발생할 수 있으며, 세균감염 등의 합병증으로 증상이 급속히 악화되거나 다시 반복 발생하기도 한다. 흡연자에게서는 기도 전체에 손상이 나타날 수 있으며, COPD와 감별이 어려운 경우도 많다.

### 일반치료

- 만성 기관지염 치료 시, 금연이 가장 중요하다.
- 금연 후에도 기침, 객담이 지속되면 장시간 작용형 항콜린제(티오트로피움 브롬화물수화물 등), 장시간 작용형 β2작용제(살메테롤) 흡입, 서방형 테오필린, 거담제 등을 사용한다.
- 세균에 의한 기도감염 합병증이 발생한 경우에는 항생제를 병용한다.

표 10. 기관지염에 효과가 있는 한방약

| 증(證) | 처방 | 적용병태 | 사용목표, 주의점 |
|---|---|---|---|
| 실증(實證) | 마행감석탕 | 심한 기침, 천명, 갈증 | – |
| | 오호탕 | 심한 기침, 천명, 갈증 | 마행감석탕에 상백피를 추가해 천명에 대한 작용이 보다 강한 처방 |
| 중간증(中間證) | 청폐탕 | productive cough(누런 가래가 많고 콜록거림) | 제1선택약. 기도 항염증약. 객혈을 동반하면 작약, 지황, 자완, 죽여, 아교를 추가하며, 오미자, 행인, 패모, 길경을 빼고 탕전하여 사용한다. |
| | 맥문동탕 | dry cough(가래가 점조하여 잘 뱉어지지 않고 콜록거림) | 기도의 건조함을 촉촉하게 하여 기도과민성을 개선한다. |
| | 시박탕 | 기침, 정신불안, 목 불편감 | – |
| | 신비탕 | 기침 | 심인성 요인이 심한 경우 |
| 허증(虛證) | 자음지보탕 | 전신권태감, 도한(盜汗), 미열, 식욕부진 | – |
| | 죽엽온담탕 | 장기간 지속되는 미열, 불면, 두근거림 | – |
| | 자음강화탕 | 피부의 색이 검고, 기침, 점조하며 잘 뱉어지지 않는 가래 | 복용 후 식욕저하나 설사가 발생하면 복용을 중지 |

## 한방치료(표 10)

- 이른바 'dry cough'(가래가 점조하여 잘 뱉어지지 않고 콜록거림)에는 맥문동탕
- 'productive cough'(누런 가래가 많고 콜록거림)에는 청폐탕이 제1선택이다.
- 고조(枯燥) 경향을 보일 때는 자음강화탕 등을 사용할 수 있다.

## 6 폐렴, 결핵, 기타

- 일본에서 유통되는 소시호탕, 시호계지탕, 죽여온담탕 엑스제에는 폐렴이 적응증으로 잡혀 있기는 하지만, 환자가 보이는 증상에 따라 처음부터 항균제를 병용하는 편이 좋을 수도 있다.
- 결핵은 과거에만 유행했던 병이 아니다. 특히 최근 C형 간염 치료제나 면역억제제, 생물학적 제제 단일 제제 또는 메토트랙사이트와의 병용 같은 면역력을 강하게 억제하는 약물들이 많이 사용되면서 과거 앓았던 폐결핵의 재활성화, 고령자 폐결핵 재활성화, 감염의 확대 등이 일어나고 있다.
- 객담검사에서 배균(排菌)이 확인되면, 입원하여 항결핵제를 제대로 복용해야 한다. 건강검진 등에서 병소감염이 확인되었으나, 배균 상태는 아니어서 외래로 항균치료를 시행한다면 증상에 맞춰 자음지보탕, 자음강화탕, 보중익기탕 등을 병용하는 것이 좋다.
- 폐MAC증, 사르코이드증, 폐암 등에는 일반치료를 우선 사용하며 한방약은 보조적으로 사용한다.

**Advanced Course**

### 『금궤요략(金匱要略)』 속 '천식', '기관지염', '결핵'

'폐위(肺痿)'는 폐결핵 또는 그와 유사한 병태.

'폐옹(肺癰)'은 기관지염, 기관지화농증, 천명음 등에 해당하는 병태.

천식, 기좌호흡에 해당하는 표현은 '폐창(肺脹)', '해역상기(咳逆上氣), 시시탁타(時時濁唾), 단좌부득면(但坐不得眠)[조협환주지(皂莢丸主之)]' 등이 있으며 '탁타성취(濁唾腥臭)가 나오며, 오랜 기간 지속되며 미죽(米粥) 같은 농(膿)을 토하는 것은 폐옹(肺癰)이며, 길경탕을 사용한다'라 하며 길경탕(길경, 감초)에 대한 내용도 수록되어 있다.

'기침하며 상기되는데, 이를 폐창(肺脹)이라 한다. 이 사람이 숨을 헐떡일 때 눈이 빠질 것 같은 모습을 보이며, 맥부대(脈浮大)하다면 월비가반하탕을 쓴다'와 같이 천명 때문에 안검부종이 일어나고, 눈알이 빠질 듯한 모습을 보인 것을 표현하는 문장도 있다.

폐창에는 소청룡탕가석고, 폐옹에는 정력대조사폐탕, 폐위에는 자감초탕, 폐위이면서 연말(涎沫), 곧 거품 같은 가래를 토하면 감초건강탕을 사용하라는 지시가 있으며, 허증에는 감초건강탕을 기본으로 구성한 인삼탕, 사역탕, 복령사역탕 등을 사용한다.

'담음병(痰飮病)' 허증(虛證)에 사용할 수 있는 복령행인감초탕(복령 6g, 행인 6g, 감초 1g)은 맛이 담담하고 달아 복용하기 편하다. 간단한 처방이지만 기도의 가래를 치료하는 데 좋은 효과가 있는 편이다. '담음병' 실증에 사용하는 목방기탕은 '심하견(心下堅)'이라 표현되어 있어, 명치가 단단하고 안색이 좋지 않은 우심부전 경향이 있을 때 사용한다.

**Column** 『상한론(傷寒論)』 속 '감염'

『상한론(傷寒論)』은 '한(寒)'과 '사(邪)', 세균과 바이러스 등이 생체를 침범했을 때의 상황을 상정하여 생체반응(항병력)의 시점에서 정리한 서적으로, 3세기 초엽 장중경(張仲景)이 편찬했다. 독감과 장티푸스가 대표모델에 해당하며, 감염상황을 삼음삼양(三陰三陽)이라는 육병위(六病位; 태양병, 소양병, 양명병, 태음병, 소음병, 궐음병)로 분류했다. 삼양병(三陽病)은 표(表)에서 리(裏) 순으로, 병의 깊이(태양병=얕음, 소양병=약간 깊음, 양명병=깊음)에 따라 분류하며, 삼음병(三陰病)은 모두 '리(裏)'에 해당하는데, 병의 완급(緩急) 차가 있다. 태음병은 완, 소음병은 약간 급, 궐음병은 급한 것이다. 이러한 '항병반응'의 흐름을 서양의학적으로 이해해 보기 위해서는 세리에의 스트레스 학설에 대입하여 학습을 하면 좋다.
'감염'이라는 개념도 존재한다. 예를 들어 『상한론』의 잡병(만성질환)에 해당하는 『금궤요략』 혈비허로병편(血痺虛勞病篇)에 '귀주(鬼注), 일문(一門), 상염(相染)'이라는 표현이 있다.

*Advanced Course*

### 계지탕 복약지도[장식(將息)과 금기(禁忌)]

계지탕은 경방의 효시라 불리며 이것을 기본으로 한 처방이 상당히 많다. 계지탕은 매우 순한 처방이므로 약력을 돕기 위해 '묽은 죽'을 후루룩 마시게 하고 촉촉히 땀을 흘려야 한다. 땀이 줄줄 흐르게 만들면 몸이 도리어 피폐해진다. 땀이 나지 않으면 땀이 촉촉히 밸 때까지 밤낮을 가리지 않고 병자 가까이에서 병세를 관찰하며, 이 처방 복용을 지속할지 멈출지 판단하기 위해 경과관찰을 해야 한다. '날 음식', '찬 음식', '끈적한 음식', '고기', '매운 음식', '술이나 치즈', '악취가 나거나, 상한 음식' 등은 금기로 되어 있다. 매우 용의주도한 지시사항이다.
병에 걸렸을 때 음식 섭취는 매우 중요하다. 소화기능을 해쳐서는 안 되며, 체액(한방에서는 진액)이 쓸데없이 소모되지 않도록 하는 것이 치료의 핵심이다.
잘 살펴보면 현대인들은 냉난방, 운동부족으로 땀샘기능이 떨어져 있으며, 냉장고에서 언제나 차가운 주스나 맥주 등을 무제한으로 마실 수 있는 환경을 갖추고 있기 때문에 특히 주의가 필요하다.
위에서 언급한 것과 같은 처방 복용 후 시행하는 양생(養生)을 장식(將息)이라 한다.

## Column 오한과 발열, 무한(無汗)과 자한(自汗), 실증(實證)과 허증(虛證)

서양의학에서는 '발열'을 치료해야만 할 대상이라고 생각하므로 해열제를 주로 처방한다. 하지만, 발열은 원래 바이러스를 빠르게 비활성화시키기 위해 중요한 생체 방어반응이다. 따라서 발열이 있다고 해서 처음부터 함부로 해열시켜서는 안 된다. 이와 달리 한방의학에서는 서포트(지지)해야 할 발열과 몸에 과잉 부담을 주므로 해열시켜야 할 발열을 구분하고 있으며[한방에서는 '청열(淸熱)'이라 함], 이러한 구분은 생리학적으로도 의의가 있다. 발열을 일으키는 생체반응은 근육경련, 곧 오한[떨림, 진한(振寒)]에 의해 일어난다.

감염증을 생체방어반응 입장에서 정리한 『상한론(傷寒論)』에서는 이 병기를 '태양병(太陽病)'이라 하며, '太陽之爲病, 脈浮, 頭項强痛, 而惡寒'으로 그 대강(大綱)을 요약해두었다. '맥부(脈浮)'란 체표 혈류가 증가해 있다는 의미이고, '두항강통(頭項强痛)'은 '두통'과 '뒷목 뻣뻣함'이 동시에 일어난다는 뜻이다. '이(而)'는 발열과 체표 혈류증가를 목적으로 '오한(惡寒)'한다는 의미이다. '오한'(오싹오싹하며 몸이 흔들림)은 땀샘을 닫음으로써 열의 방산을 막는다.

이후, 땀샘이 열리고 체내의 열이 땀을 통해 체외로 나옴으로써 '해열'하게 된다. 이 땀샘을 포함한 체표의 기능을 '理'라 부른다.

일반적으로 근육량이 풍부하고 튼튼한 타입은 '체력'이 좋아, 이 오한과 땀샘 폐쇄기능이 강력하여 '실증(實證)'이라 부른다. 근육량이 적은 타입은 '체력'이 약하고 오한을 만들어내는 힘과 발열하는 힘이 약하며, 항병유지에 필요한 기간과 땀샘을 닫는 힘이 약해 금방 땀이 나고 만다. 이러한 발한을 '자한(自汗)'이라 부르며, 이런 타입을 '허증(虛證)'이라 부른다. 이러한 생체반응의 차이는 치유과정에 크게 영향을 미치므로 반드시 유형에 따라 한방 처방도 달라야 하는 것이다. 또한 해열 시 촉촉하게 땀을 흘리는 것 또한 치료의 포인트이다. 이러한 발한을 '미사한(微似汗)'이라 한다.

땀이 줄줄 흐르듯 나는 것을 '탈한(脫汗)'이라 부르며, 체력을 심하게 소모시켜 체액(한방에서는 진액이라 함)을 잃게 하므로, 『상한론』에서는 계지탕 복용법에서 이 점을 주의할 것을 특별히 적어두었다. 갈근탕이나 마황탕 같이 마황을 함유한 처방을 '허증'에 사용하면 '탈한'이 쉽게 발생하므로 '표허(表虛)'[체표허증(體表虛證)]에는 그 사용이 금기이다. 만약 마황제를 사용한다면, 발한 시 땀이 나지 않고 오히려 이뇨가 일어나거나 비강출혈을 일으킬 수도 있다.

## Column 내과의사의 한방에 대한 인식과 이해

지금 내가 가장 소중히 생각하는 책 중에 긴조 미쓰요 등이 편집한 『제너럴리스트를 위한 내과외래 매뉴얼 제2판』(의학서원, 2017)이 있다. 굉장히 매력적이면서 '이런 느낌의 한방 버전 책을 써야겠다!'고 감탄하게 되는 책이다. 이 책에는 '한방처방을 사용하면, 부정수소(不定愁訴)에도 제대로 대처할 수 있다!'라는 Physician's Memo가 있다. 이 책을 읽어보면, 현대를 살아가는 '일본 내과의사의 한방에 대한 인식과 이해'에 대해 잘 파악할 수 있다.

그리고 마지막에 있는 '저자의 한마디'에서는 '이 정도의 처방으로도 한방약의 대단함을 실감할 수 있다. 이 책을 읽고 흥미가 생겼다면 적극적으로 공부하는 것도 좋을 것이다. 일단 한방 공부를 시작하게 되면, 각 전문가별로 제시하고 있는 의견이 달라 보여 고민할 수도 있으니 우선 1명의 저서나 한 가지 공부 모임에 집중하는 것이 좋다'(기시다 나오키)라며 책을 끝맺고 있다. 하지만, 이 책 전체 736페이지 중 '한방약'에 대한 내용은 두 페이지에 할애되어 있을 뿐이다. 이 분량이야말로 '내과의사의 한방에 대한 인식과 이해'의 현 수준을 보여준다. 세간에는 의료용 한방제제 사용이 일반적으로 '보급'되어는 있지만 일본의 전통의학으로서도, 학문적으로서도, 교육 측면에서도(일단 의학교육 커리큘럼 속에 포함되어는 있지만), 일반 임상 현장에서도 아직은 제대로 '정착'되지는 않은 상태이다.

### 참고문헌


1) 中野 哲, 他: 実践 漢方ガイド 日常診療に活かすエキス製剤の使い方. 97~103, 医学書院, 2010.
2) 巽 浩一郎: 呼吸器疾患 漢方治療のてびき—日本呼吸器学会 「漢方薬治療 における医薬品の適正な使用ガイドライン」 対応. 協和企画, 2005.
3) Nabeshima S, et al: A randomized, controlled trial comparing traditional herbal medicine and neuraminidase inhibitors in the treatment of seasonal influenza. J Infect Chemother 18:534~43, 2012.
4) 寺澤捷年: 和漢診療学 あたらしい漢方. 51, 2015.
5) Yoshino T. et al: The use of maoto (Ma-Huang-Tang), a traditional Japanese Kampo medicine, to alleviate flu symptoms: a systematic review and meta-analysis. BMC CAM 19:68, 2019.


하나와 토시히코(花輪壽彦)

# 2. 비결핵성항산균증, 폐MAC증

## 진료요령

- 최근 발표된 역학조사에 따르면, 비결핵성항산균증 이환율이 현저히 증가하고 있다. 원인균은 *Mycobacterium avium complex* (MAC)균이 90%, *M. kansaii*, *M.abscessus*가 3~4%에 해당한다. 클라리스로마이신, 리팜피신, 에탐부톨 3제 병용요법이 현재 표준치료로 사용되고 있으나, 치료가 효과가 없거나 재발, 재연이 반복되는 경우가 많다.[1] 또한 리팜피신의 혈액독성, 에탐부톨의 시력장애 같은 심각한 부작용으로 치료를 중단하는 경우도 있다. 따라서 치료효과나 부작용에 대한 불안을 품고 한방외래에 방문하는 환자가 많다.
- 본 질환에 대한 약물요법 시작 시기는 현재 특별히 정해져 있지 않다. 진단 직후, 바로 치료를 시작하지 않고, 치료시작은 임상의의 종합적인 판단에 따라 결정한다. 병세가 안정되어 있으면 경과관찰을 하는 경우가 많지만, 치료가 필요해지는(병세가 치료를 필요로 할 정도로 악화되는 경우) 위험인자로 낮은 BMI 수치, 전신증상 동반 등이 보고되어 있다.[2~7] 본 질환의 난치요인 중 하나가 환자(숙주) 상태인 것으로 추정되고 있다.

## 한방치료

- 비결핵성항산균증은 마른 체형의 중장년 여성에서 흔하다. 자각증상은 반복되는 기침, 객담, 쉬이 피로, 권태, 호흡곤란, 발열, 혈담, 흉통, 체중감소, 도한(盜汗, 자면서 흘리는 땀) 등이다.
- 본 질환의 환자는 원래 타협숙주(compromised host[2])이기도 하고, 만성염증에 의해 기력·체력의 소모가 더욱 현저히 드러난다. 이것은 유병기간이 길수록 더욱 심하다.
- 이러한 특징을 고려하여 '보제(補劑)' 위주로 처방을 선택하는 것이 좋다.
- 우선 표 1을 참고하여 대략적인 처방 분류를 결정한 뒤, 표 2의 내용을 참고하여 각 처방의 특징을 고려하여 최종 사용 처방을 선택한다.

---

2 역자 주: 감염방어기능의 저하로 감염증이 발생하기 쉬운 상태의 숙주

표 1. 소화기증상 유무의 감별

| 소화기증상 없음 | 소화기증상 있음 |
|---|---|
| 인삼양영탕<br>팔미환+맥문동탕<br>자음강화탕<br>자감초탕 | 청폐탕 향소산 삼소음<br>미맥익기탕(보중익기탕+맥문동탕)<br>육군자탕+맥문동탕<br>시호계지건강탕<br>자음지보탕 |

- 소화기증상(식욕부진, 위 불편감 등)이 없을 경우 사용할 수 있는 처방(인삼양영탕, 자음강화탕, 팔미환+맥문동탕, 자감초탕)에는 지황이 공통적으로 함유되어 있다. 지황은 청열(淸熱), 자음(滋陰) 작용이 있어 호흡기질환에 자주 쓰인다. 다만, '위 불편감'이 있는 등 소화기능이 저하되어 있는 경우에는 사용하지 않는 편이 좋다.
- 소화기 증상이 있는 경우, 지황을 함유하지 않고 위장에 부담이 되지 않는 처방을 사용하여, 비위기능을 도와가며 치료를 진행한다. 청폐탕[콜록이느라 잠을 잘 수가 없다면 맥문동탕과 함께 사용하는 것도 좋다(통상 용량의 2배로 증량)], 미맥익기탕(보중익기탕+맥문동탕, 통상 용량의 2배로 증량), 육군자탕+맥문동탕(통상 용량의 2배로 증량), 시호계지건강탕, 자음지보탕 등이 처방 후보가 될 수 있다.
- 감기는 전신상태 악화 유발요인이 될 수 있으므로, 향소산과 삼소음을 예방적으로 장기복용하는 방법이 있다. 기타사토 동양의학연구소에서는 탕전약으로 향소산에 길경 2g, 맥문동 10g을 추가하여 사용하고 있다.

표 2. 비결핵성항산균증 후보처방

| 처방 | 사용목표와 주의점 |
|---|---|
| 인삼양영탕 | 모발이 잘 빠지고, 손톱변형, 피부건조, 건망증, 불면 등이 목표가 된다. 전신에 건조경향이 심하며, 가래량은 많지 않다. |
| 팔미환 | 갈증, 다뇨, 요통, 족부냉증 등의 증상을 동반한 경우. 고혈압, 당뇨병, 전립선비대증, 좌골신경통 등이 합병된 경우에도 좋다. 위장장애가 없다는 것이 사용조건 |
| 자음강화탕 | 피부가 약간 검고 건조, 변비, 힘이 실린 기침 등을 목표로 한다. 가래량은 많지 않다. |
| 자감초탕 | 심계항진, 맥결대(脈結代), 피부건조, 도한(盜汗) 등을 목표로 한다. |
| 청폐탕 | 가래가 점조하고 양이 많은 것이 목표이다. |
| 보중익기탕 | 식욕부진, 전신권태감, 미열, 도한 등이 목표가 된다. 말소리와 기침에 힘이 없다. |

| 육군자탕 | 위 '불편감'이 처방목표이다. 식욕부진, 전신권태감, 연변경향이 많다. 이진탕 방의를 포함하며 혀에 습한 백태가 끼어 있는 경우가 많다. |
|---|---|

## 참고문헌


1) 長谷川直樹: 肺非結核性抗酸菌症. 診断と治療のABC 129 (別冊):214-221, 2017.
2) 朝倉崇德: 非結核性抗酸菌症 Up-to-date. THE LUNG perspectives 26:46-51, 2018.
3) Boyle DP, et al: Comparison of clinical features, virulence, and relapse among mycobacterium avium complex species, Am J Respir Crit Care Med 191:1310-1317, 2015.
4) Koh WJ. et al: Clinical significance of the differentiation between Mycobac terjum avium and Mycobacterium intracellulare in M avium complex lung disease. Chest 142:1482-1488, 2012.
5) Hwang JA, et al: Natural history of Mycobacterium avium complex lung disease in untreated patients with stable course. Eur Respir J 49, 2017.
6) Kim SJ. Park J. et al: Risk factors for deterioration of nodular bronchiectatic Mycobacterium avium complex lung disease. Int J Tubere Lung Dis 18:730-736, 2014.
7) Kitada S, et al: Long-term radiographic outcome of nodular bronchiectatic Mycobacterium avium complex pulmonary disease. Int J Tuberc Lung Dis 16:660-664, 2012.


이시게 타츠야(石毛達也)

# 3. 고혈압

## 진료요령

- 일본의 고혈압 환자수는 4,300만 명으로 추정되며, 인구 고령화에 따라 향후 지속적인 환자수 증가가 예상된다. 심혈관질환과 사망 위험을 감소시키기 위해서는 혈압 관리가 중요하다. 이를 위해 염분섭취 감량이나 운동습관 개선 등 전반적인 일상생활 개선과 함께 혈압강하제를 이용한 혈압관리를 시행하게 된다. 하지만, 다양한 이유로 혈압강하제 복용을 원치 않거나 제대로 복약하지 못하는 경우가 꽤 있어, 제대로 관리되지 않는 고혈압 환자가 많은 것으로 추정된다.
- 이러한 일부 환자에게는 한방치료가 유용할 것으로 생각된다. 또한, 혈압강하제를 복용할 정도는 아닌 저위험군(고혈압 치료 가이드라인 2014), 혈압 변동이 심해 혈압강하제를 이용한 관리가 어려운 경우, 동반증상이 많은 고혈압 환자 등에게도 한방치료를 적용해 볼 가능성이 어느 정도 있을 것으로 생각된다.

## 한방치료

- 고혈압 한방치료에서는 '혈압이 높은' 현상에 대해서가 아니라 혈압을 높이는 원인, 그리고 혈압이 높아 발생하는 결과를 포함하여, 심신 전체의 상태를 한방의학적 시선에서 파악하고 그에 따라 처방을 선택하는 것이 중요하다. 초급자라 할지라도 병명만으로 사용할 한방약을 결정할 것이 아니라, 환자가 보이고 있는 증(證)이 어떤 한방처방에 해당하는지를 생각하여 처방하고 그 효과를 살펴보는 것이 중요하다.

- 한방약의 혈압강하효과를 적극적으로 지지할 만한 근거는 존재하지 않아, 확실한 혈압강하효과는 기대하기 힘들기 때문에 중위험군이나 고위험군에서는 혈압강하제 요법 위주로 치료전략을 세워야 한다. 또한 일정기간(3개월) 동안 한방치료를 했음에도 유의한 효과가 나타나지 않을 때 역시 혈압강하제를 사용한 치료를 고려해야만 한다.

- 또한, 제대로 방증상대(方證相對)가 진행된다면 한방약만으로도 어느 정도의 혈압강하효과를 기대할 수 있고, 뭔가 동반된 증상이 있어 불편하거나 심한 혈압 변동이 있는 경우, 환자의 삶의 질 개선을 위해 혈압강하제와 한방약을 병용하는 것은 유용할 것으로 생각된다.

• 아래에 방증상대를 고려한 고혈압 한방치료에 관한 약간의 해설을 추가한다(표 1). 허실(虛實), 한열[寒熱(음양(陰陽)], 기혈수(氣血水) 등의 개념에 대해서는 이 책의 '한방 관련 기본개념'을 참고하길 바란다.

**표 1. 고혈압에 쓸 수 있는 한방약**

| 증(證) | 처방 | 사용목표 | 기타 |
|---|---|---|---|
| 실증(實證) 또는 열증 [熱證(양증, 陽證)] | 대시호탕 | 흉협고만(胸脇苦滿), 우울 | 건장한 타입, '울울미번(鬱鬱微煩)'이라고 고전에서 표현했듯, 우울, 짜증은 있으나, 울컥함은 없음 |
| | 시호가용골모려탕 | 흉협고만, 두근거림, 불면, 스트레스 | 건장한 타입, '흉만번경(胸滿煩驚)'이라고 고전에서 표현했듯, 가슴이 불편하고, 잘 놀라는 등의 신경과민 증상이 있고, 울컥하면 복부에서 동계(動悸)가 나타나는 경우가 많음 |
| | 황련해독탕 | 명치부가 막힌 느낌, 두통, 상열 | – |
| | 삼황사심탕 | 명치부가 막힌 느낌, 두통, 상열, 변비 | – |
| 약간 실증 | 계지복령환 | 어혈소견(하복부, 특히 배꼽 옆에 나타나는 압통과 저항감), 설진 상 정맥충혈, 상열하한(上熱下寒) | 갱년기 장애에 동반된 고혈압 관련 임상연구보고도 있음 |
| 허실중간증 (虛實中間證) | 조등산 | 두통, 이명, 짜증[상부의 울열(鬱熱)] | – |
| | 반하후박탕 | 호소가 많으며, 인후부에 뭔가 걸린 느낌, 복진상 고음(鼓音) | 응용범위가 매우 넓은 처방으로, 기타사토대학 동양의학종합연구소에서 사용빈도가 가장 높음 |
| 허실중간증 한증(寒證) | 팔미환 | 하반신 위약, 소복불인(小腹不仁, 상복부에 비해 하복부 탄력이 현저히 약함), 배뇨장애 | – |

| 증(證) | 처방 | 사용목표 | 기타 |
|---|---|---|---|
| 허증(虛證) 또는 한증(寒證) | 당귀작약산 | 두통, 부종, 하복부 압통 | – |
| 허증(虛證) | 칠물강하탕 | 두통, 피부건조, 쉬이 피로 | – |

**Column** **감초, 지황의 부작용**

조등산에는 감초가 함유되어 있어 환자에 따라 가성알도스테론증으로 인한 혈압상승이 나타날 수 있어 이에 대한 주의가 필요하다. 또한, 팔미환이나 칠물강하탕에는 지황이 함유되어 있으므로 환자에 따라 복용 후 복통이나 위 불편감을 호소할 수 있다. 이런 경우 대부분 한방약을 식후에 복용하면 문제가 해결되는데, 다른 처방으로 변경해야 할 경우도 있다.

***Advanced Course***

### 고혈압에 응용할 수 있는 기타 한방약

표 1에 기술한 것 외에도 다양한 한방처방으로 고혈압에 대응할 수 있는데, 엑스제가 없어 전탕약의 형태로만 사용해야 하는 처방들도 많다. 예를 들면, 우울 경향이며 식욕이 없고, 두근거림과 불면을 호소하는 고혈압 환자에게는 용골탕을 처방하면 혈압을 안정시킬 수 있다. 전탕약 치료의 메리트는 환자의 상황에 맞춰 사용약재를 조정할 수 있다는 점과 엑스제 이외의 처방도 사용할 수 있는 점이다. 전자에 대한 예를 들어 보면, 전탕약 위주로 치료를 하고 있는 기타사토 동의연에서 반하후박탕을 처방할 때, 혈압강하효과를 높이기 위해 조구등, 황기 같은 약재를 추가하는 경우가 많다. 만약 이 처방을 엑스제로 해야 한다면, 반하후박탕과 조등산 엑스제를 병용하는 방식으로 써야 한다. 하지만 엑스제를 쓰게 되면 구성약재 중 감초만 빼고 사용할 수 없다. 기타사토 동의연에서는 감초로 인한 혈압상승 우려가 있을 때, 감초를 감량하여 사용하곤 한다. 후자에 관한 예를 들자면, 고혈압 치료를 목적으로 기타사토 동의연에서 진료를 받는 경우, 엑스제가 존재하지 않는 한방처방을 사용하는 경우도 상당수 있다.

## 참고문헌


1) Miura K, et al: Epidemiology of hypertension in Japan: where are we now? Circ J 77: 2226-2231, 2013.
2) Terauchi M, et al: Effects of the Kampo medication keishibukuryogan on blood pressure in perimenopausal and postmenopausal women. Int Jgynaecol Obstet 114:149-152, 2011.


오다구치 히로시(小田口浩

# 4. 부정맥, 두근거림

진료요령

- 부정맥과 두근거림은 일상진료에서 가장 자주 만나게 되는 증상 중 하나이다. 정확한 감별진단을 시행하고, 가장 효과적인 치료법을 선택해야 한다.
- 수면부족, 과로, 음주과다, 정신적 스트레스로 인한 자율신경이상 등이 원인인 경우가 많으므로 한방치료와 함께 생활지도를 하는 것도 중요하다.

## 1 부정맥

### 병태

- 부정맥은 빈맥성 부정맥과 서맥성 부정맥으로 나눌 수 있다.
- 빈맥성 부정맥의 기전으로는 회귀(Re-entry), 유발활동(Triggered activity), 비정상자동능(Abnormal automaticity) 등이 있으며 자율신경이상과 전해질이상, 심근허혈 외 피로, 스트레스, 흡연, 음주, 카페인 섭취 등이 유발요인이 될 수 있다.
- 서맥성 부정맥(동기능부전증후군, 방실차단)은 심근허혈이나 노화가 원인인 경우가 많다.

### 일반치료

- 치명적 부정맥(심실세동, 지속성 심실빈맥, 완전 방실차단, 동기능부전증후군)이나 준치명적 부정맥(WPW증후군, 비대심근병증에 의한 빈맥성 심방세동, 고도 방실차단)은 서양의학적 치료를 우선적으로 적용해야 한다. 약물치료 외에 전극도자절제술(Catheter ablation) 혹은 이식형 기기 삽입 적용을 고려해 볼 수 있다.
- 심부전(빈맥 유발성 심근병증, 서맥성 심부전)을 일으킬 가능성이 있는 경우도 서양의학적 치료를 우선적으로 적용해야 한다.

- 심장성 뇌경색을 일으킬 가능성이 있는 부정맥(발작성/지속성/만성 심방세동, 심방조동, 심방빈맥)은 항응고요법과 부정맥 조절이라는 두 가지 방식의 접근이 모두 필요하다.
- 심한 자각증상을 동반하는 부정맥도 서양의학적 치료 적용 가능성을 충분히 검토해야 한다. 발작성 상심실성 빈맥이나 심방조동 등으로 발작이 빈발하는 경우나 약물치료로 조절이 잘 되지 않는 경우에는 전극도자절제술이 추천된다.
- 항부정맥 약물은 새로운 부정맥을 유발할 수 있는 작용이 있음을 고려하여 꼭 필요한 경우에만 사용하도록 해야 한다.

## 한방치료

- 서양의학적 치료 적응증 외이면서, 비교적 증상이 심한 경우는 한방치료 적응증이 된다. 부정맥에 대한 한방약의 효과에 관한 근거는 아직 확립되어 있지 않으나, 홀터 심전도 등을 이용하여 평가한 유효증례보고는 간간히 볼 수 있다(표 1).
- 심전도 등의 검사에서 부정맥이 나타나더라도 이것이 꼭 자각증상과 관련이 있다고는 할 수 없다. 어디까지나 자각증상 개선을 목적으로 하기 때문에, 꼭 유효증례보고에 얽매일 필요 없이 처방을 선택해도 좋다('② 두근거림' 참조).
- 감초를 함유한 처방을 사용할 때는(다제병용이나 이뇨제 병용 시 등) 가성알도스테론증으로 인한 저칼륨혈증이나 혈압상승에 주의해야 한다. 혈청 칼륨 농도 $K^+ > 4.0$ mEq/L를 기준으로 삼는 것이 좋다.

표 1. 부정맥에 쓸 수 있는 한방약

| 증(證) | 처방 | 적용 | 사용목표<br>(*: 증례보고 있음) |
|---|---|---|---|
| 실증(實證) | 시호가용골모려탕 | 흉부압박감, 두근거림, 정신불안, 우울증상, 불면 | 스트레스 항진, 잘 놀람, 복부동계<br>*기외수축 |
| 중간증(中間證) | 반하후박탕 | 인후와 가슴의 막힌 느낌 및 불편감, 두근거림 | 꼼꼼한 성격, 메모하는 버릇, 예기불안<br>*기외수축, PAF, PSVT |
| | 조등산 | 두통, 어지럼, 고혈압, 흉부불편감 | 이른 아침 컨디션 저하, 짜증, 상열<br>*PVC |
| 허증(虛證) | 자감초탕 | 심계항진, 부정맥, 전신권태감 | 고령자, 구강건조, 수족번열, 변비<br>*기외수축, AF |
| | 팔미환 | 권태감, 운동 시 두근거림과 숨참 | 고령자, 신허증(腎虛證)<br>*AF, SSS |
| | 시호계지건강탕 | 흉내고민(胸内苦悶), 두근거림, 불면 | 신경과민, 체력피폐<br>*PAF |
| | 청서익기탕 | (더위로 인한) 식욕부진, 전신권태감 | 진액부족<br>*SSS, 기외수축 |

PAF: 발작성 심방세동, PSVT: 발작성 상심실성 빈맥, PVC: 심실기외수축, AF: 심방세동, SSS: 동기능부전증후군

## Column 심방세동 치료에 있어 한방치료의 가능성

심방세동 유병률은 연령에 따라 상승하며, 80대 유병률은 4% 정도 또는 그 이상으로 파악된다. 또한, 심방세동 신규발생은 연간 10명/1,000명을 상회한다는 조사 결과도 있어, 점차 이환율이 증가하는 경향이다. 심방세동의 합병증인 심장성 뇌경색의 증상은 꽤나 중증 경향이며, 때때로 치명적이기도 하므로, 항응고요법을 포함한 심방세동 관리와 함께 심방세동 발생 억제가 매우 중요하다.

심방세동의 기초질환으로는 고혈압, 허혈심질환, 판막질환, 심부전 등이 있다. 고혈압이나 심부전에 ACE억제제나 ARB를 투여하면 심방근의 리모델링을 예방 또는 지연시킬 수 있어, 심방세동의 신규발생 억제에 유용한 것으로 알려져 있다. 일본순환기학회가 발표한 '심방세동 치료(약물) 가이드라인'에서는 이러한 약제를 심방세동 1차예방이나 2차예방을 위한 업스트림(up-stream) 치료로 권장하고 있다.

이 업스트림 치료는 동양의학에서 이야기해 온 치미병(治未病)이라는 개념과 일치한다. 한방약은 그 작용점을 정확히 설명하기 어려운 면이 있지만, 자율신경교란이나 피로, 스트레스 등을 경감시킴으로써 심방세동 발생을 억제할 가능성이 있다.

## Column 한방약을 사용한 두근거림, 부정맥 진료의 실제

두근거림과 부정맥은 심장의 증상이다 보니 필요 이상의 불안, 공포를 유발한다. 그렇다 보니 증상이 나타날 때마다 외래진료를 받는 환자가 적지 않다. 홀터심전도 검사를 해보면 산발성 기외수축이나 가벼운 빈맥, 또는 심전도 변화는 없는 심계항진인 경우가 대부분이다. 이럴 때, 과로, 스트레스, 수면부족, 과음 등의 생활습관을 개선하는 것만으로도 증세가 호전되는 경우가 많다.

생활습관 개선이 어렵거나 불안이 심할 때는 한방치료를 수단으로 삼을 수 있다. 대부분의 한방약이 항부정맥 효과는 불분명하지만, 조등산이나 억간산에 포함된 조구등의 성분인 히르슈틴(hirsutine)은 항부정맥작용과 칼슘채널차단작용이 있는 것으로 알려져 있다. 또한 자율신경조정효과에 대한 임상보고도 있어, 수증치료(隨證治療)를 실시함으로써 자율신경밸런스를 조정하면 증상이 개선될 수 있다는 점이 증례로 보고되기도 했다[1]. 해당 보고에서는 한방약 사용 후, 항불안약을 끊을 수 있었으며, 외래에서 지속적으로 불안을 호소하는 일도 사라지게 되었다.

## 2 두근거림

### 병태

- 두근거림의 원인은 다양하다. 부정맥, 심부전 같은 심장질환 외에 빈혈, 갑상선기능항진증, 호흡기질환, 갱년기장애 등의 질환과 심장신경증, 심인성, 노화에 의한 증상 등이 원인이 된다.



표 2. 심장신경증, 자율신경실조증, 심인성 두근거림에 쓸 수 있는 한방약

| 증(證) | 처방 | 적용 | 사용목표 |
|---|---|---|---|
| 실증(實證) | 시호가용골모려탕 | 흉부압박감, 두근거림, 정신불안, 우울증상, 불면 | 스트레스 항진, 잘 놀람, 복부동계 |
| 중간증(中間證) | 반하후박탕 | 인후와 가슴의 막힌 느낌 및 불편감, 두근거림 | 꼼꼼한 성격, 메모하는 버릇, 예기불안 |
| | 사역산 | 신경성 복통과 설사, 두근거림, 우울경향 | 수족냉증, 불면 |
| | 억간산 | 신경증, 우울경향, 두통, 불면 | 화를 잘 냄, 성급함 |
| 허증(虛證) | 가미소요산 | 쉬이 피로, 정신불안, 상열하한(上熱下寒) | 호소가 많음, 변비경향 |
| | 시호계지건강탕 | 흉내고민(胸內苦悶), 두근거림, 불면 | 신경과민, 체력피폐 |
| | 진무탕 | 어지럼, 신체동요감, 저혈압 | 냉증경향, 신진대사저하, 설사경향 |
| | 영계출감탕 | 어지럼, 기립어지럼, 두통, 상열, 두근거림 | 수독(水毒), 자율신경실조 |
| | 영계감조탕※※ | 발작성 두근거림, 공황장애 | 제하동계(臍下動悸) |
| | 분돈탕(肘後備急方)※ | 발작성 두근거림, 호흡곤란, 공황장애 | 분돈기(奔豚氣)*, 상열, 족부냉증 |

※※엑스제 사용 시, 영계출감탕과 감맥대조탕을 병용한다.

※엑스제 사용 시, 오수유탕과 영계출감탕을 병용한다.

*분돈기(奔豚氣): 하복부에서 흉부나 두부를 향해 솟구치는 이상감각으로, 대부분 격렬한 두근거림을 동반한다. 공황장애에 해당하는 것으로 생각된다.

표 3. 갱년기장애에 의한 두근거림에 쓸 수 있는 한방약

| 증(證) | 처방 | 적용 | 사용목표 |
|---|---|---|---|
| 실증(實證) | 시호가용골모려탕 | 흉부압박감, 두근거림, 정신불안, 우울증상, 불면 | 스트레스 항진, 잘 놀람, 복부동계 |
| | 황련해독탕 | 두통, 상열, 고혈압, 흉부불쾌감 | 붉은 얼굴, 쉽게 화냄, 변비 |
| | 여신산 | 상열, 어지럼, 어깨결림 | 기상충(氣上衝), 혈열(血熱), 족부냉감 없음, 고정성 증상 |
| 중간증(中間證) | 계지복령환 | 두통, 어깨결림, 상열, 족부냉증 | 어혈소견(설하정맥 충혈, 하복부압통) |
| | 억간산 | 신경증, 우울경향, 두통, 불면 | 화를 잘 냄, 성급함 |
| | 반하후박탕 | 인후와 가슴의 막힌 느낌 및 불편감, 두근거림 | 꼼꼼한 성격, 메모하는 버릇, 예기불안 |
| 허증(虛證) | 시호계지건강탕 | 흉내고민(胸內苦悶), 두근거림, 불면 | 신경과민, 체력피폐 |
| | 가미소요산 | 쉬이 피로, 정신불안, 상열하한(上熱下寒) | 호소가 많음, 변비경향 |
| | 당귀작약산 | 두중(頭重), 부종, 두근거림 | 냉증경향, 안색불량 |
| | 자감초탕 | 쉬이 피로, 입술건조, 구강건조, 안면부 상열 및 번열, 손바닥 번열감 | 변비경향이며 혈압이 높지 않고, 부종도 없는 경우 |
| | 연주음※ | 어지럼, 두근거림, 두통 | 수독(水毒)+빈혈 경향 |

※엑스제 사용 시, 사물탕과 영계출감탕을 병용한다.

## 일반치료

• 원인질환 치료를 한다(각 항목 참조).

## 한방치료(표 2~4)

- 빈혈이나 갑상선기능항진증같이 서양의학적 치료가 유효할 경우, 서양의학적 치료를 우선적으로 적용한다. 원인질환을 치료하더라도 증상이 남아있다면 한방치료 적용대상이 된다.
- 갱년기장애에 대한 호르몬 보충요법이나, 심인성 두근거림에 대한 심료내과 진료를 희망하지 않는 경우에도 한방치료를 적용할 수 있다.
- 정신적 긴장이나 스트레스가 토대가 되어 증상이 발현된 경우가 많기 때문에, 시호제 또는 이기제를 주로 사용한다.



표 4. 고령자 두근거림에 쓸 수 있는 한방약

| 증(證) | 처방 | 적용 | 사용목표 |
|---|---|---|---|
| 실증(實證) | 시호가용골모려탕 | 흉부압박감, 두근거림, 정신불안, 우울증상, 불면 | 스트레스 항진, 잘 놀람, 복부동계 |
| 중간증(中間證) | 반하후박탕 | 인후와 가슴의 막힌 느낌 및 불편감, 두근거림 | 꼼꼼한 성격, 메모하는 버릇, 예기불안 |
| | 억간산 | 신경증, 우울경향, 두통, 불면 | 화를 잘 냄, 성급함 |
| 허증(虛證) | 가미귀비탕 | 권태감, 가슴불편감, 두근거림, 불면 | 비위허약, 상기, 상열, 초조 |
| | 팔미환 | 권태감, 운동 시 두근거림과 숨참 | 신허증(腎虛證) |
| | 시호계지건강탕 | 흉내고민(胸內苦悶), 두근거림, 불면 | 신경과민, 체력피폐 |
| | 계지가용골모려탕 | 신경과민, 불면(꿈 많음), 두근거림 | 날씬함, 복부동계 |
| | 진무탕 | 어지럼, 신체동요감, 저혈압 | 냉증경향, 신진대사저하, 설사경향 |
| | 영계출감탕 | 어지럼, 기립 시 어지럼, 두통, 상기, 두근거림 | 수독(水毒), 자율신경실조 |
| | 청서익기탕 | 식욕부진, 전신권태감, 흉부불편감, 두근거림 | 진액부족, 위장허약 |

- 처음에는 부인과 3대처방부터 사용해 보면 된다.
- 사회적으로나 가정적으로 스트레스가 가장 많고, 바빠 육체적으로도 힘든 시기이기 때문에 수면에 대한 배려도 필요하다.
- 연령이 증가함에 따라 심방세동 이환율이 증가하므로 맥진이나 청진을 게을리하지 말아야 하며, 부정맥 발견에 힘써야 한다. 야간빈뇨로 인한 불면이나 긴 낮잠 등에 대해서도 문진을 실시하여 적절히 대처해야 한다.
- 이미 여러 약물을 복용하고 있는 경우에는 감초함유제제와 이뇨제 병용에 따른 가성알도스테론증 발생에 주의하자.

Advanced Course

## 자감초탕의 적용-상한론과 금궤요략

상한론과 금궤요략에는 총 3개의 자감초탕 조문이 있다.

① 상한론 태양병하편(傷寒論 太陽病下篇)

"傷寒脈結代, 心動悸, 炙甘草湯主之. (중략) 一名復脈湯"(상한병의 경과 도중 맥이 결대(結代)하며 동계가 있을 때는 자감초탕 주치에 해당한다)

단순히 급성 발열성질환 경과 중 부정맥이 출현한 것이라기보다는 아급성 갑상선염의 병태에 가깝다고 생각한다. 아사다 소하쿠의 『귤창서영(橘窓書影)』에는 '상한 이후, 심중동계(心中動悸)가 심하며 (중략), 인후부에 외육(外肉)이 옹종(壅腫)한 것이 마치 육류(肉瘤)와 같으며, 맥허삭(脈虛數)하고, 신체리수(身體羸瘦)…'한 상황에 자감초탕 가 길경을 사용해 수십 일 만에 동계와 인후옹종이 모두 좋아졌다고 했다. 물론 자연경과일 수도 있겠으나, 치유과정을 앞당겼을 가능성이 있다.

'복맥탕'이라는 별명대로, 아리모치 케이리는 『교정방흥예(校正方興輗)』에서 '이 처방의 절묘함은 맥결대(脈結代)에 있다. (중략) 무슨 병이든 맥결대하다면 우선 이 처방을 사용해야만 한다'라며 부정맥 전반으로 적응증을 확대했다.

② 금궤요략 혈비허로병편(金匱要略 血痺虛勞病篇)

"千金翼炙甘草湯, 治虛勞不足, 汗出而悶, 脈結悸, 行動如常, 不出百日, 危急者十一日死" (허로부족으로, 때때로 땀이 나고 가슴이 답답하며, 동계가 있는 것을 치료한다. 발작이 없으면 이상이 없는 것처럼 보이지만, 일반적으로 100일, 심하면 11일 만에 사망한다)

발작성 또는 지속성 심방세동을 연상하게 만드는 내용이다. 갑상선기능항진증으로 인한 이차성 심방세동도 포함되어 있을 것이다. 심할 경우에는 심부전이 합병되어 효과가 없게 된다. 증상이 가벼울 때에 한해, 효과가 있을 것 같은데, 지금은 우선 서양의학적 치료를 진행해야 할 것으로 보인다.

③ 금궤요략 폐위폐옹해수상기병편(金匱要略 肺痿肺癰咳嗽上氣病篇) 『외대(外臺)』

"炙甘草湯 治肺痿涎唾多, 心中溫溫, 液液者"(호흡기질환으로 타액이 많고 속이 메스꺼운 것을 치료한다)

만성호흡부전으로 인한 폐성심(肺性心) 같은 상태로 보인다. COPD 같은 질환 때문에 몸이 많이 야위고 두근거림, 숨참을 호소하며 피부나 구강이 건조한 고령자 같은 이미지를 보이며, 부정맥이 있더라도 이상하지 않다. 부종이나 복수가 있는 우심부전에는 자감초탕보다는 목방기탕을 이용하는 편이 낫다.

## Column 자율신경기능의 교란과 한방약

두근거림이나 부정맥의 발생은 자율신경기능의 교란에서 기인하는 경우가 많다. 하나와 토시히코는 긴장하면 나타나는 증상에는 계지-감초 조합, 안정 시 발생하는 증상에는 작약-감초의 조합이 좋다고 언급한 적이 있다. 카츠타 마사히로는 두근거림 환자의 자율신경밸런스를 4가지 범주로 분류하고 이에 맞춘 한방처방을 다음과 같이 제안했다.

| | 교감신경 우위 | 부교감신경 우위 |
|---|---|---|
| 자율신경긴장항진 | 카테고리 ①<br>시호제(시호가용골모려탕 등) | 카테고리 ②<br>구어혈제(계지복령환, 가미소요산 등) |
| 자율신경긴장감소 | 카테고리 ③<br>자감초탕 등 | 카테고리 ④<br>진무탕 등 |

### 참고문헌


1) 花輪壽彦: 漢方診療のレッスン増補版. 84, 金原出版, 2003.

2) 勝田光明, 他: 自律神経機能からみた動悸に対する東洋医学的アプローチ. 日本東洋心身医学研究23:32~36, 2008.


호리카와 토모에(堀川朋恵)

# 5. 흉통, 협심증

## 진료요령

- 순환기질환 한방치료는 근거가 충분하지는 않지만, 분명 효과가 있는 경우가 있으므로 기초와 임상 양 분야에서 근거를 축적, 확립해 갈 필요가 있다.
- 실제 임상현장에서 서양의학적으로 대처하기 어려울 때, 그 다음 수단으로서 한방치료를 활용하면, 흉부증상이나 그러한 증상에 동반된 불안감, 그리고 기타 신체증상을 완화시킬 수 있으며, 삶의 질 향상을 기대할 수 있다.
- 흉통을 호소하는 사람 중에는 생명이 위험한 경우도 다수 포함되어 있으므로 증상을 감별하여 적절히 전문 의료시설로 이송할 수 있어야만 한다. 갑자기 흉통을 일으키는 질환으로는 협심증, 급성심근경색, 급성심막염, 급성대동맥박리, 폐색전증 등이 있고, 이러한 경우에는 서양의학적 치료법을 우선적으로 활용하는 것이 낫다. 굳이 한방치료를 시행해야 할 의의가 적으므로, 일반적으로 한방치료의 적응증 밖에 해당한다.
- 한방치료 적응증은 표 1과 같다.

## 한방치료

- 혈액순환장애를 한방의학에서는 어혈(瘀血)이라 표현하며, 이때 구어혈제(驅瘀血劑)를 사용한다. 관상동맥연축에 의한 혈류저하나 관상동맥 미세순환 이상의 발생요인으로 자율신경이나 호르몬 균형 이상이 거론되고 있는데, 이들은 한방의학에서는 기(氣)의 이상으로 다룬다. 자율신경기능을 조절하는 기제(氣劑)와 시호제(柴胡劑)를 사용할 수 있다. 허혈성심부전은 수체(水滯)로 보아 이수(利水, 수분의 편재를 조정)작용을 가진 처방을 응용한다.

### 표 1. 한방치료 적응증

- 검사에서 이상을 발견할 수 없는 흉통(심장신경증 포함)
- 치료저항성 관상동맥 연축성 협심증(이형협심증), 미세혈관협착증
- 경피적 관상동맥중재술(PCI) 같은 침습적 치료 적응증이 아니면서 양약으로 잘 조절되지 않는 허혈심질환
- 칼슘채널차단제, 질산염제제의 부작용이나 합병증으로 충분한 양약치료를 할 수 없는 경우
- 피로나 정신적 스트레스 등의 일상생활 관리

### 표 2. 흉통 · 협심증에 쓸 수 있는 한방약(엑스제)

| 증(證) | 처방 | 사용목표 |
|---|---|---|
| 중간증(中間證) | 계지복령환 | 어혈(전신 또는 국소의 혈류정체)로 인한 두통, 어깨 결림, 상기, 어지럼 등의 증상을 동반 |
| | 시호가용골모려탕 | 불면, 짜증, 두근거림과 흉만감, 흉협고만(胸脇苦滿)과 복부동계 같은 복증(腹症)이 있음 |
| | 가미소요산 | 흉통, 동계 외, 다양한 자율신경증상과 정신증상 호소 |
| 중간증~허증 | 반하후박탕 | 신경증 경향이면서 흉부증상이 있음. 인후부 불편감을 호소 |
| 허증(虛證) | 인삼탕 | 냉증이며 명치부가 팽팽하고, 가슴이 막힌 듯 아픈 경우 |
| | 당귀탕 | 수족냉증, 명치부에서 등을 관통하는 듯한 통증. 복부팽만감 있음 |

- 제1선택약으로 부작용이 적은 반하후박탕을 사용해 보면 좋다. 심장신경증적 요소를 가진 환자에서 효과가 있는 경우가 많다. 인후부 불편감을 호소하는 것이 특징이며, 성격이 꼼꼼하고 신경질적인 경우 좋다. 일반적으로는 흉배부, 인두, 명치의 이상감각이나 조여드는 느낌을 호소하는 환자에게 사용하면 보다 좋은 효과를 기대할 수 있다.
- 흉통·협심증에 사용할 수 있는 한방약과 그 사용목표는 **표** 2에 정리해 두었다.
- 흉부 이외의 증상이나 신체소견도 참고하여 처방을 선택한다.
- 어혈을 개선하는 대표적인 처방은 계지복령환이며, 부인과영역에서 자주 사용되지만 성

별을 고려하지 않고도 사용할 수 있다.

- 자율신경실조증이나 스트레스성 흉통에는 시호가용골모려탕, 반하후박탕을 사용할 수 있다. 특히 반하후박탕은 부작용 우려가 적어 사용하기 편한 처방이다. 이 외에 가미소요산 등도 고려해 볼 수 있는 처방이다.

- 비교적 체력이 부족하며 냉증으로 인한 통증을 호소할 때는 인삼탕이나 당귀탕을 적용할 수 있다. 비심장성 흉통인 경우도 있지만 협심증일 수도 있다.

- 표 3에 정리해 둔 처방은 엑스제로 대용(엑스제 조합을 통해 비슷한 내용의 처방을 만드는 것)이 불가능하다. 먼저 언급했던 엑스제로 충분한 효과가 나지 않는다면 처방구성에 제한을 받지 않는 탕전약을 활용해 봐야 한다.



**표 3. 흉통 · 협심증에 쓸 수 있는 한방약(엑스제가 없는 처방)**

| 증(證) | 처방 | 사용목표 |
|---|---|---|
| 중간증(中間證) | 지실해백계지탕 | 흉만감이 있으며 옆구리 밑에서 가슴으로 치받는 통증이 있는 경우 |
| 중간증~허증 | 괄루해백백주탕 | 흉배부 통증, 호흡곤란, 천명 같은 협심증 증상 |
| | 괄루해백반하탕 | 흉통이 등으로 방산되는 경우. 괄루해백백주탕의 통증보다 강함 |
| | 복령행인감초탕 | 가슴이 막히고, 숨이 차서 괴로운 경우 |

Advanced Course

### 괄루해백반하탕이 유효했던 관상동맥연축 협심증 증례

- 증례: 47세, 여성. 주소: 흉통. 병력: 기관지천식, 아토피피부염, 햇빛알레르기
- 현병력: 32세경부터 1년에 수차례의 흉통발작이 있었지만, 심전도상 이상이 없어 내버려 두고 있었다. X년 8월, 이른 아침 안정 시에 상당히 심한 흉통을 자각했다. 순환기 전문병원에서 관상동맥연축성 협심증으로 진단받고 딜티아젬 300mg/일로 복용을 시작했고, 발작 시에는 니트로글리세린(NTG)을 설하복용하고 있었다. 점차 발작빈도가 증가하여 흉통발작 1회당 NTG 사용량이 3~4알로 증가하여, X+3년 6월 본 한방진료부에서 진찰을 받게 되었다. 피로와 스트레스가 유발요인이 되어 발작빈도가 증가하는 상황이었다.
- 현증: 신장 161cm, 체중 62kg, 혈압 122/74mmHg
- 경과: 초진 시 처방은 괄루해백반하탕(괄루실 3g, 해백 4g, 반하 6g)이었다. 복용을 시작한 다음날에는 인후부 폐색감을 느꼈지만, 흉통은 일어나지 않았다. 3일째 증상이 확실히 사라져 딜티아젬을 200mg/일로 감량했다. 3주 후, 이른 아침에 흉통이 있어 NTG 2알을 설하복용하고 발작 후 1주간은 흉배부와 어깨가 아팠는데, 한방약을 계속 복용하면서 증상은 가벼워졌다. 2개월 후, 어떤 발작 전조증상이 있더라도 한방약 복용을 하면 편해졌으며 더 이상의 발작은 일어나지 않았다. 4개월 후, 딜티아젬을 100mg/일로 감량. 8개월 후, 딜티아젬 복용을 중단했다. 나중에는 흉통 발작 없이 안정을 되찾았다. 이후 발작은 너무 바빠서 야근을 했을 때나 스트레스가 쌓였을 때 연 2~3회 일어날 뿐이었다.

[스즈키 구니히코, 외: 괄루해백반하탕이 유효했던 관상동맥연축성 협심증 1례. 한방의 임상(漢方の臨床) 53(11): 48–53, 2006.)]

스즈키 구니히코(鈴木邦彦

# 6. 변비, 설사

진료요령

- 한방외래에서는 모든 내원환자에게 배변 관련 문진을 해야 한다. 배변이상을 호소할 때는 어느 정도의 빈도로 배설을 하며, 생활상 어떤 문제가 있는지 자세히 청취한다. 치료 시에는 일어날 수 있는 변화를 상세히 설명하고, 초반에는 재진 간격을 짧게 하여 1~2주마다 약을 조절한다.
- 대황이나 병용할 양방 완하제를 스스로 조절할 수 있는 경우에는, 배변 유무에 따라 매일 사용 용량을 바꿀 것이 아니라, 3일 정도 대변 상태를 확인하며 서서히 증감하도록 지도한다.
- 대장암 같은 악성질환을 우려하는 환자에게는 내시경검사 같은 검진을 정기적으로 받도록 권유한다. 기능적인 배변이상은 식사와 복약으로 반드시 개선시킬 수 있다는 것을 알려주면서, 최종적으로는 완벽추구를 지양하고, 화장실 이외의 장소에서 배변에 대해 고민하지 않고 생활을 하도록 설득한다.
- 처방선택 시에는 처방별 구성약재의 차이를 확인할 필요가 있다. 아래 표에 중요한 약재 순으로 하나하나 적어두었다.

## 1 변비

### 병태

- 변비는 배변이 막혀서 불쾌한 상태로, 보통 3일간 배변하지 못하면 복부증상이 늘어나게 된다. 대변을 자주 보더라도 불편감이 있으면 치료대상이 된다.

### 일반치료

- 최근 루비프로스톤 같은 신약이 등장하고 있지만 장기적 안전성은 아직 확실하지는 않다. 약 가격이나 조절 용이성을 고려하면 자극성 하제와 삼투압성 하제 병용이 가장 일반적이다.

- 본디 현대의 변비약은 모두 한약재에서 유래했다. 센노시드는 대황의 하제성분이며, 산화마그네슘은 망초(황산나트륨 수화물)와 비슷하게 변의 수분량을 늘리는 역할을 한다

[한방에서는 대황을 함유한 처방(대황제)을 위주로 사용하며, 망초를 추가로 사용하기도 한다].

- 단일 약효성분으로 구성된 현대의약품을 선택할 때도 허실(虛實)·한열(寒熱) 같은 한방적 진단이 유용하다.

## 한방치료

- 체력이 좋은 사람은 변비로 배가 불러도 음식 섭취량이 줄지 않고, 체중이 오히려 증가할 수 있다. 내장지방으로 배가 불러오르며 팽팽해지게 되면, 복부가 배꼽을 중심으로 반구 같은 모양으로 돌출하게 된다.

- 좌장골와부(좌하복부)의 하행결장하부~S상결장 이행부에서는 손쉽게 단단한 변을 촉지할 수 있다. 손가락으로 꾸욱 누르면 움푹 들어간 자국이 남으므로 종양성 병변과 감별할 수 있다. 가볍게 문지르는 정도로 아파하는 복증(腹證)이라면, 도핵승기탕같이 도인·대황을 함유한 처방을 사용할 수 있는 어혈소견인 경우가 많다.

- 체력이 저하된 사람은 음식 섭취량이 감소하기 때문에 배변이 적어진다. 또한, 대사기능이 떨어져 변비가 발생했는데, 음식 섭취량은 그대로 유지되면서 비만해지는 경우도 있다. 둘 모두 장의 연동상태가 안정적이지 않아 음식 섭취 후 불쾌감을 호소할 수 있다. 따라서 전신증후를 모두 감안하여 처방을 결정해야 한다.

- 영양불량하며 마른 체형이라면 앙와위로 누웠을 때 배가 홀쭉하게 오목형으로 꺼지며, 복진상 복력이 약한 것으로 판단된다. 또한 복벽이 얇고 가스로 확장된 장관이 촉지된다면 대건중탕 적응증으로 생각할 수 있겠다.

- 허증 변비는 배변 시 처음은 단단하더라도 뒤에는 무른 변이 나오는 경우가 있으므로, 자극성 하제를 사용하면 복통과 설사를 쉽게 경험할 수 있다. 센노시드를 함유한 한약재(대표적으로 대황)를 어느 정도 사용할지는 자극성 하제 복용 경험을 참고하여 결정하면 좋다.

- 단단해진 대변을 한방의학에서는 '조시(燥屎)'라고 부르며, 내장의 과잉열로 수분이 줄어들어 생기는 것으로 생각한다. 하제(下劑)로 그 열을 배출시키는 것은, 몸속 열을 식히며 염증기전을 개선하는 효과가 있다.

- 하제 사용으로 냉증이 악화될 우려가 있다면 몸을 따뜻하게 하는 한약재가 포함된 처방 사용을 고려한다.
- 민간요법에서 주로 사용하는 센나 혹은 알로에 단제 투여는 센노시드처럼 내성을 일으킬 가능성이 높다. 대황가루를 사용할 때 역시, 다른 한약처방을 함께 사용하여 대황가루 자체의 사용량은 최대한 줄이도록 하는 것이 좋다.
- 장을 촉촉히 하여 대변을 통하게 하려면 마자인 같은 종자(種子)의 유성분을 함유한 한약재를 사용한다. 종자에 해당하는 한약재명에는 '인(仁)', '자(子)'가 붙어 있는 경우가 많다.
- 대건중탕과 당귀탕에 포함된 산초는 몸의 냉증을 따뜻하게 하면서 통변(通便)하는 효과가 있다.
- 다량의 자극성 하제를 복용하다가 한방치료로 전환한다면, 마자인, 산초, 망초 등을 병용하면서 대황 투여량을 1~2g부터 서서히 늘려가도록 한다. 그 사이 한방치료 만으로 대변이 잘 나오지 않는다면, 그전까지 복용해왔던 양약을 병용해도 좋다고 미리 지도하여 치료과정에서 변비 악화 우려를 줄여야 한다. 이러한 방법을 사용하면, 한방 위주의 치료로 점차 이행해 갈 수 있을 가능성이 높아진다.
- 복용 후 장관운동항진으로 복통이나 설사가 발생한다면, 우선 투여량을 재검토한다. 처방구성 측면에서도 복통을 완화시키는 작약이나 단맛으로 긴장을 완화할 수 있는 감초 등이 함유된 처방을 사용하는 것을 검토하는 것이 좋다.
- 대변과 가스로 인한 복부팽만감이 사라지면 정신적 측면에도 좋은 영향이 있다. 장관통과시간 단축은 장내전균 총량과 종류를 변화시켜, 보다 고차원적인 기능에도 긍정적 영향을 미칠 가능성이 있다. 따라서 정신증상과 변비가 병존할 경우에는 대황제나 기제(氣劑)가 좋은 치료방안인 경우가 많다.
- 가스량을 증가시킬 수 있는 음식으로는 유제품(우유)·발효식품(낫토 등)·다량의 탄수화물(감자·밤 등)을 들 수 있다. 변비에 좋은 것으로 알려진 유산균제제, 식이섬유, 인공감미료가 오히려 장내세균의 가스 생산을 과도하게 만들기도 한다. 매일 섭취하고 있는 음식을 하나하나 중단해 보고 관찰하면, 가스량 증가의 원인을 찾아낼 수 있다.
- 가스량의 증가는 우하복부에 있는 충수·상행결장하부의 긴장감으로 표현될 수 있다.

이것이 횡행결장에까지 영향을 미치면 좌우 늑골하부에 긴장감이 생기기도 한다. 이때, 위의 내용을 참조하여 식사내역을 체크함과 동시에, 장시간 앉아서 일을 한다면 되도록 틈틈이 서거나 걸어주는 것이 좋다.

- 최근 국제적으로 합병증이 없는 급성게실염에는 항생제를 선택적으로 투여해야만 한다는 의견이 나오고 있다. 예로부터 한방에서는 항염증이나 장관내압감소·국소순환개선을 목적으로 대황에 구어혈약을 추가한 처방(우하복에 압통이 있으면 대황목단피탕, 좌하복에 있으면 도핵승기탕 등)을 사용해 왔다. 단, 복막자극증상이 확인된 상황이라면, 대황제 사용은 즉각 중단해야만 한다.
- 소아는 대황을 사용하지 않아도 건중탕류나 시호제로 대개 대처할 수 있다.

### 1) 대황제이면서 감초를 함유한 처방

- 대황을 사용할 수 있는 변비라면, 대황 자체의 용량과 감초 유무, 병존병태를 고려하여 처방을 선택한다. 표 1에 의료용 엑스제에 함유된 대황의 용량을 표시해 두었다.
- 대황의 사하작용이 감초를 함께 사용하면 증강된다는 동물실험 결과가 있다. 대황 사용량을 줄이고, 장관운동항진에 의한 복통을 감초의 이완효과로 방지하기 위해 감초를 조합하여 사용하면 좋다.
- 정신불안이나 상기 등의 증상을 동반한 월경곤란증, 갱년기장애에 사용되는 여신산 엑스제에는 대황은 들어있지 않지만, 원처방에는 대황이 함유되어 있으므로 대변 상태에 따라 대황가루를 추가하여 사용하면 더욱 좋다.

### 2) 대황제이면서 감초를 함유하지 않은 처방(표 2)

- 혈압 상승·부종이나 감초로 인한 가성알도스테론증이 우려된다면 감초를 사용하지 않는다.
- 후박·지실은 순기제로 흉부·상복부의 불편감을 동반한 기체(氣滯)에, 도인·목단피는 하복부 압통이 있는 어혈(瘀血)에 좋다.
- 황련·황금은 대황과 함께 사용하면 열을 식히며 말리는 작용이 강해지므로, 수습(水濕)을 시사하는 설태가 없을 때 신중히 투여해야 한다.

**표 1. 변비에 사용할 수 있는 대황제이면서 감초를 함유한 처방(엑스제 1일분의 대황함유량)**

| 처방(구성약재) | 특징, 사용목표 |
|---|---|
| 대황감초탕(대황 4g, 감초) | 대황 용량이 많음 |
| 조위승기탕(대황 2g, 감초, 망초) | 섬어(譫語), 흉번(胸煩) |
| 계지가작약대황탕(대황 2g, 감초, 작약, 계피, 생강, 대조) | 복부팽만감, 복통 |
| 도핵승기탕(대황 3g, 감초, 망초, 도인, 계지) | (좌)하복통, 상기, 쉽게 화냄, 월경곤란증 |
| 을자탕(대황 0.5~1g. 감초, 시호, 황금, 당귀, 승마) | 치질 등의 어혈(瘀血), 스트레스에 좋음, 변비경향 정도 |
| 통도산(대황 3g, 감초, 망초, 지실, 당귀, 홍화, 소목, 후박, 진피, 목통) | 어혈로 인한 하복통, 우울한 기분 |
| 윤장탕(대황 2~3g, 감초, 지황, 당귀, 마자인, 황금, 후박, 지실, 도인, 행인) | 장을 윤택하게 하여 고령자에게 좋음<br>지황을 함유하고 있지만, 오히려 황금의 간장애 유발 가능성에 주의해야 함 |
| 방풍통성산(대황 1.5g, 감초, 망초, 활석, 석고, 황금, 백출, 길경, 마황, 당귀, 작약, 천궁, 산치자, 형개, 연교, 방풍, 박하, 생강) | 비만치료는 식사, 운동요법 병용이 필수<br>두드러기 같은 피부병에도 좋음 |

- 의료용 엑스제 중 쯔무라 시호가용골모려탕 엑스제에는 대황이 함유되어 있지 않고, 코타로 대시호탕거대황 엑스제에도 대황이 들어있지 않다.

표 2. 변비에 사용할 수 있는 대황제이면서 감초를 함유하지 않은 처방
(엑스제 1일분의 대황함유량)

| 처방(구성약재) | 특징, 사용목표 |
|---|---|
| 대승기탕(대황 2g, 망초, 지실) | 배가 단단하며 팽만 |
| 대시호탕(대황 1~2g, 시호, 반하, 황금, 작약, 대조, 지실, 생강) | 명치와 흉협부의 통증 및 긴장감, 우울한 기분 |
| 시호가용골모려탕(대황 1g, 반하, 계피, 복령, 황금, 인삼, 용골, 모려, 대조, 생강) | 불면증, 악몽, 우울, 상복부에 두근거림이 느껴짐 |
| 대황목단피탕(대황 2g, 망초, 도인, 목단피, 동과자) | (우)하복통 |
| 삼황사심탕(대황 2~3g, 황련, 황금) | 열증(熱證), 정신불안 |
| 인진호탕(대황 1~2g, 인진호, 산치자) | 이담(利膽), 가려움 |
| 마자인환*(대황 4g, 마자인, 후박, 지실, 작약, 행인) | 마자인의 유성분이 장관을 촉촉하게 하는 작용을 함 |
| 소승기탕(대황, 후박, 지실) | 대승기탕에서 망초를 뺐기 때문에 효과가 약함 |
| 부자사심탕(부자, 황련, 황금, 대황) | 명치부 막힌 느낌, 정신불안에 오한이 겸해진 경우<br>삼황사심탕 엑스제에 부자가루를 추가하여 비슷한 효과를 낼 수 있음 |

*마자인환 같은 환제(丸劑)는 서방제로, 효과가 완만히 나타난다고 여겨져 왔다. 흉부 이상의 부위[상초(上焦)]에 쓰는 방향성이 있는 산제(散劑)나, 상복부 위장[중초(中焦)]에서 비교적 빨리 흡수되는 탕제(전탕약)에 비해 무게가 있는 환제는 하복부 · 반신[하초(下焦)]까지 약효가 내려온다는 이미지가 있다.

### 3) 대황을 함유하지 않은 처방(표 3)

- 허증이거나 소아라면 대황을 함유하지 않는 처방부터 사용을 검토한다.
- 복근이 얇고 복력이 약하면 인삼이 포함된 처방을 고려한다. 특히 확장된 장관의 형태가 만져진다면 대건중탕을 적용할 수 있다.
- 소아에서는 건중탕류(소건중탕과 유사한 처방) 외에, 대황이 들어있지 않은 시호제(소시호탕, 시호계지탕 등) 또한 변비에 효과가 있는 경우가 많다. 시호계지탕은 몸의 표면

과 두측(頭側) 및 배측(背側)에 효과가 있는 계지탕을 소시호탕에 합방한 것이므로, 두통이나 피부질환이 병발했을 때 좋다. 따라서, 아토피피부염 같은 알레르기 질환의 장기치료에도 사용된다.

• 고령자는 병발질환이 많기 때문에 지황, 부자를 기본으로 쓰며, 다른 증상도 참조하여 처방을 결정한다. 부자는 전반적인 생명활동을 활발하게 만들지만, 체내를 과도하게 따뜻하게 하여 변이 건조해지기도 한다. 아울러 하체를 제대로 단련하기 위해 걷기 운동을 병행하는 것을 추천한다.



**표 3. 변비에 사용할 수 있는 대황을 함유하지 않은 처방**

| 처방(구성약재) | 적응증 |
|---|---|
| 대건중탕(산초, 인삼, 건강, 교이) | 냉증, 장관확장 |
| 소건중탕(작약, 계피, 감초, 교이, 생강, 대조) | 허약체질(특히 소아), 복통 |
| 황기건중탕(작약, 황기, 계피, 감초, 교이, 생강, 대조) | 허약체질, 도한(盜汗), 피부나 점막질환 |
| 계지가작약탕(작약, 계피, 감초, 생강, 대조) | 복통, 과민대장증후군 |
| 사역산(시호, 지실, 작약, 감초) | 흉협부와 복근의 긴장, 손발의 발한 |
| 가미소요산(시호, 복령, 백출, 당귀, 작약, 목단피, 산치자, 감초, 박하, 생강) | 월경곤란증, 갱년기장애, 흉협부 긴장, 냉증 |
| 여신산(엑스제에는 대황이 없음) (황련, 황금, 당귀, 천궁, 인삼, 백출, 계피, 목향, 정향, 향부자, 빈랑자, 감초) | 상기, 어지럼, 불면을 동반한 월경곤란증, 갱년기장애 |
| 오적산(창출, 백출, 복령, 진피, 반하, 후박, 작약, 천궁, 마황, 계피, 건강, 길경, 지각, 감초, 대조) | 대사성 질환, 냉증, 부종 |
| 십전대보탕(인삼, 복령, 백출, 감초, 당귀, 천궁, 작약, 지황, 황기, 계피) | 권태감, 식욕부진 |
| 부자이중탕(부자, 인삼, 백출, 건강, 감초) | 냉감, 마른 체형, 권태감 |

## Column 변비-설사 교대형 과민대장증후군

막연히 양약을 병용처방하면서 개별 증례에 맞춘 근본적 해결이 잘 이루어지지 않는 경우가 많다. 대변상태는 결과이므로, 생활 속에서 대처해야 할 원인이 존재한다.

식후에는 위와 장에서 반사(reflex)가 일어나 배변하기 좋은 상태가 되므로, 특히 아침 식후에 충분한 시간을 확보하는 것이 좋다. 아침 식사를 거른다면, 소량의 탄수화물만 섭취하게 하거나 통근 또는 통학 이동시간이 지난 후 섭취하게 하는 방법이 있다.

스트레스와 환경에 따라서도 대변상태가 불안정해지므로, 전 생애에 걸친 변화나 현재의 곤란한 심경을 잘 청취해야 한다. 한방에서는 시호제, 승기탕류, 반하후박탕 등의 기제(氣劑)로 정신적인 면에 대한 대응도 가능하다.

변비가 수일씩 이어진 후나 편하게 배변할 수 있는 휴일에만 하제(下劑)를 사용하는 환자가 있다면, 일정한 약 복용을 통해 배변을 매일 하도록 하는 것이 약물 사용량을 줄이는 데 도움이 된다. 또한 정신이나 월경이상 등도 함께 개선될 수 있음을 이해시키며, 수일 단위로 조금씩 처방 사용량을 증감해 갈 것을 권한다.

# 2 설사

### 병태

- 대변의 수분 함량이 늘어 물러진 병태를 설사라고 한다. 1일 배변횟수가 적더라도 연변 자체를 호소하는 경우도 있다.
- 급성설사는 감염성 장염이나 식중독 위주이며, 발병일자가 명확하다. 감염경로나 원인이 되는 음식물은 주위 발생상황을 알아보는 과정에서 찾아낼 수 있다.
- 만성설사는 4주 이상 지속되는 연변으로 정의되며, 그 원인이 다양하고, 기질적 질환이 있다면 근본적인 대처가 필요하지만, 기능성 설사는 생활에 지장이 있는 경우에만 치료 대상이 된다.

### 일반치료

- 급성설사에는 효과가 강한 지사제 사용은 금기이며, 정장제 위주로 투여한다. 한방약은

식물성 약재로 정장효과가 있는데, 여기에 추가로 항염증작용 등이 있어 보다 적극적인 치유촉진을 기대해 볼 수 있다.

- 만성설사이며 기질적 질환이 없는 기능성 장관장애에는 다양한 양약이 사용되고 있으며, 정장제 또한 널리 사용된다. 유제품이나 발효균은 천연 약재라고도 할 수 있는데, 요구르트나 유산균제제는 설사와 변비를 모두 개선시킬 수 있다.
- 일본에서 설사에 널리 사용되는 페로베린(Phelloberin)은 지사작용이 있는 탄닌을 함유한 이질풀(학명:*geranium thunbergii*)과 황련, 황백에 함유된 성분인 베르베린이 배합된 생약제제이다.



## 한방치료

- 급성설사를 하며 구토를 반복할 때, 소량의 물로 오령산을 복용하게 할 수 있다. 오령산을 엑스제 대신 산제(散劑)로 쓰면, 적은 투여량으로도 효과를 볼 수 있으며, 항의 효과 또한 기대해 볼 수 있다.
- 급만성 모두 실증(實證) 설사는 대변과 함께 열, 가스, 수분을 배출함으로써 몸을 편하게 하려는 반응으로 볼 수 있다. 이러한 상태가 지속되면 설태가 점차 더욱 두꺼워지는 경향이 있다. 음식 섭취를 하기에 앞서 속을 편하게 하려다 발생하는 구역감이나 구고(口苦)와 함께 한열 증상이 몸 여기저기서 나타나는 경우에는 시호제, 가스와 수분 때문에 복명(腹鳴)이 심할 때는 반하사심탕 사용을 고려해 볼 수 있다. 소시호탕과 오령산을 합방한 시령탕도 사용해 볼 수 있다.
- 대황은 급성설사 상황에서 사하작용보다는 탄닌 성분에 의한 지사, 항염증작용을 위주로 활용할 수 있다. 사하효과가 있는 것으로 여겨지는 민간약 중에는 소량의 대황이 포함된 경우가 있다. 고전에는 통변 여부와 관계없이 설태가 황색에서 흑색으로 바뀐 경우, 승기탕류의 대황제를 사용한다고 되어 있지만, 수액과 항생제가 발달한 현대 임상에서는 굳이 설사에 대황을 사용할 일은 많지 않다.
- 허증 만성설사는 소화기능이 약해져 나타난 현상이다. 체중이 표준 미만이며, 찬 음식 섭취를 피하고 탄수화물처럼 소화가 잘 되는 음식을 편식하는 경우가 많다. 젊은 사람들에게는 소건중탕이나 그와 유사한 처방을 종종 사용한다. 보중익기탕, 육군자탕같이 인삼이 포함된 처방은 병후와 같은 허로(虛勞) 상태에서 나타나는 연변에도 사용할 수

있다. 고령자에게는 부자를 적용하고, 설사 외 동반증후를 감안하여 진무탕이나 팔미환 같은 처방을 선택하게 된다.

### 1) 실증설사에 사용할 수 있는 처방(표 4)

- 흉협고만(胸脇苦滿)은 늑골부, 옆구리의 당기고 괴로운 불쾌감 혹은 당겨지는 듯한 자발통, 압통 등의 소견을 말하며, 한열왕래와 함께 시호제를 사용하는 기준에 해당한다.
- 오심이 심할 때 주로 처방하는 생강사심탕은 반하사심탕에서 생강을 증량한 처방이다. 엑스제를 쓸 때는 생강즙을 추가해 복용하면 유사한 효과를 낼 수 있다.

### 2) 허증설사에 사용할 수 있는 처방(표 5)

- 감염성 장염처럼 급격한 발생이나 발열이 있는 설사가 아닌, 만성설사이며 소화불량이나 한랭자극 또는 찬 음식 섭취 시 악화되는 병태를 허증설사로 본다.
- 인삼 적응증일 경우, 명치 부위의 막힌 느낌이나 복부를 손으로 눌렀을 때 편안해지는 소견(喜按)이 나타난다.
- 부자는 노화에 동반되는 소복불인(小腹不仁)을 보이는 경우 외에도, 어떤 질환에 장기간 이환됨에 따라 나타나는 체력저하에도 사용한다. 한약처방을 사용했지만 냉증이나 통증이 잘 개선되지 않는다면, 부자 증량을 검토하면 좋다.
- 심하(心下)에 쌓여 상하소통을 방해하는 수습(水濕)은 건강의 적극적인 온산(溫散)하는 작용을 활용해 치료해야 한다. 만성설사 환자를 복진했을 때, 심하비경(心下痞硬), 제상계(臍上悸), 위내정수(胃內停水) 등이 있고 실증이라면 반하사심탕 등을, 허증이라면 건강이 함유된 처방 사용을 고려한다.

### 표 4. 실증설사에 사용할 수 있는 처방

| 처방(구성약재) | 사용목표 |
|---|---|
| 오령산(계피, 저령, 택사, 복령, 창출) | 갈증, 소변량감소, 구토 |
| 시령탕(소시호탕과 오령산 합방) | 갈증, 소변량감소, 오심, 구고(口苦), 한열왕래(寒熱往來) |
| 소시호탕(시호, 황금, 반하, 인삼, 감초, 대조, 생강) | 구강건조, 오심, 구고(口苦), 한열왕래(寒熱往來), 흉협고만(胸脇苦滿) |
| 반하사심탕(황련, 황금, 반하, 인삼, 감초, 대조, 건강) | 복명(腹鳴), 오심, 심하비경(心下痞硬) |

### 표 5. 허증설사에 사용할 수 있는 처방

| 처방(구성약재) | 사용목표 |
|---|---|
| 시호계지건강탕(시호, 황금, 계피, 생강, 모려, 괄루근, 감초) | 스트레스, 흉골미부 근처의 압통 |
| 계지가작약탕(작약, 계피, 감초, 대조, 생강) | 과민대장증후군, 복통 |
| 소건중탕(작약, 계피, 감초, 교이, 생강, 대조) | 허약체질(특히 소아), 복통 |
| 황기건중탕(작약, 황기, 계피, 감초, 교이, 생강, 대조) | 허약체질, 도한(盜汗), 피부 및 점막질환 |
| 보중익기탕[인삼, 황기, 창출(백출), 시호, 당귀, 진피, 감초, 대조, 승마, 생강] | 눈에 힘이 없고 수족권태, 미각저하, 식욕부진, 여름 탐 |
| 육군자탕[인삼, 복령, 창출(백출), 감초, 반하, 진피, 대조, 생강] | 식욕부진, 권태감, 위불편감, 설백태(舌白苔) 있음 |
| 사군자탕[인삼, 복령, 창출(백출), 감초, 대조, 강] | 식욕부진, 권태감, 설백태(舌白苔) 없음 |
| 반하백출천마탕[인삼, 황기, 반하, 진피, 창출, (백출), 복령, 택사, 천마, 맥아, 신곡, 황백, 건강, 생강] | 악천후 시 두통, 두중(頭重), 어지럼, 탄수화물 소화불량 |
| 계비탕[인삼, 복령, 창출(백출), 감초, 연육, 산약, 산사자, 진피, 택사] | 니상변(泥狀便) 또는 수양변, 지질과 단백질 소화불량 |
| 인삼탕(부자이중탕)[인삼, 창출(백출), 건강, 감초, (부자)] | 식욕부진, 입안에 침이 고임, 냉증 |

| 처방(구성약재) | 사용목표 |
|---|---|
| 계지인삼탕[계피, 인삼, 창출(백출), 건강, 감초] | 두통, 찬 음식을 먹으면 설사 심해질 때 |
| 진무탕[부자, 복령, 창출(백출), 작약, 생강] | 노화, 냉증, 설사 |
| 단리탕<br>반하사심탕에서 황금을 빼고 복령, 부자를 추가<br>[아사다 소하쿠 『물오약실방함(勿誤藥室方函)』] | 심하수음(心下水飮)<br>엑스제로는 반하사심탕에 진무탕이나 부자가루를 병용하면 유사한 처방을 만들 수 있다. |
| 위풍탕<br>당귀작약산에서 택사를 빼고 계피, 인삼, 좁쌀을 추가 | 한랭자극 시 악화되는 만성설사<br>엑스제로는 당귀작약산과 계지인삼탕을 혼합하면 유사한 처방을 만들 수 있다. |

## 3 변비, 설사와 대표처방군

- 실증 경향에 사용하는 대황제, 시호제와 허증 경향에 사용하는 인삼제, 부자제, 대건중탕을 허-실과 변비-설사를 축으로 삼아 표현하면 아래와 같다. 그 외, 건중탕류(소건중탕과 그 유사처방)에는 인삼이 함유되어 있지 않다. 하지만, 그림에서는 인삼제와 같은 위치 정도로 볼 수 있겠다.
- 『상한론』의 육경(六經)에 의거하면, 양명병에는 대황제, 소양병에는 시호제, 삼음병에는 허증용 처방이라고 생각해 볼 수 있으며, 병기나 병위(주요 병증이 있는 신체 부위)의 관점을 사용해 보다 정밀한 치료가 가능하다.

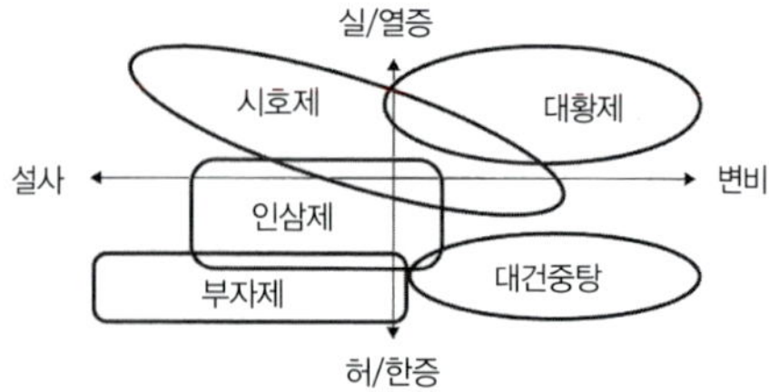


그림 1. 증(證)에 따른 변비와 설사의 대표처방군

호시노 타카유키(星野卓之

# 7. 상복부 증상(주로 기능성 소화불량)

진료요령

• 상복부 증상은 식도나 위 같은 상부 소화기영역을 중심으로 나타나며, 여러 질환과 병태에서 흔하게 나타나는 증후이다. 따라서 필요에 따라 한방치료를 시행하기 전에 감별진단을 충분히 시행하고, 원인질환의 중증도, 긴급도에 따라 서양의학적 치료(수술이나 위산분비억제제 투여 등)를 우선적으로 시행하기도 한다. 그러나 한방약은 대부분의 경우, 안전하게 장기적으로 사용할 수 있고, 소화기증상과 삶의 질 개선에 뛰어난 효과를 발휘하기 때문에 기본적으로 서양의학적 치료와 병행하는 등 적극적인 사용이 권장된다. 기질적 질환을 배제할 수 있는 경우나, 위산분비억제제로 충분히 개선되지 않을 때, 특히 한방치료를 적극적으로 활용하는 것이 좋다.

## 병태

• 명치통증이나 식욕부진, 위불편감, 구역, 구토, 가슴쓰림 같은 증상은 식도나 위 등 상부 소화기영역을 중심으로 나타나면서도, 다양한 질환과 병태에서도 볼 수 있는 증후이다. 소화기 이외의 내과영역은 물론, 정신과 영역, 각종 악성종양 같은 외과영역, 임신 시 입덧 등 산부인과영역의 질환·병태까지 다방면에 걸쳐 있다. 따라서 필요에 따라 한방치료 적용 이전에 감별진단을 충분히 실시해야 한다.

• 기질적 질환이 배제된다면, 대부분의 상복부 증상은 기능성 소화관장애에 해당하는 것으로 볼 수 있다.

• 기능성 소화불량 같은 기능성 소화관장애는 식욕이나 소화관운동 촉진, 소화관 점막 보호작용을 가지고 있는 한방치료의 좋은 적응증이 된다.

## 일반치료

• 소화성 궤양이나 위암, 담낭결석 같은 기질적 질환은 배제할 수 있으며 명치통증과 식욕부진, 구역, 구토 등 상복부 증상을 호소하는 환자의 대부분은 기능성 소화불량을 대표되는 기능성 소화관장애에 해당하는 것으로 볼 수 있다. 진료지침에서는 위산분비

억제제와 소화관운동기능개선제를 제1선택지로 뽑고 있다.

- 가슴쓰림을 보이는 대표질환으로는 역류식도질환을 꼽을 수 있으며, 프로톤펌프억제제(PPI) 같은 위산억제제가 유효한 것으로 알려져 있다. 하지만, PPI로 효과를 충분한 효과를 볼 수 없는 역류식도질환인 NERD(non-erosive reflux disease)도 분명 존재하며, 기능성 소화불량 치료에서도 앞서 언급한 제1선택지만으로는 치료효과가 충분치 않다.

- 이러한 맥락에서 PPI와 육군자탕 병용이 NERD 치료에 유용하다는 보고나 육군자탕이 기능성 소화불량의 상복부 증상을 개선시킨다는 보고에서 볼 수 있듯, 위산분비 과잉이라는 관점을 중심으로 치료전략을 세워 온 이러한 질환에서도 추후 한방약의 쓰임새가 꾸준히 넓어질 것으로 예상된다.

## 한방치료

대표적인 처방은 다음과 같다(**표 1**).

- 대시호탕: 시호계지탕과 함께 시호제로 분류되는 처방 중 하나이다. 시호계지탕에 비해 실증(實證)이고 변비를 동반하는 경우가 많으며, 흉협고만은 더욱 심한 경우가 많다.

- 사역산: 시호계지탕과 유사하며, 소화관에서 유래한 통증에 유효한 작약을 다량 함유하여 상복부 유래 통증에 흔히 쓰인다. 전형적으로 약간 실증이며, 흉협고만과 심한 복직근연급이 나타나는 경우가 많다. '사역(四逆)'은 (교감신경 과긴장으로) 손발이 차가워진다는 뜻이지만, 수족냉증이 항상 나타나는 것은 아니다.

- 황련해독탕: 실증~중간증에 사용한다. 붉은 얼굴과 상기경향이면서 위산과다, 심하비(心下痞), 불쾌감이나 가슴쓰림 등을 호소할 때 쓰면 좋다. 하나와 토시히코는 기능성 소화불량 치료에 대해 "가녀린 체형에는 육군자탕, 딱 벌어진 체형에는 황련해독탕, 중간형에는 반하사심탕"이라고 했다.

- 시호계지탕: 상복부 증상 전반에 널리 응용되는데, 특히 상복부 통증을 호소할 때 자주 사용된다. 중간증이면서 흉협고만과 복직근연급을 보이는 경우 꽤 유효하다.

- 반하사심탕: 중간증을 위주로 사용한다. 젊은 사람의 이른바 스트레스성 위염에 적용하기 좋다. 자각증상으로 심하(心下)의 막힌 느낌·불쾌감, 타각소견으로 심하비경(心下痞硬) 외에 복명, 설사 등의 동반증상을 목표로 처방하는 경우가 많다.

• 황련탕: 황련에 함유된 베르베린은 항궤양, 소염, 항균 등 다양한 약리작용을 보이며, 본 처방을 비롯한 황련을 포함한 처방은 가슴쓰림에 자주 사용된다. 이 처방은 반하사심탕의 황금을 계피로 대체한 것으로, 두통 등을 동반하기도 한다. 위통에도 좋다. 전형증례는 혀에 후백태(厚白苔)를 가지고 있다.

**표 1. 상복부 증상을 가진 환자에게 사용할 수 있는 처방**

| 증(證) | 처방 | 사용목표 |
|---|---|---|
| 실증(實證) | 대시호탕 | 흉협고만(胸脇苦滿), 변비 |
| | 사역산 | 흉협고만, 복직근련급, 복통 |
| | 황련해독탕 | 위산과다, 더위탐, 쉽게 상기 |
| 중간증(中間證) | 시호계지탕 | 흉협고만, 복통, 두통 |
| | 반하사심탕 | 심하비경(心下痞硬), 복명, 설사 |
| | 황련탕 | 위산과다, 두통, 두꺼운 설태 |
| | 반하후박탕 | 불안 및 건강염려증 경향, 인중자련(咽中炙臠), 복만(腹滿) |
| | 평위산 | 식후 소화불량 |
| 허증(虛證) | 육군자탕 | 위불편감, 심하비경, 위내정수(胃內停水) |
| | 사군자탕 | 식욕부진, 위불편감은 없음 |
| | 반하백출천마탕 | 두통, 어지럼, 날궂이 |
| | 안중산 | 냉증, 위통 |
| | 인삼탕 | 냉증, 심하비경 |
| | 보중익기탕 | 전신권태감이 심함, 미열 |

• 반하후박탕: 대표적인 기제(氣劑)이다. '인중자련(咽中炙臠)'이라는 인후두이상감각과 복부팽만감, 가스가 찬 듯한 느낌의 복부증상을 목표로 사용하며 중간증(中間證) 위주로 폭넓게 이용된다. 신경증적 경향을 가지고 있거나 스트레스가 관련된 소화관증상에 쓸 수 있다.

• 평위산: 식사하면 위가 팽팽해지는 느낌의 소화불량에 사용할 수 있는 처방이다. 중간증 위주로 폭넓게 사용된다. 육군자탕과 약간 비슷하지만 육군자탕은 보다 허증인 경우

에 사용한다.

- 육군자탕: 중간증~허증에 사용한다. 소화관운동촉진제로 사용하며 식욕부진, 위불편감, 조기포만감 등을 호소할 때 좋다. 전형적으로 백태(白苔), 심하비경(心下痞硬), 위내정수(胃內停水)를 동반하면서 위불편감이 있는 것만을 목표로 삼아 사용해도 큰 무리가 없다. 관련 임상근거도 다수 보고되어 있다.

- 사군자탕: 육군자탕에 비해 식욕부진 위주의 호소를 보이며 위불편감이 덜할 때 사용한다.

- 반하백출천마탕: 육군자탕과 유사한 처방이지만, 두통과 두중(頭重)이 주 소증이며, 기본적으로 위장허약이 동반된 케이스에 주로 사용된다.

- 안중산: 허증에 사용한다. 몸을 따뜻하게 하는 계피와 제산작용을 하는 모려, 그리고 현호색 외에 진통작용이 우수한 약재가 다수 포함되어 있어 몸이 차면서 위통이나 가슴쓰림을 호소할 때 적용할 수 있다.

- 인삼탕: 허증에 쓴다. 육군자탕과 주소가 비슷하나, 감초-건강 조합이 함유되어 리한(裏寒)을 해결하는 작용이 뛰어나므로 족부 및 신체냉감을 목표로 사용한다. 침이 입에 넘쳐흐르는 '희타(喜唾)' 같은 증상을 목표로 사용하기도 한다. 복진상 심하비경을 보이는 경우가 많다.

- 보중익기탕: 대표적인 보제 중 하나이다. 보중익기탕증에는 식욕부진과 위하수 등이 나타난다는 점에서 기능성 소화불량에 적용해 볼 수는 있으나, 대체로 권태감과 미열 같은 보다 전신적인 증상에 초점이 더 맞추어진 처방이다.

**Advanced Course**

### 청열해울탕(淸熱解鬱湯)

기능성 소화불량의 병태에 심인성 요인이 관계되어 있는 경우가 적지 않다. 그럴 때 한방약 중 기울(氣鬱)을 개선하는 이기약(理氣藥)이 효과를 보이는 경우가 있다. 아내가 뇌경색으로 쓰러져 현재 간호 중인 60세 남성 증례이다. 위통과 불쾌감이 지속되어 내원했는데, 상부소화관내시경과 복부초음파검사상 이상이 없었으나, 이런저런 약을 복용하더라도 효과가 없었다. 청열해울탕을 처방하고 2주 후 '엄청 좋아졌어요. 오전에 느꼈던 위 불쾌감이 사라졌고, 공복감도 다시 생겼습니다(본인의 말)'라고 했다. 청열해울탕은 산치자, 창출, 천궁, 향부자, 진피, 황련, 감초, 지실, 건강, 생강으로 구성되며, 가슴쓰림, 트림, 스트레스성 위통, 변비를 주요 목표로 하는 처방이다. 엑스제로 쓰려면, 황련해독탕과 기제인 향소산을 병용하는 방식으로 이 처방과 유사한 효과를 낼 수 있다.

기능성 소화불량 진료지침에 수록된 반하후박탕도 기제로, 불안이 심한 경우나 스트레스가 관련된 환자에게 활용할 수 있다. 예를 들어, 육군자탕 같은 한방약을 복용하면 (완벽하지는 않지만) 일정 정도의 효과는 있고, 불안과 복부팽만감 등 기울을 고려해야 하는 경우, 반하후박탕을 병용하면 치료효과를 높일 수 있다. 현대사회는 스트레스 사회라는 점을 감안하면, 기능성 소화불량을 비롯한 모든 기능성 질환에 기제 활용의 가능성을 항상 염두에 두어야 한다.

오이카와 테츠로(及川哲郎)

# 8. 하복부 증상(복통 등)

### 진료요령

- 상복부 증상과 마찬가지로 복통이나 복부팽만감 등은 다양한 질환과 병태에서 나타나지만, 빈도 측면에서는 소화관 유래 산통발작이 가장 많으며, 복막염 등에 동반되는 지속적 통증도 적지 않은 편이다. 상복부 증상에서도 서술했듯, 한방치료 적용 전에 충분한 감별진단을 진행해야 한다.
- 복통에 자주 쓰이는 약재 중 작약은 소화관 연동운동을 억제하여 복통을 완화한다. 특히 작약과 감초를 조합하면 진경효과가 뛰어나므로, 이 조합이 포함된 다양한 처방을 복통에 사용할 수 있다. 대표적인 처방인 작약감초탕은 증상이 생겼을 때 바로 복용해도 유효하며, 복용 수십 분 이내에 효과를 발휘한다.
- 또한, 한랭자극이 복통의 유발요인인 경우도 종종 있다. 이때는 신진대사촉진과 혈류개선을 통해 소화관을 따뜻하게 하고 소화기능을 개선시키는 보제(補劑)라는 한방처방 그룹이 유효하다. 부족한 부분을 '보(補, 여기서는 찬 것을 따뜻하게 하는 것)'한다는 서양의학과는 다른 한방의학의 사고방식인데, 이것이 결국 서양의학적 치료의 부족한 점을 채우는 역할을 하기도 한다.
- 일반적으로, 과민대장증후군으로 대표되는 기능성 복통에 한방약이 유효한 경향이 있다.

## 병태

- 상복부 증상처럼 복통이나 복부팽만감 같은 하복부 증상은 다양한 질환과 병태에서 나타날 수 있다. 이 중 관강장기(주로 하부소화관)의 신전이나 연축에 동반되는 산통발작이 비교적 흔한 편이다.

- 때때로 복막염 등에 동반되는 지속성 통증 외에, 정형외과 질환에서 유래한 증상이 복통으로 나타나기도 한다.

- 따라서 한방치료 전에 하부 소화관 내시경 검사 또는 CT 촬영을 통해 정확한 질환을 감별진단할 필요가 있다.

- 작약과 감초 조합은 진경작용이 뛰어나기 때문에, 주로 소화관 유래 복통에는 이 조합이 함유된 다양한 처방을 위주로 사용하게 된다.

## 일반치료

- 관강장기의 신전이나 연축에 동반된 산통발작에는 항콜린제를 위주로 평활근 수축을 억제하는 작용을 가진 진경제를 사용한다.
- 반면, 복막염 등에서 유래한 지속성 통증이나 정형외과 질환에 동반된 통증에는 비스테로이드성 소염진통제(NSAIDs)를 먼저 사용하는 경우가 많고, 통증 강도에 따라 비오피오이드계 진통제 혹은 오피오이드 진통제를 사용한다.
- 한방약에서 오피오이드 정도의 강한 진통효과를 기대할 수는 없지만, 양약과 병용하게 되면 환자가 겪을 삶의 질 저하를 개선하는 효과를 기대할 수 있다. 예를 들어 한방약 병용 시에는 NSAIDs로 인한 위장장애를 경감시킬 수 있다.

## 한방치료

대표적인 처방은 다음과 같다(표 1).

- 계지가작약대황탕: 계지가작약탕의 적응증 또는 그보다 실증이면서 변비가 심한 경우에 사용한다.
- 사역산: 시호계지탕 적응증과 유사하며, 소화관 유래 통증에 유효한 작약을 다량 함유하고 있기 때문에 종종 복통에 사용한다. 전형적인 소견으로 약간 실증(實證)이며 흉협고만(胸脇苦滿)과 심한 복직근연급을 보이는 경우가 많다.
- 계지가작약탕: 과민대장증후군의 제1선택 한방약이며, 특히 설사형에 유효하다. 중간증을 위주로 폭넓게 사용된다. 계지가작약탕 계열 처방(이 항에서 다룰 처방으로는 계지가작약대황탕과 소건중탕)은 복직근 긴장이 심한 것이 복진상 하나의 사용목표가 된다.
- 시호계지탕: 복통에 전반적으로 응용되며, 특히 젊은이들에게 쓴다. 중간증 위주로 폭넓게 사용된다. 소시호탕이 포함되어 있어 항염증작용과 면역조정작용이 있다. 복진상 흉협고만(늑골궁하의 불편감과 압통), 복직근 긴장이 있는 경우 적응증이 된다.
- 작약감초탕: 주로 복통 발작 시 바로 복용하는 형태로 사용한다. 한방 위장약이라 불리는 처방들 다수에 포함되어 있는 처방으로, 증(證)에 관계없이 사용해도 유효성이 높은 편이다. 그러나 감초를 많이 함유하여 다른 처방에 비해 가성알도스테론증 유발 빈도가 높으므로, 장기 복용 시 주의가 필요하다. 어쩔 수 없이 장기 복용해야 한다면 첫 수

개월 간은 특히 주의해야 하는데, 혈압 상승, 체중 증가, 부종 유무와 전해질 이상 여부를 확인해 가며 복용할 것을 권한다.

- 당귀사역가오수유생강탕: 예로부터 '산(疝)'이라 불리는 냉증이 유발요인인 복통(특히 하복통)을 대상으로 사용해왔다. 또한 이 처방은 말초혈관 확장작용이 강하므로 동상에도 많이 사용한다. 따라서 사지말단에 냉증이 있는 여성이 복부수술 기왕력이 있는 경우 사용하기 좋다.

**표 1. 하복부 증상을 가진 환자에게 사용할 수 있는 처방**

| 증(證) | 처방 | 사용목표와 주의사항 |
|---|---|---|
| 실증(實證) | 계지가작약대황탕 | 과민대장증후군, 복직근연급, 변비 |
| | 사역산 | 복통, 흉협고만, 복직근연급, 수족냉증 |
| 중간증(中間證) | 계지가작약탕 | 과민대장증후군, 복직근연급 |
| | 시호계지탕 | 흉협고만, 복직근연급, 복통, 두통 |
| | 작약감초탕 | 복통 발작 시 바로 복용 |
| | 당귀사역가오수유생강탕 | 냉증, 냉증이 유발요인인 복통과 두통 |
| | 반하후박탕 | 복부팽만감, 복부고음(鼓音) |
| 허증(虛證) | 안중산 | 냉증, 위통, 복통 |
| | 소건중탕 | 과민대장증후군, 복직근연급, 허약아 등 |
| | 대건중탕 | 복부 냉증과 통증, 연동운동부진, 장폐색 |

- 반하후박탕: '7. 상복부 증상'을 참조하기 바란다. 신경증 경향을 가진 경우에는 공기연하증(aerophagia)이 잘 발생하여 쉽게 가스가 차는 경향이 있다. 그러므로 복부팽만감과 복부고음(鼓音)을 목표로, 중간증 위주의 환자들에게 폭넓게 사용한다.
- 안중산: '7. 상복부 증상'을 참조하기 바란다. 허증 타입이면서 냉증 시 복통을 호소하는 경우 자주 사용한다.
- 소건중탕: 계지가작약탕 적응증이면서 보다 체력적으로 허약한 허증에 사용한다. 달달하여 복용하기 편하므로 소아복통에 특히 사용하기 좋다.

- 대건중탕: 원래는 허증이면서 한랭자극에 복부가 노출되어 차가워진 상태에서 발생하는 통증에 사용했다. 소화관을 따뜻하게 하는, 이른바 장관혈류와 장관운동을 개선하는 처방이다. 특히 최근에는 외과수술 후 유착으로 인한 장폐색에도 자주 사용되며 높은 유효성을 보인다. 크론병에 동반된 장폐색에도 유효하다는 보고가 있다.



**Advanced Course**

### 시호소간탕(柴胡疏肝湯)

복부 증상이 있어 정밀검사를 했지만 진단이 명확하지 않고, 치료도 잘 되지 않는 경우가 종종 있다. 이럴 때 한방약이 유효했던 증례를 하나 소개하고자 한다.

7년째 좌측 복부 통증과 당기는 느낌을 호소했던 60대 여성. 긴장하거나 무거운 물건을 들 때 증상이 악화되어 기분이 울적하고 기운도 나지 않아 내원했다. 복부에 압통 등의 소견은 없었지만 좌측 흉협부 불쾌감을 호소했다. 시호소간탕[『의학통지(醫學統旨)』] 복용 6주 후, 좌측 복부와 옆구리의 불편감이 신경 쓰이지 않게 되었다. 시호소간탕은 사역산을 기본으로 하며, 여기에 이기약이 추가되어 있어 기울에 대한 효능이 강화된 처방으로, 스트레스[한방의학적으로 기울(氣鬱)]와 관련된 복부, 체간부 호소 전반에 응용할 수 있다. 엑스제를 사용할 때는 사역산과 향소산을 병용하는 방식으로 활용할 수 있다.

오이카와 테츠로(及川哲郎)

# 9. 비만, 당뇨병, 이상지질혈증

진료요령

- 비만, 당뇨병, 이상지질혈증 같은 내분비대사질환의 치료는 우선 서양의학적으로 시행하는 것이 원칙이다. 한방치료는 식양생(食養生)의 개념을 고려하여 보조적으로 진행한다. 다만, 당뇨병 합병증에는 한방치료가 좋은 효과가 보이는 경우가 많다.
- 물론 질환 경과과정에 스트레스가 관여된 경우도 적지 않으므로, 정신적 측면의 케어가 필요하기도 하다. 이럴 때, 한방치료를 잘 사용하면 좋은 효과를 기대할 수 있다.

## 1 비만

### 병태

- 지방섭취량 증가와 운동부족은 비만을 일으키며, 내장지방이 축적되면서 이상지질혈증, 내당능장애, 고혈압을 유발하여 이른바 대사증후군으로 이어질 수 있다. 최근에는 대사증후군과 심혈관질환 같은 동맥경화성 질환과의 관련성이 주목받고 있다. 그 병태의 중심에는 인슐린 저항성이 있다.

### 일반치료

- 증후성비만(갑상선, 뇌하수체, 부신기능이상을 포함한 내분비질환)을 우선 감별진단한 뒤, (단순성) 비만으로 진단할 경우에는 우선 생활습관, 식습관, 행동양식, 심리사회적 배경을 확인한다.

- 치료의 핵심은 식이요법을 통한 열량제한이다. 운동요법도 병용한다. 비만도 +70% 이상 또는 BMI 35 이상인 고도비만에는 중추성 식욕억제제인 마진돌(mazindol)을 사용할 수 있다. 다만, 사용상 제약이 많고 리바운드(rebound)가 일어나는 경우도 적지 않다.

## 한방치료

• 식사, 운동요법을 해도 비만해소가 잘 되지 않는 경우가 많다. 이럴 때나 자각증상이 함께 있을 경우, 한방치료 시행을 고려할 수 있다. 한방치료 시에는 비만을 다음과 같이 3가지 타입으로 분류하여 치료를 진행한다.

**표 1. 단단하게 살찐 타입의 비만에 사용할 수 있는 한방약**

| 증(證) | 처방 | 사용목표와 주의점 |
|---|---|---|
| 실증(實證) | 대시호탕 | 체격이 좋고 비만하나 골격이 튼튼하다. 변비, 어깨결림, 상복부 팽만감이 주 증상. 흉협고만(胸脇苦滿)과 심하급(心下急)* 이 있음. 짜증이 나면 오히려 식욕이 높아지고, 공복 시에는 명치가 당기면서 단단해진다. |
|  | 대승기탕 | 체격이 좋고 딱 벌어진 체형이다. 복부팽만과 변비가 심하며, 대시호탕과 달리 배꼽을 중심으로 한 팽만이 심하다. 명치부 불쾌감과 압통이 나타난다. |
|  | 방풍통성산 | 체격과 체력이 좋다. 복부팽만과 변비를 주 증상으로 하고, 배꼽을 중심으로 불룩한 북 같은 형태의 배가 특징적이다. 식욕이 왕성하고 얼굴이 붉으며 소변량이 적은 경우가 많다. 비만에 가장 많이 사용되는 처방이며 근거도 많다. |
| 중간증(中間證) | 시호가용골모려탕 | 흉협고만이 있다. 실증 처방을 사용하기 힘든 경우에 쓴다. 복부동계가 있으며, 번경(煩驚), 불안, 호흡급박, 어지럼, 불면 등의 정신증상이 있다. |

심하급(心下急): 명치가 딱딱하게 당기는 현상

### ) 단단하게 살찐 타입(표 1)

• 실증(實證), 열증(熱證)에 사용하는 처방 위주로 치료한다. 또한 심리적 스트레스, 불안, 고독함 등이 과식하게 만들어 비만해지는 '기(氣)'의 이상에 해당할 경우 대시호탕, 시호가용골모려탕 등을 먼저 고려한다.

### ) 물살 타입(표 2)

• 중간증(中間證)부터 허증(虛證)에 사용하는 처방 위주로 치료하며, 이 타입에는 수독(水毒)이 대부분이 있다.

### 3) 혈액순환불량 타입(표 3)

- 실증(實證)부터 허증(虛證)용 처방까지 모두 사용하며 어혈을 시사하는 복부소견이나 증상을 참고하여 치료방침을 결정한다.

**Column 의사의 분류**

『주례(周禮)』(기원전 400년경)에는 의사의 분류에 관한 기록이 실려 있다.
첫째는 식의(食醫), 둘째는 질의(疾醫, 내과의), 다음으로 양의(瘍醫, 외과의), 수의(獸醫) 순으로 적혀 있다. 즉, 식양생(食養生)이 가장 기본이고 가장 소중하다는 것이다. 이 점은 현대에서도 동일하게 적용된다.

**표 2. 물살 타입의 비만에 사용할 수 있는 한방약**

| 증(證) | 처방 | 사용목표와 주의점 |
|---|---|---|
| 중간증(中間證) | 오적산 | 간(肝)과 비(脾)가 허약한데, 한(寒)과 습(濕)에 손상을 입어 일어나는 다양한 증상에 사용한다. 계속 서 있다 보면 발생하는 하지부종, 상반신은 화끈거리고 하반신은 차가워지는 증상, 요통, 변비(대황을 함유한 처방을 썼을 때 복통이 발생해 사용할 수 없는 경우) 등에 좋다. |
| | 구미빈랑탕 | 다리가 무겁고 붓는 증상. 하지에 압통이 있는 경우 좋다. 고혈압, 어깨결림, 피로감이 있는 변비, 각기[부종, 동계(動悸), 호흡곤란] 경향, 단기(短氣, 호흡촉박) 등이 있는 경우. 기 순환을 원활하게 하여 혈체(血滯)를 통하게 하고 수독(水毒)을 제거하는 약재로 구성된다. 속맥(速脈)을 보이는 경우가 많다. |
| 허증(虛證) | 방기황기탕 | 한증(寒證), 안색이 희고 근육은 연약하며 땀이 잘 난다. 소변 배출은 좋지 않다. 피로하면 부종이 나타나고 관절통이 있는 경우, 냉증을 자주 동반, 여름이면 하복부나 대퇴부가 짓무르는 경우가 있다. 주요 약재는 이수약인 방기이며, 황기는 땀 조절을 주관하는 작용을 한다. 방기, 창출로 습(濕)을 제거하며, 황기와 감초가 체표의 허함을 보(補)하고 피부를 단단하게 하는 구성이다. |

표 3. 혈액순환불량 타입의 비만에 사용할 수 있는 한방약

| 증(證) | 처방 | 사용목표와 주의점 |
|---|---|---|
| 실증(實證) | 도핵승기탕 | 주로 비만 여성의 두통, 상기(上氣), 어깨결림, 어지럼 등 같은 고혈압 증상에 좋다. 변비, 월경통, 정신증상이 대단히 심한 경우. 좌하복부 압통[소복급결(少腹急結)]이 있다. |
| | 통도산 | 어혈증상과 함께 기체(氣滯)증상(가슴 쓰리며, 복부가 붓고, 변비)이 있는 경우. 비교적 체력이 좋고 배꼽 주위에 압통이 있다. 이기작용이 있는 후박, 지실, 빈랑이 구성약재이기 때문에 기체(氣滯)에 대응할 수 있다. |
| 중간증(中間證) | 계지복령환 | 두통, 상기(上氣), 어깨결림, 어지럼 등 같은 고혈압 증상에 좋다. 하지냉증, 정맥울체, 월경불순, 배꼽 주위 압통이 확인된다. 도핵승기탕 정도의 급박(急迫) 증상은 없다. |
| 허증(虛證) | 당귀작약산 | 냉증, 저녁 즈음이면 하지가 붓는 증상, 두중(頭重), 어지럼, 어깨결림, 허약체질, 빈혈경향, 복부연약, 위내정수(胃內停水), 배꼽 주위에 경도의 압통 |

Advanced Course

## 구미반하탕(九味半夏湯)

구미반하탕이라는 약이 있다. 중년 이후에 살이 찌면서, 상기(上氣)하고, 어지럼이 나타나는 경우 좋다. 『飮病論』에 따르면 구성약재는 반하, 진피, 감초, 시호, 저령, 택사, 복령, 생강, 승마 총 9가지 약재이다. 반하가 주요 약재이며, 시호가 함유되어 있고, 이수약인 저령, 택사, 복령이 포함되어 있다. 일체의 '담음(痰飮)'을 치료한다고 되어 있다. 수분 대사장애로 수기(水氣)가 막혀 비만해지고, 그 결과 손발이 자유롭지 못하며 목이나 허리가 아프고 몸이 무거워져 호흡이 가빠지는 상황에 해당한다. 뇌졸중 전조증상이 있는 비만 환자에게 좋다. 평상시 과식을 하며, 생활습관이 무너져 있는 '나쁜 비만'에 좋다.

엑스제로 사용할 때 보중익기탕과 오령산을 병용하면 유사한 방의를 만들 수 있지만, 방의적으로는 『한방진료의 레슨(하나와 토시히코 저, 조기호 역)』에서 언급한 이진탕과 오령산 병용으로 활용해도 좋다.

## 2 당뇨병

### 병태

- 인슐린의 작용 부족으로 포도당이 유효하게 사용되지 않아, 고혈당 상태가 지속되어 여러 합병증이나 심각한 질환을 초래한다. 1형, 2형, 기타 형태 당뇨병(기타 특정 기전이나 질환에 의한 것), 임신당뇨병 총 4가지 타입이 있다.
- 특히 2형 당뇨병은 발병빈도가 높고 인슐린 분비의 저하 혹은 인슐린저항성을 초래하는 소인(素因)을 포함한 복수의 인자에 식사습관(미식, 과식, 편식), 활동량(운동량의 부족 또는 과다) 및 스트레스 등의 환경인자와 노화가 더해져 발생한다.

### 일반치료

- 당뇨병의 진단과 혈당 조절을 위한 약물치료는 우선 서양의학적인 방법으로 시행한다. 한방약만으로의 혈당강하작용은 기대하기 어렵다. 먼저 적절한 식이요법과 운동요법을 시행하고, 그래도 효과가 충분하지 않다면 약물요법을 고려한다.
- 인슐린 의존상태라면 인슐린요법이 필요하다. 반면, 인슐린 비의존상태에는 경구 혈당강하요법, 인슐린요법, GLP-1 수용체 작용제 등을 병태에 따라 사용하기 시작한다.

**Column** **방풍통성산**

방풍통성산은 전신대사저하를 일으키지 않고, 갈색지방조직을 장기간 활성화시켜 에너지 소비를 계속하도록 한다. 여기에 추가적으로 항비만작용이 있는 것으로 보고되어 있다.

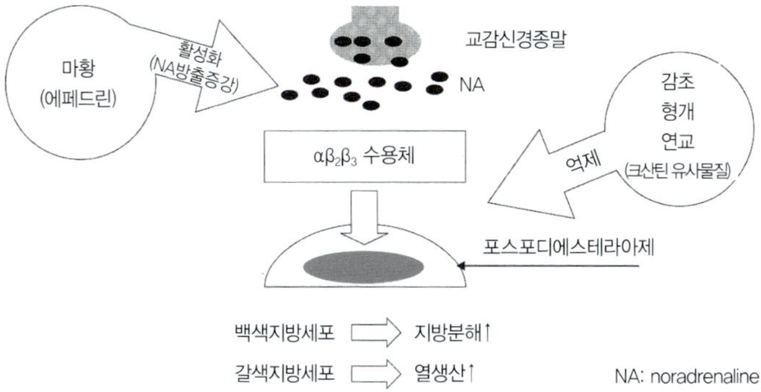


그림. 방풍통성산의 작용기전

마황의 에페드린이 노르아드레날린 방출을 촉진하고, 지방세포표면에 존재하는 $\alpha\beta_2\beta_3$ 수용체를 활성화한다. 한편, 감초, 형개, 연교의 크산틴 유사물질은 포스포디에스테라아제 활성을 억제하여, cAMP 분해를 방해한다. 그 결과 노르아드레날린의 효과가 지속되어 열생산을 강력히 촉진한다.

## 한방치료

- 서양의학적 치료에 병행하여 합병증과 자각증상을 경감시키는 것을 목적으로 하며, 보조적으로 사용한다. 당뇨병성 신경병증(저림, 통증, 냉감 등), 배뇨이상, 기타 자각증상(전신권태감, 번열감, 짜증, 냉증, 위장허약, 뭉침 등)에 대해 한방약이 유용하다.
- 당뇨병에 가장 자주 사용하는 처방은 팔미환, 우차신기환이다. 만약 이 처방들을 복용하고 위장장애(오심, 식욕저하, 위 불편감, 설사 등)가 생긴다면 청심연자음이나 계지가출부탕 등을 사용한다.

표 4. 당뇨병 소갈(消渴)에 사용하는 한방약

| 증 | 처방 | 적용병태 | 사용목표와 주의점 |
|---|---|---|---|
| 실증(實證) | 백호가인삼탕 | 상소(다음) | 비교적 초기, 체력이 좋고, 갈증이 있으며 화끈거리고 혈색이 좋음. 설질은 홍, 건조 |
| | 조위승기탕 | 중소(다식) | 많이 먹는데도 뱃살이 빠지고 체중이 준다. 심한 복부팽만이나 막힌 느낌을 동반하지 않는 변비 |
| | 대시호탕 | 중소(다식) | 체격이 좋음. 비만하지만 골격이 튼튼함. 변비, 어깨결림, 상복부 팽만감이 주 증상. 흉협고만(胸脇苦滿), 심하급(心下急), 짜증나면 식욕이 이상하게 증가하는 경우. 공복 시 명치가 당기고 단단해질 수 있음 |
| | 방풍통성산 | 중소(다식) | 체격이 좋고 체력이 좋음. 복부팽만과 변비가 주 증상. 배꼽 중심으로 볼록 튀어나와 큰 북 같은 것이 특징. 식욕왕성하며 얼굴이 붉고 소변량 감소 등을 보이는 경우가 많음. 대시호탕과 달리 흉협고만은 나타나지 않음. 비만에 가장 많이 사용되는 처방이며 근거도 많음 |
| 허증(虛證) | 팔미환 | 하소(다뇨) | 점성뇨, 다뇨, 각종 합병증. 혀가 붉고 체력저하, 수족냉증, 피로권태감 |
| | 우차신기환 | 하소(다뇨) | 팔미환으로 효과가 부족한 경우. 손발저림, 통증, 냉증, 요통, 배뇨장애 |
| | 맥문동탕 | 상소(다음) | 갈증, 건성기침, 상기, 쉬이 피로함, 허약체질 |
| | 청심연자음 | 하소(다뇨) | 지황을 사용할 수 없는 경우. 수척, 정서불안정, 위장허약, 전신권태감, 갈증, 소변배출 이상, 잔뇨감, 배뇨통 |
| | 진무탕 | 하소(다뇨) | 지황을 사용할 수 없는 경우. 신진대사저하, 심한 냉증, 부종 |

### 1) 당뇨병 소갈(消渴, 신체가 소모되며 갈증이 있는 상태)에 사용할 수 있는 한방약 (표 4)

- 『금궤요략(金匱要略)』 소갈소변리림병편(消渴小便利淋病篇, 3세기)에는 '男子消渴, 小便反多, 以飮一斗, 小便一斗, 腎氣丸主之'라는 조문이 있다. 소갈의 소(消)는 체액소

모를, 갈(渴)은 갈증이 있다는 의미이다. 또한 여기서 신기환은 팔미환이다. 당시에는 이러한 증상의 원인을 단 음식 과다섭취, 정신적 스트레스 등으로 지목했다.

• 반면, 『계적집(啓迪集)』(마나세 도산 저)에서는 상소(上消), 중소(中消), 하소(下消) 총 3가지 병의 유형을 기재하고 있으며, 이는 당뇨병의 병태와 거의 일치한다.
  – 상소: 다음(多飮), 비교적 초기, 체력이 좋고 입이 마르며 혈색이 좋다 → 백호가인삼탕, 마른기침과 상기가 있으면 맥문동탕을 사용한다.
  – 중소: 많이 먹는데도 뱃살이 빠지고 체중이 줄며 여위고 변비 → 조위승기탕 또는 대시호탕이나 방풍통성산 같은 대황제를 사용한다.
  – 하소: 다뇨(多尿), 각종 합병증, 체력저하 → 팔미환, 우차신기환. 위장장애가 있다면 청심연자음, 냉증이 심하면 진무탕을 사용한다.

### 2) 당뇨병성 신경병증 사용할 수 있는 한방약(표 5)

• 팔미환, 계지가출부탕, 소경활혈탕은 알도오스 환원효소 억제작용이 있는 것으로 알려져 있다.

표 5. 당뇨병성 신경병증에 사용할 수 있는 한방약

| 증 | 처방 | 사용목표와 주의점 |
|---|---|---|
| 중간증(中間證) | 오적산 | 상반신 번열감과 하반신 냉증, 요통, 하지통, 하지저림 |
| | 소경활혈탕 | 근육통, 관절통, 냉증, 야간~아침까지의 통증 |
| | 구미빈랑탕 | 지황을 사용할 수 없는 경우. 하지가 무겁고 부음. 하지 압통이 있을 때 효과가 좋음. 고혈압, 어깨결림, 권태감이 있는 변비, 비복근 집게 촉진 시 통증 |
| 허증(虛證) | 팔미환 | 위장이 튼튼한 경우. 손발저림, 냉증, 통증, 배뇨장애 |
| | 우차신기환 | 팔미환이 효과가 부족한 경우, 체력저하, 부종, 배뇨장애, 하지저림이 심한 경우 |
| | 진무탕 | 지황을 사용할 수 없는 경우, 어지럼, 기립현훈, 설사, 권태감, 쉬이 피로 |
| | 계지가출부탕 | 지황을 사용할 수 없는 경우, 통증이 심함, 발한경향 |

### 3) 당뇨병의 기타 합병증과 자각증상에 사용할 수 있는 한방약

- 당뇨병성 망막병증, 당뇨병성 신병증 등에서는 미세혈류장애가 잘 나타나므로 어혈병태에 해당한다고 볼 수 있다. 따라서 대개 구어혈제를 사용하면 효과가 좋다. 계지복령환은 체격이 중간 정도이며 얼굴이 붉고 상기되며 하복부에 저항압통이 있는 경우를 사용목표로 한다. 이보다 실증이면 도핵승기탕을 사용해도 좋다.
- 배뇨장애에는 위장상태가 괜찮다면 팔미환이 좋다. 위장허약 시에는 우차신기환을 쓴다.
- 권태감이나 기력감퇴에는 보중익기탕, 빈혈경향이 있으면 십전대보탕을 사용한다. 만약 십전대보탕 복용 시, 위장장애가 나타나면 사군자탕을 쓴다.
- 비복근에 쥐가 날 경우에는 작약감초탕이 좋다.
- 비만한 경우에는 '비만' 항목을 참조하여 처방을 결정한다.

### 4) 정신적 스트레스가 있는 당뇨병에 사용할 수 있는 한방약(표 6)

- 정신적 스트레스가 잘 쌓이는 사람에게는 시박탕 같은 시호제를 사용하는 것이 좋다.

표 6. 정신적 스트레스가 있는 당뇨병에 사용할 수 있는 한방약

| 증 | 처방 | 사용목표와 주의점 |
|---|---|---|
| 실증(實證) | 대시호탕 | 체격이 좋다. 변비, 어깨결림, 상복부 팽만감이 주 증상. 흉협고만(胸脇苦滿), 심하급(心下急)이 있음 |
| 중간증(中間證) | 시호가용골모려탕 | 흉협고만이 있고 복부동계(腹部動悸)를 보이며, 번경(煩驚), 불안, 호흡촉박, 어지럼, 불면 |
| 허증(虛證) | 시호계지건강탕 | 체력이 부족. 신경질적이며 정신적으로 지쳐 있음. 목 위쪽에 땀이 잘 나고, 항상 스트레스에 둘러싸여 있음 |

### 5) 고혈압, 동맥경화증이 병발된 당뇨병에 사용할 수 있는 한방약

- 당뇨병에 고혈압이 동반된 경우, 혈관벽을 튼튼하게 하는 사물탕이 포함된 처방을 사용하면 좋다.
- 구체적으로는 칠물강하탕, 칠물강하탕과 황련해독탕의 병용, 팔미환과 조등산의 병용 등을 고려할 수 있다.

표 7. 고혈압, 동맥경화증이 병발된 당뇨병에 사용할 수 있는 한방약

| 증 | 처방 | 사용목표와 주의 |
|---|---|---|
| 중간증<br>(中間證) | 온청음 | 황련해독탕으로 염증을 제거하고, 사물탕으로 혈관 재생을 촉진한다. |
| 중간증~허증<br>(中間證~虛證) | 칠물강하탕* | 신경화증, 이완기 혈압 상승, 안출혈, 결막충혈 |
| | 온청음 가<br>조구등 4g<br>황기 3g※ | – |

*지황을 사용할 수 없는 경우에는 당귀작약산, 진무탕 사용을 고려한다.
※엑스제로 사용할 때는 칠물강하탕+황련해독탕을 병용

**Column** **한방치료 상급자**

한방치료 상급자란 환자의 증(證)을 정확히 파악하여 최적의 처방을 하고, 식사양생과 운동 같은 생활습관 교정에 관한 조언을 할 수 있는 자를 말한다. 당뇨병과 비만에 이르게 되는 배경과 악화인자는 무엇인지 항상 생각해보며 진찰해야 한다.

**Column** **양생(養生) 바이블**

『양생훈(養生訓)』(가이바라 에키켄) 1713년 초판본에서는 인간의 몸 양생과 마음 양생 두 항목을 하나로 묶어 서술했다. 그 내용 중 일부를 열거해 본다.

'진수성찬을 대하더라도 8~90% 정도 먹었다면 그만 먹어야 한다'

'적게 마시고 먹으면서 맛이 좋은 줄 안다면'

'많이 마시고 먹으면 그 음식에 질려버리게 된다'

'저녁 식사는 아침 식사보다 체할 가능성이 높고 소화가 어렵다. 저녁은 적게 먹는 것이 좋다'

이 내용은 포식시대인 현대에도 그대로 들어맞는 내용이다.

Advanced Course

## 운동요법이 어려운 당뇨병 증례에 한방약이 효과적일까?

한 연구에서 비만을 동반한 2형 당뇨병 환자들이 망막병증과 신병증, 기타 질환 때문에 운동요법을 적용하기 어려운 신체상황에 놓인 경우와 운동요법 적용이 가능한 경우로 나누어 임상시험을 진행했다. 통상적인 당뇨병 치료를 시행하면서, 운동요법 곤란군에는 방기황기탕을 7.5g/일의 용량으로 6개월간 투여하였고, 운동요법 가능군에는 하루 2단위의 워킹을 하도록 지도했다. 치료전후 비만도, 내장지방, 혈당, 지질의 변화를 비교했다. 그 결과, 방기황기탕이 내장지방형 비만과 지방대사에 대해 운동요법 이상의 효과를 나타낸 것으로 확인되었다.

## Column 우차신기환의 효과

당뇨병 영역에서 한방약과 관련된 가장 많은 근거가 집적되어 빈용되고 있는 분야는 바로 '당뇨병성 신경병증 치료'이다. 특히 우차신기환은 팔미환에 우슬과 차전자를 가미한 처방으로, 당뇨병성 신경병증으로 인한 저림에 효과적이다. 고혈당 상황에서는 알도오스 환원효소(AR)의 활성이 항진되어 신경세포 내에 소르비톨이 축적되고, 그로 인해 신경세포에 손상이 발생한다. 우차신기환은 AR 활성을 억제하는 작용이 있으며, 혈관확장을 통해 말초순환을 개선시켜 피부온도를 높여줄 수 있다.

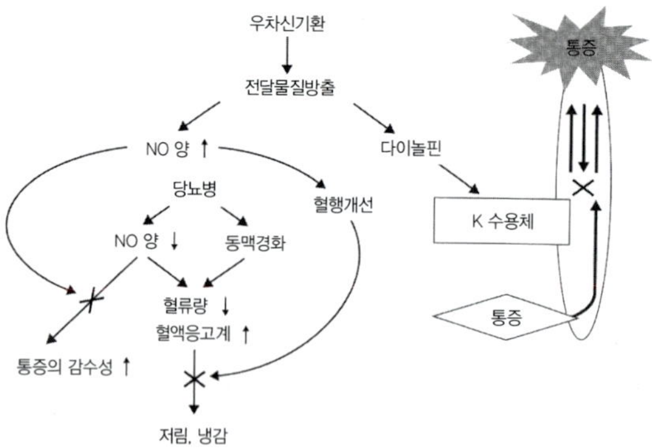


그림. 우차신기환의 작용기전

*오피오이드 수용체를 통한 작용: 다이놀핀 유리를 촉진 → 통각전달물질 유리 억제 → 진통
*NO를 통한 작용: 혈류증가작용, 혈액응고억제작용 → 혈행동태이상 개선 → 진통

## 3 이상지질혈증

### 병태

• 심혈관계 사건(cardiovascular event)의 위험인자이다. 또한 당뇨병, 고혈압, 내장지방형 비만과 함께 잘 합병되며, 합병 시 동맥경화 진행을 가속화하여 심근경색, 뇌경색 같은 심각한 질환 가능성을 높이게 된다.

### 일반치료

• 비만과 마찬가지로 생활습관 개선이 가장 중요하다. 이와 동시에, 지질 이상 관련 수치 개선을 위해 양약을 사용한다.

• LDL-C 수치가 높을 때는 HMG-CoA 환원효소 억제제(스타틴)가 제1선택약이다.

• TG 수치가 높을 때는 피브레이트 계열의 약물이 제1선택약이다. 또한 병태에 따라 두 약제를 병용하기도 하며, 소장 콜레스테롤 전달 억제제(에제티미브)를 병용하기도 한다.

### 한방치료(표 8)

• 동반증상 개선에 초점을 맞춰 한방처방을 결정한다. 양약을 복용할 정도가 아닌 경증 이상지질혈증이거나 발병배경에 스트레스가 있는 경우 특히 한방치료가 유용하다.

• 여성 특유의 질병인 갱년기증후군에 동반된 증상, 스트레스가 배경인 경우(시호제 적응증), 동맥경화경향, 비만이 동반된 경우('비만' 참조) 등 각각의 상황을 고려하면 도움이 된다.

**Column 대시호탕의 효과**

고지혈증 환자를 시험군, 대조군, 대시호탕과 양약 병용투여군 총 3개군으로 나누어 연구를 진행했다. 시험군(대시호탕 엑스제 7.5g/일), 대조군(페노피브레이트 600mg/일)에게 각각 16주간 해당 약물을 투여한 결과, 시험군에서 중성지방과 아포지단백 A-I, 아포지단백 E, 과산화지질의 유의한 저하가 확인되었다. 하지만 전반적 개선도, 개괄적 안전도, 유용성에서는 다른 두 군과 유의한 차이를 보이지 않았다.

표 8. 이상지질혈증에 사용할 수 있는 한방약(병태별)

| 적용병태 | 증 | 처방 | 사용목표와 주의점 |
|---|---|---|---|
| 스트레스가 배경인 병태 | 실증~중간증 | 대시호탕 +계지복령환 | 체력좋음, 혈행장애, 변비 |
| | 허증 | 시호계지건강탕 | 체력저하, 신경질, 정신적으로 예민, 목 이상 부위에 땀이 잘 남 |
| 여성특유의 질병, 갱년기증후군을 동반한 증상 | 중간증 | 가미소요산 | 부정수소(어깨결림, 상기) |
| | 허증 | 당귀작약산 | 냉증, 두중감, 부종경향, 어지럼 |
| 동맥경화경향 | 중간증 | 시호가용골모려탕 | 체력충실, 교감신경과민, 불면, 짜증, 두근거림 |
| | 중간증~허증 | 조등산 | 뇌동맥경화, 이른 아침 두통, 기분침울, 어지럼, 상기, 어깨결림 |
| | 허증 | 팔미지황탕 | 체력저하, 하지탈력감과 냉증, 요통, 갈증, 야간뇨, 고혈압 |
| 비만 | 실증 | 대시호탕 | 흉협고만, 실증 |
| | | 방풍통성산 | 복부전체 팽륭, 상기, 두통, 어깨결림 |
| | 허증 | 방기황기탕 | 물살 체형 |

## 참고문헌


1) 吉田俊秀, 他: 肥満治療としての漢方薬の作用機序 防風通聖散を中心に. 医学のあゆみ 202:1005~1009, 2002.
2) 吉田麻美, 他: 內臟肥満型糖尿病患者に対する防已黄耆湯の効果. 日東医誌 49:249~256, 1998.
3) 後藤和宏: 牛車腎気丸の抗侵害受容作用機序 ダイノルフィンと一酸化窒素 の関与, ペインクリニック 19:1179~1185, 1998.
4) 佐々木淳, 他: 高脂血症に対する大柴胡湯の効果 クリノフィブラートとの 比較. 臨床と研究68:3861~3871 1991.


아리시마 타케시(有島武志

# 10. 자가면역질환

## 1 전신홍반루푸스

### 병태 · 일반치료

전신홍반루푸스(systematic lupus erythematosus, SLE)는 항핵항체를 비롯한 자가항체가 과잉 생성되어 항체가 직접 관여하는 조직장애와 면역복합체가 침착되어 피부, 관절, 심장, 혈액, 신경 등 광범위한 장기에 증상이 나타나는 질환이다. 부신피질스테로이드 같은 면역억제작용을 가진 약제로 자가면역현상을 조절하고 장기장애를 막는 것이 치료의 주요 목표이지만, 면역의 '기억'에 관계된 획득면역 이상에 의해 일어나는 질환이기 때문에, 장기간 치료제를 투약하는 경우가 빈번하다. 따라서 치료제가 일으킬 수 있는 유해현상을 어떻게 관리할 것인지도 하나의 과제이다.

### 한방치료(표 1)

#### 1) 루푸스신염

• 만성 염증 치료에는 일반적으로 시호제를 자주 사용한다. 이것은 『상한론(傷寒論)』의 내용에 기반한 방법이다. 『상한론』은 열성 감염질환 치료 모델로, 발한(發汗), 최토(催吐)·사하(瀉下) 등의 방법으로 병원체를 몸 밖으로 빼내는 것을 기본치료전략으로 삼고 있다. 그러나 병세가 교착되며 발한·용토·사하 모두 유효하지 않은 국면일 때 사용할 수 있는 것이 바로 소시호탕이다[기본적인 3가지 치료법을 써서는 안 될 때 사용하기 때문에 소시호탕에는 '삼금탕(三禁湯)'이라는 별명이 있다]. 예전에는 만성화된 바이러스 간염에 주로 쓰였고, 병원인자를 완전히 제거할 수 없는 상태에서 염증을 진정시키기 위해 시호제가 응용되어 왔다. 시호제는 실증(實證)에 적합한 대시호탕부터, 허증(虛證)에 쓸 수 있는 시호계지건강탕까지 폭넓은 레퍼토리가 있으므로, 환자의 체질에 따라 사용하면 된다.

• 루푸스신염 치료에는 염증의 진정뿐 아니라 신장기능개선과 유지가 필요하다. 신혈류량 저하나 사구체장애를 어혈(瘀血)로 보아 계지복령환이나 당귀작약산 같은 구어혈

제를 추가로 쓸 수 있다. 또한, WHO 분류상 V형 신염에 해당하며 단백뇨가 증가하여 신증후군에 빠진 경우에는 오령산 같은 이수제의 병용도 고려할 수 있다. 소시호탕과 오령산의 합방인 시령탕은 면역기전이 관여된 신질환에 자주 사용되고 있으며 관련 보고도 지속적으로 축적되고 있다.[1~3]

### 2) 피부증상

- SLE의 피부증상은 경과에 따라 급성·아급성 만성으로 나눌 수 있다. 급성 피부 루푸스는 나비형 홍반으로 잘 알려져 있으며, 발열·관절증상·장기증상을 동반하는 경우가 많고 보통 전신증상의 일환으로 피부증상이 나타난다. 피부, 면역계, 중요 장기 모두 염증이 생기므로 한방적으로는 '삼양합병(三陽合病)'이라고 보아야 하는 상태이다. 『상한론』에서는 백호탕(白虎湯)의 적응증에 해당하지만, 일본에서는 예로부터 인삼을 추가한 백호가인삼탕(白虎加人蔘湯)을 '화반탕(化瘢湯)'이라고 하며 피부증상 치료에 응용해 왔다.[4,5]
- 환상홍반 같은 아급성 루푸스는 피부에 면역복합체가 침착된 뒤, 햇빛에 노출되어 염증이 일어난 상태이다. 피부염증을 한방적으로 표열(表熱)로 보아 월비가출탕 같은 마황제로 해소시키는 것이 좋다고 생각할 수 있지만, 면역이상이 염증의 근본원인이므로 시호제 병용이 필요한 경우도 많다.
- 만성 피부 루푸스는 원반상 피진·심재성 피부 루푸스·동창양 루푸스, 피부위축·색소탈락·땀샘 혹은 모낭 탈락·지방조직염·혈류순환장애 등 다양한 조직장애를 동반하는 병태이다. 육병위(六病位)를 적용하면 이미 음병기(陰病期)에 해당하여, 보기·보혈제를 투여하여 조직을 회복시켜야 한다. 구체적으로는 사물탕이나 십전대보탕, 대방풍탕 등을 선택하는데, 만성염증을 배경으로 한 조직변화이므로 황련이나 황금 등의 청열제도 병용할 수 있다. 온청음은 사물탕과 황련해독탕의 합방이며 만성 피부염증에 가장 자주 사용되는 처방 중 하나이다.
- 동창성 루푸스는 혈행장애, 곧 어혈을 주요 징후로 하는 피부병변이므로 계지복령환이나 당귀사역가오수유생강탕 같은 구어혈제를 추가로 사용한다.
- 수포성 루푸스를 표(表)의 수체(水滯)라고 생각하면 방기나 황기를 포함한 처방을 써야겠지만, 면역이상이 배경임을 고려한다면 시령탕도 후보가 될 수 있다.

### 3) 근골격계 증상

- 관절 열감과 종창이 현저할 경우, 월비가출탕이나 마황가출부탕 같은 마황제를 사용

하는데, SLE는 활동성 염증을 일으키지 않고 자쿠 관절병증(Jaccoud's arthropathy) 같은 관절변형이 전형적으로 일어나므로 진통효과가 있는 부자제(계지가영출부탕 등)나 의이인을 포함한 처방(의이인탕이나 마행의감탕 등)을 선택하는 경우가 많다. 관절파괴 상태를 혈허(血虛)로 보아 보혈제 사용을 고려할 때는 지황과 당귀가 포함된 대방풍탕을 써도 좋다.

### 4) 신경정신 증상

- 급성 정신병 상태(acute psychosis)나 기질성 정신병(organic brain disease)의 경우, 거의 한방만으로 치료하지 않는다. 하지만, 고전에 따르면[6] 도핵승기탕이나 저당탕같이 사하작용이 있는 구어혈제가 효과가 있을 수 있다. 향정신성약제의 부작용으로 변비가 생기는 경우가 많으므로, 이러한 한방약을 병용하면 치료순응도 향상도 기대해 볼 수 있다.
- 불면이나 우울증, 불안 등에는 향소산이나 반하후박탕 같은 기제(氣劑) 적용을 생각할 수 있지만, 실제로는 기제에 가미소요산이나 시호계지건강탕, 여신산 같은 시호제나 구어혈제를 종종 조합하여 사용하기도 한다. SLE는 여성에서 많으며 월경불순이나 갱년기장애가 함께 나타나는 일도 드물지 않다. 다양한 신경정신증상의 발병에는 면역계, 신경계뿐 아니라 내분비계의 변화도 관련이 있을 것으로 추정된다. 따라서 한방처방을 선택할 때는 이러한 병태에 대한 이해와 해석도 함께 고려해야 한다.

### 5) 장막염 · 장염 · 방광염

- 흉막염이나 심외막염에는 시함탕을 사용한다. 복막염의 경우, 실증에는 시호제+이수제+이기제 조합으로 시령탕+반하후박탕 등을 사용하고, 허증에는 여기에 추가로 보제를 가한다. 예를 들면 보중익기탕+위령탕, 시박탕+사군자탕 등을 이용한다. 루푸스 췌장염은 종종 치명적이어서 한방치료의 적응증으로 보지 않지만, 극히 경미하다면 시령탕+당귀탕 같은 처방도 사용을 고려해 볼 수 있다. 장염은 복막염에 준하여 치료하지만, 구역질이 심한 경우에는 한방약 사용이 힘들기 때문에 스테로이드제로 치료하는 것이 우선이다. 변비인 경우에는 승기탕류를, 설사를 하는 경우에는 황금제를 병용하는 것도 고려한다. 방광염은 시호제에 이수제로 저령탕이나 저령탕합사물탕을 병용한다.

## 6) 혈액장애

- 경험적으로 적혈구 취약성에 의한 빈혈에는 십전대보탕을, 혈소판감소증에는 귀비탕이 자주 사용되나 SLE나 에반스증후군과 같은 자가면역기전에 따른 혈구감소에는 가미귀비탕을 쓰거나 적절히 시호제를 추가하기도 한다.
- 항인지질항체증후군은 혈전형성 경향이 있어, 이로 인한 장기손상이 문제가 된다. 한방적으로는 어혈로 간주해 계지복령환 등을 처방하는데, 이 경우에도 시호제를 병용하는 편이 좋을 것 같다. 단, 와파린을 처방받는 경우가 있는데, 이때는 약제 상호작용을 충분히 고려하여 치료에 임해야 한다.[7)]

## 7) 호흡기증상

- 폐포출혈 같은 심각한 합병증에는 한방치료만으로 대응하지는 않는다. 다만, 사이토카인 스톰(cytokine storm)에 의한 출혈과 파종성 혈관 내 응고(disseminated intravascular coagulation, DIC) 증상은 온병학에서 말하는 '혈분증(血分證)'과 유사하다. 따라서 서각지황탕 등의 적용을 고려해 볼 수 있겠지만, 필자는 처방경험이 없다.
- 간질성 폐렴에는 항섬유화·항염증작용을 기대하며 시령탕 사용도 가능하지만[8)], 시호제 그 자체로 약인성 폐렴이 발생하기도 하므로 투여 시에는 신중한 경과 관찰이 필요하다.

## 8) 치료 부작용과 합병증에 대한 대책

- SLE로 중요장기 병변이 동반될 때는 대부분 부신피질 스테로이드를 사용한다. 스테로이드 호르몬은 핵 내 수용체를 통해 직접 유전자로 작용하므로 효과가 빠르고 강력하다. 하지만 다양한 생리 활성을 가지고 있어 특유의 부작용이 발현된다. SLE 본래의 질환 상태는 교정을 하여 자가면역에 따른 조직장애보다도 불면증이나 고혈당, 골다공증 같은 쿠싱증후군이 전면에 나타날 가능성도 적지 않다. 실제 한방치료는 질환만을 따로 떼어내 치료하는 것이 아니라 합병증을 포함한 포괄적 해결을 목표로 한다.
- 오노 슈지는 관해도입기로 대량 스테로이드를 투여하는 시기에는 수체(水滯)를 보이는 경우가 많으며, 스테로이드를 감량해 나가는 시기에 어혈(瘀血)이 눈에 띄게 되고, 치료가 장기화되고 누적 투여량이 많아진 만기에 신허(腎虛) 사례가 증가한다고 지적했다.[9)] 따라서 미네랄코르티코이드 작용이 두드러지는 수체(水滯) 시기에는 오령산이

나 시령탕을 이용하여 관해를 유지하면서 신장을 비롯한 주요 장기의 혈류를 유지하고, 조직복구를 꾀하는 시기에는 당귀작약산이나 계지복령환 같은 구어혈제를, 스테로이드 당뇨병같이 신허 경향의 증상이 두드러져 가는 시기에는 팔미환이나 육미환을 사용한다. 그리고 평소 식사량이 적고 마른 체형 환자들에게는 스테로이드 투여 시 더욱 비기허(脾氣虛)가 심해지는 경향이 있으므로 사군자탕 같은 보기제를 병용하여 처방을 구성해가야 한다.

- 마이코페놀산[10]이나 히드록시클로로퀸 투여 시에는 종종 설사 때문에 복약이 어려운 경우가 있는데, 이때 반하사심탕을 병용하는 것이 좋다. 효과발현기전은 이리노테칸과 마찬가지로 장내세균의 글루쿠로니다아제 억제일 것이다.



## 2 류마티스관절염

### 병태·일반치료

류마티스관절염(rheumatoid arthritis, RA)은 원인불명의 자가면역기전에 의해 전신 관절염증이 진행되는 질환이다. 관절 X선 촬영상 관절강 협소화와 골미란이 나타나며, 비가역적인 관절손상이 발생한다. 그 결과, QOL이나 ADL을 심각히 손상시키므로, 조기에 개입하여 명확한 관해 목표를 세워 치료하는 것(Treat to Target)이 필요하다. 또한 피부·눈·호흡기·혈관염 등 관절 외 증상이 나타날 수 있으므로 함께 관리가 필요하다.

### 한방치료(표 1)

#### 1) 관절증상

- 관절의 종창·열감이 모두 심할 때는 월비가출탕, 마황가출탕 같은 마황제를 사용한다. 관절액 저류가 두드러지지만 열감 등의 염증 징후가 적을 때는 방기황기탕이 좋다. 냉증이나 습기에 의해 악화되는 통증에는 계지가가출탕같이 이수제와 부자를 조합한 처방이 자주 쓰인다. 최근 계지이월비일탕가영출부(桂枝二越婢一湯加苓朮附)가 RA에 유효하다는 보고[12]도 있으며, 유효 사례에서는 류마티스인자나 항CCP항체 등의 검사지표가 개선되는 모습도 보였다. 단절성 관절염(arthritis mutilans)같이 골성강직을 일으켜 관절손상이 고도로 진행된 경우에는 계작지모탕이나 대방풍탕을

사용한다. 계작지모탕은 마황을 함유하고 있고 관절염증이 아직 남아있는 경우에 사용하며, 대방풍탕은 슬관절이 변형되어 팽대해지고 대퇴와 하퇴 근육이 말라 학다리처럼 된 경우[학슬풍(鶴膝風)]에 좋다. 대방풍탕은 소화흡수기능을 향상시키는 인삼 등의 보기약과 조직의 영양상태를 개선하는 지황 등의 보혈약, 진통 및 자양강장작용이 있는 두충과 부자가 포함되어 있어 만성염증에 의한 근감소증(sarcopenia) 개선 효과도 기대할 수 있다.

## 2) 호흡기증상

- 최근 연구에서 RA는 기도나 위장관, 요로생식기 점막에 선행하는 만성염증을 일으키며, 이것이 국소의 면역관용을 파탄내어 자가반응성 클론이 출현한 결과, 전신 파급을 통해 관절염이 발생하게 되는 것이라는 가설[13]이 제기되고 있다. 특히 호흡기의 경우, 상당한 비율의 류마티스 환자에서 세기관지염이 확인된다. 필자는 흡연 관련 만성 기관지염을 합병한 고령의 류마티스 관절염 남성 환자에게 호흡기 증상 완화를 주 목적으로 자음강화탕을 처방한 적이 있다. 그 결과, 현저한 MMP-3 저하를 확인한 경험이 있으며, 과거 소규모이지만 사례대조군연구(case control study)[14]도 보고한 적이 있다.
- 그 외 통상형 간질성폐렴(usual interstitial pneumonia, UIP) 패턴이나 섬유화가 우위인 비특이형 간질성폐렴(fibrosing non-specific interstitial pneumonia, fNSIP) 패턴 등 면역억제치료 효과가 잘 나기 어려운 병태에는 회복기전의 부활을 목적으로 맥미지황환 같은 보신제 계통 처방을 선택한다. 특발성 기질화폐렴(cryptogenic organizing pneumonia, COP) 패턴이나 염증세포 침윤 우위인 NSIP (cellar NSIP, cNSIP) 패턴은 비교적 부신피질스테로이드제에 반응이 좋고, 면역이상이 주요 기전인 것으로 생각하여 시령탕을 필두로 한 시호제를 사용하는 것이 적절하다고 생각한다.

## 3) 혈관염

- 일본에서는 혈관염을 동반하는 RA를 악성류마티스관절염(MRA)이라고 부른다. 류마티스인자의 고도상승과 낮은 보체값이 그 특징이며, RA 중에서도 면역이상이 심한 서브타입으로 여겨진다. 이러한 RA 처방에는 시령탕을 비롯한 시호제를 추가하거나, 피부궤양이나 장기허혈에 구어혈제(계지복령환이나 당귀사역가오수유생강탕 등) 또는 온청음을 선택하거나, 포도막염, 홍채염 등과 같은 안구염증에는 세간명목탕을 사용하기도 한다.

# 3 경피증

## 병태 · 일반치료

피부경화나 폐섬유증 같은 섬유화 병태와 레이노현상, 신위기(renal crisis)로 대표되는 혈관성병변을 주요 증상으로 하는 전신성 결합조직 질환이다. 항핵항체가 양성인 대표질환 중 하나로 자가면역적 기전인 것으로 여겨지지만, 부신피질스테로이드제 같이 다른 결합조직질환에 사용되는 면역억제제가 경피증에서는 충분한 효과를 내지 못하는 경우가 많다. 일단 완성된 섬유화를 복원하는 데는 상당한 기간이 필요할 것이기 때문에, 그동안 혈액순환을 최대한 잘 유지시키고, 조직장애와 섬유화의 진행을 막는 지지요법을 해가는 것이 중요하다.

## 한방치료(표 1)

### 1) 피부경화, 레이노현상, 손발가락궤양

- 면역 이상 등의 요인으로 혈관내피세포장애가 생겨, 미세순환장애로 조직에 저산소 상태가 유발되면, 근섬유아세포에서의 이상 세포외 기질 증식이 일어나 조직이 경화되어 간다. 이상 섬유화는 세동맥 중막에서도 일어나고, 결국 혈관내강을 폐색하여 또 다른 혈류장애를 일으킨다. 따라서 혈액순환 개선을 위한 구어혈제를 사용할 수 있다. 특히 당귀사역가오수유생강탕은 말초 냉증에 자주 사용되고 있지만, 경피증에서 만족스러운 효과를 얻기 위해서는 수년에 걸친 시간이 걸리는 경우가 많다. 필자는 효과를 조금이라도 높이기 위해 종종 부자 가루를 병용한다. 또한, 면역이상이나 항섬유화 작용을 목표로 시령탕을 병용하기도 한다.

### 2) 간질성폐렴

- 폐섬유화 억제를 위해 시령탕을 사용하기도 하지만, 오히려 약물 유발성 간질성폐렴을 일으키기도 하므로 주의가 필요하다. 경피증은 UIP 패턴을 보이는 경우가 많지만, UIP는 최근 연구[15]에서 노화와 관련된 폐포상피의 회복능력저하와 관련이 있음이 보고되었다. 이것을 한방적으로 해석하면 폐의 이상에 신허(腎虛)가 같이 나타났다고 할 수 있으므로, 자음강화탕이나 맥미지황환을 사용한다.

### 3) 신장애

• 경피증 신손상을 한방만으로 치료할 기회는 드물지만, 서양의학적 치료에 대한 보조요법으로 사용한다면 혈관연축을 완화시키도록 구어혈제, 구체적으로는 계지복령환이나 통도산 등을 후보로 사용할 수 있다.

### 4) 소화관장애

• 역류식도염에는 복령음이나 복령음합반하후박탕이 좋다. 장관 섬유화에 따른 거짓장폐색은 기체(氣滯)로 보아 반하후박탕이나 평위산 사용을 고려하고, 체력이 더욱 저하된 경우에는 후박생강반하감초인삼탕을 사용한다. 장관기종에 빠졌을 때는 경구취식, 경장투여를 일체 중지하며 잠시 장관을 안정시키고 회복하는 것이 좋다.

### 5) 근골격계 증상

• '2. 류마티스 관절염 1) 관절증상'에 준한다.

## 4 쇼그렌증후군

### 병태 · 일반치료

전신 외분비선 선상피에 자가면역기전에 따른 염증이 발생한 것이다. 대부분 항SS-A(Ro)항체가 양성으로 나타난다. SLE나 RA에 병발하는 이차성 쇼그렌증후군도 많다. 증상은 크게 눈물샘과 침샘 기능 저하 및 파괴로 인한 건조증상과 근골격증상, 호흡기증상, 혈액장애나 정신증상 등 분비선 외 증상으로 나눌 수 있다. 증상이 건조증상에만 머물러 있는 경우, 인공누액이나 인공타액, 분비샘 기능을 촉진시키는 약제를 사용한다. 심한 분비선 외 증상으로 주요 장기가 영향을 받는 경우를 제외하면, 면역억제제를 사용하는 경우는 드물다.

### 한방치료(표 1)

### 1) 구강 내 · 눈의 건조증상

• 맥문동탕은 일산화질소(NO) 작용 억제 및 장액분비 증가 작용이 있어[16] 건조증상에 많이 사용된다. 하지만 자가면역으로 인해 분비선 조직 파괴가 고도로 진행된 경우에

는 효과가 적은 편이다.[17] 이럴 때는 조직 파괴와 회복 지연을 혈허(血虛)로 해석하여 보혈제(특히 지황제)를 선택한다. 점막을 윤택하게 하는 맥문동, 천문동과 지황을 포함한 자음강화탕을 사용해도 좋고, 쇼그렌증후군의 경우 심한 권태감을 호소하는 경우도 드물지 않기 때문에 보기제와 보혈제를 모두 포함한 처방(예를 들어 십전대보탕이나 인삼양영탕 등)을 선택하는 방법도 있다.

- 또한, 눈물막 3개 층 중 가장 안쪽에서 뮤신을 생산하는 술잔세포나, 가장 바깥쪽에서 지질을 생산하는 마이봄선은 성호르몬 분비저하의 영향을 받는 것으로 알려져 있다.[18] 팔미환이나 육미환의 구성약재인 산약의 유효성분 중 하나인 디오스게닌(diosgenin)[19]은 dehydropeiandosterone (DHEA)과 유사한 물질이다. 따라서 갱년기 증상에도 사용할 수 있는 이 보신제(補腎制)는 누액의 질을 개선할 가능성이 있다.

### 2) 근골격계 증상

- SLE 근골격계 증상에 준하여 치료한다.

### 3) 정신신경증상

- 쇼그렌증후군 환자의 1/3에서 기분장애, 우울, 감정장애, 경도 인지기능장애 등이 나타나지만 국소신경증상(focal sign)은 적은 편이다. 사지저림이나 통증 같은 말초신경증상의 경우, 신경전도검사상 이상을 확인 할 수 있는 경우는 절반 정도이다. 따라서 객관적으로 확인하기 어려운 부정수소(不定愁訴)가 주된 증상을 이룬다. 건조증상을 배경으로 하는 열감을 호소하는 경우가 많고, 약간 열증(熱證)에 치우치더라도 실제로는 냉증인 경우도 있다. 또한, 피로권태감이나 만성통증을 주요 증상으로 하는 부정수소도 자주 관찰된다. 이때, 가미소요산·시호계지건강탕·보중익기탕 등을 사용한다.

### 4) 신장애

- 쇼그렌증후군의 경우, 세뇨관성 산증(acidosis)이나 칼슘대사이상이 병발하는 경우가 있다. 스테로이드 제제에 반응하는 병태도 있지만, 오히려 골다공증이 악화될 위험도 있으며 이 때문에 치료에 난항을 겪을 수도 있다. 면역 이상에는 시호제를 사용하면서, 신기능저하나 골다공증은 신허(腎虛)로 보아 팔미환 등의 보신제를 병용한다. 요로결석이 병발하는 경우, 저령탕이나 저령탕합사물탕을 쓴다.

## 5 베체트병

### 병태 · 일반치료

구강 내 아프타궤양, 외음부궤양, 눈 염증(포도막염이나 홍채염), 피부증상(결절성 홍반이나 모낭염양피진)을 주된 특징으로 하는 증후군이다. 모두 호중구성 염증을 보이는 경우가 많으며, 병태는 자가항체가 관여하지 않는 자연면역계 이상에 의해 일어나는 것으로 추정된다. 실명을 초래할 수 있는 주요 질환 중 하나이며, 혈관과 장관, 신경증상이 전면에 드러나는 특수형태도 존재한다. 부적절한 염증을 억제하고 염증을 야기하는 요인(외상이나 감염 등)을 적극적으로 제거함으로써 회복을 도모할 수 있다.

### 한방치료(표 1)

- 구강 내 아프타 증상에는 반하사심탕을 주로 사용한다. 황금에 함유된 우고닌과 바이칼린이 프로스타글란딘 E2의 생산을 억제하고, 황련의 베르베린이 구강 내 세균에 뛰어난 항균작용을 발휘하는 등의 작용기전[20]이 알려져 있어 항암제로 인한 구내염 관련 임상근거[21]도 있다. 한층 더 허(虛)할 때는 청열보기탕(淸熱補氣湯)을 사용하는 것도 좋다.

- 외음부궤양에는 '하초습열(下焦濕熱)'을 개선하는 용담사간탕을 선택한다. 아사다 소하쿠는 이 처방을 '간경습열(肝經濕熱)'에 적용한다고 했다.[22] 간경(肝經)은 베체트병 증상 호발 부위인 하지(결절성 홍반)·외음부·구강·눈을 연결하는 긴 경락이다. 습열이 상행(上行)하면 '두통이 심해지고 혹은 목적이명(目赤耳鳴)'과 같은 증상이 나타난다. 이러한 눈 염증을 포함한 두부의 여러 증상에는 '소시호가용담호황련(小柴胡加龍膽胡黃連)이 적합하다'. 또한 '습열이 표(表)를 훈증해 여러 창(瘡)을 발생시킨 경우에는 구미시호탕(九味柴胡湯)'이라고도 했으며, 고열을 보이는 결절성 홍반이나 모낭염양피진이 나타나는 증상에 유효할 것으로 생각된다. 엑스제로는 소시호탕, 온청음(사물탕+황련해독탕)·용담사간탕 등을 증상에 맞추어 사용한다.

## 6 피부근염/다발성근염

### 병태 · 일반치료

전신 근육에 림프구 침윤으로 염증이 발생하여, 근육통과 근력저하가 일어나는 만성질환이다. CD4 양성 헬퍼 T세포가 근주막(perimysium)을 중심으로 침윤하여, 특징적인 피부염증을 동반하는 피부근염과, CD8 양성 킬러 T세포가 근섬유에 세포자살(apoptosis)을 유도하는 다발성근염으로 크게 나눌 수 있다. 아미노아실 tRNA 합성효소에 대한 항체(항ARS항체) 등 질환표지자가 되는 자가항체가 여럿 알려졌지만, 발병 메커니즘은 아직 완벽히 밝혀지지 않았다.

### 한방치료(표 1)

근조직의 위축과 운동능력저하를 기혈양허(氣血兩虛)로 간주하여 십전대보탕을 선택하거나[23], 조직 회복기전의 부활을 기대할 수 있는 보신제(補腎劑)를 사용한 증례보고가 몇몇 보인다. 특히 하지근력이 저하된 경우에는 두충과 우슬을 포함한 대방풍탕(大防風湯)이나 위증방(痿證方) 등의 사용을 고려해 볼 수 있다. 또한, 피부근염에는 헬리오트로프 발진[3]이나 고트론 구진[4] 외에도 발열이나 관절염 등의 열증(熱證)을 동반하는 경우가 많으며, 시령탕이 이런 경우 효과가 있기도 하다.[25]

3 역자 주: 윗눈꺼풀의 부종을 동반하는 눈 위쪽에서 나타나는 발진. 보라색을 띠는 헬리오트로프꽃의 색에서 유래한 명칭

4 역자 주: 손가락 관절 뒤쪽에 적자색으로 발생하는 구진

표 1. 자가면역질환에 사용할 수 있는 한약처방

| 질환 | 증(證) | 처방 |
|---|---|---|
| SLE | 실증 | 대시호탕+계지복령환<br>백호가인삼탕<br>월비가출탕 |
| | 중간증 | 시령탕 |
| | 허증 | 시호계지건강탕+당귀작약산<br>대방풍탕<br>십전대보탕<br>귀비탕<br>팔미환 |
| 류마티스관절염 | 실증 | 월비가출탕<br>마황가출탕 |
| | 중간증 | 계지이월비일탕가영출부(桂枝二越婢一湯加苓朮附) |
| | 허증 | 대방풍탕<br>계지작약지모탕<br>방기황기탕 |
| 경피증 | 실증 | 월비가출탕(부종기) |
| | 중간증 | 시령탕<br>계지복령환 |
| | 허증 | 당귀사역가오수유생강탕 |
| 쇼그렌증후군 | 실증 | 백호가인삼탕 |
| | 중간증 | 맥문동탕, 시령탕 |
| | 허증 | 자음강화탕<br>보중익기탕<br>팔미환<br>청심연자음 |

| 질환 | 증(證) | 처방 |
|---|---|---|
| 베체트병 | 실증 | 황련해독탕<br>용담사간탕 |
| | 중간증 | 온청음<br>반하사심탕 |
| | 허증 | 청열보기탕 |
| 피부근염/<br>다발성근염 | 실증 | 월비가출탕 |
| | 중간증 | 시령탕 |
| | 허증 | 대방풍탕<br>위증방 |
| 혈관염증후군 | 실증 | 백호탕 |
| | 중간증 | 온청음<br>계지복령환 |
| | 허증 | 당귀사역가오수유생강탕<br>형개연교탕(一貫堂方) |

- 간질성폐렴은 때때로 위독하여 치명적인 상태에 이를 수도 있어, 한방치료 단독으로 적용할 기회가 드물다. 아사다 소하쿠는 『물오약실방함구결(勿誤藥室方函口訣)』의 위증방(痿證方) 항목[26]에서, '만약 진액이 마르고 기침 등의 증상이 있다면 가미사물탕을 처방할 것'이라고 했다. 『의학정전(醫學正傳)』을 출전으로 하는 가미사물탕은 위증방(痿証方)의 황기를 황련으로 대체하고 생맥산을 합방한 처방이다.

## 7 혈관염증후군

### 병태 · 일반치료

자가면역기전으로 주로 혈관에 염증이 일어나는 질환의 총칭으로, 혈관직경에 따라 분류할 수 있다. 야마모토 로쿠슈[27]가 1824년 세계 최초로 선구적 보고를 실시했던 대동맥염증후군을 포함한 대혈관염의 경우, 초기의 불명열, 높은 염증반응수치, 체중감소를 초래하며 진행됨에 따라 사지나 중요 장기의 허혈 증상이 나타난다. 중혈관염(결절성 다발동맥염 등)은 발열과 염증 외 혈관류(血管瘤)의 형성이나 경색·출혈을 일으킬 수 있다. 항호중구세포질항체(ANCA) 관련 혈관염, IgA 혈관염 등과 같은 소혈관염은 미세혈류장애에 의한 조직파괴, 중요장기의 기능저하가 문제가 된다. 반월체 형성성 사구체신염에 의한 급성 신장애나 폐포출혈로 인한 호흡부전, 다발단신경염 등이 그 대표 예에 해당한다.

## 한방치료(표 1)

기본적으로 중등도 이상의 부신피질 스테로이드제가 필요한 경우가 많지만, 한방에서는 혈관염증을 혈열(血熱)로 다루어, 온청음(溫清飮)을 기본으로 한 처방에 가감하는 경우가 많다. 고열을 동반할 경우에는 백호탕 같은 석고제를 병용하며, 피부에 울혈청반(livedo)이나 장기허혈이 두드러질 경우에는 계지복령환이나 당귀사역가오수유생강탕을 선택한다. ANCA 관련 혈관염의 경우 시호제를 사용해 ANCA 수치 저하를 보인 유효 증례보고[28,29]가 있고, 합병증인 말초신경장애에는 보신제[30]나 황기계지오물탕[31]을, 부비동염이나 중이염 등의 상기도 증상에는 '두부 울열(鬱熱)'을 식혀줄 수 있는 형개연교탕(一貫堂方) 등을 사용한다.

## 참고문헌


1) Ohno S: Roles of Kampo medicine in treating rheumatic diseases. Journal of Traditional Medicines 24:73~80, 2007.

2) Shibazaki T: Three cases of lupus nephritis that responded to Saireito over a long period 和漢医薬学会誌 13:410~411, 1996.

3) 古川福実 他: ループスエリテマトーデスに対するツムラ柴苓湯の効果一特い血中抗DNA抗体の変動について. 漢方医学 16(6):197~199, 1992.

4) 下津春孢子, 地调博(訓): 校正乘方規矩. 中卷 緑書房, 160~161, 1994.

5) 有持桂里: 校正方輿輗 巻之十一, 近世漢方医学書集成87, 大塚敬節, 包(責任編集) 名著出版, 83~84, 1982.

6) 浅田宗伯, 長谷川弥人(訓読校注): 傷寒雜病弁証. 谷口書店, 279~288, 1992.

7) Endo M, et al: A case in which Kampo medicine affected warfarin. Journal of Traditional Medicines 25:122~124, 2008.

8) 本間行彦, 他:特発性間質性肺炎(IIP)の漢方治療. 漢方と免疫・アレルギー 22:124~138, 2008.

9) 大野修嗣: 膠原病・免疫疾患漢方治療マニュアル 診療の要点と症例検討 疾患別臨床シリーズ 24. 現代出版プランニング, 58, 2004.

10) 任 幹夫, 他: ミコフェノール酸モフェチル投与による下痢に対する半夏瀉心湯の治療効果. 今日の移植 18:34~35, 2005.

11) Smolen JS, et al: Treating rheumatoid arthritis to target: recommendations of an international task force. An

Rheum Dis 69:631~637, 2010.


12) Kogure T, et al: Serum levels of anti-cyclic citrullinated peptide antibodies are associated with a beneficial response to traditional herbal medicine(Kampo) in rheumatoid arthritis. Rheumatol Int 29: 1441~1447, 2009.

13) Catrina AI, et al: Mechanisms leading from systemic autoimmunity to join specific disease in rheumatoid arthritis. Nat Rev Rheumatol 13:79~86, 2017.

14) 松多邦線, 他: 慢性関節リウマチに対する滋陰降火湯とステロイド剤使用の 検討, 漢方医学19(2):50~52, 1995.

15) Kuwano K. et al: Cellular senescence and autophagy in the pathogenesis chronic obstructive pulmonary disease (COPD) and idiopathic pulmonary fibrosis. Respiratory Investigation 54(6), 397~406, 2016

16) Kamei J. et al: Antitussive effects of Bakumondoto (Mai-men-dong-tang/inguinea pigs exposed to cigarette smoke. Journal of Traditional Medicines 22:44~48, 2005.

17) 大野修嗣: 膠原病 免疫疾患漢方治療マニュアル 診療の要点と症例検討. 疾患別臨床シリーズ 24, 現代出版プランニング, 109, 2004.

18) Clayton JA: Dry Eye. N Engl J Med 378:2212~2223, 2018.

19) 山本登志子, 他, 生理活性脂質合成系をターゲットと した自然薯粉含有食の食品機能性の解析. 岡山県立大学保健福祉学部紀要 20:37~43, 2013.

20) Kase Y, et al: Preventive effects of Hange-shashin-to on irinotecan hydro- chloride-caused diarrhea and its relevance to the colonic prostaglandin E2 and water absorption in the rat. Jpn J Pharmacol 75:407~413, 1997.

21) Kono T, et al: Topical Application of or Hangeshashinto (TJ-14) in the Treatment of Chemotherapy-Induced Oral Mucositis. World J Oncol 1:232~235, 2010.

22) 長谷川弥人: 勿誤薬室「方函」「口訣」釈義. 増補改訂版, 创元社, 185~187, 1994.

23) 木元博史: 多発性筋炎における十全大補湯の併用経験. 漢方の臨床 48:500~505, 2001.

24) 大野修嗣: 特集 アレルギー·免疫疾患と東洋医学 II. 臨床 8. 漢方治療が奏功した自己免疫疾患.アレルギー·免疫 23:420~428, 2016.

25) 服部尚子, 他: 皮膚筋炎に対する栄苓湯の使用経験, Progress in Medicine 14:1721~1726, 1994.

26) 長谷川弥人: 勿誤薬室「方函」「口訣」釈義. 増補改訂版, 創元社, 49. 1994

27) 山本鹿洲: 橘黄医談. 全 近世漢方医学書集成 60, 大塚敬節, 他(責任編 集), 名著出版, 11~13, 1981.

28) 村井 和, 他: 顕微鏡的多発性動脈炎(MPA)及びアレルギー性紫斑病の急性期に対する鍼·漢方薬治療の2症例. 日本東洋医学雑誌 57:216, 2006.

29) 宮川三平, 他: 小児結節性動脈周囲炎に対する漢方治療の試み, 現代東洋医学 14(1):160~162, 1993.

30) 山川淳一, 他: 例, 結節性動脈周囲炎の異常感覚に牛車腎気丸が有効だった一 日本病院総合診療医学会雑誌 4(1):95~96, 2013.

31) 引網宏彰, 他: ANCA 関連血管炎のneuropathyによるしびれ・痛に桂枝五物湯が奏効した二例. 日本東洋医学雑誌58(3):495~501, 2007.


츠다 토쿠타로(津田篤太郎)

# 11. 냉증과 번열감

## 진료요령

- 현대의학에서는 '냉증'을 그다지 문제 삼지 않는다. 하지만 한방에서는 매우 중요한 개념이다[1].
- 가장 오래된 한방치료서인 『상한잡병론(傷寒雜病論)』[금궤요략(金匱要略)] 권하(卷下)에는 '부인 임신병, 산후병, 잡병의 맥증(脈證)과 치료(治療)'라는 항목이 있는데, 산부인과질환에 많은 부분이 할애되어 있다. 예를 들어 월경부조(月經不調)가 부인병의 중요한 요인이 된다고 하며, 월경부조(月經不調)는 저항력이 저하된 틈을 타 '냉기가 속에 쌓여 발생한 기체(氣滯) [적냉결기(積冷結氣)]'로 인해 발생한다고 서술했다.
- 냉증을 주소로 내원하는 환자 중에는 갑상선기능저하증이나 빈혈, 간기능장애 등이 숨어 있는 경우가 있으므로 반드시 이와 관련된 검사를 해야 한다.
- 심장질환이나 혈류장애가 있어도 냉증을 느낄 수 있다. 페이스메이커나 스텐트를 시행한 환자에서도 냉증 호소가 있을 수 있다.

'냉증'은 기(氣)의 순환을 방해하여, 혈(血)의 정체, 수(水)의 정체를 일으켜 결국 '기·혈·수' 모두에 영향을 끼치게 된다. 냉증이 발생하는 유발요인에 대해 따뜻하게 하는 약을, 기의 순환이 좋지 않다면 이를 개선하는 약을, 혈의 정체가 있다면 혈행을 개선하는 약을, 수(水)가 정체되어 있다면 이를 개선하는 약을 사용한다. 복잡한 원인이나 증상이 함께 있을 때는 여러 약재를 블렌딩하여 대응한다.

냉증이 있다고 해서 일률적으로 부자나 건강을 추가할 것이 아니라, 병태에 맞춰 적절한 약재와 처방을 사용하는 것이 중요하다.

## 병태 · 한방치료(표 1)

냉증은 한방진료에서 매우 중요한 요소이다. 또한 냉증과 번열감은 종이 한 장 차이인 경우이거나, 공존하는 경우도 있다. 냉증의 분류와 치료는 다음과 같다.

### 1) 냉증의 원인 관점에서

- 열생산의 저하: 근육량이 적은 경우(마른 사람은 냉증이 쉽게 발생), 간장애, 갑상선

기능저하 같은 열 생산 시스템에 장애가 있는 경우 냉증을 느낀다.

- 열발산의 증대: 주리(腠理, 살결과 땀샘의 기능)가 약하면 체내의 열이 쉽게 빠져나가므로, 냉증을 느낀다. 특히 자한(自汗) 경향이면 주요 열 방출 기관인 손발바닥이 시리게 된다. 반대로 열 발산에 장애가 있으면 자각적인 '번열감'을 호소하게 된다. 표허(表虛)라 불리는 '땀이 줄줄 흘러 멈추지 않는' 경우에도 열이 빠져나가 버려 자각적 냉증을 겪게 된다.



표 1. 냉증을 잡는 약재와 처방

| 약재 | 효능 | 처방 |
|---|---|---|
| 당귀, 계지 | 혈액순환불량에 의한 냉증을 치료한다. 굳이 구분하자면, 계지는 말초세동맥의 혈행이 좋지 않은 경우에 적합하고, 당귀는 정맥계 울혈로 '정맥환류'가 좋지 않아 발생하는 냉증에 더 가깝다. 물론 두 약재를 조합하여 사용하는 경우도 많다. | 당귀작약산(당귀)<br>계지복령환(계지)<br>가미소요산(당귀)<br>당귀건중탕(당귀, 계지 모두) |
| 오수유, 산초 | 혈액순환불량으로 인한 냉증이면서 통증이 동반된 경우 쓸 수 있다. 오수유는 메스꺼움 같은 소화기증상을 잡을 수 있고, 소화관을 따뜻하게 하면서 두통이나 어깨결림도 치료한다. 복부냉증으로 장관운동이 좋지 않고, 복통과 변비가 있는 경우 산초가 좋다. | 당귀사역가오수유생강탕<br>온경탕<br>대건중탕 |
| 건강, 부자 | 노화, 항병반응저하 등이 배경이 되는 신진대사 저하가 초래한 냉증, 통증에 사용한다. | 진무탕<br>사역탕<br>통맥사역탕<br>복령사역탕 |
| 황기, 창출 | 수체(水滯)가 있는 냉증에 사용한다. | 방기황기탕<br>이출탕<br>계지가황기탕<br>청습화담탕 |

• 열운반의 장애

– 자율신경실조: 교감신경은 혈관을 수축시키고, 부교감신경은 혈관을 확장시킨다. 교감신경 과긴장상태가 계속되면 말초혈관이 수축하고, 냉증을 느끼게 된다.

– 말초 혈행불량: 어혈(瘀血) 병태의 경우, 혈액순환이 불량해져 말초 냉증을 일으킨다.

– 동맥경화: 중년 이후 남성에서 많이 나타난다. 폐색성동맥경화증이나 흡연력이 있는 경우 버거씨병을 고려할 수 있다.

– 심부전 징후 등: 심장의 펌프작용에 이상이 있는 경우, 당연히 혈액운반에 지장이 생겨 냉증이 발생하게 된다.

### 2) 한방의 냉증 관점

• 기·혈·수 중 어느 한 부분의 이상으로 밸런스가 무너졌다면, 냉증이나 번열감이 발생한다. 특히, 기허(마른 체형이며 근육량 부족), 기역(상기), 어혈(혈액환류이상), 수체[찬 성질의 수(水) 정체, 부종]에서는 냉증이나 냉증이 동반된 번열감이 쉽게 발생한다.

• 상열하한(上熱下寒): '기(氣)=양기(陽氣)'는 상승하는 성질이 있으며, '수(水)=음기(陰氣)'는 하강하는 성질이 있으므로 기혈수의 불균형은 종종 '상열하한(上熱下寒)'의 병태를 잘 일으킨다. 안면부에는 상기가, 하지부에는 냉증이 나타난다.

• 열궐(熱厥): 리(裏)에 열이 갇혀, 몸 중심부에는 열이 있음에도 말초에서 냉증을 느끼는 상황이다. 백호탕증에서는 등에 냉증을 느낀다. 사역산증은 긴장 탓에 교감신경 우위가 발생해, 안쪽의 열이 나오지 못하여 수족냉증이 생기게 된다. 때때로 진무탕증과 헷갈릴 정도의 증상을 보인다.

• 한궐(寒厥): 리(裏)에 한기가 갇혀, 몸의 중심부에 냉기가 있어 외부로 열이 빠져나가 마치 말초가 '따뜻하게' 느껴지는 것이다. 진한가열(眞寒假熱) 또는 리한외열(裏寒外熱) 상태라고도 하며, 통맥사역탕 등을 사용한다.

• 리(裏)의 냉증이나 수기(담음)가 '등 한가운데의 냉증'을 만들 수 있다. 부자탕(背惡寒)이나 소청룡탕(심하에 담음이 있음), 청습화담탕(背心一點에 항상 얼음같이 찬 느낌, 담음의 소행…)의 증에서 볼 수 있다. 냉증이 있는데도 아이스크림같이 차가운 음식을 겨울에도 찾거나, 다음다뇨(多飮多尿)하는 경우도 임상에서 실제로 적지 않게 볼 수 있다. 열궐에 해당하는 백호탕과 한궐에 해당하는 사역탕류의 감별은 의외로 어렵다.

### 3) 냉증의 부위 관점

이토 코우는 긴 시간의 경험과 임상연구를 통해 냉증을 하반신형, 사지말단형, 내장형, 전신형 4가지 종류로 분류했다(그림 1).

- 하지 냉증이 가장 많다. 손발 같은 말초 부위는 냉증이 잘 발생한다. 허리 주위나 사타구니 또한 냉증이 잘 생긴다.
- '상열하한(上熱下寒)'이라는 말이 있듯, 상초(上焦)는 화끈거리고 하초(下焦)에는 냉증이 있는 병태가 흔하다. 열기는 쉽게 상충(上衝)되고, 차가운 수기(水氣)는 소화기나 하부로 하함(下陷)하여 냉증이 발생하기 때문이다.
- '궐(厥)'이란 '기(氣)'가 막혀 앞으로 나아갈 수 없는 상태이다. 결과적으로, 수족궐냉(手足厥冷)하여 차가워진다.
- '궐한(厥寒)'은 자각적 냉증을 지칭한다.
- '궐랭(厥冷)'은 타각적 냉증을 지칭한다(진찰 시에는 반드시 손발과 냉증을 호소하는 부위를 만져 볼 필요가 있다).

표 2. 냉증 부위별 처방예시

| 부위 | 처방예시 |
|---|---|
| 머리 | 천궁다조산 |
| 목근육<br>(추워서 머플러나 숄을 진료실에서도 걸침) | 마황부자세신탕 |
| 등 | 부자탕(裏寒)<br>청습화담탕(水毒)<br>소청룡탕(水毒)<br>백호탕(裏熱陽閉) 등 |
| 흉부·폐부 | 감초건강탕(肺中冷) |
| 명치부 | 인삼탕 |
| 명치부보다 조금 밑이 차갑고 가슴에는 열이 있는 경우 | 황련탕 |
| 배꼽 주위 | 대건중탕 |

| 부위 | 처방예시 |
| --- | --- |
| 베꼽 밑 | 팔미환<br>진무탕<br>부자탕<br>온경탕 |
| 허리 주위 | 영강출감탕(如坐水中) |
| 음부에 슉슉~ 바람이 들어오듯 차가움 | 부자탕 |
| 요부 이하 | 당귀작약산 |
| 손발 말초가 차갑고, 가벼운 동상이 발생 | 당귀사역가오수유생강탕 |
| 몸속 깊숙한 곳이 차가움 | 사역탕<br>통맥사역탕<br>복령사역탕<br>적환 등 |

- 대개 소양병과 태음병은 '수족온[手足溫, 열(熱)이나 한(寒)이라는 글자에 비해 뜨거지 않다는 의미]', 소음병은 '수족냉(手足冷)', 궐음병은 '수족궐랭(手足厥冷)'이다. 기(氣)가 순환하지 못하게 되면 '수족역랭(手足逆冷)'이 된다. 오츠카 케이세츠는 메구로 도타쿠의 말을 인용해 '발가락 발톱 쪽 냉증에는 건강이나 오수유를, 발가락 바닥쪽의 냉증에는 부자'라고 했다.[3)]
- 리(裏)의 냉증은 그 정도에 따라 다음과 같이 처방을 쓴다.
  - 하리궐역(下痢厥逆): 사역탕
  - 궐역(厥逆): 통맥사역탕,
  - 궐역무맥(厥逆無脈): 백통가저담즙탕
  - 수족궐역(手足厥逆): 오두탕
  - 한기궐역(寒氣厥逆): 적환
  - 역랭(逆冷): 오두계지탕
- 또한 영계미감탕증에도 '수족궐역(手足厥逆)'이 있는데, 이것은 '주증(主證)'이 아니고 '객증(客證)'이다. 수기(水氣)와 기역(氣逆)을 조절하면 냉증이 낫게 된다.

| 냉증타입 | 하반신형 | 사지말단형 | 내장형 | 전신형 |
|---|---|---|---|---|
| | 상반신이 뜨겁다 | 몸 심부가 뜨겁다 | 몸 심부가 차갑다 | 몸 심부가 차갑다 |
| | 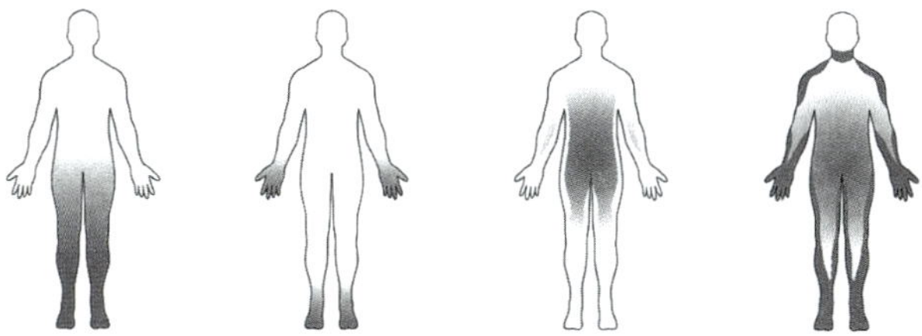 | | | |
| | 발이 차지만<br>손은 차지 않다 | 발과 손이<br>차다 | 발과 손은<br>따뜻하다 | 발과 손이<br>모두 차다 |
| 한방진단 | 상열하한<br>(上熱下寒) | 수족궐한<br>(手足厥寒) | 리한외열<br>(裏寒外熱) | 표리구한<br>(表裏俱寒) |
| 자율신경<br>밸런스 | 상기감(+)는<br>부교감신경 ↑ | 교감신경 ↑ | 부교감신경 ↑ | |

**그림 1. 주요 냉증 4가지 형태의 특징**

伊藤 剛: 寒熱から診た冷え症の自律神経的特徴と漢方治療. 漢方と最新治療 27:303~309. 2018에서 일부 …정인용)

**표 3. 번열감 부위별 처방예시**

| 부위 | 처방예시 |
|---|---|
| 얼굴 | 가미소요산<br>여신산<br>황련탕 |
| 흉부 | 치자시탕 등 |
| 손바닥 | 온경탕, 자감초탕 등(상초 진액부족) |
| 하지 | 팔미환, 삼물황금탕 등(하초 진액부족)<br>소건중탕(중초 진액부족) |

### 4) 허열(虛熱)에 해당하는 번열감

- 냉증과 허열에 해당하는 번열감은 종이 한 장 차이이다. 예를 들어 팔미환증은 여름에는 수족 번열감을, 겨울에는 냉증을 느낀다.

## 참고문헌

1) 浅田宗伯 原著, 長谷川弥人 訓読·校注: 傷寒雜病辨証. 146~163, 谷口書店, 1992.
2) 伊藤 剛: 寒熱から診た冷え症の自律神経的特徴と漢方治療. 漢方と最新治療 27:303~309, 2018.
3) 大塚敬節: 反古(ほご)の中から. 大塚敬節著作集. vol6, 170, 1981.

하나와 토시히코(花輪壽彦

# 12. 부종

진료요령

- 부종은 주로 안면이나 사지, 장기간 와병상태일 때는 중력 방향 하부에 나타나는 수분대사이상이 초래하는 증상이다.
- 외래에서 부종 환자를 만나게 되면, 다른 질환과 마찬가지로 부종발생부위를 확인하고, 양측성인지 편측성인지를 확인하며, 입원치료가 필요한 상태인지, 응급처치가 필요한지를 판단한다.

## 병태

- 양측성(전신성) 부종은 심장, 간, 신장, 갑상선, 약제성, 저알부민혈증, 특발성이나 월경전 증후군 등을 감별해야 한다. 만성폐쇄성폐질환(COPD) 등이 있을 때는 폐성심(肺性心)으로 하퇴부종이 나타날 수도 있다. 양측 관절통 등이 있다면 결합조직질환에 동반된 부종일 수도 있다. 갑상선기능저하 및 기능항진은 모두 부종을 초래할 수 있으므로 부종이 있을 때는 갑상선 촉진을 통한 확인과 갑상선기능검사를 반드시 해야 한다. 고령자에게 많이 나타나지만, 식염 과다섭취가 양측 하퇴부종의 원인일 수도 있다.

- 편측성 부종은 부위를 확인하는 것이 특히 중요하다. 고령자가 좌식이나 와위생활을 하는 가운데 생긴 편측성 부종은 심부정맥혈전증을 우선 의심할 필요가 있다. 피부발적이나 압통이 있다면 연조직염일 가능성도 있다. 평소 편마비가 있었고, 통증을 동반하는 부종이 생겼을 경우, 복합부위통증증후군(CRPS)일 가능성도 있다. 유방암이나 자궁암으로 방사선 치료나 림프절전절제(dissection)를 받은 후의 편측성 부종은 림프부종일 가능성이 높다. 안면부종이나 일측 상지부종일 때는 폐암 같은 질환으로 인한 상대정맥증후군을 고려할 필요가 있다.

- 부종의 경우, 초진 시 흉부X선 촬영과 심전도, 산소포화도, 채혈을 실시해야 한다. 진찰소견 상 부정맥이나 약간의 서맥이 있다면 심전도를 반드시 해야 한다. 이렇게 하면 방실해리(atrioventricular dissociation)로 인한 부종을 초진 시 진단할 수 있으며, 돌연사를 피할 수도 있다.

## 한방치료

- 부종은 제3공간에 수분이 저류된 상태로, 한방의학에서는 담음(痰飮), 수기병(水氣病), 수체(水滯), 수독(水毒)으로 표현되는 병태로 다룬다. 담음, 수기병에 대한 해설은 Advanced Course를 참조하길 바란다. 항상 바쁜 일반내과 외래나 병동에서 편하게 한방 진료를 할 수 있도록 부종과 함께 나타나는 증상, 맥진, 복진, 설진소견 등을 토대로 사용할 한방처방을 감별하는 방법을 **표 1**에 실어두었다.
- 부종에 동반된 증상과 환자의 체질을 고려하여 어떤 사(邪: 내인, 외인, 불내외인)가 침입했는지 생각하며 사진(四診)을 시행하고, 어떤 장부(臟腑)의 기능실조가 주로 부종과 병존증상을 발생시켰는지(기혈수의 이상), 어떤 약재를 사용하는 것이 좋을지를 감안하여 최적의 한방처방을 선택하는 것이 중요하다. **표 1**의 목표증상, 소견은 이 책의 'I. 한방 관련 기본지식'을 참조하여 이해하길 바란다.
- 부종이 생겼을 때의 한방치료에 대해 실어두었지만, 이것은 어디까지나 바쁜 임상과정 중에 사용할 처방을 결정하는 하나의 방법에 지나지 않는다. 한방치료에는 동병이치(同病異治), 이병동치(異病同治)라는 개념이 있다. 이 표의 내용과 다른 사용방법이 있는 것은 어찌 보면 당연하다. 한방의 진수는 찰증변치(察證辨治), 수증치료(隨證治療)에 있다. 독자 여러분이 또 다른 방식으로 스스로 연마하기를 바라며, 한방의학 발전에 공헌해 주길 바란다.

### 표 1. 부종에 동반된 증상을 토대로 한 한방처방 감별법

| 부종에 동반된 증상 | 담음, 수기 | 목표증상, 소견 | 처방 |
|---|---|---|---|
| 어지럼, 두통 | 협의의 담음 | 맥침긴(脈沈緊), 두근거림, 진수음(振水音), 상기감 | 영계출감탕 |
| | | 맥침(脈沈), 비위허약 | 반하백출천마탕 |
| | | 맥침(脈沈) 혹은 맥부(脈浮), 갈증, 소변불리, 제하계(臍下悸), 토연말(吐涎沫) | 오령산 |
| 숨참, 두근거림 | 지음(支飮) | 맥침긴(脈沈緊), 기침, 천명, 심하견(心下堅), 안색흑 | 목방기탕 |
| | 협의의 담음 | 허로, 요통, 소복불인(小腹不仁), 번열, 저림(하지) | 팔미환, 육미환, 우차신기환 |
| | | 휘청거림, 심하계(心下悸), 설사, 복통, 냉증 | 진무탕 |
| | | 분돈기(奔豚氣) | 자감초탕 |
| 기침, 천식 | 지음(支飮) 일음(溢飮) | 맥긴(脈緊) 혹은 맥현(脈弦), 발열, 오풍, 비염, 설사, 리한(裏寒) | 소청룡탕 |
| | | 더욱 양허(陽虛), 소청룡탕 복용 불가 | 영감강미신하인탕 |
| 협하인통(脇下引痛), 기침 | 현음(懸飮) | 맥현(脈弦), 흉협고만, 변비, 설사 | 대시호탕, 시령탕 |
| | | 흉협고만, 번경복동(煩驚腹動), 신중(身重), 변비 | 시호가용골모려탕 |
| 구역, 트림 설사, 연변, 식욕저하 | 협의의 담음 | 심하비(心下痞), 심하비경(心下痞鞕), 진수음(振水音), 설반대(舌胖大), 설백태, 치흔 | 복령음, 육군자탕, 이진탕, 복령음합반하후박탕, 위령탕 |
| | 지음(支飮) | 입덧, 인중자련(咽中炙臠), 불안, 기침, 어지럼 | 소반하가복령탕, 반하후박탕 |
| 복수 | 피수(皮水), 정수(正水), 석수(石水), 지음(支飮), 일음석수(溢飮石水) | 황달, 갈증, 소변불리 | 인진오령산 |
| | | 황달, 변비 | 인진호탕 |
| | | 황달 없음, 갈증, 소변불리 | 오령산 |
| | | 복만(腹滿), 변비 | 구미빈랑탕 |

| 부종에 동반된 증상 | 담음, 수기 | 목표증상, 소견 | 처방 |
|---|---|---|---|
| 하퇴부종, 관절수종, 관절통 | 풍수(風水) | 발한과다, 물살 경향, 오풍, 신중(身重) | 방기황기탕 |
| | 피수(皮水) 리수(裏水) | 상지관절통, 요통, 상기감, 냉증 | 계지가출부탕, 계지가영출부탕 |
| | | 소변불리, 갈증, 열감 | 월비가출탕 |
| 월경전증후군, 주산기 | 석수(石水) | 제방압통(臍傍壓痛), 두통, 상기감, 변비 | 계지복령환, 도핵승기탕 |
| | | 제방압통(臍傍壓痛), 어지럼, 두통, 멀미, 경도 빈혈 | 당귀작약산 |
| 요로감염 | 정수(正水) | 혈뇨, 갈증, 소변불리, 설사 | 저령탕, 저령탕합사물탕 |

**Column** **만성경막하혈종에 오령산을 처방한 증례**

만성경막하혈종은 두부외상 후 만성기(보통 1~2개월 후)에 경막과 뇌의 빈틈 사이에 혈액(혈종)이 쌓이는 질환이다. 혈종이 커져 뇌를 압박하면 다양한 증상이 나타날 수 있고, 뇌를 압박하지 않는 정도라면 무증상으로 지나간다. 두통이나 신경학적 증상을 보이는 증례는 수술을 하지만, 증상이 나타나지 않는 정도의 만성경막하혈종은 치료하지 않고 경과관찰을 하는 경우가 많다. 최근, 만성경막하혈종에 오령산이 유효하다는 보고가 있다. 혈(血)은 진액(津液)에서 생성되므로, 혈종도 담음(痰飮)의 일종이며(표 1에는 적지 않았지만…), 두부에는 족태양방광경과 독맥이 지나고, 오령산이 장부로는 방광에, 경락으로는 태양방광경에 작용하는 약임을 고려한다면 만성경막하혈종에 오령산을 처방하는 것은 전통 한방의학적 이론으로 납득이 가능하다고 생각한다. 장부관계에서도 방광은 신과 표리관계에 있으며 골수는 신에서 발생하고, 뇌는 수해(髓海)에 해당한다[황제내경소문: 기병론편(奇病論篇)]. 필자의 치험례를 소개한다.

증례: 53세 남성, 지주막하출혈(전교통동맥 동맥류파열, 클리핑 시행) 후 만성경막하혈종 발생, 지주막하출혈 후 뇌혈관연축으로 좌측 중대뇌동맥 영역의 뇌경색이 발생하여 집중력장애와 수행기능장애가 있었고, 이에 대한 재활치료를 시행하면서 개선경향이었으나, 만성경막하혈종으로 인한 증상은 없었다. 시술 후 경과관찰 차원에서 시행한 두부 CT에서 발병을 확인한 것이다. 기왕력으로는 기관지천식이 있으며, 플루티카손프로피오네이트/살메테롤 흡입제를 사용하고 있었다. 기침 외에 신경 쓰이는 증상을 물어보니, 목이 마르고 수분섭취가 많다고 했다. 이에 소변량이 마시는 양만큼 많이 나오는지 물었더니, 소변량은 그만큼 많아지지는 않았다고 답변했다. 따라서, 만성경막하혈종에 오령산이 유효하다는 보고가 많다는 점, 상한론의 오령산증인 소변불리(小便不利), 소갈(消渴), 한출(汗出)하며 갈증이 있는 상황을 목표로 오령산 엑스제 과립 7.5g을 매일 3회로 나누어 복용하도록 처방했다. 그림 1에 두부 CT 경과를 실어두었다.

만성경막하혈종은 악화되지 않고 축소경향을 보여 재활치료 기간이 종료된 후 퇴원했다. 퇴원 후 입원한 병원에서 시행한 두부 CT상에서는 만성경막하혈종이 소실되어 있었고, 오령산 복용은 종료했다는 연락이 왔다. 만성경막하혈종에 오령산을 응용하는 것은 현대의학적 고찰이 도출해 낸 사용법이다. 오령산은 아쿠아포린(물 채널)에 억제작용을 하며, 이 작용이 뇌부종 억제에 이용되고 있다. 그러나 한방이론에서 벗어난 사용법은 한방이 아니다. 현대적인 한방의 유효한 사용방법을 발견했을 때는 생화학적·약리학적 이론뿐 아니라 전통 한방이론을 통해서도 작용기전을 설명할 수 있도록 해야 한다. 그래야 한방의 전통을 전승하며 발전시킬 수 있을 것이다.

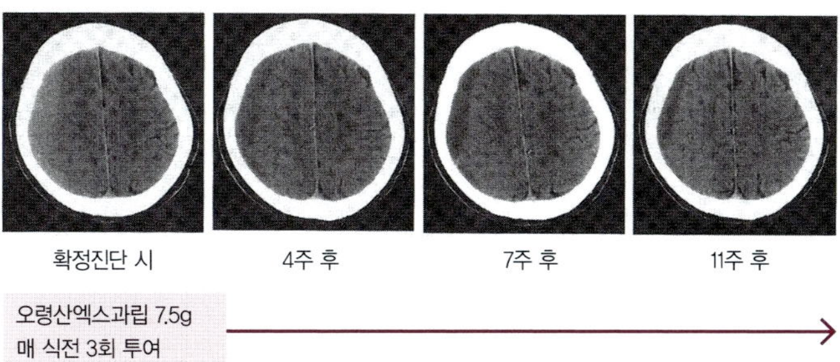


**그림 1. 만성경막하혈종의 경과**

오령산 엑스과립을 복용하면서 혈종이 축소되었다.

Advanced Course

## 담음(痰飮)·수기병(水氣病)

담음에는 광의의 담음과 협의의 담음이 있다. 한방에서는 기, 혈, 수를 신체 생리활동을 담당하는 기본물질로 생각하여, 이들이 정체하지 않고 표리내외(表裏內外)와 장부경락(臟腑經絡)을 계속 순환하는 상태를 정상으로 본다. 물은 입으로 섭취하여 몸 안으로 들어온다. 신체 생리작용에 관여하는 물을 수(水) 또는 진액(津液)이라 부른다. 체내에 정체, 저류되어 통상적인 생리작용에 관여하지 못하는 이상 진액을 광의의 담음이라고 한다.

광의의 담음은 어떤 장부의 기능저하로 발생했는지, 어디에 발생했는지에 따라 협의의 담음, 현음(懸飮), 일음(溢飮), 지음(支飮) 4가지로 분류한다(표 2: 『금궤요략(金匱要略)』 담음해수병맥증병치제십이[痰飮咳嗽病脈證并治第十二]). 광의의 담음은 병의 원인인 사(邪)는 한음(寒飮)이고, 폐(肺)·비(脾)·신(腎) 및 삼초(三焦)의 기능저하로 수(水)의 이동에 문제가 생긴 상태이다. 수(水)가 저류된 부위별로 나타나는 증상은 다르고, 어떤 장부의 기능실조인지에 따라 사용할 한방처방도 다르다. 담음병의 치료원칙은 '온약(溫藥)으로 조화롭게 하는 것'이다. 온성(溫性) 약물을 군약(君藥)으로 사용하여, 발한(發汗)·이뇨(利尿)·변비해소, 필요하면 구토시키는 약재를 배합해 담음의 소실을 유도한다.

사지와 전신에 부종을 일으키는 병태를 수기병(水氣病)이라고 부르고, 수종(水腫)이라고도 한다. 수기병은 풍수(風水), 피수(皮水), 정수(正水), 석수(石水), 황한(黃汗) 총 5가지로 분류한다[표 3: 『금궤요략(金匱要略)』 수기병맥증병치제십사(水氣病脈證并治第十四)]. 어떤 사기가 수기병의 원인인지, 어느 부위인지, 어떤 장부의 기능이상인지에 따라 분류한다. 수기병의 치료원칙은 '모든 수기병 치료 시, 허리 이하가 부으면 마땅히 소변을 통하게 해야 하고, 허리 이상이 부으면 땀을 내어 치료해야만 한다', '무릇 수기병을 앓는 사람은 눈 밑이 부어 누에가 누워있는 모양이고 얼굴과 눈이 밝으면서 윤택하고, 맥복(脈伏)하며 입이 말라 물을 마시게 된다. 수기병으로 복부가 부풀고 소변이 통하지 않으며 그 맥이 침절(沈絕)하면 마땅히 하법(下法)을 써야 한다'고 되어 있어, 발한(發汗)하거나 이수(利水)를 촉진하고, 공하축수(攻下逐水, 설사시켜 수분을 배출)를 한다.

표 2. 광의의 담음 분류

| 분류 | 사(邪) | 부위 | 증상 | 한약제제 |
|---|---|---|---|---|
| (협의의) 담음(痰飮) | 한(寒), 수(水) | 비(脾), 위(胃), 장관 | 장음 있음, 흉협지만(胸脇支滿), 어지럼, 경도의 호흡촉박 | 영계출감탕, 팔미환 |
| 현음(懸飮) | 한(寒), 수(水) | 협하(脇下), 흉협(胸脇) | 협하의 경련, 협하 견인통 | 십조탕 |
| 일음(溢飮) | 풍한(風寒), 수(水) | 사지(四肢) | 기침, 가래, 무한(無汗), 사지부종 | 대청룡탕, 소청룡탕 |
| 지음(支飮) | 한(寒), 수(水) | 흉격(胸膈) | 천만(喘滿), 심하견(心下堅), 안면흑(顔面黑), 호흡곤란, 어지럼, 구토, 심하계(心下悸), 제하계(臍下悸) | 목방기탕, 택사탕, 정력대조사폐탕, 소반하탕, 소반하가복령탕, 오령산, 복령음 |

표 3. 수기병 분류

| | 기능저하 | 사(邪) | 증상 | 한방처방 |
|---|---|---|---|---|
| 풍수(風水) | 폐(肺) | 풍(風), 한(寒) | 맥부(脈浮), 골절동통, 발열, 부종 | 방기황기탕, 월비탕, 월비가출탕 |
| 피수(皮水, 리수[裏水]) | 폐(肺), 비(脾) | 한(寒) | 맥부(脈浮), 부종, 복부가 북 같은 형태 | 월비가출탕, 감초마황탕, 방기복령탕 |
| 정수(正水) | 신(腎), 폐(肺) | 한(寒) | 맥침지(脈沈遲), 기천(氣喘) 있음 | 마황부자세신탕 |
| 석수(石水) | 신(腎), 간(肝) | 한(寒) | 맥침(脈沈), 기천(氣喘)은 없음, 소복경만(少腹硬滿) | – |
| 황한(黃汗) | 폐(肺), 비(脾) | 한(寒), 한열착잡(寒熱錯雜) | 맥침지(脈沈遲), 발열, 흉만(胸滿), 옹농(癰膿) | 기작계지고주탕, 계지가황기탕 |

한방의학적으로 부종은 기혈수이론상 수(水)의 병에 해당하고, 수독(水毒), 수체(水滯)로 표현된다. 팔강변증(八綱辨證)으로 수체(水滯)는 물을 운화하는 작용이 허약해져 나타나며 대개 기허(氣虛)에 해당한다. 물은 차게 하는 성질이 있으므로 한(寒)의 병태이며, 음(陰)에 해당한다. 따라서 병태로는 음(陰), 허(虛), 한(寒)의 상태에 속한다. 표리(表裏)는 물의 정체 부위가 표인지, 리인지를 말하는 것인데, 담음은 주로 리증(裏證)이다. 수기병 중에서는 풍수(風水)와 피수(皮水)의 일부가 표(表)에 해당한다.

수분대사에 관여하는 장(臟)은 주로 폐(肺), 비(脾), 신(腎)이고 부(腑)는 삼초(三焦), 방광(膀胱), 위(胃), 대장(大腸)이다. 폐는 물을 선발(宣發)하고 숙강(肅降)하며 수도(삼초)를 조절하고 움직이게 한다. 비는 비기(脾氣)로 물을 흡수하고 거둬들이며 수곡(水穀)을 운화해 위장에 수음이 정체하지 않도록 한다. 비기(脾氣)가 약하면 수습운화기능이 저하되어 비위와 장관에 수습(水濕)이 저류된다. 또한 비는 기육(肌肉)을 주관하므로 사지에 수습(水濕)이 잘 나타나게 된다. 신(腎)의 경우, 신의 양기가 화기행수(化氣行水)하는 작용을 한다. 신의 증등기화작용(蒸騰氣化作用)이 폐까지 물을 끌어올려 준다. 신은 방광에 물을 모아 방광에서 수분이 배출되도록 한다. 삼초는 주로 폐기(肺氣)에 영향을 받아 진액을 장부에 순환시키는 작용을 발휘한다.

따라서, 담음(痰飮), 수기병(水氣病)은 폐, 비, 신 각각의 장부 기능이 단독으로 실조되거나, 여러 장부의 기능이 같이 실조된 경우이다. 물을 기화(氣化)·운화(運化)·배설(排泄)하는 작용이 저하되면 전신 혹은 신체 일부에 수분 저류가 발생한다. 저류된 부위에 따라 증상은 달라진다. 상초 증상에는 어지럼, 기침, 숨참, 두근거림이 있고, 중초 증상에는 협하인통(脇下引痛), 구토, 복만(腹滿)이 있으며, 하초 증상으로는 소변불리(小便不利), 대변비결, 설사 등이 있다. 국소뿐 아니라 사지에 수습이 많아지게 되면 사지부종, 안면부종도 나타난다.

중증 심부전이나 신증후군으로 전신부종이 발생하게 되면, 담음이나 수기병의 분류감별을 엄밀히 하기 어렵다. 변증론치와 수증치료를 시행해 부종에 동반되는 증상과 환자의 체질을 고려해 어떤 사(邪)가 침입했고, 어떤 장부의 기능실조가 부종을 만들었는지 고려해 처방을 결정하는 것이 가장 중요하다.

## 참고문헌

1) 金城光代, 他(編): ジェネラリストのための内科外来マニュアル、医学書院, 2017.
2) 高山宏世: 金匱要略も読もう. 東洋学術出版社, 2016.
3) 金子幸夫: 金匱臟腑弁証解説, たにぐち書店, 2000.
4) 高山宏世: 弁証図解 漢方の基礎と臨床: 第7版. 日本漢方振興会漢方三考塾, 2009.
5) 中山医学院(編), 神戸中医学研究会(訳編): 漢薬の臨床応用. 医歯薬出版, 1991.
6) 高山宏世: 傷寒論を読もう. 東洋学術出版社, 2008.
7) 磯買洋一郎: 五苓散のアクアポリンを介した水分代謝のメカニズム. 漢方医学 35:186~189, 2011.

니시 카츠히사(西 勝久)

# 13. 빈혈

## 진료요령

• 서양의학에서는 빈혈의 원인에 따라 다양한 치료를 시행하는데, 한방의학에서는 개별 원인에 대응하는 것이 아니라, 다성분 약재를 사용하여 전신의 다양한 포인트를 조절한다. 따라서 한방의료에서는 빈혈의 개별적 원인을 찾는 것보다는 현재 환자가 가지고 있는 전신적인 한방의학적 상태를 파악하는 것이 중요하다.

## 병태

• 빈혈은 적혈구 수, 헤마토크리트, 헤모글로빈양의 저하를 동반한다. 빈혈의 원인으로는 출혈, 적혈구 생산저하, 용혈반응항진 등이 있으며, 서양의학적 치료는 각각의 원인에 따라 달라진다. 즉, 출혈이 있으면 출혈의 원인이 되는 외상이나 질병을 치료하고, 적혈구 생산저하가 있으면 이를 초래한 원인에 따라 철분 보충, 비타민 $B_{12}$ 보충, 조혈모세포 이식 등을 시행한다. 용혈 항진이 있을 경우에는 스테로이드 투여나 비장적출술 등을 시행한다. 다만 헤모글로빈이 위험할 정도로 저하된 경우에는 산소운반능을 유지하기 위해 일시적으로 적혈구 수혈을 실시할 수 있다.

• 한방치료 시에는 헤모글로빈양의 저하라는 현상에 대해서가 아니라, 빈혈을 일으킨 원인과 빈혈로 발생하는 결과를 포함해 심신 전체의 상태를 한방의학적 관점에서 파악해 그에 맞는 한방처방을 선택하는 것이 중요하다. 즉, 한방진료에서는 근거에만 의존해 처방을 결정하는 것이 아니다. 한방 초급자일지라도 환자가 보이고 있는 증(證)이 어떤 한방처방 사용에 적합한지를 고려하여 실제 처방해 본 후, 그 결과를 살펴보는 것이 중요하다.

• 적절한 한방치료를 통해 빈혈에 동반된 전신권태감, 두근거림, 숨참, 두통, 기립성 어지럼 등의 증상을 개선시킬 수 있다.

• 아래에 빈혈 환자의 한방치료에 대해 약간의 해설을 추가해 두겠다.

- 서양의학에서 말하는 빈혈에는 한방적 병태에 해당하는 혈허(血虛)뿐 아니라 기허(氣虛)의 상태가 동반되어 있는 경우가 많다. 혈허, 기허 등의 개념에 대해서는 이 책의 '한방 관련 기본지식'을 참조하길 바란다. 서양의학적으로 명백한 빈혈의 원인질환이 있는 상황이라면, 원칙적으로 관련 치료를 우선적으로 시행해야 하며, 굳이 한방치료에 구애받을 필요는 없다.

**Column** **빈혈 관련 한방치료 근거의 현황**

현재까지 다음과 같은 보고가 있다.

① 월경과다로 인한 철결핍성 빈혈에 철분제 단독투여보다 인삼양영탕을 병용한 군이 헤모글로빈 상승률이 높았다는 보고[1)]

② 자가혈저장 후 빈혈에 철분제 단독투여보다 에리스로포이에틴과 한방약(인삼양영탕 혹은 십전대보탕)을 병용하는 편이 헤모글로빈 상승률이 더 높다는 무작위배정 비교시험 보고[2,3)]

③ 리바비린 유도성 빈혈에 인삼양영탕 투여가 유효하다는 보고[4)]

④ 투석 환자의 에리스로포이에틴 저항성 빈혈에 십전대보탕을 투여하면 헤모글로빈양이 상승함을 보여준 연구[5)]

⑤ 화학요법을 실시한 부인과 악성종양환자에게 십전대보탕을 투여하여 골수억제로 인한 헤모글로빈양의 저하를 경감시켰다는 보고[6)]

## 한방치료(표 1)

- 빈혈 환자가 실증(實證)을 보이는 경우가 그리 흔하지 않지만, 실증 환자가 비강출혈이나 치질출혈 등 다양한 출혈의 결과로 빈혈 상태에 빠진 경우, 한방이 도움되기도 한다. 출혈이 일어난 시점은 열증(熱證)이라 생각해도 좋다. 일반적으로 황련해독탕이 유용하며, 명치부에 꽉 막힌 느낌이 있거나, 상기감, 두통 등이 동반되었다면 더욱 유용할 가능성이 높다. 황련해독탕증에 변비가 있다면 삼황사심탕을 선택한다.

- 환자가 허실중간증(虛實中間證)일 경우, 한증(寒證)에 가까우면 사물탕을 선택한다. 사물탕은 이름대로 당귀, 지황, 작약, 천궁 4가지 약재로 구성되는 혈허의 기본처방이다. 혈허(血虛)는 한방의학에서 말하는 혈(血)의 부족으로 피부건조, 탈모, 불면, 월경과소 등의 증상을 보이는 병태로 서양의학에서 말하는 빈혈 병태와 상당히 겹치는 부분이 있다. 혈허의 대표적인 증상에 복진상 동계(動悸)가 나타난다면 사물탕이 더욱 유효하

다. 사물탕을 기본으로 하는 십전대보탕, 팔물강하탕, 온청음, 소경활혈탕 등 다양한 처방이 존재하며, 이 처방들은 모두 혈허에 기반한 병태에 대응할 수 있다.

- 산후이상, 특히 정신불안정이나 식욕부진 등에 동반된 빈혈에는 궁귀조혈음이 유용하다. 이 처방은 산후에 발생하는 자율신경계 유래 부정수소(不定愁訴)에 효과가 있는 [illegible]약이다. 한열(寒熱)에 관계없이 사용할 수 있다.

**표 1. 빈혈에 사용할 수 있는 한방약**

| 허실 | 처방 | 목표 |
|---|---|---|
| 실증 | 삼황사심탕 | 명치부 막힌 느낌, 상기감, 변비 |
| | 황련해독탕 | 명치부 막힌 느낌, 두통, 상기감 |
| 중간증 | 사물탕 | 복부동계(腹部動悸), 피부건조, 월경불순 |
| | 궁귀조혈음 | 산후 정신불안정, 식욕부진 |
| 허증 | 당귀작약산 | 하복부 압통, 두통, 부종 |
| | 궁귀교애탕 | 여러 출혈, 수족번열감 |
| | 당귀건중탕 | 하복부압통, 쉽게 피로함, 복통 |
| | 귀비탕 | 위장허약, 쉽게 피로함, 불면, 걱정 |
| | 가미귀비탕 | 귀비탕의 목표에 상기감과 가슴쓰림이 추가된 상태 |
| | 십전대보탕 | 수척, 피부건조, 위장기능저하 |
| | 인삼양영탕 | 수척, 기침, 불면 |
| | 소건중탕 | 복직근구련(腹直筋拘攣), 쉽게 피로함, 복통, 배변이상 |

- 빈혈환자는 허증인 경우가 많으므로, 이 카테고리에 해당하는 처방이 다수 있다. 우선 한증인 경우에는 당귀작약산이 대표적이다. 당귀작약산은 수(水)의 문제인 수체(水滯[illegible] 도 치료하므로 두통이나 부종을 동반한 빈혈에 효과가 있다. 복진상으로는 하복부([illegible] 히 배꼽 양옆 부위)를 눌렀을 때 압통이나 저항감이 나타나는 경우가 많다.

- 한증이면서 자궁근종이나 출산으로 인한 자궁출혈이 자주 발생하며, 이런 이유로 빈혈이 발생했다면 궁귀교애탕이 선택지가 된다. 또한 이 처방은 자궁출혈뿐 아니라 치질[illegible] 혈, 소화관 출혈 등 여러 종류의 출혈에 유용하다.

- 당귀건중탕은 복통과 피로감이 동반된 경우 유용하다. 복진상 하복부에 압통과 저항감이 나타난다.
- 한열중간증인 경우 대표처방은 십전대보탕이다. 혈허 징후와 함께 기가 부족한 기허(氣虛)가 같이 나타날 경우 이 처방이 가장 적절하다. 구체적으로는 마른 체형, 피부건조, 위장기능저하 등이 십전대보탕의 대표적 적응증이다. 이 외에도 큰 병을 앓은 후나 침습 정도가 큰 수술을 받은 후에도 유용하게 쓰일 수 있는 처방이다.



Advanced Course

### 이 외 빈혈에 쓸 수 있는 한방약

지금까지 소개한 것 외에도 다양한 한방방제를 빈혈에 적용할 수 있다. 예를 들어 감초건강탕은 허증이면서 수족냉증, 구강건조, 빈뇨 등의 증상을 동반하는 빈혈에 유용하다. 이것은 한 가지 예일 뿐, 빈혈환자의 한방의학적 병태에 따라 다양한 한방처방을 사용하여 효과를 거둘 수 있다. 감초건강탕처럼 엑스제가 없어 전탕약 형태로만 사용할 수 있는 처방도 있는데, 한방치료의 진정한 메리트는 개별 환자의 상태에 따라 약재용량을 조정하여 진정한 의미의 맞춤의학을 실천할 수 있다는 점이다. 사실 이것은 전탕약 이외의 치료수단으로는 실천하기 어렵다.

- 십전대보탕증과 유사하면서 기침 같은 호흡기증상과 불면 같은 정신증상을 동반했다면 인삼양영탕을 사용하는 것이 좋다.
- 위장허약과 피로증상과 함께 정신적으로 안정되지 못하며 걱정이 많고 불면이 있으면 제1선택지는 귀비탕이 된다. 귀비탕증에 상기감이나 가슴쓰림이 추가로 있는 경우에는 가미귀비탕을 사용하는 것이 보다 적절하다.
- 위장허약과 피로증상과 함께 복진상 복직근연급(腹直筋攣急) 소견이 있다면 소건중탕이 적합하다.

## 참고문헌


1) 柳堀厚, 他: 鉄欠乏性貧血に対する人参栄養湯の効果. 臨と研 72:2605~2608, 1995.
2) 青江尚志, 他: 術前自己血貯血時におけるエリスロポエチンおよび人参養栄 湯の効果について. 自己輸血 10:145~151, 1997.
3) 青江尚志, 他: 担癌患者の術前自己血貯血におけるエリスロポエチン製剤と 漢方薬の効果について. 自己輸血 12:100~104, 1999.
4) Motoo Y, et al: Herbal medicine Ninjinyoeito ameliorates ribavirin-induced anemia in chronic hepatitis C: A randomized controlled trial. World Jgas- troenterol 11 4013~4017, 2015.
5) Nakamoto H, et al: Orally administrated Juzen-taiho-to/TJ-48 ameliorates erythropoietin (rHuEPO)-resistant anemia in patients on hemodialysis. Hemodial Int 12:S9~14, 2008.
6) 藤原道久: 婦人科悪性睡瘍の化学療法による骨髄抑制に対する十全大補湯の効果. 産婦漢方研のあゆみ 15:86~89, 1998.


오다구치 히로시(小田口浩

# 14. 두통

진료요령

- 두통은 일상진료에서 자주 볼 수 있는 증상 중 하나이다. 치명적일 수 있는 두통을 놓치지 않는 것이 진료의 대원칙이나 우리가 일상진료에서 만나게 되는 대부분은 만성두통이다. 일본인 3~4명 중 1명꼴인 것으로 알려진 만성두통 환자가 병원에 내원하는 비율은 약 30% 정도이다. 최근에는 약국에서도 쉽게 진통제를 구할 수 있어 진통제 남용에 따른 두통이 증가하는 현상을 보이고 있다.
- 그래서 진통제만 사용하는 대증치료 외에 체질에 맞춘 한방치료를 도입하면 두통치료의 가능성이 넓어질 수 있다는 생각에 근거하여 2013년 발표된 '만성두통 진료가이드라인'[1]에는 총 5종류의 한방약이 수록되었다.

## 1 편두통

### 병태

- 만성두통의 약 90%를 차지하는 일차성 두통으로, 그중에서도 가장 일상생활에 지장을 일으키는 두통이다. 장년기 30~40대 여성에서 많이 발생하며 편측 또는 양측의 박동성 두통이 주증상이며 구역·구토, 감각과민을 동반하는 경우가 있다.
- 긴장형 두통과의 가장 큰 차이가 몸 움직임에 따라 악화된다는 점이기 때문에, 일상생활을 하지 못하고 앓아눕게 되는 경우도 있다. 또한, 유발원인은 스트레스와 여성호르몬의 변화, 햇빛, 기압변화, 공복, 장시간 목욕, 음식물(초콜릿, 와인, 치즈 등)이다.

### 일반치료

두통발작 치료제로는 NSAIDs, 트립탄 계열 약물이 있고, 예방약으로는 칼슘채널차단제, 베타차단제, 안지오텐신Ⅱ수용체차단제, 항우울제, 항전간제 등이 있다.

## 한방치료

- 편두통은 여성에서 많이 나타나기 때문에 냉증이나 월경과 관련된 증상을 동반하는 경우 특히 한방치료의 효과가 좋으며, 저기압이나 스트레스 시 악화되는 두통에도 한방치료를 적용할 수 있다. 그리고 진통제를 복용하기 어려운 위장허약자에게도 한방치료가 좋다(표 1).

**표 1. 편두통과 긴장형 두통에 사용할 수 있는 한방약**

| 두통 종류 | | 한방적해석 | 처방 | 특징 |
|---|---|---|---|---|
| 편두통 | 냉증 | 한증 | 오수유탕 | 오심·구토를 동반하는 격심한 두통 |
| | | | 당귀사역가오수유생강탕 | 심한 수족냉증, 동창(凍瘡) 동반 |
| | 기압변동 | 수독 | **오령산** | 잘 붓는 체질, 어지럼증, 치흔(齒痕) |
| | | | 반하백출천마탕 | 오령산증보다 위장허약자, 기립성 어지럼 |
| | 월경관련 | 어혈 | 당귀작약산 | 냉증, 부종, 월경불순 |
| | | | 계지복령환 | 여드름 체질, 월경곤란증 |
| | | | 가미소요산 | 상열하한(上熱下寒), 어깨결림, 갱년기장애 |
| | 신경과민 | 간(肝) 이상 | 억간산 | 초조, 신경질, 눈 불쾌감 |
| | | | 시호가용골모려탕 | 어깨결림, 두근거림, 교근긴장 |
| | 위장허약 | 비허(脾虛) | **계지인삼탕** | 위장허약, 무른 변 |

| 두통 종류 | | 한방적해석 | 처방 | 특징 |
|---|---|---|---|---|
| 긴장형 두통 | 동맥경화 | 기역(氣逆) | 조등산 | 중장년 아침 기상 시 두중감, 어지럼, 이명 |
| | | | 황련해독탕 | 상기, 붉은 얼굴 |
| | 어깨결림 | 표증 | **갈근탕** | 뒷목결림 |
| | | | 계지가갈근탕 | 마황을 사용할 수 없는 어깨결림 |
| | | | 천궁다조산 | 가벼운 어깨결림, 오심 없는 편두통 |
| | | 간(肝) 이상 [스트레스 관련] | 가미소요산 | 상열하한(上熱下寒) |
| | | | 시호가용골모려탕 | 교근긴장, 몸의 긴장 |

주) '만성두통 진료가이드라인 2013'에 수록된 처방은 **굵은 글씨**로 표기.

### ) 냉증: 냉증 탓에 악화되는 두통(한증)

- 오수유탕: 편두통에 자주 쓰이는 처방이다. 구역·구토를 동반하는 발작적이고 격심한 두통에 유효하다. '오수유'라는 쓴맛이 있는 귤과 과실이 포함되어 있는데, 이 약재는 알칼로이드를 함유하며, 위를 따뜻하게 하여 진통·지구작용을 보인다. 임상연구는 반응자 한정 무작위배정 이중맹검 비교시험(DB-RCT)[2]과 로메리진 염산염과의 무작위배정 비교시험[3]으로 시행되었는데 두 연구에서 모두 유효성을 보였다. 증례집적연구[4,5]에서도 70~80%의 개선율을 보였다. 꼭 정기 복용하는 방식이 아니더라도 두통 발작치료제로서 진통제나 트립탄계 약물 대신 발작 시 1~2포/회를 복용하는 방법도 있다. 진통제와는 달리 복용을 거듭해도 내성이 생길 염려가 없다.
- 당귀사역가오수유생강탕: 오수유탕증보다도 수족냉증이 심한 두통에 사용한다. 동창이 잘 생기거나 여름이더라도 에어컨을 틀면 냉증 탓에 두통이나 복통, 월경통이 잘 생기는 경우에도 좋다.

### ) 기압변동: 저기압이 접근하여 비나 눈이 내리기 전 잘 발생하는 두통(수독)

- 오령산: 잘 붓는 체질이면서 어지럼이나 멀미가 잘 발생하고 '치흔'이라고 하는 혀의 변연부에 치아 자국이 나타나는 경우도 있다. 저기압일 때 잘 발생하는 편두통에 사

용한다. 오수유탕 사용법과 동일하게 정기적으로 복용하는 방법과 특별히 저기압이 다가올 때 1~2포/회, 1~2회/일 집중적으로 복용하는 방법이 있다. 그 밖에 긴장형 두통과 이차성 두통, 두통 전반에 폭넓게 사용할 수 있다.

- 반하백출천마탕: 오령산과 비슷하게 기압변동에 따라 악화되는 두통에 사용하지만 보다 위장이 허약하며 저혈압 경향 또는 기립성 어지럼이 있는 경우에 좋다.

### 3) 월경관련: 월경주기에 맞춰 발생하는 두통이나 갱년기에 동반된 두통(어혈)

- 당귀작약산: 피부가 희고 냉증을 가지고 있으며, 월경불순이나 월경곤란증이 있는 두통에 사용한다. 월경 전에 잘 붓는 등 수독도 동반한 경우에 더욱 좋다. 혈행촉진 작용이 있는 '당귀'가 함유되어 있으나 사람에 따라서는 복용 후 위 불편감을 느끼는 경우도 있기 때문에 주의가 필요하다. 본래 안태약(유산예방 등)으로 널리 알려진 약이므로 임신 중에도 복용이 가능하다.
- 계지복령환: 당귀작약산과 비슷하게 월경 관련 두통에 사용하지만 그보다는 체력이 좋고 월경량이 많으며 월경통이 심한 경우 사용한다. 특히 여드름이 잘 나는 체질에 많이 사용한다. 다만 '계피'(시나몬)를 함유하고 있기 때문에 시나몬 알레르기에 의한 피부발진에 주의할 필요가 있다.
- 가미소요산: 갱년기장애에서 흔히 나타나는 상열하한(上熱下寒, 하반신은 차고 상반신은 열이 오르고 땀이 나는 증상)이 있는 두통에 사용한다. 갱년기 이외에도 어깨결림이나 월경 전 초조함이 심한 경우에도 좋다. 상기감을 가라앉히는 작용이 있는 '산치자' 때문에 몇몇 환자에서는 설사가 발생하기도 한다. 단기복용이라면 복용을 중지하는 것만으로도 설사는 개선된다. 그러나 최근 산치자가 함유된 한방약에 의해 장간막정맥경화증이 발생한 증례가 보고되었기 때문에 복용 중 발생하는 복통이나 하혈에 주의할 필요가 있다.

### 4) 신경과민: 스트레스로 유발된 두통, 신경질적이며 신경과민한 상태(간 이상)

- 억간산: 스트레스가 있으며 초조함이나 신경과민으로 발생한 두통에 사용한다. 억간산(가미방도 포함)이 유효했던 두통 증례 다변량분석[6]에서는 눈 통증·불안·항배강직의 조합이 유효성을 예측할 수 있는 항목이었기 때문에, 눈의 불쾌감이나 등 긴장이 동반된 경우 유효성을 기대해 볼 수 있다. 교근긴장(이를 악물고 있음)이나 이를 가는 동작, 몸에 힘이 들어가 있는 듯한 경우가 많다. 작용기전으로는 신경세포억제로 작용하는 세로토닌 5-HT1A 수용체의 부분 작용제(partial agonist)로서의 작용[7,8]

신경세포흥분으로 작용하는 세로토닌 5-HT2A 수용체의 하향조절(down regulation)작용[9], 흥분성 신경전달물질인 글루타민산 분비억제작용[10]이 알려져 있다. '조구등'은 인돌 혹은 옥신돌 알칼로이드를 함유하여 혈압강하작용, 수면진정작용, 정신안정작용, 진경작용, 세로토닌 조절작용, 뇌세포보호작용 등의 약리작용이 있다고 알려져 있다.[11] 이보다 체력이 저하되어 있고 불면경향이 있으면 억간산가진피반하를 사용한다.

- 시호가용골모려탕: 억간산과 유사하게 스트레스가 있고 교근긴장경향을 보이거나, 몸이 긴장되어 있는 경우 사용하지만 억간산증보다 긴장과 어깨결림이 심하며 두근거림을 동반하는 경우에 좋다. '시호'는 항스트레스작용이 있다고도 한다. 또한 의료용 엑스제에는 사하작용이 있는 '대황'이 함유된 제품(크라시에, 코타로)과 함유되지 않은 제품(쯔무라)이 있으므로 체질에 맞춰 사용할 필요가 있다. 2~3개월 이상 계속 사용할 때는 '황금'이 포함되어 있기 때문에 간질성폐렴이나 간기능장애와 같은 부작용을 염두해 두고 치료를 시행한다.

### 5) 위장허약: 위가 허약한 사람의 두통(비허)

- 계지인삼탕: 위장이 허약하고 쉽게 피로하며 오히려 식사를 하면 변이 무르게 나오는 사람에게 좋다. 인삼탕이라는 위장약에 '계피'가 추가된 처방으로 하루 복용량을 3포로 하면 '감초' 복용량이 3g/일이 되기 때문에, 부종·혈압상승·저칼륨혈증 같은 부작용을 피하기 위해서라도 하루 2포부터 복용을 시작하길 권한다.

## 2 긴장형두통

### 병태

편두통의 2배에 가까운 유병률을 보이지만 편두통만큼 일상생활에 지장을 줄 가능성이 낮다. 다만 만성적으로 두중감이 지속되는 케이스도 있다. 특히 현대사회는 어깨결림을 야기하기 쉬운 환경이며, 근육성 스트레스뿐 아니라 정신적인 스트레스로도 긴장형두통이 쉽게 조장된다.

## 일반치료

근이완제나 항우울제, 항불안제를 사용한 약물치료와 인지행동요법, 물리요법, 침구치료 등과 같은 비약물치료가 있다.

## 한방치료

### 1) 동맥경화: 고혈압 경향인 사람의 두통[기역(氣逆)]

- 조등산: 고혈압 경향인 중장년층의 이른 아침 두중감에 사용한다. 어지럼과 이명을 동반한 경우에 더욱 좋다. 긴장형 두통뿐 아니라 만성두통과 뇌혈관장애 두통에도 사용할 수 있다. 위장이 허약한 경우에도 무난하게 사용할 수 있는 처방이다. 계지인삼탕과의 비무작위배정 교차비교시험(non-randomized crossover trial)[12] 보고가 있고 증례집적연구(만성두통[13], 만성긴장형 두통[14,15], 기질적 질환[16,17])에서는 70~90%의 유효율을 보였다.
- 황련해독탕: 상기, 붉은 얼굴을 보이는 고혈압 경향의 두통에 사용한다. 열을 식히는 약재가 들어있기 때문에 냉증인 사람에게는 사용할 수 없다. 독특한 쓴맛이 있다.

### 2) 어깨결림: 감기에 의한 경우나 만성적 어깨결림 · 갱년기장애와 신경긴장을 동반한 두통[표증(表證) 또는 간(肝)이상]

- 갈근탕: 감기약으로 유명한 처방이지만 감기증상 이외에 만성적인 어깨결림에도 사용한다. '갈근'은 칡의 뿌리로 항배부의 뭉치고 결린 것을 푸는 작용이 있다. 또한 에페드린 작용이 있는 '마황'이 함유되어 있으므로 잘 조절되지 않는 고혈압, 허혈심질환, 전립선비대증, 위장이 허약한 경우에는 신중히 처방사용을 고려해야 한다. 증상이 있을 때마다 복용 또는 아침 1포 복용하는 방법을 권한다. 항불안제로 효과가 충분하지 않은 만성 긴장형두통에 50~60%의 개선효과를 보이는 것으로 보고되었다[18].
- 계지가갈근탕: 갈근탕과 동일하게 감기로 인한 두통뿐 아니라 만성 어깨결림으로 인한 두통에도 사용한다. '마황'이 함유되어 있지 않기 때문에 갈근탕을 사용하기 어려워 보이는 긴장형두통에 사용하기 좋다.
- 천궁다조산: 갈근탕과 계지가갈근탕만큼 어깨결림이 심하지는 않지만, 코 증상을 동반한 감기로 인한 두통에 쉽게 사용할 수 있고, 만성두통에도 사용되며 오심을 동반하지 않은 편두통에도 유효하다. '다엽'에는 약간의 카페인이 함유되어 있다.

- 가미소요산: 편두통과 긴장형두통이 혼재되어 있는 어깨결림을 동반한 만성두통에 좋다.
- 시호가용골모려탕: 스트레스가 심한 긴장형두통에도 사용 가능하다.

## 3 이차성 두통



### 병태

원인이 될 수 있는 질환에 의해 발생한 두통을 이차성 두통이라 진단한다. 종류는 다양하며 감염증, 두경부외상, 뇌혈관질환, 부비동염, 정신질환 등이 포함된다. 최근 주목받는 것은 약물과다사용에 따른 두통(약물남용두통)인데, 약 70% 가까이가 편두통 유형으로 나타난다. 진통제나 트립탄 계열 약물의 과다복용에 의해 통증역치가 낮아져 발생하는 두통으로 적지 않게 치료에 어려움을 겪는다.

### 일반치료

각각의 원인질환 치료를 시행하는 것이 원칙이나 한방약을 병용하여 증상이 경감되는 경우가 있다.

### 한방치료(표 2)

#### 1) 약물사용과다에 의한 두통(약물남용두통)

- 편두통 유형이 많기 때문에 앞서 서술한 편두통에 쓰는 처방 위주로 사용한다. 진통제나 트립탄계 약제 대신 오수유탕이나 오령산을 두통 발생 시 복용하도록 하고, 한 번에 1포보다는 2포 복용하게 하는 편이 효과가 좋다.
- 또한 신경과민 상태에 빠져있는 경우가 많으므로 억간산이나 시호가용골모려탕 같이 간이상을 조절하는 처방도 사용된다. 개별 증례에 맞춘 처방선택이 필요하다.

#### 2) 감기로 인한 두통(표증)

- 갈근탕: 감기 초기, 특히 한기를 동반한 후경부에서 목에 걸친 결림과 두통에 사용한다.
- 천궁다조산: 코 증상을 동반한 감기증상의 두통에 사용한다.

### 3) 부비동염으로 인한 두통(표증)

- 갈근탕가천궁신이: 코막힘에 의한 두중감에 사용한다. 갈근탕에 천궁, 신이를 가미한 처방이다. 만성 부비동염에 사용할 때는 갈근탕과 동일하게 하루 1포 정도 사용을 권장한다.

### 4) 알코올에 의한 두통(수독)

- 오령산: 소위 숙취 두통에 사용한다. 수회 복용하면 효과를 기대할 수 있다.

### 5) 투석에 의한 두통(수독)

- 오령산: 혈액투석 시 동반되는 두통의 개선을 확인한 증례보고가 있다.[19),20)]

### 6) 뇌혈관장애에 의한 두통[수독, 기역(氣逆)]

- 오령산: 만성경막하혈종 축소 보고례[21),22)]가 있다.
- 조등산: 뇌혈관장애로 인한 만성두통[17)]과 혈관성치매 관련 증례보고가 있다.

### 7) 정신질환에 의한 두통[기체(氣滯), 기역, 간이상]

- 반하후박탕: 예기불안경향이 있는 신경질적이고 인후부의 불편감을 호소하는 두통에 사용한다.
- 향소산: 기울경향이며 목소리에 힘이 없고 위장이 허약한 두통에 사용한다.
- 시호가용골모려탕: 두근거림을 동반한 과긴장상태에 사용한다. 자고 있어도 몸을 가만히 두지 못하고 뒤척이는 상태에도 사용한다.
- 도핵승기탕: 쉽게 상기가 발생하고, 변비경향이 있는 두통에 사용한다.

## 4 신경통

### 병태

삼차신경통, 후두신경통, 대상포진 후 신경통과 안면통이 여기에 포함된다.

### 일반치료

일반적으로 진통제, 항전간제, 항바이러스제를 사용하는 내과적 치료와 국소주사, 신경차단, 감마나이프 같은 외과적 치료가 있다. 난치인 경우도 적지 않다.

### 한방치료(표 2)

- 냉증으로 통증이 심해지는 경우는 한증, 염증이 심한 통증은 열증, 혈행불량에 의한 통증은 어혈상태이다.
- 계지가출부탕: 비오는 날이나 추운 날 같이 습기와 한랭에 의해 악화되는 통증에 사용한다. 위장허약자도 복용 가능하다. '부자'는 바곳의 덩이뿌리로 알칼로이드를 함유하여 진통·온보작용이 있다. 대상포진 후 신경통에 서양의학적 치료와 병용 시 70% 이상의 효과를 얻었다는 보고도 있다.[23)]
- 갈근탕: 특히 안면·목·어깨 등 상반신 통증에 사용하며 장복할 경우 1일 1포 복용을 권한다.
- 월비가출탕: 대상포진 감염초기에 항바이러스제와 병용하면 통증과 부종이 경감되는 효과가 있다. '마황'이 함유되어 있으므로 위장 불편감에 주의하여 사용한다.
- 계지복령환: 냉증과 혈액순환불량으로 악화되는 통증에 사용할 수 있다. 혈액순환이 좋지 않은 야간~이른 아침에 통증이 발생하는 경우에도 좋다.

## 5 소아 두통

### 개요

자세히 문진하지 않으면 두통진단이 어려운 경우도 있다. 성인과 비슷하게 편두통과 긴장형 두통도 있으며 기립성 조절장애를 동반한 경우나 스트레스가 원인인 경우도 있다. 등교거부를 하는 경우도 있으므로 적절한 진단 및 약물치료와 비약물치료의 선택이 필요하다('Ⅱ. 처방 실제 30. 성장장애, 주기성구토, 사춘기 기립성 장애, 등교거부' 항목 참조).

### 한방치료(표 2)

- 소아도 성인과 동일하게 두통 유형에 따라 한방약을 선택한다. 복용량은 취학 전이면 성인의 1/3(의료용 엑스제로 1포)을 2회로 나누어 복용, 초등학생은 성인의 2/3(의료용 엑스제로는 2포)를 2회로 나누어 복용, 중학생 이상은 성인과 동일하게 처방한다.

• 억간산: 예민하고 신경질적인 아이에게 사용한다. 틱증상이 있는 경우나 복부나 등을 만지기만 해도 간지러워하는 아이들에게 특히 유효한 경우가 많다.

• 반하백출천마탕: 기립성 어지럼이나 아침에 일어나기 힘들어하는 등 기립성 조절장애가 있을 때 주로 사용한다. 위장이 약해도 복용하기 좋다.

• 소건중탕: 위장이 허약하여 복통이나 배탈이 잘 나는 아이에게 사용한다. 소아의 일차성두통에 유효하다는 보고가 있다[24]. 두통뿐 아니라 위장증상도 함께 개선되는 경우가 많다. '교이(쌀엿)'가 함유되어 있기 때문에 맛이 달아 복용하기 편하다.

**표 2. 이차성 두통, 신경통, 소아 두통에 사용하는 한방약**

<table>
<tr><th colspan="2">두통 종류</th><th>한방적 해석</th><th>처방</th><th>특징</th></tr>
<tr><td rowspan="10">이차성 두통</td><td rowspan="2">감기</td><td rowspan="2">표증</td><td>갈근탕</td><td>한기를 동반한 항배부 결림</td></tr>
<tr><td>천궁다조산</td><td>코 증상을 동반한 감기</td></tr>
<tr><td>부비동염</td><td>표증</td><td>갈근탕가천궁신이</td><td>코막힘에 의한 두중감</td></tr>
<tr><td>알코올</td><td>수독</td><td>오령산</td><td>숙취</td></tr>
<tr><td>투석</td><td>수독</td><td>오령산</td><td>두중감</td></tr>
<tr><td>뇌혈관질환</td><td>수독</td><td>오령산<br>조등산</td><td>만성경막하혈종<br>두중감, 치매</td></tr>
<tr><td rowspan="4">정신질환</td><td rowspan="2">기체(氣滯)</td><td>반하후박탕</td><td>예기불안, 신경질, 인후부 불편감</td></tr>
<tr><td>향소산</td><td>기울, 위장허약</td></tr>
<tr><td>간 이상</td><td>시호가용골모려탕</td><td>과긴장</td></tr>
<tr><td>기역(氣逆)</td><td>도핵승기탕</td><td>상기, 변비</td></tr>
<tr><td colspan="2" rowspan="4">신경통</td><td>표한증, 수독</td><td>계지가출부탕</td><td>위장허약, 습기나 한랭에 의해 악화</td></tr>
<tr><td>표증</td><td>갈근탕</td><td>상반신 통증</td></tr>
<tr><td>열증, 수독</td><td>월비가출탕</td><td>대상포진 등 감염초기의 통증과 부종</td></tr>
<tr><td>어혈</td><td>계지복령환</td><td>혈행불량성 통증, 새벽녘 통증</td></tr>
</table>

| 두통 종류 | 한방적 해석 | 처방 | 특징 |
|---|---|---|---|
| 소아 두통 | 간 이상 | 억간산 | 신경과민, 간지러워함, 틱 |
| | 수독 | 반하백출천마탕 | 위장허약, 어지럼증, 기립성 조절장애 |
| | 비허(脾虛) | 소건중탕 | 위장허약, 과민대장증후군 |

주) 『만성두통진료가이드라인 2013』에 수록된 처방은 **굵은 글씨**로 표기하였다.



## Column 두통의 한방처방 요령

두통 발생 시 바로 복용하는 방식으로 사용할 수 있는 처방으로 오수유탕, 오령산, 갈근탕, 천궁다조산이 있다. 그 외의 처방은 체질개선을 위해 일정기간 복용하며 효과를 확인한다. 우선 2주를 목표로 경과를 관찰한다. 빠르면 효과가 나타난다. 부작용도 잘 나타나는 시기이다. 월경관련 두통은 월 단위로 경과를 본다. 또한 양약인 예방약이나 진통발작치료제 등과의 병용은 기본적으로는 문제가 없다고 생각해도 된다. 복용방법도 식전 또는 식간이 있으나 실제로 자주 복용을 빼먹는다면 식후에라도 복용이 가능하다.

## Advanced Course

### 청상견통탕

『수세보원(壽世保元)』(두통문)에 수록되어 있으며, '모든 두통을 치료한다. 좌우(左右), 편정(偏正), 신구(新舊)를 막론하고 모두 유효하다'라며 어떤 두통이라도 치료한다고 되어 있다. 현재는 난치성 편두통이나 군발성두통에 주로 사용한다.

## 참고문헌


1) 慢性頭痛の診療ガイドライン作成委員会(編): 慢性頭痛の診療ガイドライン 2013.42~44, 医学書院, 2013.
2) Odaguchi, H, et al.: The efficacy ofgoshuyuto, a typical Kampo (Japanese herbal medicine) formula, in preventing episodes of headache. Curr Med Res Opin 22:1587~1597, 2006.
3) 丸山哲弘: 片頭痛予防における呉茱萸湯の有用性に関する研究ー塩酸ロメリ ジンとのオープンクロスオーバー試験ー、痛みと漢方 16:30~39, 2006.
4) 関 久友, 他: 慢性頭痛に対する呉笑萸湯の効果ー封筒法による桂枝人参湯との比較. Pharma Medica 11 288~291, 2006.
5) 前田浩浩, 他: 慢性頭痛に対する呉茱萸湯の効果. 漢方医学22:53~57, 1998.
6) 木村容子, 他: 抑肝散およびその加味方が有効な頭痛の漢方医学的検討, 日本東洋医学雑誌59:265~271, 2008.
7) Terawaki K, et al: Partial agonistic effect of yokukansan on human recombinant serotonin 1A receptors expressec in the membranes of Chinese hamster ovary cells. J Ethnopharmacol 127: 306~312, 2010.
8) Nishi A, et al: Geissoschizine methyl ether, an alkaloid in Uncaria hook, is a potent serotonin, A receptor agonis and candidate for amelioration of ag gressiveness and sociality by yokukansan. Neuroscience 207:124~136, 2012
9) Egashira N, et al: Repeated administration of Yokukansan inhibits DOI-induced head-twitch response and decreases expression of 5-hydroxytryptamine (5-HT) 2A receptors in the prefrontal cortex. Prog Neuropsychopharmacol Biol Psychiatry 32:1516~1520, 2008.
10) Takeda A, et al: Attenuation of abnormal glutamate release in zinc defi ciency by zinc and Yokukansan. Neurochem Int 53:230~235, 2008.
11) 串田浩孝: 釣謙鈞アルカロイドの薬物動態に関する研究, 福岡大学薬学集報 16:43~52, 2016.
12) 松木博之, 他: 慢性頭痛に対する桂枝人参湯と釣藤散の有用性に関する研 発, 臨牀と研究72:1299~1303, 1995
13) 定藤章代, 他: 慢性頭痛に対する釣藤散(TJ-47)の効果, 脳神経外科速報 2:171~176, 1992.
14) 長田乾: 慢性型緊張型頭痛に対するツムラ釣藤散の臨床効果, JAMA(日 本語版) 17:38~39, 1996.
15) 高田理: 慢性緊張型頭痛に対する釣藤散の有効性について, 漢方医学 22:121~124, 1998.
16) 福高武雄, 他: 頭痛に対する釣藤散の臨床効果, 漢方医学 18:272~275, 1994.
17) 木村格, 他: 脳血管障害患名の慢性頭痛に対するツムラ釣藤散の臨床効果 Geriat Med 27:445~449, 1989.
18) 山本光利: 肩頭部のこりに起因する慢性緊張性頭痛に対する葛根湯の臨床効 果, 臨牀と研究72:2085~2088 1995.
19) 野口享秀: 血液透析に伴う頭痛に対する五苓散の治療効果, 漢方医学 34:182~183, 2010.
20) 室賀一宏: 維持透析患者の頭痛の東洋医学的治療と考察, 東洋医学 27:46 47, 1999
21) 松村正俊, 他: 超高齢者の慢性硬膜下血腫に対する五苓散料の効果, New rological Surgery 33:965~969, 2005.
22) 上野濱二, 他: 慢性硬膜下血腫に対する五苓散の使用経験, 日本東洋医学雑誌 59:205, 2008.
23) 菅谷壮男, 他: 帯状疱疹後神経痛に対する桂枝加朮附湯の効果, ペインクリ ニック 12:70~72, 1991.
24) 寺澤捷年, 他: 小建中湯が奏効した小児一次性頭痛の症例, 日本東洋医学 雑誌 66:93~98, 2015.


고노 유카리(五野由佳理

# 15. 치매

## 진료요령

- 초고령사회에 들어서며 치매환자는 증가 일로이며 보호자에게 미치는 영향도 막중해져 점차 절실한 문제로 인식되고 있다. 고령자 의료에서는 노쇠(Frailty)로 대표되는 신체·정신기능저하와 복수의 배경질환에 기반한 포괄적 대응이 필요하다.
- 한방의학은 개개인의 심신상태에 맞춘 치료를 진행하여 병의 진전을 예방하고 보다 좋은 상태를 유지하는 것을 지향하므로 치매의 다양한 문제에도 대응이 가능하다. 예를 들어 한방약 사용을 통해 현대의학적 치료의 효과를 높이면서 부작용을 경감시키는 상승(上乘)·상보(相補) 효과를 기대할 수 있고, 고령자의료의 과제 중 하나인 다약제사용(Polypharmacy)과 복약순응도(Adherence), 경제비용 같은 문제를 해결할 수도 있다.
- 고령자는 부작용이 잘 발생하므로 충분한 주의가 필요하다. 건강수명 연장을 위해서라도 적절한 한방치료 응용이 필요하다.

## 병태

- 치매의 원인은 변성질환이나 뇌혈관질환이 대부분이다. 변성질환 중에는 알츠하이머병이 가장 많다. 그 외, 정신증상이 문제가 되는 루이소체치매나 전두측두엽치매 등이 있다. 뇌혈관질환의 경우, 동맥경화를 배경으로 단계적으로 진행하여 운동기능의 저하가 문제가 되는 혈관성 치매가 있다. 그 밖에 뇌전증, 비타민 결핍, 갑상선기능저하증, 감염 등 내과치료를 요하는 질환, 만성경막하혈종, 정상압수두증 같이 외과치료를 필요로 하는 질환 등 원인은 매우 다양하며 또한 치매의 전단계인 경도인지장애(MCI)도 최근 주목을 받고 있다.

- 치매의 임상증상은 기억장애와 실행기능장애 같은 중심증상과 환각, 망상, 흥분(양성증상)과 불안, 우울, 의욕저하(음성증상) 같은 행동·심리증상(behavioral and psychological symptoms of dementia; BPSD)으로 크게 구분된다. 의료인에게는 중심증상에 대한 접근이 주요 관심사이지만, 보호자에게는 BPSD가 절실한 문제인 경우가 많아 양쪽 모두 적절한 대응이 필요하다.

## 일반치료

- 중심증상: 알츠하이머병에는 콜린에스테라아제억제제나 NMDA수용체억제제 등을 활용한 약물치료가 기본이다. 콜린에스테라아제억제제에는 식욕저하나 흥분, 불면 같은 부작용에 주의해야 하며, NMDA수용체억제제는 BPSD에도 유효한 반면, 각성도 저하나 휘청거림 같은 부작용에 주의해야 한다. 혈관성치매는 확립된 치료법이 없으며, 내과·외과적 치료를 요하는 질환에는 해당 질환에 대한 투약이나 외과치료 등의 원인질환 치료가 기본이다.

- BPSD: 항정신병약이나 항불안제, 항우울제를 일반적으로 사용하나 각성도저하나 과진정, 연하장애, 추체외로장애 등의 부작용이 적지 않게 문제가 되므로 특히 고령자에서는 충분한 주의가 필요하다.

- 뇌전증이나 갑상선기능저하증은 치매를 초래할 정도의 중증례가 임상적으로 적긴 하지만 한방외래에 많이 내원하는 부정수소(不定愁訴)나 노화성 변화로 오인하여 치료가 지연되는 경우도 있으므로, 치료 가능한 치매로서 조기발견하기 위해 노력해야 한다.

## 한방치료(표 1)

- 한방치료는 체질과 증상에 맞춘 대증요법을 기본으로 하며, 허실(虛實), 한열(寒熱), 기혈수(氣血水), 오장(五臟) 등의 개념에 준하여 치료약을 선택한다.

- 중심증상에 대한 한방치료는 일반적으로 효과를 기대하기 쉽지 않으며, 인지기능평가척도상의 현저한 변화를 동반한 개선을 얻기 힘들지만, 몇몇 한방처방은 치매 개선이나 진행억제에 유효함이 보고되고 있다.

- BPSD에는 억간산을 비롯한 한방치료의 유효성이 널리 알려져 있으며, 진행기에도 때때로 효과적인 해결책이 되기 때문에 이미 많은 임상의가 진료에 사용하고 있다.

- 한방치료는 앞에서 서술한 현대의학적 치료보다 나타날 수 있는 부작용의 빈도가 적고 현대의학적 치료의 부작용을 완화할 수 있어 보조요법으로도 이점이 있다. 한 가지 처방으로 중심증상과 BPSD 모두에 효과를 기대할 수 있고, 동시에 전신증상 개선과 노쇠 예방에도 기여할 수 있는 등 그 응용범위가 넓은 편이다.

**표 1. 치매(BPSD)에 사용할 수 있는 한방약과 부작용에 주의해야 할 약재**

| 증 | 처방 | BPSD | 주요 사용목표와 주의점 |
|---|---|---|---|
| 실증 | 황련해독탕<br>(황금, 산치자 함유) | 흥분, 불면 | 상기감, 두통, 고혈압 |
| 중간증 | 억간산<br>(감초 함유) | 흥분, 불면, 환각, 망상 | 초조, 근경련, 위장허약하면 억간산가진피반하 |
| | 팔미환<br>(지황 함유) | 의욕저하 | 이명, 고혈압, 요통, 냉증, 배뇨장애, 하지저림과 부종이 있으면 우차신기환 |
| 약간 허증 | 조등산<br>(감초 함유) | 흥분, 불면, 환각, 망상 | 두중, 상기감, 어지럼, 고혈압, 위장허약 |
| | 귀비탕<br>(감초 함유) | 우울상태, 불안, 불면, 의욕저하 | 빈혈, 권태감, 위장허약, 상기감이나 쉽게 화낼 경우 가미귀비탕(산치자 함유) |
| | 칠물강하탕<br>(지황 함유) | 흥분, 불면, 환각, 망상 | 이명, 두중, 상기감, 고혈압, 권태감, 거친 피부 |
| 허증 | 인삼양영탕<br>(감초, 지황 함유) | 우울상태, 불안, 불면, 의욕저하 | 빈혈, 권태감, 기침, 위장허약 |
| | 당귀작약산 | 의욕저하 | 어지럼, 냉증, 빈혈, 부종 |

- 한방약의 부작용에 대한 충분한 주의가 필요하다. 특히 감초에 의한 가성알도스테론증(부종, 혈압상승, 저칼륨혈증, 근병증 등), 황금에 의한 간기능장애(드물게 간질성 폐렴), 지황에 의한 위장장애(위불편감, 설사 등)는 항상 주의가 필요하므로 해당 약재가 포함된 처방명에 이를 표기해 두었다. 다만 인삼양영탕과 칠물강하탕은 지황을 함유하고는 있으나 위장기능 개선작용이 있어 임상적으로 문제가 되는 경우는 적다.

최근 억간산을 필두로 의료용 엑스제를 병명치료의 개념에서 여러 가지 처방을 한 번에 처방하는 빈도가 증가하고 있는데, 이때, 감초 과량복용에 의한 가성알도스테론증이 특히 고령자에게 잘 나타나므로 진찰과 정기 채혈로 스크리닝을 하며 항상 적절한 주의를 기울여 처방할 필요가 있다. 산치자가 함유된 제제는 장기복용 시 장간막정맥경화증 위험성도 있기 때문에 장기 복용 시 주의가 필요하다.

- 의료용 엑스제를 사용한 치료는 전탕약을 사용하는 치료와 달리 환자 상태에 맞춘 의재단위 조정은 힘들지만, 복수의 처방을 용량조정하며 적절하게 병용하면 보다 효과적인 치료를 도모할 수 있다.
- **표** 1에 의료용 엑스제로 사용 가능하며 치매 관련 유효성이 보고된 처방을 위주로 주 사용목표와 유의점에 대하여 제시하였다(BPSD는 별도로 표기하였다).
- 중심증상에 사용할 수 있는 한방약으로 알츠하이머병에 대한 귀비탕, 팔미환, 인삼양영탕, 당귀작약산, 혈관성 치매에 대한 조등산이 널리 알려져 있다.
- BPSD에 사용할 수 있는 한방약으로는 억간산을 비롯하여 조등산과 황련해독탕, 칠물강하탕이 있다.
- 칠물강하탕은 기타사토대학 동양의학연구소 초대연구소장인 오츠카 케이세츠가 창방하여 그 임상용용에 대해 일생에 걸쳐 탐색해 온 처방이다. 빈용처방은 아니지만, 억간산이나 조등산과 함께 조구등(중추신경조절작용)을 함유한 몇 없는 의료용 엑스제 중 하나로 임상적 유용성도 높기 때문에 함께 소개했다.
- 또한 **표** 1 속 억간산, 팔미환, 귀비탕에 대해서는 각각 가미방(억간산가진피반하, 우차신기환, 가미귀비탕)도 의료용 엑스제로 사용할 수 있기 때문에 그 사용목표의 차이점을 함께 기재하였다.
- 최근 노쇠에 대한 효과로 주목받고 있는 인삼양영탕은 오미자 특유의 신맛이 있어 복용하기 힘들다면 적응증과 구성약재가 비슷한 귀비탕으로 대용해도 좋다.

### Column 치매와 약재(조구등, 원지, 진피)

지금까지 진행된 연구를 통해 조구등, 원지, 진피 등 몇몇 약재가 중심증상, BPSD에 유효함이 보고되었다.

조구등은 억간산, 조등산, 칠물강하탕의 구성 약재 중 하나로 복수의 알칼로이드를 함유하여 혈관내피보호, 혈관확장, 아밀로이드베타단백응집억제를 통한 뇌미세순환 개선과 신경세포 보호효과, 세로토닌신경계와 글루타민신경계의 조정작용이 있는 것으로 보고되어 있다. 임상적으로는 기억장애와 불면, 불안, 환각, 망상 등의 정신장애에 대한 효과, 혈압강하효과가 보고되어 있다. 본 연구소에서는 전탕약 치료를 위주로 하기 때문에 상기 작용을 기대하며 다양한 기본처방에 조구등을 가미하고 있다.

또한 원지도 귀비탕과 인삼양영탕의 구성약재 중 하나로서 복수의 사포닌을 함유한다. 표 1에 기재된 처방 이외에 치매에 사용할 수 있는 가미온담탕을 활용한 연구에서는 아세틸콜린 합성효소 활성화나 아밀로이드베타단백응집억제를 통한 기억보존 개선과 신경세포 보호작용이 있을 것으로 추측되었다. 같은 처방에 포함된 진피도 노빌레틴 함유량이 높은 N진피(의료용 엑스제에 함유된 통상적인 진피와는 다름)의 경우, 아밀로이드베타 유발성 기억장애 개선과 CRE 의존적 전사활성 촉진을 통한 중심증상 개선작용의 가능성이 제기되었다. 그 밖에도 팔미환의 구성약재인 계피와 목단피 등도 아밀로이드베타단백응집억제작용이 있는 것으로 추측되고 있다.

알츠하이머병은 장기간에 걸친 아밀로이드베타와 타우단백의 축적을 거쳐 발병에 이르는 것으로 알려져 있다. 최근 PET 등 영상진단기술의 진보에 따라 뇌에 축적된 이상단백에 대한 평가가 가능해지면서 향후 치매 진행억제에 대한 한방약의 유효성이 객관적으로 검증 가능해진다면, 한방약이 뇌의 항노화제로서 널리 응용되는 시대가 오게 될지도 모른다.

Advanced Course

## 치매와 한방의학

치매가 문제가 되는 것은 주로 60대 이상의 노년층이며 한방의학적으로 기혈수의 관점에서 기(에너지·정신상태)와 혈(영양·순환동태), 오장의 관점에서는 신(노화성 변화), 비(비위기능), 간(정신활동), 심(인지기능·수면) 등 복수의 기능이상과 연관된 상태를 보이는 경우가 많다. 중국과 일본의 고서에 나타난 치매 혹은 유사병태에 관한 의가의 기록이 적지 않은데, 이 역시 신과 비, 심 등 오장 기능이상으로 파악하고 있는 경우가 많다.

이미 표 1에 각 처방의 사용목표를 제시하였지만 중심증상은 주로 기와 혈, 신과 비 등의 기능이상에 쓸 수 있는 처방을 사용할 수 있다. 외과적 치료가 필요한 질환은 어혈과 수체 치료에 사용하는 처방의 병용이 회복촉진에 유효하다. 반면, BPSD의 양성증상은 기와 간, 심의 기능이상, 음성증상은 기와 혈, 신과 비의 기능이상과 관련된 처방을 사용한다.

관점을 바꿔보면, 상기 한방의학적 병태에 적절한 처방이 있으면 치매진료에 응용할 수 있으며 그 결과는 치료의 확장으로 이어진다. 예를 들면 위장장애가 있고 의욕저하와 무관심을 보이는 환자를 기허와 비허로 보아 보중익기탕이나 육군자탕을 사용한다거나, 알레르기와 약제과민경향이 있고 불안과 우울증상을 보이는 환자를 기체와 기허로 보아 반하후박탕이나 향소산을 사용하는 방식이다. 본 항에서는 치매 관련 유효성이 보고된 처방 위주로 소개하였지만, 단순히 병명치료 사고방식에 치우쳐 처방을 선택하지 않아야 하며, 한방의학적 병태판단을 근거로 적절한 응용을 도모하도록 하자.

## 참고문헌


1) 大塚敬節: 症候による漢方治療の実際. 南山堂, 1972.
2) 矢数道明: 臨床応用 漢方処方解說. 創元社, 1981.
3) 花輪壽彦: 漢方診療のレッスン 增補版. 金原出版, 2003.
4) 日本東洋医学会学術教育委員会(編): 専門医のための漢方医学テキスト. 南江堂, 2010.
5) 日本老年医学会(監修), 日本医療研究開発機構研究費・高齢者の薬物治療の安全性に関する研究研究班(編
高齢者の安全な薬物療法ガイドライン 2015. メジカルビュー社, 2015.
6) 日本神経学会(監修), 「認知症疾患診療ガイドライン」 作成委員会(編): 認知症疾患診療ガイドライン 201
医学書院, 2017.
7) 北島政樹(総監修): Kampo Science Visual Review 漢方の科学化. ライフ·サイエンス社, 2017.
8) 山田陽城: 漢方薬の作用機序の解明と臨床応用の現状. Organ Biology 25(1), 2018.
9) 山岡徹, 他: 漢方治療薬によるアルツハイマー病の進行阻止への挑戦ーその薬理学的基盤と臨床研究. 日本
理学雑誌 145(5), 2015


카와나베 타다아키(川鍋伊

# 16. 불면증

## 진료요령

- 같은 불면증이라 해도 입면장애, 수면유지장애, 조기각성 등 수면에 이상이 생기는 패턴은 다양하며, 그 원인도 원발성 불면증뿐 아니라 신체질환, 복용약물, 생활습관 등 매우 다양하다. 당연히, 불면증의 원인이나 패턴에 따라 대응방법도 달라지므로, 불면증을 진료할 때에는 불면증을 유발할 만한 기저질환이 없는지, 불면증의 원인이 되는 약물을 복용 중인지, 수면부족을 일으킬 만한 생활습관이 있는지, 수면을 방해할 만한 환경에서 생활을 하고 있지 않은지 등 구체적인 정보수집이 필요하다.
- 불면증 치료에는 주로 비벤조디아제핀계나 벤조디아제핀계 수면제를 사용한다. 하지만, 막연하게 약을 처방하다 보면 내성이 생겨 고용량 처방이나 다제병용처방 상황에 놓이게 된다. 또는 갑자기 수면제를 중지함으로써 금단증상이 나타나는 등 처방약에 의존하게 되는 문제로 이어질 수 있으므로 주의해야 한다. 부작용으로는, 약물효과가 지속됨으로써 낮시간 동안의 졸음, 특히 고령자는 휘청거림이나 섬망 발생에 주의해야 한다. 처방 시에는 그 필요성을 충분히 검토한 후, 확실한 설명을 한 뒤 동의를 얻을 필요가 있다.
- 한방약은 수면을 직접 유도하는 작용이 없다고 알려져 있어, 즉효성은 기대할 수 없다. 그러나 환자가 수면제 처방을 꺼려할 경우나 여러 약물을 대량 처방받고 있음에도 불면증을 호소하는 경우, 부작용이 잘 생겨 수면제를 사용하기 어려운 경우, 수면제 감량과 중지가 필요한 경우 등에는 한방약이 효과적이다(표 1). 다만, '수면제의 적절한 사용과 휴약을 위한 진료 가이드라인'에서는 유효성이 확인되지 않았다는 이유로 불면증에 한방약 사용을 권장하지 않았다.[1] 따라서, 불면증에 한방약을 처방할 때는 그 사실을 환자에게 확실하게 전달할 필요가 있다.

표 1. 불면증에 사용할 수 있는 대표 한방약

<table>
<tr><th>증</th><th>입면장애</th><th>수면유지장애</th><th>조기각성</th></tr>
<tr><td rowspan="4">실증</td><td>–</td><td>대시호탕</td><td rowspan="4">–</td></tr>
<tr><td>삼황사심탕</td><td>–</td></tr>
<tr><td colspan="2">시호가용골모려탕</td></tr>
<tr><td>황련해독탕</td><td>–</td></tr>
<tr><td rowspan="8">중간증</td><td colspan="2">억간산</td><td>–</td></tr>
<tr><td colspan="3">시호계지탕</td></tr>
<tr><td rowspan="5">–</td><td>반하후박탕</td><td>–</td></tr>
<tr><td rowspan="2">–</td><td>가미소요산</td></tr>
<tr><td>조등산</td></tr>
<tr><td>죽여온담탕</td><td rowspan="2">–</td></tr>
<tr><td>복령음합반하후박탕</td></tr>
<tr><td>온경탕</td><td>–</td><td>–</td></tr>
<tr><td rowspan="7">허증</td><td colspan="3">시호계지건강탕</td></tr>
<tr><td rowspan="3">–</td><td>계지가용골모려탕</td><td rowspan="2">–</td></tr>
<tr><td>영계출감탕</td></tr>
<tr><td>–</td><td>귀비탕</td></tr>
<tr><td colspan="3">감맥대조탕</td></tr>
<tr><td colspan="3">억간산가진피반하</td></tr>
<tr><td colspan="3">산조인탕</td></tr>
<tr><td rowspan="3"></td><td></td><td colspan="2">인삼양영탕</td></tr>
<tr><td colspan="2">가미귀비탕</td><td>–</td></tr>
<tr><td>삼물황금탕</td><td>–</td><td>–</td></tr>
</table>

## 1 입면장애

### 병태

- 침대에 누워 잠들 때까지 시간이 오래 걸리는 유형의 불면증이다. 잠들지 못하여 고통스러워하는 경우가 많다. 불안이나 긴장이 심할 때 잘 나타나는 것으로 알려져 있다.
- 수면위상지연증후군은 내인성 리듬이 지연되어 제시간에 잠들지 못하는 장애이나, 때로 조기각성으로 진단되는 경우도 있다. 그러나 수면위상지연증후군은 수면 위상에 맞는 시간에는 입면장애가 나타나지 않으므로 이 점을 감안하여 불면증과 감별하는 것이 중요하다.

### 일반치료

- 우선 수면위생지도를 통해 생활습관을 개선한다. 특히 취침 전 흡연, 카페인 섭취는 수면을 방해할 수 있으므로 자제하도록 한다.
- 약물요법으로 소실반감기가 짧은 벤조디아제핀계 및 비벤조디아제핀계 수면제, 오렉신 수용체 길항제 사용을 권한다.
- 약물요법으로 한정적 효과만 나타날 경우, 또는 효과가 없을 경우에는 인지행동요법이 효과가 있다.

### 한방치료(표 2)

- 한방의학에서는, 입면에 이상이 생긴 것은 음양의 밸런스가 무너져 양기가 과잉된 상태, 또는 음기가 감소한 상태로 본다.
- 양기가 과잉되면 쉽게 흥분하며, 짜증이나 머리에 열이 오르는 증상이 나타난다.
- 황련은 양기과잉 상태를 개선하므로, 입면장애에 황련이 포함된 처방을 쓰는 경우가 많다.
- 허증으로 음기가 부족하면 쉽게 피로해지고 안색도 나빠진다.
- 허증으로 음기가 부족한 입면장애에는 산조인이 함유된 산조인탕이나 가미귀비탕을 활

용하는 것이 좋다.

표 2. 입면장애에 사용할 수 있는 처방

| 증 | 처방 | 사용목표와 주의점 |
|---|---|---|
| 실증 | 삼황사심탕 | 상열경향이며 안면홍조, 짜증, 고혈압 |
| | 시호가용골모려탕 | 심한 불안감, 짜증, 옆구리 팽만감 |
| | 황련해독탕 | 상열경향이며 안면홍조, 짜증, 명치부 팽만감 |
| 중간증 | 억간산 | 신경과민, 화를 잘 냄, 복직근긴장 |
| | 시호계지탕 | 명치부터 옆구리까지의 팽만감, 저항·압통, 식욕부진, 관절통, 복통 |
| | 온경탕 | 손바닥 번열감, 입술 건조, 하복부 냉증, 월경곤란 |
| 허증 | 시호계지건강탕 | 긴장, 피로감, 냉증, 두근거림, 숨참, 명치에서 옆구리까지 경도의 압통 |
| | 감맥대조탕 | 흥분을 잘함, 불안, 근육경직. 하품이 잦음 |
| | 억간산가진피반하 | 신경과민, 화를 잘 냄, 복부대동맥박동 촉지 |
| | 산조인탕 | 심신피로, 주간 휘청거림 |
| | 가미귀비탕 | 권태감, 안색불량, 두근거림, 불안 |
| | 삼물황금탕 | 야간 손발 번열감, 구강건조 |

## 2 수면유지장애

### 병태

- 밤중에 자다 깬 후 다시 잠들지 못하는 불면증이다. 원인은 다양하지만, 우울증과 함께 나타나는 불면증에는 중도각성이 가장 많다고 알려져 있다.
- 이외에도 치매나 파킨슨병 등 신경변성질환에서도 수면유지장애가 많이 나타난다.



### 일반치료

- 음주는 중도각성의 원인이므로 수면 전 알코올 섭취는 하지 않도록 지도한다.
- 수면유지장애 패턴의 불면증에는 소실반감기가 긴 벤조디아제핀계 약물을 권장하나 다음 날 아침 이후까지 효과가 지속되므로, 오전 중 졸음, 휘청거림, 탈력감, 두중감, 권태감 등을 동반할 수 있어 주의가 필요하다.
- 같이 자는 사람의 격한 움직임, 심한 코골이 등 수면환경이 원인이 되는 각성은 수면장애로 진단, 치료하지 않고 수면에 적합한 환경을 조성하도록 한다.

### 한방치료(표 3)

- 우울증 등의 정신적 컨디션 난조를 동반하는 경우가 많은데, 이때는 항스트레스 작용이 있다고 알려져 있는 시호를 함유한 처방(시호제)을 사용한다.
- 한방의학에서는 간기능저하로 소설기능이 악화된 상태를 간기울결(肝氣鬱結)이라 하며, 이를 우울증의 원인으로 본다. 시호는 간의 흐름을 조절함으로써 울결을 개선시킨다.
- 시호제 적응증이 아닌 경우에도, 수면유지장애 개선에는 불안이나 긴장을 개선시키는 안신작용이 있는 처방을 활용하는 경우가 많다.

표 3. 수면유지장애에 사용할 수 있는 한방약

| 증 | 처방 | 사용목표와 주의점 |
|---|---|---|
| 실증 | 대시호탕 | 옆구리의 강력한 팽만감, 변비, 두통, 어깨결림, 이명 |
| | 시호가용골모려탕 | 심한 불안감, 짜증, 옆구리 팽만감 |
| 중간증 | 억간산 | 신경과민, 화를 잘 냄, 복직근 긴장 |
| | 시호계지탕 | 명치부터 옆구리까지의 팽만감, 저항·압통, 식욕부진, 관절통, 복통 |
| | 반하후박탕 | 인후부 불쾌감, 불안, 두근거림, 어지럼, 구역 |
| | 죽여온담탕 | 호흡기질환 후 불면, 옆구리의 가벼운 압통, 불안, 두근거림 |
| | 복령음합반하후박탕 | 인후부 불쾌감, 불안, 구역, 명치 진수음, 소변량 감소 |
| 허증 | 시호계지건강탕 | 피로감, 냉증, 두근거림, 숨참, 명치부터 옆구리까지의 가벼운 압통 |
| | 계지가용골모려탕 | 피로감, 안색불량, 수족냉증, 복부대동맥박동 촉지 |
| | 영계출감탕 | 어지럼, 휘청거림, 두근거림, 숨참, 두통, 소변량 감소 |
| | 감맥대조탕 | 쉽게 흥분, 불안, 근육 경직, 하품이 잦음 |
| | 억간산가진피반하 | 신경과민, 쉽게 화냄, 복부대동맥박동 촉지 |
| | 산조인탕 | 심신피로, 낮시간 휘청거림 |
| | 인삼양영탕 | 권태감, 피로감, 안색불량, 식욕부진, 도한(盜汗) |
| | 가미귀비탕 | 권태감, 안색불량, 두근거림, 불안 |

**Column 산조인 효능**

산조인은 대표적인 양심안신약이다. 산조인탕은 이름 그대로 산조인을 주요 약재로 사용하는 처방으로, 불면증뿐 아니라 과다수면에도 종종 사용된다. 북송시대 『경사증류대관본초』에서는 산조인을 '산조인수다생사부득수초숙(酸棗仁睡多生使不得睡炒熟)'이라고 기술했다. 즉, 과다수면에는 산조인을 생으로 사용하며, 불면에는 산조인을 초(炒)해서 사용한다는 뜻이다. 실제로는 생으로 사용하는 것과 초해서 사용하는 것의 효과에 차이가 없다는 말도 있으나, 약재 처리 방식에 따라 약효가 달라진다는 생각은 한방의학에서만 볼 수 있는 묘미이다.

**Column 소화기와 불면**

'화가 난다(腹が立つ)', '화를 참을 수 없다(腹に据えかねる)', '속이 음흉하다(腹黒い)', '배짱이 있다(太っ腹)' 등, 일본어에는 정신기능을 '배(腹)'에 빗대어 표현하는 경우가 많다. 실제로, 소화기 질환은 정신증상과 자주 연결되며, 위식도역류질환(GERD)은 수면 및 유지 각성장애의 원인이 된다. 한방의학에서도 소화기증상과 함께 나타난 불면증을 개선하는 처방이 있는데, 예를 들어 감초사심탕은 반하사심탕에서 감초의 양을 늘린 것으로, 심하비경이나 장연동음항진을 동반하는 불면에 처방된다. 사심(瀉心)이란 '심하(흉부, 명치)의 답답함을 해소'하는 것이지만, 실은 문자 그대로 '마음의 답답함을 해소'하는 것이기도 하다. 최근에는 '뇌장상관(腦腸相關)'이라고도 하는데, 한방의학에서는 예전부터 소화기와 정신증상의 관계를 알고 있었던 것이다.

## 3 조기각성

### 병태

- 원하는 기상시간보다 적어도 30분 이상 빠르게 잠이 깨는 타입의 불면증이다.
- 고령자나 허증 경향이 있는 경우, 조기각성을 호소하는 경우가 많은데, 수면위상전진증후군 빈도도 높다.
- 우울증에서도 조기각성을 호소하는 경우가 많으므로 진단할 때 간과하지 않도록 주의해야 한다.

## 일반치료

• 기본적으로는 수면유지장애와 동일하게 대응한다.

## 한방치료

• 표 4에 기술했다.

**표 4. 조기각성에 사용할 수 있는 한방약**

| 증 | 처방 | 사용목표와 주의점 |
|---|---|---|
| 중간증 | 시호계지탕 | 명치부터 옆구리까지의 팽만감, 저항·압통, 식욕부진, 관절통, 복통 |
| | 가미소요산 | 짜증, 불안, 불면, 어깨결림, 어지럼, 두통, 옆구리의 가벼운 압통 |
| | 조등산 | 두통, 어깨결림, 두중감, 상열감, 이명, 안구결막충혈, 고혈압 |
| 허증 | 시호계지건강탕 | 피로감, 냉증, 두근거림, 숨참, 명치부터 옆구리까지 가벼운 압통 |
| | 귀비탕 | 빈혈경향, 안색불량, 불안, 두근거림, 식욕부진, 권태감 |
| | 감맥대조탕 | 잘 흥분함, 불안, 근육경직, 하품이 잦음 |
| | 억간산가진피반하 | 신경과민, 화를 잘 냄, 복부대동맥박동 촉지 |
| | 산조인탕 | 심신피로, 잠을 잘 못 자 휘청거림 |
| | 인삼양영탕 | 권태감, 피로감, 안색불량, 식욕부진, 식은땀 |

Advanced Course

## 희대의 영방(靈方)

사역산은 담낭염, 담석증, 위염, 위산과다, 위궤양 등 소화기증상에 사용되면서, 우울증에도 사용된다. 하나와 선생도 '우울경향을 동반한 불면증 중 비애감이 심하면 가미귀비탕, 반응성 우울증상에는 사역산'이라고 기술했다.[3)]

절충파 대가인 와다 도카쿠는 『초창방의해(蕉窓方意解)』에서 '이 처방 또한 대시호탕의 변방으로 심하 및 양협하가 심하게 긴장되어, 가슴까지 뭉쳐 있으며 양쪽 옆구리도 심하게 당긴다. 하지만 비교적 열실(實実)이 적어 대황, 황금을 사용하지 않고 단지 심하, 양협하를 부드럽게 이완시켜 주는 약이다. 본론에서 이 증을 설명하겠으며 여기서는 더 자세히 언급하지는 않는다', '내가 여러 해 이 처방을 전염병 및 다양한 병증에 활용하여 여러 증상을 치료하였는데, 그 수가 헤아릴 수가 없을 정도로 희대의 영방이니 항상 사용하여 그 효험이 굉장한 것을 알아야 한다'고 서술하며, 사역산을 극찬했다.



## 참고문헌

1) 厚生労働科学研究・障害者対策総合研究事業 「睡眠薬の適正使用及び減量·中止のための診療療ガイドラインに関する研究班」 および日本睡眠学会·眠薬使用ガイドライン作成ワーキンググループ(編): 睡眠薬の適正な使用と休薬のための診療療ガイドライン出口を見据えた不眠医療マニュアル, 2013. http://www.jssr.jp/data/pdf/suiminyaku-guideline.pdf

2) American Academy of Sleep Medicine: International Classification of Sleep Disorders, 3rd ed. American Academy of Sleep Medicine, 2014.

3) 花輪壽彦: 漢方診療のレッスン. 金原出版, 1995.

가모 유지(蒲生裕司)

# 17. 우울증

## 진료요령

- 한방의학적으로 우울증은 '기허', '기울', '기체', '간기울결' 등과 관련된 경우가 많다. 일반적으로 조현병 같은 정신질환은 허실보다 음양이 중요하며, 대부분 양실증 혹은 음허증으로 볼 수 있다. 그에 비해 우울증은 신체기능의 전반적 저하가 나타나기 때문에 허증이라고 생각하기 쉽지만, 간기울결을 동반하는 경우에는 허실중간증 혹은 실증인 경우가 많다. 따라서 우울증 치료 시에는 음양보다 허실 판단이 중요하다.[1,2](그림 1)
- 우울증의 증상은 다양하기 때문에 획일적인 처방보다는 각 증례별로 동반된 증상이나 증(證) 진단에 따라 처방을 결정하는 것이 좋다.
- 그 밖에도, 우울증 진단과 감별에 DSM-IV-TR이나 DSM-5 같은 정신질환 진단 및 통계 편람과 자기평가 우울 척도(SDS), 기분상태척도(POMS), 일반정신건강 척도(GHQ), 도쿄대 자아상태검사(TEG), 건강조사표(CMI) 등의 성격심리검사 결과가 우울증 환자의 이전 성격과 객관적인 병태의 진단, 치료방향 결정에 도움이 된다.[3]

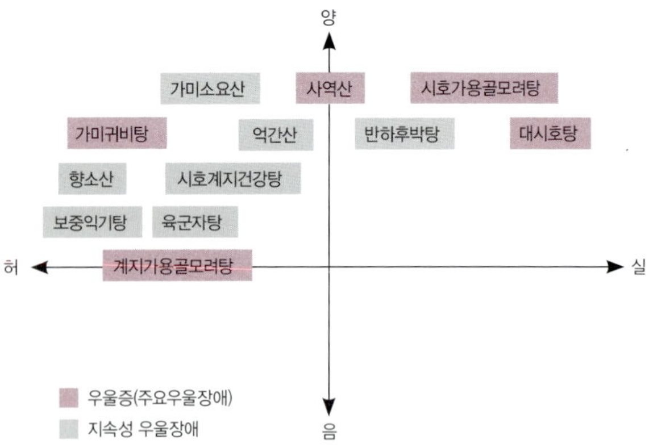


**그림 1. 음양, 허실로 보는 우울증에 대한 주요 한방처방[3]**

일반적인 정신질환은 허실보다 음양이 중요하며, 대부분은 양실증 또는 음허증이다. 우울증에서는 음양보다 허실이 중요하다. 지속성 우울장애는 허증 경향이며, 우울증은 허증부터 실증, 양극성장애는 실증경향이 있다.

# 1 우울증/주요우울 장애

## 병태

• 우울증(clinical depression)은 기분장애의 한 유형으로, 우울한 기분이나 슬픔, 불안이 지속되는 정신증상에 의욕, 흥미, 기력, 식욕의 저하와 불면증, 초조감 등의 증상을 동반하는 정신장애이다. 그러나 우울증의 근본적 원인은 아직 특정되지 않았다.

• 주요우울장애(major depressive disorder)의 DSM-5 진단기준 A에서는 증상이 거의 하루 종일, 거의 매일 우울한 기분이 들거나 흥미, 기쁨의 현저한 감퇴 이외에도 거의 매일같이 불면증 또는 과다수면증, 피로감, 초조함, 무가치함, 죄의식, 사고력 및 집중력 감퇴, 체중변화, 반복적인 자살 충동 등이 있다고 판단하고 있다. 진단기준 B는 중증인 경우이다.

• 다만 '우울'이라는 단어에는, 우울 상태와 우울증이라는 뜻이 있으며[6], 이 두 병태는 치료 시 별개로 생각해야 한다. 우울 상태에 관해서는 '2. 지속성 우울장애(기분부전증)'에서 설명하겠다.

## 일반치료

• 우울증에 대한 약물 이외의 정신과적 치료법으로는 심리요법, 인지행동요법, 독서요법, 대인관계요법, 운동요법 등이 있다.

• 약물요법으로는 항우울제, 신경안정제, 수면유도제 등을 사용한다. 다만, 항우울제라고 해서 즉효성이 반드시 있는 것이 아니므로, 효과가 나타나기까지 몇 주 동안 지속적으로 복용해야 한다.

• 항우울제로 예전부터 사용되었던 삼환계 항우울제(아미트립틸린, 이미프라민 등) 또는 사환계 항우울제(미안세린, 마프로틸린 등)는 항콜린작용으로 구강건조, 변비, 요폐, 그리고 항히스타민작용으로 졸음 등의 부작용을 잘 일으킨다.

• 최근에는 선택적 세로토닌 재흡수 억제제 SSRI(파록세틴, 설트랄린, 플루복사민 등)나 세로토닌 노르에피네프린 재흡수 억제제 SNRI(듈록세틴, 밀나시프란 등), 노르에피네프린성 선택적 세로토닌제제 NaSSA(미르타자핀 등) 등이 개발되어 사용되고 있다. 이

들 약제의 효과는 삼환계 항우울제보다 약하나, 부작용은 비교적 적은 것으로 알려져 있다. 그러나 금단증상(SSRI 중단증후군 등)이나 지연성 운동장애(tardive dyskinesia) 등의 부작용을 일으킬 수도 있으므로 주의해야 한다.

- 이들 항우울제의 효과가 처방을 바꾸거나 추가해도 충분하지 않을 경우, 탄산 리튬, 갑상선 호르몬, 항전간제, 비정형 항정신병 약물 등의 사용을 시도할 수 있다. 다만 최근에는 이러한 항우울제 치료의 불확실성이나 잦은 증상 재발에 대한 문제점이 지적되고 있다.

## 한방치료(표 1)

- 우울증에 대한 동양의학적 치료의 유익성은 지속적으로 보고되어 왔다.[7,8] 희, 노, 사, 우, 비, 공, 경이라는 7가지 감정의 변화가 병의 원인이 된다는 '칠정'과, 몸과 마음을 전체적으로 보지 않으면 본질을 이해할 수 없다는 '심신일여' 같은 동양의학의 심신상관이론, 기혈수이론에 기반하여 한방약을 적절히 사용하면, 우울 증상이나 우울증에 동반되는 신체증상을 경감하여 항우울제 작용을 보강하고 부작용을 줄이는 약으로써, 비교적 안전하게 남녀노소를 불문하고 사용할 수 있다.
- 우울증은 한방의학적으로는 '기체', '기울'에 '간기울결'이 추가된 병태로 볼 수 있는 경우가 많다. 우울증상이 가벼울 경우 주로 기체에 해당하나, 주요우울장애에서는 간기울결에 의한 흉협고만을 동반하는 경우가 많으며, 따라서 치료 시 시호를 함유한 가미귀비탕, 가미소요산, 사역산, 대시호탕, 시호가용골모려탕 등의 사용빈도가 높다.[9]
- 지속성 우울장애는 허증 환자가 많지만, 우울증은 허증에서 실증까지 그 범위가 넓어 허실을 판단하여 사용할 한방약을 선택하는 것이 중요하다(**그림 1**).[11]

표 1. 우울증 한방처방

| 증 | 처방 | 사용목표와 주의점 |
|---|---|---|
| 실증 | 시호가용골모려탕 | 좌우 모두 심한 흉협고만과 복부동계에 불안, 불면, 긴장되어 있으며 흥분이 심한 우울증상, 양극성 감정장애인 우울상태 |
| | 대시호탕 | 맥이 강하고 좌우에 심한 흉협고만, 명치압박감, 설진 시 황태 등이 있으며 변비경향 |
| | 삼황사심탕 | 고혈압, 상열감, 변비, 불면, 초조 등이 있는 갱년기 우울증 |
| 중간증 | 사역산 | 오른쪽에 더 심한 흉협고만, 복직근긴장, 신경과민, 불면을 동반한 반응성 우울증 |
| 중간증~허증 | 가미소요산 | 경도의 흉협고만, 복부어혈증상이 있으며, 상열감, 경련성 변비, 불면, 불안, 초조 등이 있다. 갱년기, 월경 전 기분장애 |
| 허증 | 가미귀비탕<br>귀비탕 | 심신과로로 인한 불면, 다몽, 식은땀, 건망증, 상열감, 미열 등 열증을 보이는 비교적 가벼운 우울증, 노이로제 |

## 2 지속성 우울장애(기분부전증)

### 병태

WHO의 '질병 및 관련 건강 문제의 국제 통계 분류'(ICD-10)에서 기분부전증(persistent depressive disorder, Dysthymia)은 과거 우울신경증으로 불렸던 병태를 포괄한다. 반복성 우울성 장애 진단기준을 충족하지 않는 정도의 만성 우울한 기분을 동반하는 병태, 즉 우울 상태도 우울증 환자에 비해 경도이며, 우울증상이 있음에도 일상생활이 가능한 상태이다.

진단 요건은, 거의 종일 피로와 우울을 느끼는 상태가 환자 스스로 또는 타인을 통해 관찰되며, 적어도 2년간 지속되고 있는 상태(소아청소년의 경우, 지속기간이 적어도 1년 이상)이다.

## 일반치료

- 인지요법, 행동요법, 약물요법을 조합한 치료가 효과가 있는 것으로 알려져 있다.
- 약물요법으로는 주요우울장애와 동일하게 선택적 세로토닌 재흡수 억제제(SSRI) 또는 세로토닌 노르에피네프린 재흡수 억제제(SNRI) 등의 항우울제가 효과가 있다고 하나 장기 복용 가능성이 있으므로, 가능한 사용을 피하는 것이 바람직하다.

## 한방치료(표 2)

- 지속성 우울장애(기분부전증)의 병태는, 한방의학적으로 '기허', '기체', '기울' 등에 해당한다. 치료 시, 허증에서 중간증용 한방처방을 사용할 기회가 많다. 한방약은 항우울제 등에 비해 부작용이 적으므로, 부작용 발생 여부에 주의를 기울이면서 장기적으로 복용할 수 있다.

**Column 울(鬱)과 기울(氣鬱)**

한방에서 말하는 울(鬱)이란, '정체되다(滯)', '막히다(塞)', '맺혀서 풀어지지 않는다(結)'는 의미를 가진다. 이때, 울이 가장 가볍고, 체(滯)는 중간, 결(結)이 가장 중한 증상이다. 또한, 기울이란, 병독이 쌓인 것, 특히 기가 정체되는 것을 말한다. 에도시대에는 『외대비요(外臺秘要)』의 용골탕, 『만병회춘(萬病回春)』의 귀비탕 이외에 기울을 치료하는 한방처방으로 『화제국방(和劑局方)』의 목향유기음이나 분심기음, 와다 도카쿠의 관중탕(寬中湯) 등을 활용했다.[12]

**표 2. 지속성 우울장애의 한방처방**

| 증 | 처방 | 사용목표와 주의점 |
|---|---|---|
| 중간증 | 반하후박탕 | 명치 팽만감, 예기불안, 목에 무언가 걸린 느낌, 흉중이물감, 두근거림, 어지럼 등을 동반하는 우울증상 |
| | 시박탕 | 흉협고만을 동반한 반하후박탕 증상 |
| | 조등산 | 중장년층의 신경질, 위장허약, 두통, 고혈압, 어지럼, 안구충혈 등을 동반한 기분저하증상 |
| | 영계출감탕 | 불안과 함께 두근거림, 어지럼을 동반하고 자율신경이 관여하는 불안과 우울이 있는 경우 |

| 증 | 처방 | 사용목표와 주의점 |
|---|---|---|
| | 억간산<br>억간산가진피반하 | 복부동계와 좌측 복직근 긴장이 강하며, 두통과 관자놀이 통증, 신경과민하며 쉽게 화내고 지쳐있는 경향의 우울증상 |
| 중간증~허증 | 향소산 | 자신감이 없고 자책하는 경향, 신경쓰면 위장이 약해지는 우울증상 |
| | 가미소요산 | 체력이 그다지 좋지 않고, 증상 호소가 많으며 가벼운 흉협고만 및 복부어혈 소견을 동반하는 불안, 월경 전 기분장애 |
| | 계지가용골모려탕 | 복부동계, 우측우위의 복직근 긴장과 냉증경향, 신경질적이며 잘 놀라고 흥분하여 신경이 쇠약진 결과 불안해 하는 우울증상 |
| 허증 | 시호계지건강탕 | 체력이 약하고, 목소리가 작으며, 가벼운 흉협고만 및 복부동계가 있음. 두한, 피로권태감, 불면 등이 있는 우울증상 |
| | 소건중탕 | 피로로 인한 복통이나 과도한 근긴장 상태의 우울증상 |
| | 육군자탕 | 체력이 약하며, 위불편감, 식욕 없으면서 기분이 가라 앉아 있는 경우 |
| | 보중익기탕 | 우울증상에 전신 피로감이 심하며, 식욕부진 및 근긴장 저하가 되어 있는 상태 |

**Advanced Course**

중국 명대 『의학입문』에는 육울탕(六鬱湯)이라는 처방이 있는데, 여기서 육울이란 기울(氣鬱), 혈울(血鬱), 습울(濕鬱), 열울(熱鬱), 담울(痰鬱), 식울(食鬱) 이 여섯가지 울을 가리킨다. 또한, 일본 에도시대 와다 도카쿠는 수울(水鬱)이라는 병태를 중요시했는데, 수울에는 변제심기음 같은 처방이 활용되었다. 분심기음이 심하정수(心下停水)를 제거하는 것이 특징인 것과 달리, 변제심기음은 심흉간(心胸間)의 울체된 기와 수(이를 '수울'이라 한다)를 풀어 제거하는 효과가 있는 것으로 알려져 있다.

한방처방으로는 보중익기탕, 소건중탕, 계지가용골모려탕, 향소산, 시호계지건강탕, 가미소요산, 반하후박탕, 시박탕, 억간산가진피반하, 조등산, 영계출감탕, 육군자탕 등을 동반 증상이나 증에 맞춰 사용한다[13,14](그림 1).

## 3 양극성 장애

### 병태

- 양극성 장애(bipolar disorders)는 조증과 울증이 순환하는 정신장애로 정의할 수 있다. 양극성 장애의 원인은 유전적 요소가 강한 것으로 알려져 있다. 먼저 조증이 발병한 경우에는 진단이 쉬우나, 울증이 먼저 발병한 경우에는 진단이 어렵다.

- 조울증은, 1994년 발행된 DSM-IV에서 우울증과 함께 기분장애로 분류되었으나 DMS-5에서는 기분장애에서 분리되었고, 이전까지 조울증으로 불려왔던 병태는 '양극성 및 관련 장애(bipolar and related disorders)'로 변경되었다. 더 나아가 양극성 장애 I형(bipolar I disorder)과 그보다 증상이 가벼운 양극성 장애 II형(bipolar II disorder)으로 분류되었다. 본 항에서는 DSM-5 정신질환 분류에 따라 양극성 장애로 소개하겠다.

### 일반치료

- 심리교육, 인지행동요법, 대인관계 사회리듬요법(IPSRT) 등 심리사회적 치료는 이하의 약물요법과 병용된다.

- 약물요법 시 기분안정제를 이용한 재발 예방을 기본으로 한다. 최소 2년간은 치료를 계속하며, 약물중지 시 수 주~수개월에 걸쳐 점진적으로 감량하여 투여를 중지한다.

- 치료약으로는 탄산리튬, 카르바마제핀, 발프로에이트, 라모트리진 등이 있다. 이 중 탄산리튬은 자살예방 효과, 라모트리진은 우울 삽화 예방효과가 있는 것으로 알려져 있다. 임신 중 또는 수유기에는 기분안정제를 사용하지 않는다.

### 한방치료(표 3)

- 울증과 조증이 주기적으로 나타나는 양극성 장애(조울증)에는 실증 타입이 많다.

표 3. 양극성 장애의 한방 처방

| 증 | 처방 | 사용목표와 주의점 |
|---|---|---|
| 실증 | 대시호탕<br>시호가용골모려탕 | 심한 흉협고만, 복부동계, 불면, 긴장, 흥분, 우울, 변비 등 |
| | 삼황사심탕<br>황련해독탕 | 조증 상태에서 감정기복이 심한 경우 |
| | 대승기탕 | 변비, 폭력성 있는 조증 상태 |
| | 도핵승기탕 | 짜증, 흥분 발작과 함께 상열감, 냉증, 변비 등 어혈증이 있는 경우 |
| 중간증~실증 | 감맥대조탕 | 발작적 흥분상태와 우울한 기분 |
| | 억간산<br>억간산가진피반하 | 흉협고만과 복부동계에 초조감, 짜증, 두통, 분노, 악몽 등이 동반 |

- 억간산, 감맥대조탕, 가미소요산, 황련해독탕 등이 효과가 있다고 보고되었다.[15] 이 외에도 대시호탕, 시호가용골모려탕, 삼황사심탕, 대승기탕, 도핵승기탕, 억간산가진피반하 등을 증상에 따라 사용할 수 있다. 또한, 변제심기음도 효과가 있는 경우가 있다.[16]

한약재명

## 국화와 야국화

일본약국방 '국화'에는, 국화Chrysanthemum morifolium Ramatulle와 감국C. indicum Linne 두 종류의 기원이 기재되어 있는데, 일본에서는 일반적으로 감국을 '국화'로 유통하고 있다. 둘 모두 일본약국방 '국화'에 해당하며 약효도 동일하나, 맛은 감국이 더욱 쓰다. 그런데 중화인민공화국 약전에서는 '국화: 국화Chrysanthemum morifolium Ramatulle'와 '야국화: 감국C. indicum Linne(쓴 것)'로 각각을 별도의 본초로 구별하며, 약효도 '국화: 산풍청열(散風清熱), 평간명목(平肝明目). 귀경: 폐, 간', '들국화: 청열해독(清熱解毒), 사화평간(瀉火平肝). 귀경: 간, 심'으로 구분하고 있다. 흥미로운 점은 일반적인 일본의 '국화'는 중국에서 '국화'가 아니라 '감국(야국화)'이라는 것이다. 조등산에는 아무래도 청열해독, 사화평간의 효과를 지닌 국화가 더 좋지 않을까? 기국지황환에는 산풍청열, 평간명목인 국화가 좋지 않을까? 한번쯤 생각해 보는 것이 좋겠다.

사하시 요시로(佐橋佳郎)

## 참고문헌


1) 松橋俊夫: 漢方精神医学入門. 金剛出版, 1989.

2) 山田和男 ,他:実践漢方医学(改訂第2版>精神科医 心療内科医のために. 星和書店, 2014.

3) 伊藤剛: うつ, 北里流プライマリケアにおける漢方診療 Clinic magazine 44:23~25, 2017.

4) 高橋三郎, 他(訳): DSM-IV-TR 精神疾患の分類と診断の手引. 医学書院, 2003.

5) 日本精神医学会精神科病名検討連絡会(編): DSM-5 病名 用語翻訳ガイドライン(初版). 精神神経学雑誌 116:429~457, 2014.

6) 金子善彦: 抑うつ状態と東洋医学. こころの科学 17:84~89, 1988.

7) 松橋俊夫: 一般外来診療のためのうつ状態の漢方治療. 医歯薬出版,1994.

8) 松橋俊夫: うつ病の漢方治療. 日本東洋医学雑誌 37:53~59, 1986.

9) 伊藤 剛: 四逆散(TJ-35)が有効であったうつ病の1症例. 日本東洋心身医学研究会誌 7:27~31, 1992.

10) 伊藤 剛: うつ病 各科領域における心身症と漢方の有用性(30)内科領域. 心身医療, 4:987~989, 1992.

11) 伊藤 剛: (最新版)カラダを考える東洋医学. 245~246, 朝日新聞出版, 2018.

12) 相見三郎: 漢方の心身医学. 207~218, 創元社, 1976.

13) 内海 聡: 精神疾患 発達障害に効く漢方薬 「続 精神科セカンドオピニ オン」 の実践から. シーニュ, 2010.

14) 花輪壽彦: うつ病 神経症 自律神経失調症, 漢方診療のレッスン, 178~180, 金原出版, 1995.

15) 大塚敬節, 他: 漢方診療医典, 177~178, 南山堂, 1972.

16) 伊藤 剛: 麥製心気飲にて, 咳嗽と心身の改善がみられた双極性感情障害の 一症例, および変製心気飲の原典に関する一考察(北里東医研診療録から 134) 漢方の臨床 62:509~515, 2015.


이토 고(伊藤 剛)

# 18. 신경성 장애(신경증, 공황장애)

## 진료요령

- 신경증이라는 개념은 매우 포괄적인 개념으로, 시대에 따라 변해왔다.
- ICD-10의 'F4 신경증성 장애, 스트레스 관련 장애 및 신체표현성 장애' 항목을 보면, 하위분류에 'F40 공포성 불안장애', 'F41 기타 불안 장애', 'F42 강박성 장애' 등으로 이어지며, '기타 불안 장애'의 하위에 'F41.0 공황장애'로 분류되어 있다.
- 증상에 따라 분류하면, 불안 위주면 불안장애, 집착증상 위주면 강박성 장애, 스트레스에서 기인한 것은 스트레스 관련 장애, 히스테리 증상 위주면 해리성(전환성) 장애, 신체증상 호소 위주면 신체표현성 장애 카테고리에 각각 속한다.
- 주로 SSRI나 SNRI 같은 항우울제에 벤조디아제핀계 약물을 중심으로 항불안제나 수면제를 조합하여 사용한다.
- 다만, 벤조디아제핀계 약물은 의존성이 높으며, SSRI나 SNRI도 두통이나 구토 등 부작용이 나타나기도 하므로, 한방약 단독 또는 병용치료를 고려하는 것은 환자에게도 이득이 될 수 있다.

## 병태

- 원래 신경증이란 불안의 방어기제(특히 억압)에 의해 나타나는 질환으로, 예를 들자면 히스테리, 공포증, 건강염려증, 불안신경증, 대인공포증, 강박신경증이 있다.
- 그러나 연구가 진행되면서 불안 그 자체가 세로토닌이나 GABA 같은 물질을 통해 발현되는 것을 확인하게 되었고, 그 결과 심리적 원인뿐 아니라 생물학적 요인도 크다는 점이 드러나 신경증이라는 단어도 의미가 변할 수밖에 없게 되었다.
- 실제로 DSM-5나 ICD-10에서는 더 이상 '신경증'이라는 진단을 하지 않는다. 다만, 그렇다고 해서 발병에 심리적 요인의 관여가 압도적으로 큰 정신장애라는 것 자체가 부정되는 것은 아니다. 현대의 신경증이란 '발병에 심리사회적 요인이 크게 관여하는 병태'라고 볼 수 있겠다.
- ICD나 DSM에서는 질환의 원인은 고려하지 않고 현재 나타나고 있는 증상이 진단기준에 맞는지 여부로만 진단하면 된다고 하지만, 실제 진단 시에는 기질적 상태(두부외상,

뇌종양, 갑상선기능이상 등), 물질관련 질환(알코올, 각성제의 영향)을 배제하고, 조현병이나 기분장애 관련질환 등 생물학적 요인의 가능성을 생각해 본 후에 심리적 요인의 영향이 크다고 볼 수 있을 때 신경성 장애 진단을 내리게 된다.

## 일반치료

- 신경성 장애의 치료는 ① 환경조정, ② 정신요법, ③ 약물요법으로 나눌 수 있다.

### 1) 환경조정

- 신경성 장애의 원인이 환경에 있다고 생각될 때는 최대한 관련 원인을 제거할 수 있도록 조정한다. 경우에 따라 가족이나 환자의 직장동료와도 상담이 필요할 수 있다.

### 2) 정신요법

- 신경성 장애의 정신요법에는 지지요법, 통찰요법, 정신분석요법, 훈련요법, 행동요법 등의 기법이 사용된다. 개인정신요법뿐 아니라 집단정신요법이 효과가 있는 경우도 있다. 주로 정신요법과 약물요법을 병용한다.

### 3) 약물요법

- 신경성 장애에 벤조디아제핀계 항불안제와 파록세틴, 플루복사민 같은 SSRI라고 불리는 항우울제나 밀나시프란으로 대표되는 SNRI 항우울제, 또는 삼환계 항우울제를 조합하여 주로 처방한다.
- 벤조디아제핀계 항불안제는 즉효성은 있으나 장기 사용 시 의존이나 금단이 발생할 수 있으므로 단기 처방이 바람직하다. 금단이나 반동현상은 증상악화의 원인이 되므로 약을 줄일 때는 신중히 줄여야 한다.
- SSRI의 부작용은 두통, 과민성, 오심 및 구토, 성기능부전 등이 있으며, 삼환계 항우울제에 비해 항콜린작용이나 심혈관계 부작용이 적고 안전성이 높으나, 급격히 약물을 중지할 때 금단 증상이 있었다는 보고가 있어 천천히 감량하는 것이 좋다.
- 삼환계 항우울제의 부작용으로는 항콜린작용이나 심전도계 장애 등이 있다. 녹내장이나 요폐 증상이 있는 경우 금기이다.

## 한방치료(표 1)

- 신경증 병태는 기혈수 이론상 '기'의 이상으로 볼 수 있고, 오장이론에서는 자율신경을 조절하는 '간'의 이상으로 주로 설명할 수 있다.

표 1. 신경성 장애에 사용할 수 있는 한방약

| 증 | 처방 | 사용목표와 주의점 |
|---|---|---|
| 실증 | 사역산 | 반응성 우울상태에 기반한 다양한 심신증에 널리 사용할 수 있다. 복진상 흉협고만과 함께 흔히 '이본봉(二本棒)'이라 불리는 복직근의 탄탄한 긴장감이 사용목표가 된다. |
| | 시호가용골모려탕 | 시호제 중 하나. 건장한 체격에 변비가 있으며, 교감신경이 우세한 과민성격에 사용한다. 복진상 심한 흉협고만뿐 아니라 복부동계가 촉지되는 경우가 많다. |
| | 대시호탕 | 시호제 중 하나. 건장한 체격으로 복진상 심한 흉협고만이 나타나며 변비가 있는 경우 사용한다. |
| | 대승기탕 | 심한 변비를 호소할 때 사용하는 처방. 배변활동을 원활하게 하는 '사하제(瀉下劑)'가 많이 포함되어 있어, 소화기 증상 개선과 기 순환을 호전시키는 것으로 여겨진다. 이 처방을 사용할 때, 복진상 복력은 강하나 흉협고만이 확실하지 않고, 배꼽을 중심으로 복부가 팽창되어 있는 경우가 많다. |
| 중간증 | 시호계지탕 | 시호제 중 하나. 상열하한을 보이며, 복진상 흉협고만뿐만 아니라 복직근연급이 심하고, 동계는 촉지되지 않는 경우가 많다. |
| | 가미소요산 | 주로 여성의 이유를 알 수 없는 다양한 호소에 사용한다. 비교적 여윈 체격에 초조, 짜증 등 '기역' 증상을 호소하는 경우가 많다. 두통, 불면, 두근거림, 어지럼 등의 증상이 월경주기나 갱년기와 관련되어 나타나는 경우 많이 사용된다. 변비와 설사를 반복하나, 약간 변비경향이 있는 사람에게 더 좋다. 복진상 가벼운 흉협고만을 보인다. |
| | 소시호탕 | 시호제 중 하나. 복진상 복력은 허실중간이며, 흉협고만이 확인되는 경우 사용한다. |

| 증 | 처방 | 사용목표와 주의점 |
|---|---|---|
| 중간증 | 반하후박탕 | '기체'에 사용하는 대표처방. 환자의 다양한 호소가 심리적 요소에 의한 것이라고 판단되는 신경증에 사용한다. 인중자련(咽中炙臠)이라 불리는 인후두이물감을 사용목표로 하나, 이 점에 얽매일 필요는 없다. 향소산보다 실증으로, 정자로 논리정연하게 문진표를 작성할 것 같은 환자에게 잘 맞는다. |
| | 억간산 | 신경질적이고 쉽게 자극 받으며 격하게 흥분하는 사람을 침착하게 만든다는 의미에서 붙은 처방명. 우울 증상을 기반으로 하는 분노, 급한 성격, 불면이 사용목표가 된다. 복진상 좌측 복근 긴장이 강한 경우가 있는 것으로 알려져 있다. |
| 허증 | 시호계지<br>건강탕 | 시호제라 불리는 스트레스 관련 질환에 자주 사용되는 처방군 중 하나이다. 시호가용골모려탕을 사용하기에는 왜소한 타입에 사용한다. 복진상 가벼운 흉협고만과 복부동계가 촉지되는 경우가 많다. 때로는 위내정수가 있다. |
| | 억간산가진피<br>반하 | 억간산증이 오래 지속되어 허증을 나타내고 복부동계도 심한 경우에 사용한다. 억간산에 진피와 반하를 더한 처방이다. |
| | 향소산 | 반하후박탕과 함께 '기체'에 사용하는 대표 처방. 다양한 호소를 하지만 일정하지 않고, 조곤조곤 작은 목소리로 이야기하나, 특정 부위의 이상이 확실하다고 볼 수 없는 타입에 사용하기 좋다. |

### 【시호제 사용법】

- 대시호탕, 시호가용골모려탕, 사역산, 소시호탕, 시호계지탕, 시호계지건강탕. 이 6개 처방은 일반적으로 시호제라 불리며, 스트레스 관련 질환에 사용된다(정확히는 시호와 황금을 함유하고 있는 처방을 시호제라고 한다).
- 복력이나 흉협고만의 정도가 강한 순서대로 나열하자면, 대시호탕>시호가용골모려탕>사역산>소시호탕>시호계지탕>시호계지건강탕 순이다(표 2).
- 그 밖에도, 시호가용골모려탕이나 시호계지건강탕의 적응증에는 복부동계가 촉지되며, 사역산이나 시호계지탕 적응증에는 주로 복직근 연급이 나타난다.

표 2. 시호제 사용 포인트

| | 대시호탕 | 시호가용골모려탕 | 사역산 | 소시호탕 | 시호계지탕 | 시호계지건강탕 |
|---|---|---|---|---|---|---|
| 복력 | 강 | | | | | 약 |
| 흉협고만 | 강 | | | | | 약 |
| 기타 소견 | 변비경향 | 복부동계<br>변비경향 | 복직근연급<br>수족냉증 | | 복직근<br>연급 | 복부동계<br>연변경향 |



Advanced Course

## 심신일여(心身一如) - 팔미환 증례

정신과영역 한방치료 시에는 '심신일여'라는 단어가 꼭 등장한다. 이것은 마음과 신체는 하나이며, 전신상태를 조율하는 것이 정신증상의 개선으로 직결된다는 사고방식이다. 이른바 '정신과영역에서 사용하는 한방약'을 처방해도 효과가 잘 나지 않을 때 전신상태를 조정하면 좋은 효과가 나기도 한다.

지금부터 증례 하나를 간략히 소개하겠다.

56세 남성이 우울증을 호소하며 내원했다. 49세 때 나타난 우울증으로, 정신과에서 치료를 받고 있으나 완치가 되지 않아 이미 3회 휴직을 했다고 한다. 현재 네 번째 휴직 중으로 한방치료를 희망하며 내원했다. 몸이 무겁고 손발이 화끈거리는 등의 자각증상이 있었으며, 복진상 소복불인(小腹不仁)이 확인되었다. 이 환자에게 팔미환을 투여하자, 3주 후 배변활동이 개선되었으며, 10주 후에는 단기 근무를 시작할 수 있게 되었고, 4개월 후에는 우울한 기분이 개선되어 5개월 후 복직했다. 6개월 후에 정신과약을 감량했고, 10개월 후에는 자각증상이 소실되었다.

또한, 소복불인이 나타난 20명의 우울증 환자에게 팔미환 또는 육미환을 4주간 병용한 결과, 6명에서 효과가 현저히 나타났으며, 그 외의 나머지 6명도 증상이 개선되었다는 보고도 있었다.

이상의 보고에서는 신허에 팔미환으로 보신(補腎)한 결과 증상이 개선되었다.

기혈수 이론에 따르면, 기허에 육군자탕 같은 보기제를 사용하거나, 수독에 당귀작약산 등 이수제를 처방하고, 어혈에 계지복령환 같은 구어혈제를 사용해도 정신증상이 개선될 가능성이 충분히 있다.

MEMO 1

### 한방의학에도 근거가 있다.

'한방약을 처방하지 않는' 또는 '한방약을 복용하지 않는' 이유를 '한방의학에는 근거가 거의 없어서'라고 답하는 사람들에게 좋은 소식이다. '의료용 한방제제를 사용한 무작위배정 비교시험(randomized controlled trial: RCT)'은 약 400건 이상이 있다.

일본동양의학회의 EBM 특별위원회는, 한방제제 RCT를 대상으로 구조화 초록을 작성하여 '한방치료 에비던스 리포트(Evidence Reports of Kampo Treatment, EKAT)'라는 이름으로 홈페이지(http://www.jsom.or.jp/medical/ebm/index.html)에 공개하고 있다.

구조화 초록은 목적, 연구디자인, 세팅, 참가자, 중재, 주요 평가항목, 주요 결과, 결론, 한방의학적 고찰, 안전성 평가, Abstractor 코멘트, abstractor and date 항목으로 구성되어 있다. 영어판도 있으니, 참고하여 활용하면 좋겠다.

와카스기 아키노(若杉安希乃)

## 참고문헌

1) 花輪壽彥: 漢方診療のレッスン. 36, 178~180, 388~422. 金原出版, 1995.
2) 大塚敬節, 他: 漢方診療医典 第6版. 371, 395~396, 南山堂, 2001.
3) 青木ゆかり, 他: 八味丸でうつが改善した一例. 後方の藤木 63: 1527~1531, 2016.
4) 石山淳一: やさしい精神医学講義. 115~127, 自由企画 出版, 2009.
5) 上島国利(監): 精神科臨床ニューアプローチ3 神経症障害とストレス関連障害. 52~103, メジカルビュー社 2007.
6) 上房国利(監): 精神科臨床ニューアプローチ1 症候からみた精神医学. 75, メジカルビュー社, 2007.
7) 「現代臨床精神医学」第12版改訂委員会(編): 現代臨床精神医学 第12版. 274~298, 金原出版, 2013.
8) Yamada K, et al.: Effectiveness of herbal medicine (Rokumigan and Hachi- mijiogan) for fatigue or loss of energy in patients with partial remitted major depressive disorder. Psychiatry Clin Neurosci 59:610~612, 2005.

엔도 다이스케(遠藤大輔)

# 19. 관절통(견관절, 슬관절)

## 진료요령

- 각 질환별로 병태에 따른 적절한 현대의학적 치료가 시행되고 있으며 통증조절에는 비스테로이드성 소염진통제(NSAIDs)가 빈용되고 있다. 그러나 NSAIDs나 스테로이드, 마약성 진통제를 사용해도 증상이 조절되지 않을 때나 부작용 때문에 이러한 약제 사용이 꺼려질 때는 한방치료가 유용하다.
- 또한 통증에는 유해수용성 통증(nociceptive pain), 신경병증성 통증(neuropathic pain) 외에 심인성 통증(psychogenic pain)이 있으며 이 3가지가 각각 단독으로 통증을 일으키는 병태는 오히려 드물다. 특히 통증이 장기간 지속되는 경우에는 심인성 통증 병태가 병존하고 있을 때가 종종 있다.
- 심인성 통증 병태가 있을 때는 진통제나 진통보조제만으로는 치료가 어려운 경우가 많다. 이럴 때, 시호제(심인성 통증에 대한 시호제 제1선택은 사역산)나 이기제(심인성 통증에는 반하후박탕이 적합한 환자가 특히 많음)를 잘 사용하는 것이 관절통뿐 아니라 전반적인 통증에 대한 한방치료의 중요한 요령이라 할 수 있겠다.

## 병태

### ) 슬관절통

슬관절통이란 슬관절 안정 시, 운동 시 통증이다. 일본의 슬관절통 유병률은 15~30% 정도이다. 슬관절통을 주소로 하는 질환 중 응급처치가 필요한 것은 화농성 슬관절염, 골종양, 전이성 골종양이다. 이 외 중장년 슬관절통의 주요 원인은 주로 변형성 슬관절염, 류마티스 관절염, 결정침착성 관절염(통풍, 가성통풍), 특발성 슬관절과부골괴사, 결핵성관절염, 반월판손상, 관절 유리체, 신경병증성 관절증, 위약성 골절, 건·인대부착부염, 폐쇄성동맥경화증, 고관절·요추질환에 의한 연관통이다.

최근 초음파 진단장비 발달에 따라 건·인대부착부염 같은 연부조직 유래 통증이 지금까지 생각했던 것보다 많다는 것이 밝혀지고 있으며 근막과 건에 대한 초음파가이드 신경차단주사치료가 환자의 일상 활동 유지를 목적으로 유용하게 쓰이고 있다.

## 2) 견관절통

견관절은 상완골과 견갑골로 구성된 관절로 견관절통이란 견관절의 안정 시, 운동 시 통증을 말한다. 일본의 40세 이상 변형성 견관절염 유병률은 약 15~20%이다. 견관절통을 주소로 하는 질환 중 응급처치가 필요한 질환은 화농성관절염, 골종양, 전이성골종양이다. 그 외 중장년 견관절통의 주요 원인은 오십견(≒견관절주위염), 건파열·손상, 변형성견관절염, 석회침착성건염 등이다.

# 일반치료

각 질환에 수술이나 관절주사 등의 적절한 현대의학적 치료가 시행되고 있으며 진통제로는 특히 NSAIDs가 자주 사용된다. 그러나 NSAIDs나 스테로이드, 마약성 진통제를 사용해도 통증이 조절되지 않을 때나 부작용 때문에 이러한 약제 사용이 어려울 때는 한방치료가 유용하다.

# 한방치료

예로부터 '역절풍'이라는 병명이 있다. '관절을 통증이 둘러싼 병'이라는 뜻이다. 또한 그중 특히 통증이 심한 것을 '백호병'이라 했다. 호랑이에 물린 느낌일 정도로 아프다는 의미이다.

## 1) 병인과 통증의 성질

- 관절통의 병리기전을 설명하는 키가 되는 개념으로 풍·한·습, 그리고 비(痺)가 있다. 풍은 육음(六淫) 중 하나로 다른 오기(五氣)인 한·습·열·화·조를 통괄한다. 오기는 대개 풍사(風邪)와 함께 신체에 침입한다. 또한 풍은 잘 변한다. 다른 외사가 신체에 각종 질병을 일으키는 소인(素因)으로 작용한다(표 1). 따라서 풍을 백병지장(百病之長)이라 부른다. 그리고 신체에 침입한 후 변화하여 발병한 병태에는 일종의 법칙성이 없다. 비(痺)는 풍·한·습 삼기(三氣)가 교잡하여 발생하는 상태이다(표 2). 그 중에서 풍 위주일 때 행비(行痺)라고 하며 이동하는 통증이 특징이다. 습이 우세하면 착비(著痺)라고 하며 사지가 무겁고 둔통과 저림을 동반한다. 습이 토(비)에서 유래한다는 것에 유의한다면 이해가 쉬울 것이다. 한이 위주일 때는 통비(痛痺)라고 하며 심한 통증을 주로 호소한다.

표 1. 병인

| | |
|---|---|
| 외인(外因) | 육음(풍사·한사·습사·열사·화사·조사) |
| 내인(內因) | 신허, 비허 |

표 2. 통증의 성질

| 비(痺) | 사(邪) | 성질 |
|---|---|---|
| 행비 | 풍사 | 이동하는 통증 |
| 착비 | 습사 | 무거운 사지, 둔통과 저림 |
| 통비 | 한사 | 극심한 통증 |

표 3. 치료방침

| 사(邪) | 치료법 |
|---|---|
| 풍습(風濕) | 이수(利水) |
| 풍한(風寒) | 온보(溫補) |
| 습열(濕熱) | 청열(淸熱) |

- 즉 통증이 심할 때는 한기가 많은 것이다. 통증보다 감각둔마가 심하면 습이 장기간 신체에 침입하여 기혈순환이 원활치 못하게 되었기 때문이다. 땀이 많고 피부가 습윤한 것은 습이 존재함을 의미한다. 또한 관절이 붓는 것은 습에 속하는 경우가 많다. 습은 몸을 무겁게 하고 동작을 둔하게 한다.
- 비(痺) 외에 염증이 심한 경우나 국소 열감이 있는 경우에는 열의 존재를 생각해야 한다. 열은 습과 섞여 습열로 관절을 침입하는 경우가 많다. 류마티스관절염의 관절통은 대부분 습열에 의한 것으로 한비(寒痺)는 적다.
- 또한 신허나 비허 등 각각의 허증에 의해 관절통이 발생하는 경우도 있다.

### ) 치료방침(표 3)

- 한방치료 시에는 굳이 현대의학적 병태를 따질 필요가 없다. 한방에서의 병인을 파악하여 치료한다. 염증에는 홍(紅)·종(腫)·열(熱)·통(痛)이 발생하며 그 중 종은 습에 속한다.
- 풍습의 기본치료 원칙은 이수(利水)이며 풍한에는 온보(溫補)한다. 습열일 때는 습을

제거하고 청열한다. 그러나 병태가 복잡하기 때문에 사용할 약재 혹은 처방이 여러 갈래에 걸쳐 있는 경우가 많다. 계피·부자·건강은 열에 사용하기 적합하지 않고, 반대로 한에 석고나 지모는 금물이다. 처방 시 병태와 약재구성을 토대로 검토하는 버릇을 익혀두면 한방치료에 능숙해 질 수 있다.

- 관절통에 사용할 엑스제는 **그림 1, 2**와 같이 선택한다. 전탕약까지 포함하면 **표 4, 5**에 나온 내용을 토대로 선택하여 사용한다.
- 급성의 심한 통증에는 약재수가 적은 처방을 쓴다. 만성통증에는 여러 약재로 구성된 처방을 선택한다고 기억해 두면 좋겠다.

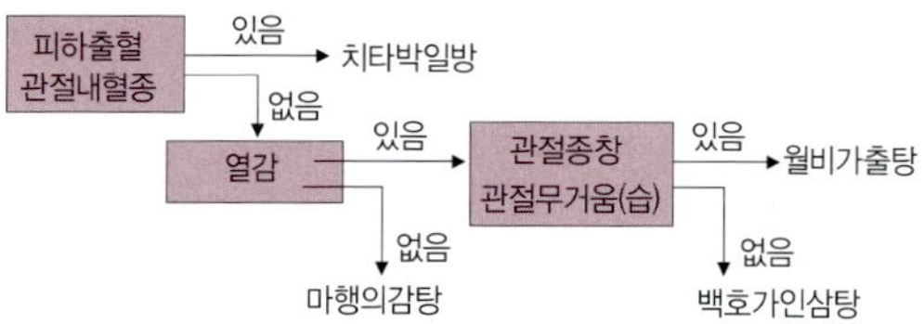


**그림 1. 급성관절통의 처방선택(엑스제)**

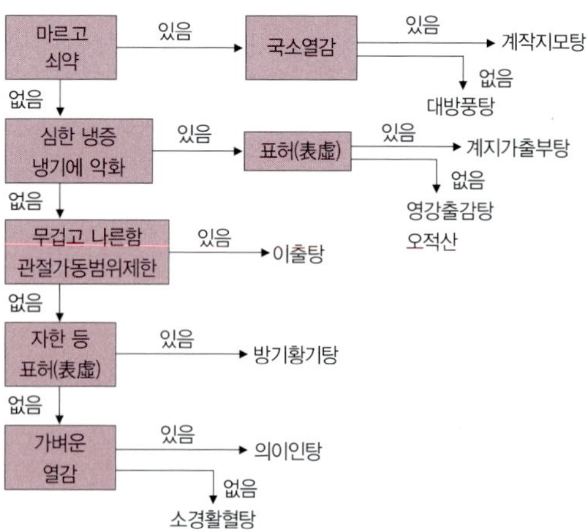


**그림 2. 만성관절통의 처방선택(엑스제)**

표 4. 급성관절통의 한방의학적 병태와 처방

| 증(풍 · 한 · 습 · 열) | | 처방 | 사용목표 |
|---|---|---|---|
| 습 | – | 마황가출탕 | 부종과 소변불리 동반. 건초염과 탄발지에도 유효 |
| 풍습 | 열감 적음 | 마행의감탕 | 저녁 이후 통증이 심해짐. 관절통이나 낙침, 감기에도 좋다. |
| 풍습열 | 실증<br>열감 있음 | 월비가출탕 | 국소열감, 발적, 종창이 보이는 관절통, 국소 염증성 부종이나 관절 내 수종에 유효. 통증이 심할 때 부자 병용. 몸이 무겁고 갈증, 자한이 있다. 습이 있는 비만형에 다용 |
| | 허증 | 속명탕 | 식욕이 없고 허약한 체질 |
| 풍한습 | – | 계지부자탕 | 상태에 비해 증상 호소가 묘하게 심함 |
| | | 감초부자탕 | 계지부자탕보다 습을 제거하는 효과가 강함. 자한이 있고 부종이 심함. 이질통(allodynia)이나 심인성 통증에 적절함 |
| 풍열 | – | 백호탕<br>백호가인삼탕 | 더위를 타고 땀이 많으며 갈증이 있고 월비가출탕보다 열감이 심함. 마른 체형에 건조한 경향 |
| 어혈 | – | 치타박일방 | 외상, 특히 피하출혈이 뚜렷한 경우. 통증에 즉효이므로 수상 직후 사용하면 좋다. 관절 내 혈종에도 좋다. |

- 월비가출탕: 월비(越婢)란 기육[비주기(脾主肌)]에 여분의 습열이 있는 것을 발월(發越)한다는 의미. 이 경우, 자한은 표허가 원인이 아니라 오히려 주리의 닫혀 있음에도 불구하고 열에 의해 땀이 짜내져 나오는 것이므로 방기황기탕의 자한과는 그 성질이 확연히 다르다.
- 일본은 고온다습하기 때문에 백호탕보다 월비가출탕 적응증이 압도적으로 많다.
- 계지부자탕과 감초부자탕은 계지감초탕의 방의를 포함하므로 기상충에 의한 동계(動悸)나 심인성 통증의 요소를 가지고 있는 경우보다 좋다.

**Column 초음파 소견과 한방 ①**

변형성 슬관절염이나 견관절주위염을 초음파로 관찰해 보면, 내측측부인대나 견봉하 활액낭 주위에 미세한 신생혈관이 관찰되는 경우가 있는데, 그때 그것을 열증으로 보아 월비가출탕을 사용하면 좋은 효과를 얻을 수 있다.

**표 5. 만성관절통의 한방의학적 병태와 처방**

| 사(邪) | 증 | 처방 | 사용목표 등 |
|---|---|---|---|
| 한습 | – | 영강출감탕 | 요하지통, 허리 이하가 무겁고 시려 견디기 어렵다. 부자를 병용해도 좋다. |
| | – | 오적산 | 냉증에 의한 모든 질환. 통증은 상하지에 관계없음. 냉증이 있고 위장이 약하며 복력이 약하고 변비경향, 얼굴로 상기감이 느껴지는 경우. 요냉통, 요부 및 고관절 연급, 상열하한, 소복통이 키워드 |
| | 표한·표허 | 계지가출부탕 | 한습으로 인한 관절통 전반에 사용 |
| 풍습 | 표허<br>열감 없음 | 방기황기탕 | 변형성 슬관절염의 제1선택. 슬관절수종에 빈용. 자한이 있고 흰 피부의 물살형 체질에 근긴장이 없는 경우. 바람을 맞으면 불편하다고 하는 경우 |
| | 만성화·<br>허열감 있음 | 계작지모탕 | 체력이 떨어지고 근위축이 두드러짐. 이환된 관절에 바위덩어리나 나무뿌리같이 울퉁불퉁하고 큰 관절 종창이 생김. 마른 환자의 만성 슬관절통에 좋다. 대방풍탕보다 허하고 기육이 마름. 마황이 들어 있으므로 위장상태에 주의해야 한다. |
| | 아급성~<br>만성기<br>열감 있음 | 의이인탕 | 변형성 슬관절염의 제2선택. 마황가출탕이나 마행의감탕보다 약간 만성화되고 어혈이 동반된 경우 사용. 소경활혈탕보다 열감이 있다. 마황이 들어 있으므로 위장상태에 주의 |
| | 만성기<br>열감 없음 | 소경활혈탕 | 어혈과 혈허 소견을 보임.<br>의이인탕에 비해 습을 제거하는 작용이 강하다. |

| 사(邪) | 증 | 처방 | 사용목표 등 |
|---|---|---|---|
| 풍한습 | 기혈양허 | 십미좌산·서근립안산탕·독활기생탕 | 전신관절이 심하게 아플 때 좋다. |
| 풍한습 | 기혈양허<br>열감 없음 | 대방풍탕 | 관절통이 장기화되어 체력이 없는 노쇠 상태에 사용. 관절에 열감은 없고 오히려 냉감이 있음. 마른 체형의 고령자가 '전신이 아프다'고 호소하는 경우 |
| 습 | – | 이출탕 | 상지 이외에 허리나 하지에도 매우 유효. 열감은 동반하지 않거나 극히 경도. 통증보다도 저림이나 무력감이 주 증상. 냉증이 있는 경우 부자를 가한다. 관절가동범위 제한 시 사용한다. |
| 습열 | – | 당귀점통탕 | 검고 윤기가 나는 피부는 습열의 증거로서 음부습진이 있는 경우에 좋다. |
| 신허 | – | 팔미환 | 간헐성파행에 좋다. 소복불인을 동반한 경우에 좋다. |
| | | 우차신기환 | 팔미환+우슬·차전자. 팔미환증에 하지부종을 동반했을 때 |

**Column** **초음파 소견과 한방 ②**

견관절주위염을 초음파로 관찰해 보면, 견봉하 활액낭 주위가 비후된 것을 볼 수 있는데, 그때 이출탕이 좋은 효과를 보이는 경우가 많다. 비슷하게 변형성 슬관절염으로 내측측부인대 비후가 확인되는 경우나 슬와부 통증이 있는 경우에도 이출탕이 좋다.

**Advanced Course**

### 계지가출부탕에서 파생된 처방

계지탕의 적응증인 표한·표허상태에 한습을 동반한 경우 처방하며, 주로 한습에 의한 관절통 전반에 사용한다. 관절종창이나 부종이 뚜렷할 때는 복령을 추가한 계지가령출부탕으로 사용한다. 체력이 강한 경우에는 마황과 갈근을 추가한 갈근가출부탕을 쓴다.

Advanced Course

### 십전대보탕에서 관절통 버전으로 파생된 처방

대방풍탕은 관절통이 장기화되고 체력이 없어 노쇠한 경우 사용한다. 관절에 열감은 없으며 오히려 냉감이 있다. 뒤에 서술할 세 처방과 동일하게 풍한습을 제거하나 보익에 중점을 둔다. 마른 체형의 고령자가 '전신이 아프다'고 호소하는 경우 처방하면 좋다.

십미좌산, 서근립안산 혹은 독활기생탕은 기혈양허인 사람에서 풍한습에 의한 만성관절통이 있을 때 사용할 수 있는 대표처방이다. '백호역절풍' 즉 전신관절에 극심한 통증이 있을 때 좋다.

### Column 풍습 관절통에 대한 생활지도

고전에서의 풍습치료는 발한시키는 것이 기본이다. 그러나 조금만 발한시키면 충분하며 대량으로 땀을 내면 안 된다고 경고하고 있다. 습을 동반했을 때 강하게 발한시키면 풍증상은 소실되어도 습이 제거되지 않기 때문이다. 온습포나 사우나, 뜨거운 목욕 또는 뜸도 피해야 한다.

### Column 통증은 천벌인가?

고대 바빌로니아인은 통증을 동반한 병은 모두 죄를 갚기 위한 마귀의 저주라고 보았다. 또한 pain은 penalty나 punishment와 어원(라틴어, 고대그리스어)이 같다는 설이 있다. 메소포타미아나 고대 그리스·로마 같은 기독교 이전 세계에서도 통증이 죄에 대한 신의 벌이라고 생각했던 것은 흥미롭다.

그에 비해 일본이나 중국의 통증 어원에는 벌의 의미가 담겨 있지 않다. '아픔(이타미いたみ)'은 부사 '몹시(이토いと)'와 같은 어원으로 심한 정도를 나타내는 '이타(いた)'에서 나왔다. 또한 '痛'이라는 한자의 성립은 '疒'이 의미하는 병과 '뚫고 나가다'는 의미의 음을 갖는 '甬'을 합한 것으로 '뚫고 나가는 듯한 이상감각'이라는 의미이다. '통쾌(痛快)'나 '통렬(痛烈)'같이 아픔과는 다른 방면에도 이 글자가 사용되는 것은 이 때문이다. 그러나 불교가 유입된 뒤 부처의 벌·천벌에 의한 것으로 생각하게 되면서 가지기도(加持祈禱)의 대상으로 변모하였다.

**Column** **각기 ⊇ Beriberi**

슬관절통은 '각기' 중 하나이다. 물론 현재 우리가 말하는 '각기(Beriberi)'와는 다르며, 예부터 전해진 '각기'란 하지의 병 모두를 일컫는 것이었다. 류마티스관절염, 변형성 슬관절염, 통풍은 물론 외과의 종창이나 하지부종을 막론하고 모두 '각기'라는 병명에 들어가 있었다. '만병회춘' 각기문 등 고전에 실린 슬관절통 치료를 연구할 때엔 이 점에 주의하여 읽어야 한다. 일본에서도 에도 초기까지는 같은 모습이었으나 서민이 흰 쌀을 먹게 된 에도 중기 이후, 특히 에도 말기부터 메이지까지의 한방의학서적에는 '기존의 각기'와 'Beriberi'가 혼재되어 쓰여 있어 정의하는데 혼란을 준다. 또한 비슷하게 원래 '통풍'이란 용어도 온몸에서 발생하는 통증을 일컫던 것이다.

## 참고문헌


1) 石田秀実(監訳): 現代語訳 黃帝內經素問 中巻, 東洋学術出版社, 1992.
2) 日本東洋医学会傷寒金匱編刊小委員会(編): 善本翻刻 傷寒論 金匱要略 日本東洋医学会, 2009.
3) 大塚敬節: 金匱要略講話. 創元社, 1979.
4) 大塚敬節: 金匱要略の研究. たにぐち書店, 1996.
5) 花輪壽彦: 漢方診療のレッスン 増補版. 金原出版, 2003.
6) 矢数道明: 臨床応用漢方処方解說. 創元社, 1966.
7) 矢数道明: 新版 漢方後世要方解說, 東亜医学協会.
8) 神戸中医学研究会(編): 中医処方解說. 医歯薬出版, 1982.
9) 龍野一雄: 漢方医学体系 第3巻. 雄渾社, 1978.
10) 山本 巌: 東医雑録 第3巻. 燎原書店, 1983.
11) 小曾戸洋, 他(編): 和刻漢籍医書集成 第四輯嚴氏済生方. エンタプライズ, 1988.
12) 小曾戸洋, 他(編): 和刻漢籍医書集成 第五輯 玉機微義. エンタプライズ, 1989.
13) 小曾戸洋, 他(編): 和刻漢籍医書集成 第十一輯 万病回春. エンタプライズ, 1991.
14) 小曾戸洋, 他(編): 和刻漢籍医書集成 第十一輯 古今医鑑. エンタプライズ, 1991.


코리 카즈요시(洪里和良)

# 20. 요통 및 하지증상을 동반하는 요추질환

## 요통이란?

- 임상현장에서 요통을 호소하는 환자를 빈번히 만나게 되는데, 그 원인이 되는 질환은 다양하며 정형외과뿐 아니라 내과적 접근이 필요한 상황도 있다. 하지만 원인을 확실히 알 수 없는 '비특이적 요통'도 약 85% 정도를 차지한다는 보고도 있고[1], 영상검사에서 이상을 확인할 수 없는 때 그 다음으로 어떤 접근을 해야 하는지는 임상의를 항상 고민하게 만드는 문제이다. 반면 진단 가능한 시각적 이상을 확인했더라도 고령자에게는 복수의 병태가 병존하기 때문에 직접적 책임병소를 확정하는 것이 쉽지 않다. 더구나 치료를 할 때는 결국 진통제를 처방하게 되기 때문에 환자도 '또 진통제인가…'라며 복약 의지를 잃어버리는 딜레마에 빠져 버린다.
- 이때, 한방치료는 다양한 시점으로 접근하여 환자를 전인적으로 치료할 수 있기 때문에 도움이 될 수 있다. 특히 위장장애, 녹내장, 천식 등이 있어 진통제를 사용하기 어려운 증례에 적극적으로 적용해야 할 치료법이라고 생각한다.

## 병태

- 일반적으로 요통이란 '촉지 가능한 신체 후면 늑골 최하단과 엉덩이 주름 사이의 영역에 통증을 느끼는 상태'[2]로 정의된다. 그러나 실제 임상에서는 요통뿐 아니라 하지증상이 병발하는 경우도 많기 때문에 의학적으로 확고한 요통의 정의를 내리기는 어렵다.
- 정형외과영역에서는 요추를 구성하는 뼈와 연부조직의 염증성 변화, 노화현상, 외상성손상 등을 자주 만나게 된다. 그러나 이들이 단독으로 존재하는 경우는 오히려 적다. 드물게 화농성 척추염, 장요근 농양 같은 감염성질환이나 원발성 및 전이성 골종양의 가능성도 있을 수 있기 때문에 통상적인 치료법에 반응하지 않는 경우 주의가 필요하다.

## 일반치료

- 약물치료를 제1선택으로 하며 주로 록소프로펜 같은 비스테로이드성 소염진통제(NSAIDs)를 사용한다. 최근에는 반감기도 길고, 아스피린 과민성 천식이나 위장장애 같은 부작용을 경감시킬 목적으로 세레콕시브 같은 선택적 COX-2억제제도 자주 사용되고 있다.
- 만성화된 요통에 삼환계 항우울제나 항불안제도 사용되고 있는데, 이는 뇌와 척수의 수용체에 작용하여 통증을 완화한다. 트라마돌 같은 마약성 진통제를 적용하는 사례도 적지 않다.
- 그 외 침습적 치료로 통증유발점 주사, 추간관절 신경차단술, 요부경막외 신경차단술 등의 방법이 있다. 요통만으로 수술적 치료를 선택하는 경우는 거의 없다.

## 한방치료

- 근골격계 장애로 인한 요통의 한방치료는 증상 발생양상이 급성인지 만성인지에 따라 진행된다. 통상 통증질환의 급성기에는 에페드린이 주성분인 마황을 함유한 처방(마황제)을 사용하지만, 이는 사지관절통에 많이 적용되며 요통에는 마황제 이외의 처방을 선택하는 경우가 많다.
- 급성기에는 환자의 허실에 따라 처방을 선택할 수 있다. 그러나 만성기, 특히 하지신경증상을 동반한 증례는 대부분이 고령자이므로 병태가 복잡하여 단순히 허실로 나누어 처방을 선택하기 어렵다. 오장과 기혈수론에 환자의 '증(證)'까지 고려하여 처방을 선택해야만 한다.

### 1 급성기

- 발병 후 4주 미만, 또는 만성요통 악화 시점부터 4주 미만의 기간에 해당하며 **표 1**에 제시한 처방 중 선택한다.
- 급성기에는 우선 실증·중간증·허증을 구분한 뒤, 사용목표를 참고하면 보다 높은 효과를 올릴 수 있다.

**표 1. 급성기 요통에 사용할 수 있는 한방처방**

| 증 | 처방 | 사용목표와 주의점 |
|---|---|---|
| 어떤 증이든 | 작약감초탕 | 나이에 관계없이 요부염좌 같은 급성기 요통에 사용. 거장탕(去杖湯)이라고도 한다. 다만 감초를 다량 함유하고 있기 때문에 부작용인 가성알도스테론증(고혈압, 부종, 근병증)에 주의해야 한다. 통상 필요시 바로 사용하며 장기간 연속 사용은 되도록 피한다. |
| 실증 | 대시호탕 | 불안, 불면 등의 정신증상이 있으면서 변비, 견통을 동반한 증례. 흉협고만 소견을 보인다. |
| | 도핵승기탕 | 상열, 변비경향이 심하며 공격적인 정신상태를 동반한 증례. 회음타박에 의한 요통에도 사용. 대황, 망초가 있으므로 복통, 설사에 유의 |
| 중간증 | 소경활혈탕 | 젊은 층부터 장년층까지 폭넓은 연령층에 사용. 국소 근긴장이 심하고 통증이 야간에 악화되는 증례 |
| | 계지복령환 | 요통뿐 아니라 냉증이나 견통 동반. 어혈소견을 목표로 사용 |
| | 오적산 | 상열하한 증례에 적합. 위장장애 같은 소화기 증상이나 부종, 냉증개선도 기대할 수 있다. |
| 허증 | 계지가출부탕 | 허증 요통의 제1선택약. 즉효성도 기대 가능하며 부작용이 적고 안전성이 높다. |
| | 팔미환 | 위장장애가 없는 고령자 제1선택약. 고혈압, 당뇨 등 폭넓은 질환군에 적용 가능. 신허가 분명한 증례에 좋다. 즉효성도 있다. |
| | 진무탕 | 허약하여 위장이 약하고 진통제를 사용할 수 없는 증례나 뚜렷한 근력저하로 체간유지가 곤란한 증례. 식욕저하, 설사 등 소화기증상의 개선도 기대 가능 |
| | 당귀사역가오수유생강탕 | 근긴장을 동반한 한랭으로 증상이 악화되는 증례. 오수유를 포함하기 때문에 복용이 어려울 때는 복용량 또는 횟수를 조정한다. |
| | 마황부자세신탕 | 한랭 시 악화되는 경우. 마황이 함유되어 있지만, 위장장애 등으로 마황제 복용이 어려운 허약한 고령자도 복용 가능 |

## 2 만성기

### 병태와 일반치료

- 지금부터는 요통뿐 아니라 신경증상을 동반한 요추질환치료 전반을 이야기하겠다.
- 정형외과 임상에서는 요통은 물론이고, 하지신경증상이 동반된 환자가 적지 않다. 여러 해부학적 이유로 척수, 마미신경, 신경근이 압박된 상태가 원인이 된다. 신경증상을 일으킬 수 있는 요추질환의 병태, 특징, 증상, 진단방법을 간단히 기술하겠다.



#### 1) 요추추간판탈출증

- 병태: 추간판이 파괴되어 섬유륜에서 탈출한 수핵이 신경압박
- 역학: 청장년층, 특히 스포츠 선수나 중노동 종사자에서 많다.
- 증상: 요추전굴자세에서 수핵탈출에 의해 압박된 신경지배영역의 저림, 감각장애, 운동장애 동반
- 특징적 임상소견: 하지거상시험(straight leg raising test, SLR test), bragard test, 대퇴신경신전시험(femoral nerve stretch test, FNS test)
- 진단법: MRI 필수

#### 2) 척추분리증

- 병태: 요추후방 부위 추궁에 불연속성이 발생. 불안정해진 추체가 신경압박을 일으킴.
- 역학: 청장년층. 특히 장년기의 격렬한 스포츠 활동에 영향을 받는다.
- 증상: 허리에 부하가 걸려 요통이 발생하나 신경증상은 비교적 적다.
- 특징적 임상소견: 요추전후굴, 한창 스포츠 활동 시 증상이 악화
- 진단법: 요추단순 X-ray로 진단 가능. 다만 편측추궁만 분리되었거나 복부가스가 많은 증례일 경우에는 단순 CT촬영이 필요

#### 3) 척추전방전위증

- 양측 추궁 분리가 원인인 '분리형 전위증'과 변성에 의한 추간판 volume(부피)의 감소와 추체를 연결하는 인대기능부전 등 노화에 기인한 추체불안정성이 원인인 '변성(퇴행형) 전위증'으로 구분된다. 후방으로 미끄러진, 즉 어긋난 추체에 의해 신경압박이 발생한다.

- 역학: 전자는 청장년층, 후자는 고령층에서 흔하다.
- 증상: 요부에 걸리는 부하에 의한 요통뿐 아니라 신경증상도 동반
- 진단법: 요추단순 X-ray 측면영상으로 진단할 수 있지만, 단순 CT, MRI가 유용하다.

### 4) 요추압박골절

- 병태: 골조직 위약으로 추체가 압박되어 손상된 상태. 낙상같이 외상에 의한 급격한 발생이 아닌 한 추체압박손상은 서서히 진행되며 증상을 느끼지 않는 경우도 드물지 않다.
- 역학: 골다공증이 기저질환이므로 대부분 고령자이며 특히 폐경기 이후 여성에서 흔하다.
- 증상: 급성기엔 움직일 수 없을 정도의 극심한 요통이 발생한다. 신경압박증상을 동반하는 경우는 그다지 많지 않지만, 흉요추레벨에서 복수의 추체가 압박 손상되어 다발성 압박골절로 척추후만증이 발생하여 신경증상을 보이는 경우도 있다.
- 진단법: 골다공증 진단은 골밀도측정이 필요하며 압박골절에 의한 추체압박손상은 요추 X-ray로 진단 가능하다.

### 5) 요부척추관협착증

- 병태: 요부척추관협착증은 척추를 구성하는 골 및 연부조직의 변성으로 좁아진 척추관을 통과하는 마미신경과 신경근 압박에 의해 하지통과 저림, 간헐성 파행을 보이는 질환이다(**그림 1**). 질환명이라기보다 오히려 상태를 나타내는 이름으로 청장년층 요추추간판탈출증도 그러한 의미에서는 척추관협착증에 해당한다. 일반적으로는 노화인 변형성 척추증에서 발생하는 황색인대의 비후, 골극형성, 추간판 변성탈출, 추체압박골절에 의한 뼈의 돌출이나 변형 등이 합쳐져 신경압박이 발생한다. 또한 신경영양혈관이 압박되는 혈류장애 병태도 포함된다. 50세 이후 많이 발생하며 나이가 들어가며 빈도가 증가한다. 신경증상을 일으키는 척추질환 중 가장 발생 빈도가 높은 병태이다. 그 정의는 아직 명확하지 않으나, 진단을 위해서는 아래 4가지 항목을 만족해야 한다.[3]
  1. 둔부에서 하지까지의 통증과 저림이 있다.
  2. 둔부에서 하지까지의 통증이나 저림은 기립이나 보행지속에 의해 발현 혹은 악화되며 전굴위나 좌위 유지 시 경감된다.

3. 보행으로 악화되는 요통만 단독으로 있으면 척추관협착증을 배제할 수 있다.
4. MRI 같은 영상검사로 척추관이나 추간공의 변성협착상태가 확인되고 임상소견을 설명할 수 있어야 한다.

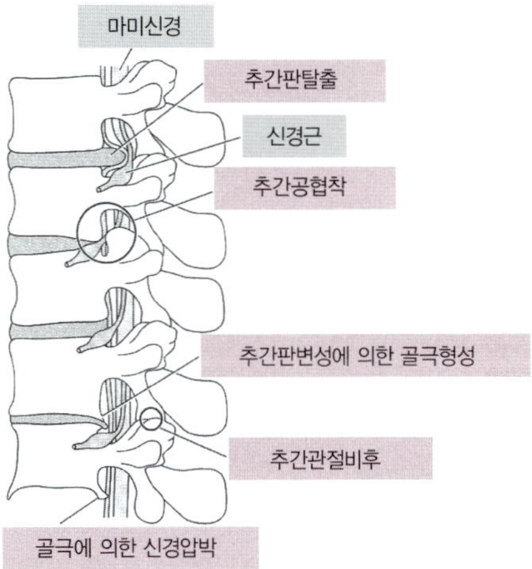


그림 1. 척추관협착증에서 신경압박의 원인이 되는 변성변화

- 증상: 가장 특징적인 증상은 간헐성파행으로 안정 시에는 증상이 나타나지 않으며 보행 시작 일정 시간 뒤부터 하지의 통증과 저림, 탈력감으로 보행을 지속하기 어려워지는 증상이다. 전굴위(요추굴곡위)에서 휴식을 취하면 증상이 가벼워지는 것이 특징으로 이는 해부학적으로 전굴위에서 추간판과 황색인대의 팽융이 경감되기 때문이다. 증상이 진행되면 하지근력저하, 방광직장장애(배뇨장애, 소변실금, 항문주위 불편감 등)가 나타난다.
- 감별질환: 요부척추관협착증 외 간헐성 파행이 나타나는 질환으로 폐쇄성동맥경화증이 있다. 감별점은 폐쇄성동맥경화증은 운동부하에 의한 조직허혈로 증상이 발생하기 때문에 요추를 전굴해도 증상 경감이 나타나지 않는다는 것이다.
- 분류: 협착 부위에 따라 다음과 같이 분류할 수 있다.
  1. 신경근형: 신경근이 압박되어 주로 편측 하지의 통증, 저림이 나타난다.

2. 마미형: 마미신경이 압박되어 양측 하지의 통증, 저림 위주로 나타나며 진행되면 방광직장장애, 즉 마미증후군이 나타난다.

3. 혼합형: 위 1, 2의 혼합증상

- 진단: 척추관협착증의 확진과 중증도 판단에는 MRI가 필수적으로 필요하다(**그림 2**).

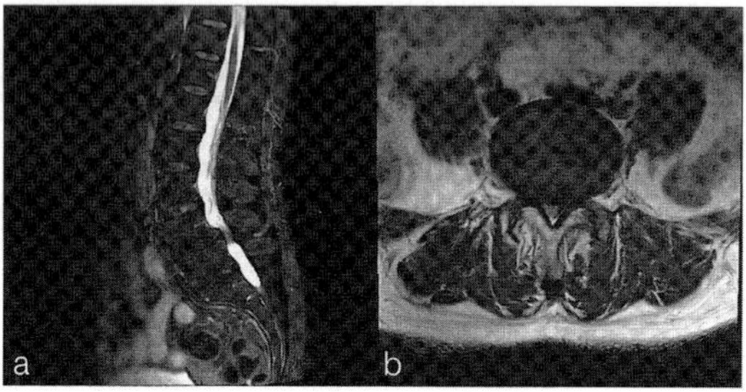


**그림 2. 척추관협착증(척추전방전위증 합병)**

a: T2 시상단면
b: T2 횡단면
62세 여성의 요추 MRI. 주소는 요배부통, 양하지후면의 저림. 제4요추가 제5요추에 비해 전방으로 변위되어 있어 전위증이 있음을 확인할 수 있다. 변위된 추체에 제4~5추간판 돌출에 의한 척추관협착증이 확인된다. 요추전체의 변성변화는 경미한 편이다.

- 일반치료: 보존치료를 제1선택으로 하며, 다음 치료법을 단독 또는 조합하여 치료한다. 보존치료를 약 3개월 이상 지속해도 일상생활에 지장을 초래하는 하지통이나 저림, 운동장애, 마미신경장애가 보이는 경우 수술치료를 선택한다.

- 보존치료로 ① 약물요법, ② 신경차단술, ③ 장구요법, ④ 운동요법 및 생활지도가 있으며 수술치료로는 ① 신경제압술, ② 척추(교정)고정술, ③ 두 수술법의 병용이 있다.

- 약물요법은 주로 NSAIDs를 사용하지만 단독으로는 효과가 없는 경우도 많다. 신경병증성 통증의 제1선택약으로 프레가발린·가바펜틴, 삼환계 항우울제, 세로토닌·노르아드레날린 재흡수억제제(SNRI)가 사용되고 있다.[4] 또한 혈액순환 개선을 목적으로 PGE1제제를 사용하는 경우도 적지 않다.

## 한방치료

- 동양의학에는 '不通則痛'(통하지 않으면 아프다)이라는 말이 있다.[5] 이는 '기·혈·수' 중 어느 것이라도 흐름이 막히면 통증이 생긴다는 생각이다. 따라서 통증을 호소하는 환자의 배경에 있는 기혈수의 이상을 한방 특유의 방법으로 '진단'하여 정상에서 벗어난 상태를 본래로 되돌리는 것이 동양의학의 치료개념이다.

- 만성화된 요통이나 신경증상을 동반한 요추질환에 서양의학과 달리 환자의 체격, 체질, 신경증상 이외의 동반증상에 따라 '증'을 결정하고 처방을 선택한다. 그러기 위해서는 기혈수론뿐 아니라 오장론도 함께 고려하여 판단하는데 주로 다음 5개 처방군을 사용한다.



### ) 구어혈제(표 2)

- 도인, 목단피 같은 어혈(미세순환장애)을 개선하는 약재를 함유한 처방군으로 약리작용은 혈액응고억제작용, 항염증작용, 진통작용이다. 어혈의 한방의학적 신체특징은 설진상 어점(瘀点)과 어반(瘀斑), 설하정맥충혈, 복진상 제방압통, 소복급결이다.

표 2. 만성기 요통에 사용할 수 있는 한방처방: 구어혈제

| 처방 | 사용목표와 주의점 |
|---|---|
| 당귀작약산 | 허증으로 권태감이 심하고 어지럼, 기립성 어지럼, 부종 등 혈허 ·수독증상이 심한 증례 |
| 소경활혈탕 | 냉증을 동반하며, 야간이나 기상 시에 통증이 심해지는 경우. 많은 약재가 소량씩 포함되어 있어 완만한 효과를 기대할 수 있다. |
| 계지복령환 | 실증~중간증이며 견통, 두통, 상열, 냉증이 있고 어혈소견이 분명한 증례에 좋다. |
| 당귀사역가오수유생강탕 | 사지말단의 냉증이 심하고 온도변화에 증상이 쉽게 영향 받는 경우. 냉증이 심하고 맥진상 '맥세(脈細)하여 촉지가 어려운' 것이 특징이다(Column. '당귀사역가오수유생강탕' 참조). |

## 2) 보신제(또는 부자제)(표 3)

- 노화를 동반한 신허환자에게 사용한다. 부자를 포함한 처방군으로 부자의 약리작용은 진통작용, 항염증작용, 혈관확장작용, 이수작용 등이다. 신허의 한방의학적 신체 특징은 복진상 소복불인, 제하정중심(臍下正中芯)이다. 다만 부자의 부작용으로 혀 이상감각, 피부이상, 어지럼, 위불쾌감, 두근거림, 부정맥이 있을 수 있으며, 이들 부작용이 나타났을 때에는 감량, 중지, 처방변경이 필요하다.

**표 3. 만성기 요통에 사용할 수 있는 한방처방: 보신제**

| 처방 | 사용목표와 주의점 |
|---|---|
| 계지가부자탕 | 위장이 약하고 냉증으로 신경증상이 악화되는 경우. 부작용이 적어 어떤 처방을 사용할지 잘 모르겠을 때 제1선택으로 사용한다. |
| 팔미환 | 허리와 하지의 냉감, 근력저하, 배뇨장애, 수족냉증이나 작열감이 보이는 증례. 지황이 함유되어 있기 때문에 위장장애에 주의. 냉증이 심하지 않은 경우, 육미환을 사용 |
| 우차신기환 | 팔미환에 우슬, 차전자를 추가한 처방으로 팔미환증에 하지신경증상이 분명하고 부종 등 수독경향을 보이는 경우 |
| 진무탕 | 허증이며 설사를 잘하고 체력·신진대사가 저하되어 신체동요가 있는 폐용증후군 등에 사용 |

## 3) 보제(또는 삼기제)(표 4)

- 인삼, 황기를 주약으로 하는 처방군을 삼기제 또는 보제라고 한다. 인삼·황기의 약리작용은 소화흡수기능 활성화, 생체 비특이적 저항성 활성화, 신진대사 및 면역기능 항진, 혈액순환촉진, 영양상태 개선 등이다. 통상 통증질환의 제1선택약은 아니지만 치료 시작시기에 환자의 전반적인 상태를 끌어올리는 것이 그 후 치료성적의 향상으로 이어지는 경우도 드물지 않다.

표 4. 만성기 요통에 사용할 수 있는 한방처방: 보제

| 처방 | 사용목표와 주의점 |
|---|---|
| 보중익기탕 | 허약하며 기력저하, 식욕부진, 사지권태감 등의 기허 증례 |
| 십전대보탕 | 기허에 근위축, 빈혈, 피부건조 등 혈허 병태가 병존하는 증례. 본 처방의 지속적인 진통효과는 '화통작용(和痛作用)'으로 불린다. |



### 4) 기제(표 5)

• 기허·기체·기역 등 기의 이상에 의한 증상에 쓸 수 있는 처방군이다. 기의 이상은 '심인성 통증' 또는 '신체표현성장애'와 관련이 있다. 현대사회의 통증질환에서는 필수적으로 인지해야 할 개념으로 기제는 그에 대한 치료 아이템이라 할 수 있다. 통증질환에 기제를 얼마나 잘 사용할 수 있는지가 치료성적 향상에 막대한 영향을 끼친다고 해도 과언이 아니다.

표 5. 만성기 요통에 사용할 수 있는 한방처방: 기제

| 처방 | 사용목표와 주의점 |
|---|---|
| 억간산 | 신경과민하고 잘 흥분하며, 쉽게 화냄, 불면 등이 있으며 복직근긴장이 있는 증례 |
| 반하후박탕 | 인후부이물감이 주요 사용목표이지만 필수요건은 아니다. 불안감이 심하고 꼼꼼하며 논리 정연하고 말을 길게 하는 증례 |
| 가미소요산 | 허증이며 어깨결림, 쉽게 피로, 불안초조하며 말에 두서가 없고, 타인의 말을 잘 듣지 않는 등 소위 부정수소가 많은 증례 |

### 5) 대황제

• 대황을 주약으로 삼는 처방군이 대황제이다. 청장년층 위주로 실증 환자에게 사용한다. 대황의 약리작용은 사하작용이 유명하지만 그 외에도 항염증작용, 혈액응고억제작용, 향정신작용이 있어 통증질환에 대한 효과도 충분히 기대할 수 있다.

• 척추압박골절을 동반한 허증 고령자에게도 잘 사용하면 극적인 효과를 얻을 수 있다(Column '척추압박골절환자의 변비' 참조). 어떤 환자에게 적용하더라도 대황에 의한 복통, 설사가 발생했을 때는 복용량을 조절해야 한다는 점 등을 사전에 설명해 두는 것이 컴플레인을 줄일 수 있는 요령이다.

표 6. 만성기 요통에 사용할 수 있는 한방처방: 대황제

| 처방 | 사용목표와 주의점 |
|---|---|
| 통도산 | 비만경향이며 혈액순환불량인 상황에 사용. 대황을 함유한 처방이지만 구어혈제 요소도 병존한다. |
| 도핵승기탕 | 체력이 충실하여 좌하복부에 저항·압통(소복급결)이 있고 변비, 상열감이 있는 증례. 불면, 불안 등의 정신신경증상이나 월경불순, 월경곤란 같은 부인과증상이 있는 증례에도 좋다. |
| 대황목단피탕 | 제방압통(특히 좌장골부)이 있으나, 도핵승기탕증 수준의 정동흥분은 없는 증례 |

## Column 당귀사역가오수유생강탕

당귀사역가오수유생강탕은 냉증 처방으로 유명하지만 정형외과영역에서 통증에도 효과를 발휘하는 경우가 많다.

『상한론(傷寒論)』 궐음병편에 '수족궐한(手足厥寒), 맥세(脈細)하며 끊어질 것 같은 경우 당귀사역탕으로 치료하며, 만약 그 사람의 안(内)에 오래된 한(久寒)이 있으면 당귀사역가오수유생강탕을 사용하는 것이 마땅하다'라는 조문이 있다. 손발이 차고 맥이 가늘며 촉진이 어려운 경우 당귀사역탕을 쓰기 좋고, 만약 체내에 장기간 지속된 냉증(久寒)이 있으면 당귀사역가오수유생강탕으로 치료하는 것이 좋다는 의미이다.

오츠카 케이세츠는 당귀사역탕과 당귀사역가오수유생강탕의 사용목표를 산기증후군(疝氣症候群)이라고 했다.[6] 산(疝)이란 소문(素問) 장자절론(長刺節論)과 금궤요략에 기재된 복통을 주 증상으로 하는 병태로 오츠카는 이 처방을 적용할 수 있는 증례의 특징으로 ① 만성적인 통증을 호소하며 한랭에 의해 증상이 악화되는 경우, ② 통증은 복통 위주로 특히 하복부에 있는 경우가 많고 요통, 배통(背痛), 두통, 사지통을 동반, ③ 쥐가 나거나 당기는 경우가 많고 통증 부위가 1군데인 경우는 드물고 대부분 여기저기 아프다고 한다고 했다.

실제 임상에서 요추질환 환자를 관찰해 보면 이 산기증후군에 해당하는 증례가 적지 않다. 특히 한랭자극에 의한 증상악화가 있는 경우가 많아 당귀사역가오수유생강탕의 이용가치는 높다고 생각한다. 필자도 기타사토대학 동양의학종합연구소 수련의 시절에 이 처방이 주효했던 증례를 많이 경험했다. 당귀사역탕과의 감별점은 '구한'의 유무이며 주로 당귀사역가오수유생강탕이 더 유효했다. 냉증뿐 아니라 통증질환에도 적극적으로 활용해야 할 처방이다.

## Column 척추압박골절환자의 변비

척추압박골절은 당연하게도 단순 X-ray검사로 진단 가능하다. 이전엔 신경도 쓰지 않았지만 동양의학 공부를 시작하면서 복진상 '복만(腹滿)' 소견에 신경을 쓰게 되었고, 요추 X-ray 사진 관찰 시 뼈 이외의 부위에도 시선을 보내게 되었다. 척추압박골절에서는 상당한 빈도로 복부의 변괴나 뚜렷한 가스소견을 확인할 수 있다(그림 3). 환자에게 '허리가 아프면서부터 변비가 생기진 않았습니까?'라고 물으면 '상당히 힘듭니다'라고 한다. '다만 화장실에 가려 해도 허리가 아파서 가기 어렵습니다. 그냥 차라리 변비인 채로 있는 것이 낫습니다'라며 배변 자체를 포기하거나 '정형외과 선생님은 성격이 너무 급해서(?) 변비 같은 것 이야기는 차마 할 수도 없었습니다. 이런 걸 물어보시는 건 처음이네요'라고 칭찬인지 욕인지 당혹스러운 말을 듣게 되는 경우도 있다.

이런 사례의 요통치료 시에는 대황제 위주로 사용하며 진통제는 통증이 있을 때마다 사용하도록 하고 있다. 왜냐면 진통제는 이미 타 병원에서 수없이 많이 처방받았음에도 좀처럼 효과가 없기 때문에 싫어하며 복용하지 않는 경우가 많고, 대황제만 복용해도 변비가 해소됨과 동시에 요통 개선도 확인할 수 있기 때문이다. 이 중 대다수가 휠체어에 탄 채 진료실에 들어오는 마른 체형의 초고령층으로 이런 환자에게 처음 대황제를 쓸 당시에는 환자가 갑자기 화장실로 돌진하게 되거나 압박골절이 도리어 악화되지는 않을지 주저했지만, 요통이 확연히 개선됨을 누차 경험하면서 명확한 허증환자에게도 대황제를 처방하는 경우가 많아지게 되었다. 요약하자면 대황제 처방 시 복통이나 설사 등의 증상이 생기면 눈대중이라도 괜찮으니 0.5포 정도로 감량하도록 사전에 정확히 지도하면 된다. 대황제로 인한 설사·복통은 어떤 의미에서 '부작용'이 아니라 '의사의 설명부족'일지도 모른다.

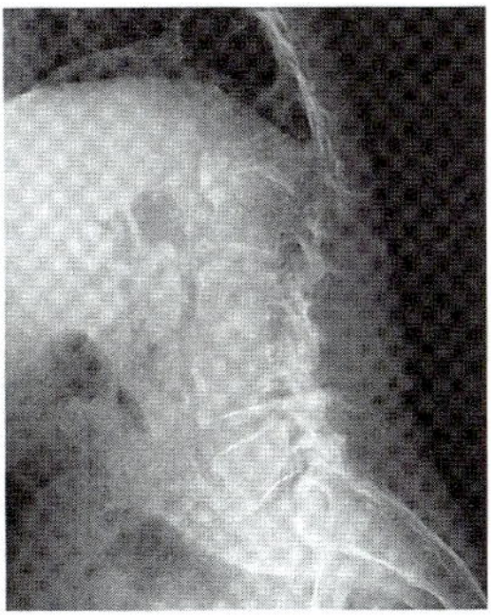

**그림 3. 요추압박골절 시 확인할 수 있는 복부가스 영상**
78세, 여성의 요추 단순 X-ray 측면영상.
주소는 급성 요통에 의한 동작곤란.
제12흉추, 제1요추에 압박골절이 확인된다.
특히 제1요추는 압박손상이 심하여 추체가 후방으로 돌출되어 있다. 이와 함께 복부가스 음영과 변괴저류가 뚜렷이 관찰된다.

MEMO 2

### CONSORT를 활용한 RCT 수준향상

CONSORT (consolidated standards of reporting trials: 임상시험보고에 관한 통합기준) 성명은 RCT 논문의 질 개선을 위한 가이드라인이다. 체크리스트와 플로차트로 구성되어 있어 RCT의 계획·보고·평가 시 활용되고 있다.

체크리스트 항목에는 대상자 자격기준, 중재, 평가항목, 무작위배정의 상세사항, 배정은닉이 되어 있는지 여부 등이 포함되어 있다. 플로차트는 모집, 배제, 배정, 추적, 분석 등 각 단계에서의 대상자 분포 흐름을 결과로 보고할 때 사용된다.

RCT를 기획할 때 CONSORT를 활용하면 논문의 질뿐 아니라 시험 자체의 질도 향상시킬 수 있다.

와카스기 아키노(若杉安希乃)

## 참고문헌


1) Deyo RA, et al: Low back pain. N Eng J Med 344:363~370, 2001.
2) Hagen KB, et al: The updated cochrane review of bed rest for low back pain and sciatica. Spine (Phila Pa 197 30:542~546, 2005.
3) 日本整形外科学会, 他(編): 腰部脊柱管狭窄症診療ガイドライン 2011. 南江堂, 2011.
4) 日本ペインクリニック学会(編): 神経障害性疼痛薬物療法ガイドライン 改訂第2版. 真興交易医書出版 2011.
5) 李東垣: 泄可以去閉尊整大黄之属, 医学発明 活魑法机要. pp7~9, 中国古籍出版社, 北京, 1978.
6) 大塚敬節: 当帰四逆湯と当帰四逆加呉茱萸生姜湯の臨床経験. 日本東洋医学 会誌 14:83~87, 1963.


야시로 시노부(八代

# 21. 아토피피부염

## 진료요령

- 피부질환으로 한방외래를 찾는 환자는 매우 많으며, 그중 대다수가 '아토피피부염(atopic dermatitis, AD)'이다. 현대의학적 치료는 외용제(스테로이드 외용제, 타크로리무스 연고), 항히스타민제와 면역억제제 복용, 더 나아가 최근에는 난치례에 대한 생물학적 제제 사용도 인가되어 치료 수단이 확연히 늘어나고 있다. 그럼에도 불구하고, 많은 환자가 한방치료를 희망하는 것은 현대 의료에 대한 막연한 불안감과 근본적인 체질을 개선하는 것이 중요하다고 느끼고 있기 때문일 것이다.
- 또한, 이른바 '표준치료'를 받아도 깔끔히 낫지 않고, 색소침착, 과민피부, 건조함 등 치료가 만족스럽지 않은 환자군이 있으며, 치료가 잘 되지 않아 한방치료를 희망하는 경우도 적지 않다. 심리적 요인이나 업무 스트레스, 가족관계 스트레스, 월경 관련 증상, 냉증, 상열감 등과 연동되어 악화되는 경우도 적지 않아 전인적 접근법이 필요하다.
- 한방에서는 AD뿐 아니라 모든 질환을 우선 고통스러운 증상을 제거하는 '표치(標治)'(대증요법)와 '본치(本治)'(근본적인 체질 개선)로 나누어 각각의 상황에 맞게 임기응변으로 대처한다.
- AD의 피부증상은 열감, 홍조, 그에 동반하는 심한 가려움이 주요 증상이기 때문에 피부 증상은 국소적인 '열증'으로 다루며, 우선적으로 이러한 증상을 '표치'의 대상으로 본다.

## 한방치료

### 아토피피부염의 표치

- 주로 청열(清熱)을 목표로 한다(표 1).
- 삼출액은 급성 악화기나 가려워서 반복적으로 긁는 부위 및 주름 접히는 부위 등 외적 자극이 잘 일어나는 부위와 염증이 심한 상태에서 잘 나타난다.
  - 월비가출탕: 마황, 석고를 함유하며 주로 급성기의 심한 염증과 국소 부종을 개선할 목적으로 사용한다.
  - 치두창일방: 유아습진에 많이 사용하는데, 두부와 안면에 삼출액과 함께 가피가 앉아 있는 심한 염증상태에 유아뿐 아니라 연령에 관계없이 사용할 수 있다. 항염증효과 차원에서 대황이 함유되어 있기 때문에 변비가 있다면 더욱 사용하기 좋

다. 발적은 급성 악화기, 만성기 중 어느 시기에라도 나타날 수 있다.

- 치자백피탕: 원래 황달에 사용되던 처방이나, 습열 증상, 특히 눈 주위, 안면홍반에도 효과가 있다.
- 청상방풍탕: 여드름에 사용되나, 안면, 경부 등 신체 상부의 발적이나 열감을 대상으로 AD에서도 응용되고 있다.
- 백호가인삼탕: 전신에 열감이 심하며 갈증, 다한 증상에 사용된다. 구성약재 중 하나인 석고는 자음(滋陰), 청열(清熱), 발표(発表) 작용이 있어 AD에 대한 항염증효과와 건조한 피부에 대한 대응책으로써 석고는 매우 중요하다.
- 황련해독탕: 전신의 극심한 발적과 열감, 심한 가려움이 있는 경우 사용된다. 겨 탕약으로 사용할 때는 황련해독탕 가 석고 5~10g으로 활용한다. 엑스제를 쓸 때는 길경석고 엑스제를 병용한다.

• AD 환자에게 가려움은 가장 괴롭고 만성적으로 지속되는 증상이므로 충분한 조치이 필요하다.

**표 1. 아토피피부염의 대증요법**

| 증상 | 처방 | 사용목표 |
|---|---|---|
| 삼출액 | 월비가출탕 | 심한 염증, 부종 |
| | 치두창일방 | 두부, 안면의 심한 염증. 가피, 변비 경향 |
| 발적 | 치자백피탕 | 눈 주위, 안면의 부종성 홍반 |
| | 청상방풍탕 | 심한 안면 발적과 열감 |
| | 백호가인삼탕 | 전신 열감, 발적, 갈증, 다한 |
| 발적 / 가려움 | 황련해독탕 | 전신의 심한 발적 및 열감. 극심한 가려움으로 인한 짜증 |
| 가려움 | 십미패독탕 | 심한 가려움, 구진 형성. 흉협고만 |
| | 소풍산 | 습한 피부, 땀에 의한 악화, 갈증 |
| 건조 | 온청음 | 가벼운 열감과 함께 건조함도 나타남 |
| | 형개연교탕 | 만성염증, 가벼운 건조, 수족다한, 복직근 연급 |
| | 당귀음자 | 가벼운 건조함과 가려움. 열감은 없음 |

– 황련해독탕: 청열효과가 강하며, 심한 가려움으로 짜증이 나서 긁게 되는 심한 염증에 효과가 있다.
– 십미패독탕: 가려움 초기부터 사용하면 효과적이다. 시호가 들어간 처방으로 흉협고만, 스트레스가 관련된 가려움 등에도 사용한다. 약간 깊이가 있는 구진이 형성되는 증상에도 효과가 있다.
– 소풍산: 표재성 염증으로 확산되는 경향이 있으며, 가렵고 작은 수포 등이 형성되는 '습한 피부' 증상에 사용된다. 땀으로 악화되는 가려움에 효과적이다.



• 건조함은 경증 혹은 만성기 AD의 주요 증상이다. 여기서 언급할 처방은 모두 사물탕을 기본으로 하며 혈허(血虛) 개선을 하나의 목표로 삼고 있으나, 염증 소견이 심한 시기에 사용한다면 도리어 가려움이 심해질 수 있으므로 사용시기 선정에 주의가 필요하다.
– 온청음: 앞서 기술한 황련해독탕과 사물탕의 합방이다. 건조함을 주된 사용목표로, 가벼운 염증이 남아있는 상태에 활용된다. 황련해독탕은 항염증작용이 뛰어나지만, 장기사용하면 AD의 본질 중 하나인 건조한 피부로 이어질 가능성이 있다. 건조한 피부는 혈허 증상이므로 사물탕이 필요하다. 황련해독탕의 청열작용과 사물탕의 따뜻하게 적시는 작용을 합친 것이 온청음의 묘미이다.
– 형개연교탕: 온청음에 형개, 연교, 박하 등 피부 항염증 효과가 있는 약재를 배합한 처방이다. 여드름에 사용할 수 있으며 주로 안면, 경부의 만성염증을 목표로 하나, AD에도 사용할 수 있다.
– 당귀음자: 열감이 없는 가벼운 건조함을 보이지만, 가려움이 심한 경우 사용한다. 특히 고령자의 건조성 피부 가려움에 좋다.

### 2) 아토피피부염의 본치

• 중등증~중증 AD는 표치 만으로 조절되지 않는 경우가 많다. 표치의 효과가 불충분할 경우 본치 병용을 검토한다.
• 대개 소아기까지는 스테로이드 외용약의 반응이 좋으며 극적인 개선을 보인다.
• 그러나 나이가 들어가며 그 반응이 약해지며, 점차 조절이 안 되는 경우가 많다. 이환기간이 길수록 만성염증으로 피부가 태선화되는 것도 한 가지 원인이지만, 노화에 따른 신체의 변화, 환자를 둘러싼 환경의 변화도 크게 영향을 미치는 것으로 생각된다.
• AD가 악화되는 요인은 사람에 따라 다르다. 그것을 포함한 환자의 '증'을 판별하여 치료하는 것이 본치이다.

- 본치 시 고려해야 할 연령별 문제점을 지금부터 설명하겠다. 표 2에는 문제점 개선을 위한 처방을 제시했다. 나이가 들어가면서 ①~⑤가 모두 문제가 된다. 그러나 표 2의 처방은 대표적인 처방일 뿐, 본치 처방은 여기에 국한되지 않는다.
- 표치와 함께 악화요인을 해결하는 본치를 병용함으로써, 중증 사례에서도 개선을 보이는 경우가 많다.

**【아토피피부염의 연령별 문제점】**

- 유아~소아기(표 2-①): 위장관이 미성숙하여 식생활 개선, 배변 등을 조절하면 낫는 증례가 많다. 성인도 비허(脾虛)가 있다면 인삼탕, 육군자탕 등을 적극적으로 사용해야 한다.

- 소아기~사춘기(표 2-①②): 최근 소아청소년은 수험이나 복잡한 대인관계로 어릴 때부터 과도한 스트레스를 받는다. 표치에서 사용하는 청열제와 함께 본치로 시호제(억간산, 시호가용골모려탕, 사역산, 시호계지건강탕 등)를 병용하는 것이 효과적이다.

- 사춘기 이후의 여성(표 2-①②③): 월경 주기에 따라 피부상태의 변화도 나타나게 되며, 이 경우 '어혈'이 악화요인에 해당한다. 구어혈제인 도핵승기탕, 대황목단피탕, 통도산 등을 통해 배변활동 개선, 여신산이나 궁귀조혈음 등을 통해 '기 순환' 개선이 가능하다. 이러한 구어혈제의 활용은 피부질환 치료에서 큰 의의가 있다.

- 30~40대 이후(표 2-①②③④): 사회적 책임이 늘어나 남녀불문 일과 가정으로 바쁘게 살아간다. 만성피로, 불규칙한 식생활이 피부증상의 악화를 초래하는 핵심요소라는 것을 자각하고 있는 환자가 많다. 본질적으로는 생활습관의 개선이 한방약 복용보다 중요하다는 점을 설명하고, 식생활 개선과 정기적인 운동을 권한다.

- 냉증(표 2-⑤): 여성은 빠르면 사춘기 이후, 남성은 50~60대 이후부터 심한 냉증을 자각하기도 한다. 나이가 들면서 냉증이 나타나는 것은 일반적이나, 최근에는 차가운 음식 섭취가 늘어났다는 측면에서 젊은 세대의 '자각 없는 냉증'에도 주의가 필요하다. 피부 증상으로는 '열'이 있다 해도, '속이 차다', '몸이 차면 설사를 잘 한다'고 하는 경우에는 몸을 '따뜻하게' 하는 처방을 병용함으로써 효과를 낼 수 있다.

표 2. 아토피피부염의 체질개선

| 문제점 | 원인 | 처방 | 사용목표 |
|---|---|---|---|
| ① 위장관이상 | 태독 | 치두창일방 | 변비 경향(두부, 안면 염증) |
| | 비허 | 인삼탕 | 침흘림이 심함(유아). 위가 약함. 배가 참(입 주위 증상) |
| | | 황기건중탕 | 입이 짧음. 쉬이 피로. 변비, 설사를 자주 함(가벼운 건조증상) |
| | | 육군자탕 | 속 불편감이 자주 발생(올바르지 못한 식생활로 인한 가려움 발생) |
| ② 스트레스 | 간울 | 억간산 | 짜증. 가려움으로 잠들지 못함(심하게 긁은 흔적) |
| | | 시호계지건강탕 | 명치 부위 압통, 갈증, 식은땀(피로하면 악화) |
| ③ 월경에 따른 이상 | 어혈 | 당귀작약산 | 빈혈경향, 부종, 냉증(월경 전후로 악화) |
| | | 가미소요산 | 스트레스 있음. 짜증(안면 가려움, 월경 전후로 악화) |
| | | 계지복령환 | 심한 월경통, 상열감(안면홍반, 월경 전후로 악화) |
| | | 도핵승기탕 | 짜증, 월경 전 과식, 변비(월경 전후로 악화) |
| ④ 생활습관이상 | 기허 | 보중익기탕 | 식욕저하. 기력 없음(피로로 악화) |
| | | 십전대보탕 | 감기에 잘 걸림. 체력 저하(중증사례에서는 쇠약) |
| | 장독(臟毒) | 방풍통성산 | 비만, 변비(모낭염에 자주 발생) |
| ⑤ 냉증 | 신허 | 진무탕 | 심한 냉증. 설사를 자주함 |
| | | 팔미환 | 족부냉증 및 화끈거림, 요통, 노화에 따른 체력저하 |

모치즈키 요시코, 하나와 토시히코(望月良子, 花輪壽彦)

# 22. 어지럼

## 진료요령

- 어지럼은 의료현장에서 비교적 자주 만나게 되는 증상 중 하나이다. 어지럼의 원인질환은 그림 1에서 볼 수 있듯 대부분이 내이성(內耳性)이다. 어지럼의 원인은 다양한데 진단에서 문진이 매우 중요하며 그 소견만으로도 어느 정도 원인 감별이 가능하다(표 1). 그러나, 안진이 확인되면서도 회전성이 아닌 부동감(浮動感)을 호소하는 경우가 있으므로, 전신증상을 감안하여 한방약을 선택한다.
- 갑자기 나타난 이폐색감, 이명, 청력저하 등을 동반한 경우, 중추성, 실신성 어지럼이 의심될 때는 서양의학적 치료를 우선시해야 한다. 치료는 급성(발작)기인지 만성기인지에 따라 달라진다. 급성(발작)기에는 구역, 구토가 심하며, 움직이기 어려워 응급진료를 받는 경우가 많다. 통상 발작 간헐기나 증상이 만성화되는 시기에 진료를 받게 된다. 따라서 그 치료는 어지럼 발작 자체를 억제하는 급성기와 어지럼 발작을 예방하는 만성기로 나눠 생각해야 한다.

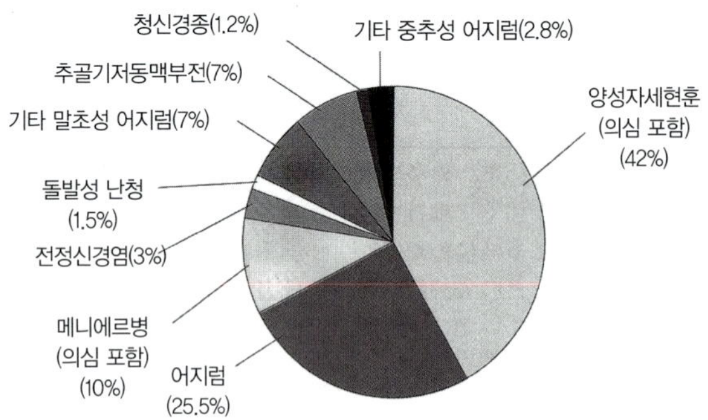


그림 1. 어지럼의 원인질환

[다케다 노리아키: 어지럼 진료가이드라인(めまい診療のガイドライン). 다케다 노리아키(편):이비인후과진료 프랙티스 6. 분코도, 2~15, 2001, 그림 1을 개정인용]

표 1. 호소증상에 기반한 어지럼 감별진단

| 종류 | 특징 | 예상질환 등 |
|---|---|---|
| 단발성, 회전성 | 특별한 원인 없이 발생한 회전성 어지럼. 비교적 장기간 계속되나 반복되지 않음 | 전정신경염, 어지럼을 동반한 돌발성 난청, Ramsay Hunt 증후군, 메니에르병 초기발작, 중추전정성, 심인성 |
| 반복성, 회전성 | 특별한 원인없이 발생하는 회전성 어지럼. 반복적으로 발생함 | 메니에르병, 지연성 내림프수종, 신경혈관압박증후군, 편두통 관련 어지럼, 심인성 |
| 두위(체위)성 | 특정 두위 또는 두위 변환 시 발생하는 어지럼 | 양성체위현훈, 소뇌충부 이상, 추골동맥 혈류부전, 심인성 |
| 부동성 | 비회전성으로 지속되는 몸이나 머리가 붕 뜨는 느낌, 구름 위를 걷는 듯한 멀미 | 내이질환, 시력이상, 목 부위 근긴장이상, 혈압저하, 심인성, 우울상태, 노화 |
| 실신성 | 눈앞이 어두워지고 정신이 아득한 느낌, 정신을 잃을 듯한 느낌 | 심장성 실신, 미주신경실신, 소화관출혈, 기립저혈압, 심인성 |
| 시각성 | 시각자극이 원인이 되어 발생하는 비회전성 어지럼 | Visual vertigo syndrome, 심인성 어지럼(광장공포증, 고소공포증, 공포성 체위현훈) |
| 두통 동반 | 경과 중 두통과 어지럼이 따로 발생하기도 하며, 같이 발생하기도 함 | 편두통, 긴장형 두통, 청신경종양, 소뇌경색 |

## 1 급성기

- 급성기에 만나게 되는 대부분의 어지럼은 내이성 회전성 어지럼이며, 구역과 구토가 심하며 움직이지 못하여 응급실로 이송되는 경우도 있다.
- 원인 질환은 다양하나, 소뇌뇌간경색 같은 중추성 질환, 심장성실신 같은 실신성 어지럼, 청력저하와 이명 같은 와우증상을 동반하는 내이성 어지럼은 서양의학적 치료를 우선적으로 적용한다.

### 병태

- Ramsay Hunt 증후군이나 소뇌뇌간경색같이 원인을 확실히 알 수 있는 것도 있다.
- 가장 발생빈도가 높은 원인은 양성체위현훈이다. 이석기관에서 떨어진 이석이 세반고리관에 들어가거나, 반고리관 마루(cupula)에 붙는 것이 원인이지만, 이석이 떨어지게 되는 이유는 알려져 있지 않다.
- 메니에르병의 병태는 특발성 내림프수종으로 알려져 있다. 항이뇨호르몬인 바소프레신이 내림프수종 형성에 관여한다는 보고가 있으나, 이 질환 역시 확실한 원인은 알려져 있지 않다.
- 또한, 돌발성난청, 전정신경염의 원인으로 순환장애설과 바이러스 감염설 등이 있으나 아직 확실한 원인은 알려져 있지 않다.

### 일반치료

- 발생 시 우선 안정을 취해야 한다. 급성발작기의 심한 어지럼은 대부분 몇 시간~며칠이면 회복된다.
- 발작 시 진훈제, 제토제가 사용된다. 하지만, 구토가 심하여 경구약 투여가 어렵다면 수액으로 투약하기도 한다. 순환개선제, 자율신경조정제, 이뇨제, 비타민제, 스테로이드제, 탄산수소 나트륨 등을 증상에 따라 사용한다.
- 양성체위현훈은 약물요법뿐만 아니라 이석정복요법 같은 이학요법도 진행한다.

### 한방치료(표 2)

- 안진을 보이며 구역이 심해 움직일 수 없을 때, 수액요법을 추가하거나 안정이 필요하며, 한방약만으로는 치료가 어려울 것으로 생각한다.
- 약을 복용할 수 있는 상황이 되면 오령산, 영계출감탕, 진무탕 위주의 이수제 처방 사용을 고려한다. 소시호탕 같은 시호제가 효과가 있는 어지럼도 있다. 어지럼은 소양병의 대표적 징후이기도 하다.



## 2 만성기(발작간헐기)

어지럼을 경험한 환자가 가장 힘들어하는 것은 또 다시 발작이 일어날 수 있다는 불안감이다. 이 발작을 최대한 뒤로 미루고 싶다거나 다음 발작은 그나마 조금 가벼웠으면 좋겠다고 생각하게 된다. 따라서 발작간헐기에 아무런 치료도 하지 않고 기다릴 것이 아니라, 어떤 형태로든 치료개입을 함으로써 환자의 삶의 질과 만족도를 올려야 한다.

### 병태

- 만성 어지럼의 대부분은 부동성 어지럼이다.
- ① 내이전정신경에서 척수 또는 뇌간, 소뇌, 시상을 통해 대뇌피질의 전정신경계 평형기능중추에 투사하는 신경 네트워크와 ② 시각, 체성감각, 청각, 전정각에서 종합된 입력신호를 신경네트워크에 접속시켜 최종적으로 고차 대뇌기능계 평형기능중추에서 통합하여 자기공간인식을 하는 고차대뇌기능계 네트워크 중 어느 한 부분에 이상이 생기면 부동성 어지럼이 발생한다. 그러므로 당장 원인을 특정하는 것이 어렵고, 초기에는 원인을 특정할 수 없더라도, 경과를 지켜보다 보면 다른 증상이 나타나 원인을 특정할 수 있게 되기도 한다.

**표 2. 급성기 어지럼에 사용할 수 있는 한방약**

| 증 | 처방 | 어지럼증, 흔들거림 이외의 목표(증) |
|---|---|---|
| 중간증 | 오령산*1 | 부종, 갈증, 소변량 감소, 발한, 두통, 설사, 구토(수역구토: 물을 마시면 바로 토함) 등이 있는 경우. 갈증, 소변량 감소가 반드시 동반되지 않아도 좋다. 기압변동으로 어지럼이 일어나는 경우. 복진상 발작 시 심하비경과 제하계가 나타난다. |
| | 영계출감탕*2 | 상열감, 하지냉증, 두근거림, 숨참, 발한경향 등이 있는 경우(갈증은 없는 경우가 많음). 복진상 심하계가 나타난다. |
| 허증 | 진무탕 | 신진대사가 저하되어 전신권태감, 수족냉증, 복통, 설사(후중감 없음)가 있는 경우. 열감이 심하거나, 심장질환으로 두근거림, 부정맥, 상열감이 있을 때는 사용하지 않는다. 복진상 제상계와 소복불인이 나타난다. |
| 증 불문 | 택사탕*3 | 소변량 감소가 있는 경우 |

*1 오령산: 체력을 그다지 고려하지 않아도 처방할 수 있어 사용이 편하다. 안진이 있는 상황이더라도 약을 복용할 수 있다면, 오령산을 1~2포 복용하게 한다. 복용하자마자 바로 토해버리는 경우도 종종 있으나, 그러면 15~30분 후 다시 복용하게 한다. 가능하면 뜨거운 물에 녹인 다음 차갑게 복용하는 것이 좋다.

*2 영계출감탕: 어지럼, 기립성 현훈에 사용한다. 안정 시 옆으로 누우면 문제 없으나 일어날 때 어지럼이 생기는 것이 처방목표(양성체위현훈, 기립저혈압 등에서 나타나는 증상). 메니에르병 같은 자발성 회전성 어지럼이 일단 가라앉았지만, 그 이후에도 움직이면 어지럼이 나타나는 경우 사용할 수 있다.

*3 택사탕: 택사, 창출 두 가지 약재로 구성된다(기타사토 동양의학연구소에서는 백출을 사용한다). 일반적으로 한방약은 구성약재가 적을수록 효과발현 시간이 짧아, 급격한 증상 조절에 적합한 것으로 알려져 있다. 오츠카의 한방진료의전에는 급격히 발생한 어지럼에 사용하며, 조용히 누워있어도 천장이 돌아가는듯한 증상에 좋다고 기재되어 있다.[1] 엑스제로 사용할 때는 택사를 주요 성분으로 함유하고 있는 오령산(택사, 창출, 저령, 계지)으로 대용한다.

## 일반치료

- 순환개선제나 진훈제 같은 약물요법 위주로 적용한다.
- 어지럼 발병과 지연에 심인성 요소가 관계되는 경우도 많아, 항불안제나 항우울제를 처방하기도 한다.
- 최근에는 병태에 따라 두위치료, 유산소운동, 집단재활, 수분섭취요법, 상담요법, 수술 등도 이뤄지고 있다.

## 한방치료(표 3)

- 만성기 어지럼에는 내이성 어지럼증뿐 아니라, 노화, 심인성, 기립저혈압 등 다양한 원인이 있다.
- 어지럼 발작의 원인으로는 피로, 스트레스, 월경, 갱년기 등이 있으며, 만성(발작간헐)기에는 수(水)뿐 아니라 기와 혈의 이상으로도 접근해야 한다.
- 이수제에 이기제, 안신제, 시호제, 구어혈제를 병용하기도 한다.
- 어지럼에 대한 불안이 심한 사람에게는 반하후박탕이 좋다.
- 고령자의 어지럼은 노쇠(frailty), 근감소증(sarcopenia) 가능성도 고려해 본다. 최근, 인삼양영탕, 우차신기환의 유용성이 보고되고 있다. 팔미환, 우차신기환은 기본적으로 위장이 약한 사람에게는 처방하지 않는다. 또한, 식욕부진이 두드러지게 나타나는 사람은 인삼양영탕 복용 시 위장장애가 발생하기도 한다. 복용 후 식욕부진, 설사가 나타난다면 즉시 중지한다.

**표 3. 만성기 어지럼에 사용할 수 있는 한방약**

| 증 | 처방 | 사용목표 등 |
|---|---|---|
| 실증 | 대시호탕 | 상복부가 당기며, 변비, 상열경향, 어깨결림, 두통, 이명 등이 있음. 설사 발생에 주의 |
| | 시호가용골모려탕 | 비만체질, 교감신경이 과민하여 잘 흥분하고, 불안, 불면, 두근거림, 짜증, 잘 놀람, 제방(臍傍) 복부대동맥의 박동항진 있는 경우. 때로 우울 경향도 있음. |
| | 황련해독탕 | 상열(이명, 코피, 두통), 불안, 불면, 짜증, 가슴에서 명치까지 딱 막힌 느낌이 있는 경우. 변비가 심하면 삼황사심탕 |
| 중간증 | 계지복령환 | 상열하한, 어깨결림, 두통 등이 있고, 하복부 저항과 압통이 있음. 창백한 얼굴일 때는 사용하지 않는다 |
| | 소시호탕 | 상복부가 당기며, 입안이 불쾌하고 식욕부진, 입마름, 전신권태감을 동반 |
| | 시령탕[*1] | 상기 소시호탕의 사용목표에 입마름, 부종, 소변량감소가 추가로 있는 경우 |

| 증 | 처방 | 사용목표 등 |
|---|---|---|
| | 반하후박탕 | 불안, 불면 등 우울 신경증적 경향이 있으며, 인후부이물감, 발작적 두근거림 및 가슴갑갑함이 있는 경우. 건조경향이 있는 자에게는 사용하지 않음. 어지럼에 대한 예기불안에 좋음[2] |
| | 가미귀비탕 | 혈색이 좋지 않고, 식욕부진, 불면, 정신불안 등 신경증상이 있는 경우 |
| 허증 | 억간산 | 신경과민하며 화를 잘 내고, 안검경련, 분노, 짜증으로 잠들기 힘든 경우 |
| | 조등산 | 중년 이후 만성적 경과를 보이는 두중감, 두통, 어깨결림, 상열, 이명, 고혈압, 안구결막 충혈이 있는 경우. 두중감, 두통은 아침에 심한 경우가 많음 |
| | 오수유탕 | 냉증이 있으며 반복적으로 발생하는 심한 두통, 목 주위 뭉침, 구토하는 경우 |
| | 가미소요산 | 쉬이 피로하며, 불안, 불면, 짜증 등 정신신경증상, 어깨결림, 상반신 작열감, 발작성 발한 등을 동반하는 경우. 위장이 매우 약하면 설사하기도 하므로 주의. |

*1 시령탕: 시상하부 CRF 분비를 자극하고, ACTH, 코티솔 분비를 증가시켜 스테로이드 감량 시 회복을 촉진한다. 스테로이드를 점점 감량하는 치료 후 또는 스테로이드에 반응할 것으로 보이는 증례에 유효하다.[2]

*2 보중익기탕: 다음 8가지 사용목표가 유명하다. ① 손발이 무겁다, ② 말에 힘이 없다, ③ 눈에 생기가 없다, ④ 입안에 하얀 거품이 생긴다, ⑤ 음식 맛이 없다(무엇을 먹어도 모래를 씹는 듯함), ⑥ 갈증이 있으면서 뜨거운 음식을 좋아한다, ⑦ 배꼽 부위에 동계가 있다, ⑧ 맥이 흩어지고 느슨하다. 이 중 2~3개가 있다면 사용해도 된다.

## 참고문헌


1) 大塚敬節, 他: 漢方診療医典第6版, 南山堂, 2001.
2) 花輪壽彦: 漢方診療のレッスン. 金原出版, 2003.


이노 타케시(猪 健志)

# 23. 알레르기비염

## 진료요령

• 최근 알레르기비염은 다양한 방법으로 치료되고 있다. 항히스타민제는 개량되었으며, 면역요법도 설하면역요법으로 더욱 간편하고 안전해졌다. 이렇게 치료선택지가 늘어남에 따라 한방치료가 초기 선택지로 쓰이는 사례가 더 이상 많다고는 할 수 없다. 그러나 약제 복용 시 졸음 같은 부작용이 나타나는 경우나 환자가 체질개선을 겸하는 치료를 희망하는 경우, 한방치료가 큰 도움이 된다.

## 병태

알레르기비염은 매년 증가하고 있는 질환으로, 2008년 역학조사에 따르면 일본인 전체 중 꽃가루 알레르기는 26.5%, 통년성 알레르기비염은 23.4%에서 나타난다.[1] 비염은 크게 삼나무, 노송나무 꽃가루, 진드기, 집먼지 등을 항원으로 하는 IgE 의존성 알레르기비염, 호산구 증가성 비염, 혈관운동성 비염같이 IgE와 관계없는 비알레르기비염으로 분류된다. 이외에도, 최근에는 황사, 꽃가루 등에 들어있는 세균에서 유래한 엔도톡신(endotoxin)에 의한 IgE 비의존성 알레르기비염에 관한 보고도 있다.[2]

## 일반치료

• 항원 회피를 기본으로 하며, 대증요법에는 약물치료와 수술치료가 있다.

• 약물치료로는 항히스타민제, 항류코트리엔수용체길항제, 코분무형 스테로이드제를 조합하여 사용한다.

• 중증 사례에는 하비갑개 레이저소작술, 후비신경절단술 등의 수술요법을 선택한다.

• 근치치료로는 알레르겐면역요법(설하면역요법)이 있으며, 안전하고 치료효과도 높다.

## 한방치료

• 환자가 원할 경우, 적용해 볼 수 있다. 특히 다음의 경우 한방치료가 유용하다.

  - 약물치료 시 졸음 부작용이 나타나는 경우
  - 약물치료가 충분한 효과가 없는 경우
  - 알레르기비염 중증 사례로 비강건조감이 합병된 경우
  - 혈관운동성 비염, 노인성비염(old man's drip) 환자인 경우

### 1) 처방 감별 기준 '마황을 사용할 수 있는가'와 '한열'

• 처방 감별을 위해서는 우선 두 가지 큰 기준을 설정할 필요가 있다. 하나는 '마황을 사용할 수 있는가'이며 또 다른 하나는 '한열'이다.

• 마황은 월비가출탕, 소청룡탕, 마황부자세신탕 등에 들어가는 약재로, 고전적으로는 계지, 석고와 조합했을 때 발한, 이뇨를 통해 수분대사를 교정하는 작용이 있다. 약리학적으로는 에페드린과 슈도에페드린을 함유하며, 혈관수축작용 이외에도 항히스타민작용을 가진다는 보고도 있어[3], 알레르기비염 치료에 효과가 좋은 약재로 알려져 있다. 하지만, 부작용 발생의 위험도 있다(표 1). 평소 위불편감, 설사, 식욕부진 같은 소화기 증상이 있는지 문진으로 확인한 후, 위장이 약한 사람에게는 마황제를 사용하지 않는 것이 좋다. 또한, 고혈압, 허혈심질환, 전립선비대, 녹내장, 갑상선기능항진증 등의 기왕력이 있는 경우에도 악화 가능성이 있으므로 원칙적으로 투약을 금지한다. 특히 고령자는 이러한 질환의 예비군에 속한 경우가 많으므로 마황을 함유한 처방을 장기복용 하는 것은 주의할 필요가 있다.

• 한열은 처방 후보군을 좁혀가는 과정에서 중요한 개념 중 하나이다. 만약 환자가 열성 증상을 더 많이 보일 경우, 열증으로 진단한다(표 2).

• '마황을 사용할 수 있는가'와 '한열'을 기준으로 하는 표 3과 같이 네 가지 패턴으로 분류할 수 있다. 처방 후보군을 어느 정도 좁힌 후, 최종적으로 각각의 특징을 고려하여 환자의 증상, 소견에 맞는 것을 선택하면 된다.

### 표 1. 마황의 주요 부작용

- 상복부통
- 속 불편감
- 식욕부진
- 혈압상승
- 요폐
- 안압상승
- 불면
- 두근거림



### 표 2. 한열의 분류

| 증상 | 한증 | 열증 |
|---|---|---|
| 땀 | 거의 안 남, 나지 않음 | 잘 남, 자주 남 |
| 자각 증상 | 추위를 탐, 냉증 | 더위를 탐, 갈증 |
| 콧물 | 수양성으로 줄줄 | 농성 또는 점성 |
| 맥 | 약하고 느림 | 강하고 빠름 |
| 얼굴 | 창백함 | 상열, 눈충혈 |

### 표 3. 처방분류

| 한열 | 마황 함유 처방 (위장장애 없음) | 마황 미함유 처방 (위장 약함 또는 소화기증상 있음) |
|---|---|---|
| 열증 | 월비가출탕<br>갈근탕 | 오령산<br>소시호탕<br>가미소요산<br>시호계지건강탕<br>보중익기탕 |
| 한증 | 소청룡탕<br>마황부자세신탕<br>계강조초황신부탕<br>팔미환* | 영감강미신하인탕<br>황기건중탕<br>당귀작약산<br>진무탕 |

*팔미환은 마황 미함유 처방이지만, 지황이 함유되어 있어 속 불편감을 야기할 수 있다. 기본적으로는 위장장애가 없는 환자에게 처방한다.

### 2) 꽃가루 알레르기(표 4)

- 급성기 꽃가루 알레르기는 코 국소증상이 심하므로, 코 국소의 이수작용이 강한 처방을 선택하여 사용한다(처방명에 '꽃가루'라고 표기).
- 간헐기 꽃가루 알레르기나 통년성 비염에는 시호제, 보비제, 보신제 등 체질개선에 중점을 둔 처방도 사용후보가 될 수 있다.

**표 4. 알레르기비염에 사용할 수 있는 한방약(꽃가루 알레르기 포함='꽃가루')**

| 증 | 처방 | 사용목표와 주의점 |
|---|---|---|
| 실증 | 월비가출탕<br>'꽃가루' | 근육긴장감이 좋고, 맥과 복력도 충실. 부종, 발한경향, 갈증 등이 목표. 코 증상 외에 눈이 심하게 가렵고 충혈이 있는 경우 좋음 |
| | 갈근탕 | 체격과 근육긴장이 좋고, 항배부 결림과 두통이 있는 경우 |
| | 소시호탕 | 소양병 제강에는 '입이 쓰고 인후부가 건조하며 눈앞이 어지럽다'고 되어 있으나 이는 모두 이비인후과 영역 증상이다. 입이 쓰고 건조, 식욕부진, 구역질, 어지럼, 설진 상 중증도의 백태, 복진상 흉협고만을 목표로 사용한다. |
| 중간증 | 오령산<br>'꽃가루' | 갈증, 소변량 감소가 목표이나 꼭 없더라도 사용할 수 있다. 평소 저기압일 때 두통이 있거나 몸 상태가 좋지 않은 경우 좋다. 설사를 잘 하거나 위장허약자에게도 사용할 수 있다. 마황, 감초를 함유하지 않았기 때문에 부작용이 적다. 항히스타민제와 상성도 좋다. |
| | 소청룡탕<br>'꽃가루' | 수양성 콧물, 재채기, 기침, 수양성 분비물이 많은 경우. 두통, 기침을 동반한 경우에도 사용한다. |

| | | |
|---|---|---|
| 허증 | 가미소요산 | 위장이 약한 여성이 쉽게 피로해하고 정신이 불안정하며 월경불순, 월경곤란증 등을 동반한 경우 |
| | 시호계지건강탕 | 기상충(氣上衝)하며 머리에서 땀이 나고, 불면 등 자율신경증상 이외에도 도한, 갈증, 구순건조 등이 목표가 된다. 수족냉증이 있는 경우가 많다. |
| | 보중익기탕 | 식욕부진, 전신권태감, 미열, 도한 등을 목표로 한다. 목소리와 기침에 힘이 없다. |
| | 마황부자세신탕 '꽃가루' | 냉증이 심하며 안색이 창백하다. 맥은 침약하다. 신진대사가 저하되어 있는 타입에 좋다. |
| | 계강조초황신부탕※ '꽃가루' | 마황부자세신탕과 계지거작약탕의 합방. 마황부자세신탕보다 장기복용에 적합하다. 냉증이 심하며 부비동염이 합병된 경우에도 응용할 수 있다. 고전에서는 '기분(氣分)'에 사용한다고 했는데, 우울 같은 정신적 불편감이 동반된 경우 사용하기 좋다. |
| | 팔미환 | 갈증, 다뇨, 요통, 족부냉증 등의 증상을 동반한 경우. 고혈압, 당뇨병, 전립선비대, 좌골신경통 등이 합병된 경우에도 좋다. |
| | 영감강미신하인탕 '꽃가루' | 수양성 콧물, 재채기, 기침 등의 증상이 있으며, 위장이 허약하고 냉증이 있는 경우. 두통, 관절통 같은 이른바 표증이 없는 경우 사용한다. |
| | 황기건중탕 | 소건중탕에 황기를 추가한 처방구성이다. 심한 전신 권태감과 도한을 목표로 사용한다. |
| | 당귀작약산 | 빈혈경향이 있으며 맥이 침약하고, 손발이 차며 소변량 감소와 부종이 동반된 경우. 월경불순, 월경곤란증을 동반한 경우에도 좋다. |
| | 진무탕 | 위장이 허약하며 어지럼, 휘청거림, 설사, 냉증 등을 목표로 사용한다. 맥은 침약하다. |

계강조초황신부탕: 엑스제로 쓸 때는 계지탕+마황부자세신탕으로 대용한다. 한증 알레르기비염, 부비동염에 효과가 좋다. 난치성 증례나 천식이 합병된 경우에도 유용하다.

Advanced Course

## 노인성 비염(old man's drip)의 한방병태

고령자는 피부뿐 아니라 코 점막도 건조하고 위축된 경향을 보인다. 이렇게 건조한 고령자의 코 점막은 외부 자극에 약하여, 특히 아침 기상 직후나 냉기를 흡입했을 때 콧물이 멈추지 않는 경우가 많다. 그 원인으로 자율신경계 조절장애가 보고되어 있다.[4] 치료에는 알레르기비염에 준하여 항알레르기제나 코 분무용 스테로이드제를 사용하는 경우가 많으나 효과가 충분하지 않은 경우도 많다. Lindemann 등에 따르면, 고령자는 청년층에 비해 코 점막은 위축되어 있고 점막 온도가 낮으며 건조하다고 한다.[5] 이는 한방적으로 혈허, 진액부족, 허한의 상태로 볼 수 있다. 필자는 팔미환 엑스제, 인삼양영탕 엑스제+마황부자세신탕 엑스제가 효과가 있던 사례를 경험했다. 두 처방 모두에 함유되어 있는 지황은 건조한 점막을 습윤하게 하고, 계지와 부자는 점막을 따뜻하게 해서 혈행을 개선하는 작용을 한다. 코 점막을 습윤하게 하면서 혈류를 개선하면 코 점막 상태가 적정화되어 증상이 완화되는 것으로 볼 수 있다. 이렇게 양약을 활용한 치료가 좋은 효과를 내지 못하더라도 한방의 관점에서 병태를 따져보면 새로운 치료법을 찾을 수 있는 경우도 많다.

## 참고문헌

1) 馬場廣太郎, 他: 鼻アレルギーの全国疫学調査 2008(1998年との比較) 耳鼻咽喉科医およびその家族を対象と して. Progress in Medicine 28:2001~2012, 2008.
2) Iwasaki N, et al: Allergen endotoxins induce T cell-dependent and non IgE-mediated nasal hypersensitivity i mice. J Allergy Clin Immunol 139:258~268, 2017.
3) Saito SY, et al: Ephedrae herba in Mao-Bushi-Saishin-To inhibits IgE-mediated histamine release and increase CAMP content in RBL-2H3 cells. J Pharmacol Sci 95: 41~46, 2004.
4) 湯田厚司: 見過ごせないアレルギー性鼻炎周辺疾患. 耳鼻免疫アレルギー 33:239~242, 2015.
5) Lindemann J. et al: Age-related changes in intranasal air conditioning in the elderly. Laryngoscope 11 1472~1475, 2008.

이시게 타츠야(石毛達

# 24. 부비동염

진료요령

- 일반적으로 부비동염은 급만성 모두 항생제 위주의 치료를 한다. 허증 환자(위장허약자)는 항생제 사용에 의한 설사 같은 소화기장애 탓에 컨디션 난조를 호소하며 항생제 효과도 충분하지 않은 경우가 많다. 이런 경우 특히 한방치료를 권한다.

## 병태

부비동의 염증에 의해 코막힘, 콧물, 후비루, 기침 등 호흡기 증상이 나타나는 질환으로 두통, 협부통, 후각장애 등을 동반하는 질환이다. 바이러스나 세균이 비강에서 부비동으로 역행성 감염을 일으켜 1개월 이내에 증상이 소실되는 것이 급성 부비동염, 증상이 지연화되거나 염증이 반복되어 3개월 이상 증상이 계속되는 것이 만성 부비동염이다. 염증 원인균은 폐렴구균, 인플루엔자균, 모락셀라 카타랄리스균, 황색 포도상구균 등이다.[1]

## 일반치료

- 급성 부비동염에는 보존치료인 약물요법 외에도, 코 처치, 부비동 자연공 개방처치, 네뷸라이저 요법을 병행한다.
- 항생제로는 페니실린을 제1선택으로 사용하나, 내성균 감염이 의심되면 퀴놀론계 항생제도 사용할 수 있다.
- 만성 부비동염 약물요법으로는 마크로라이드계 항생제 소량 장기투여가 효과가 있다는 보고가 있어 주로 사용되고 있다.[2~5]
- 보존치료에 저항성을 보이는 경우나 비용종같이 고도 병변이 있는 증례는 수술 적응증에 해당한다.

## 한방치료(표 1)

• 우선, 환자가 원할 시 한방치료를 해 볼 수 있다. 또한 다음의 경우, 한방치료가 특히 효과적이다.

- 병태가 허한증이며, 항생제 치료가 적합하지 않거나 부작용이 나타나는 경우
- 양약치료가 충분한 효과를 내지 못할 경우
- 수술 후 재발 방지

### 부비동염에 사용할 수 있는 한방약

• 체력, 한열에 따라 처방을 분류할 수 있으며 각 처방별 특징을 고려하여 선택한다.

표 1. 부비동염에 사용할 수 있는 한방약

| 증 | 한열 | 처방 | 사용목표와 주의사항 |
|---|---|---|---|
| 실증 | 열 | 방풍통성산 | 장독증체질(Column '과식과음과 부비동염' 참조)에 사용할 수 있다. 대사증후군. 체격이 좋고 비만, 변비, 부종이 있으며, 배꼽 중심으로 볼록하게 나와 있는 배(太鼓腹)를 목표로 사용한다. |
| | 열 | 갈근탕<br>갈근탕가천궁신이 | 체격과 근육 긴장도가 좋으며 항배부결림이나 그에 동반하는 두통이 있는 경우 |
| 중간증 | 열 | 형개연교탕 | 해독증체질에 사용할 수 있다. 피부가 얇고 검으며 건조하다. 여드름이 잘 난다. 편도염이 반복되며 림프절이 잘 붓는다. 복진상 복근 긴장도가 강하다. 체질개선을 목적으로 할 수 있다. |
| | 열 | 신이청폐탕 | 코안 염증이 심하며 비점막발적, 농성콧물이 있는 경우. 코에 열이 나는 느낌이나 코막힘이 심하다고 호소하기도 한다. 비용종이 합병된 증례에도 좋다. |
| | 열 | 청상방풍탕 | 두부에 국한된 피부질환에 주로 사용되는 처방이나, 염증이 심한(농성 콧물) 부비동염에도 효과가 있다. 신이청폐탕보다 더 효과가 좋은 경우도 많다. |
| 허증 | 한 | 삼소음 | 위장허약하며 위불편감, 설사 경향을 목표로 사용한다. |
| | 한 | 반하백출천마탕 | 위장허약하며 심한 권태감, 두통, 두중이 있으며, 특히 저기압 기후에 의해 증상이 악화되는 경우 |

| 증 | 한열 | 처방 | 사용목표와 주의사항 |
|---|---|---|---|
| 허증 | 한 | 계강조초황신부탕 | 마황부자세신탕과 계지거작약탕의 합방. 마황부자세신탕 단독보다 장기복용에 적합하다. 냉증이 심한 경우 적용할 수 있다. 고전에서는 적응증에 '기분(氣分)'이라고 기재했는데, 이를 토대로 우울 같은 정신적 불편감을 동반하는 경우도 목표로 사용할 수 있다. |
| | 한 | 천금내탁산 | 위장허약하며 기혈 허증을 동반한다. 기혈을 보함으로써 피부점막의 기능을 높여 배농을 촉진한다. 후비루를 동반한 경우 좋다. |
| | 한 | 신이산 | 냉증이 있으며 코막힘에 통증이 동반되어 있는 경우에 좋다. |

1 천금내탁산(千金内托散): 당귀 3g, 인삼 2.5g, 황기 2.0g, 천궁 2g, 방풍 2g, 길경 2g, 후박 2g, 계피 2g, 백지 1g, 감초 1g(기타사토대학 동양의학종합연구소 한방처방집). 우리 연구소에서 사용하는 처방 중 허증 만성 부비동염에 가장 유효성이 높은 처방이다. 의료용 엑스제제로 활용하려면 황기가 포함된 황기건중탕이나 십전대보탕을 사용한다.

2 신이산(辛夷散): 신이 1.5g, 세신 1.5g, 고본 1.5g, 천궁 2.5g, 백지 2.5g, 목통 2.5g, 방풍 2.5g, 강활 2.5g, 승마 1g, 감초 1g(기타사토대학 동양의학종합연구소 한방처방집). 한증 알레르기비염, 부비동염에 유용하다. 염증이 심하면 황금, 석고를 추가해서 사용하기도 한다.

## Column 과식과음과 부비동염

방풍통성산의 사용목표에 나와 있는 장독증체질이란 모리 도하쿠(1867~1931)가 제창한 체질 분류 중 하나이다. 이 체질의 환자는 위장이 튼튼하고 과식하는 경향이 있어 비만이 많다. 또한, '독'이 체내에 잘 쌓이는 성질을 가지고 있다. 그 독이란 풍독(바이러스, 세균감염), 식독(고량진미), 수독, 매독이다. 이 체질의 독은 특히 식독에 기인하는 경우가 많아, 모리 도하쿠는 검소하게 먹으면서 방풍통성산을 복용시키는 방식으로 체질개선을 하고자 했다. 그러나 꼭 장독증체질이 아니더라도, 만성 부비동염 환자들은 과식과음(특히 알코올)을 하는 경우가 많은 것 같다(오츠카 케이세츠도 저서에서 그렇게 서술하고 있다). 실제로 '술을 너무 많이 마시면 다음 날 코 상태가 좋지 않다'는 환자들도 많다. 이렇듯 과식과음이 부비동염의 악화요인이 되는 경우도 있는 것으로 생각되므로, 평상시 식생활에도 주의를 기울일 필요가 있다.

### Column 만성 부비동염의 한열

만성 부비동염 한방치료 시 한열 판단이 어려운 경우가 있다. 코 국소 부위의 한열과 전신증상의 한열이 일치하지 않는 경우가 있기 때문이다. 농점성 콧물이 있다면 기본적으로 열증이라고 생각할 수 있겠지만, 전신적으로 냉증이 심하다거나, 위장이 약해 설사경향(이는 한증)이 있거나 한다. 마크로라이드계 항생제를 소량씩 장기 투여한 환자가 이와 같은 증상이 있는 경우도 있다. 이런 경우, 코 국소의 열 상태에 집착하여 갈근탕, 신이청폐탕을 사용해도 치료가 잘 되지 않는 경우가 있다. 이 경우, 냉증과 소화기 증상 등 전신증상을 우선시하며, 삼소음, 반하백출천마탕, 천금내탁산 같은 보비제(補脾劑, 소화기능을 호전시키는 약) 중에서 처방을 고르는 것이 좋은 경우도 많다. 농성 콧물이 남아있거나 많은 경우, 전탕약으로 청열, 해독작용이 있는 약재를 가미하는 방식으로 대처할 수도 있다. 엑스제를 사용할 경우에는 신이청폐탕이나 청상방풍탕을 1/3 정도의 용량으로 병용하거나, 반하백출천마탕 5g+청상방풍탕 2.5g, 또는 신이청폐탕 2.5g 같은 방식으로 투여하면 위장에 부담을 주지 않고 치료할 수 있다.

## 참고문헌


1) 日本鼻科学会(編): 副鼻腔炎診療の手引き(第1版). 37~42, 2007.
2) 石田達也, 他: 慢性副鼻腔炎とロキシスロマイシン療法. 耳鼻臨床 87:569~578, 1994.
3) 平賀智: 慢性副鼻腔炎へのクラリスロマイシンの効果. 耳鼻臨床 86:609~613, 1993.
4) 平野浩二, 他: マクロライド療法の有効性と副鼻腔粘膜病理. 耳展(補3): 269~273, 1995.
5) 市村恵一: アンケート調査からみたマクロライド少量長期投与の実態. JOHNS 12:221~227, 1996.


이시게 타츠야(石毛達也

# 25. 안구건조, 눈 피로, 녹내장

## 진료요령

- 오다이 요도(1799~1870)의 『유취방광의(類聚方廣義)』 두주(頭註)를 살펴보면, 안과질환 관련 지견이 적지 않다.[1]
- 최근에는 안과전문의가 한방약을 사용한다는 것이 그다지 일반적이지는 않다. 하지만 현재 한방약은 서양의학적 대처법이 특별히 없는 본태성 눈 피로, 눈 통증, 누액층의 안정성 저하에 각막 지각이상이 동반된 것으로 추정되는 안구건조에 가장 많이 사용되고 있다.
- 안과질환 또는 안과영역의 주요 호소에도 수증치료가 치료의 기본이다. 안과질환에는 영계출감탕이나 당귀작약산 같은 이수제를 많이 사용한다. 또한, 혈류개선에는 사물탕 같은 보혈제나 계지복령환 같은 구어혈제를 주로 사용한다.
- 백내장에는 경과관찰 시기라면 팔미환을 처방하고, 진행되고 있을 때는 안과수술을 받도록 하는 것이 근치에 해당하겠다.

## 1 안구건조증

### 병태

- 2016년 정의와 진단기준이 개정되었다. 이전에는 각결막상피 장애가 진단에 필수적이었으나, 개정에 따라 누액층의 안정성 저하와 자각증상(눈의 불편감 또는 시각기능이상)이라는 두 가지 요소로 진단을 확정한다. 곧, 각결막상피 장애가 없더라도 중증 누액감소형 안구건조와 동등한 증상이 있으면 진단이 가능한다. 시각 관련 QOL 척도인 VFQ-25를 사용한 조사에서 중증 안구건조는 황반변성이나 녹내장 같은 고도의 시각장애를 초래하는 질환보다 QOL이 저하되고, 정신적 기능평가(mental component summary score, MCS)에서 심근경색보다 심한 기능저하를 야기한다고[2] 보고되었다.
- 안구건조는 우울증, 수면장애 등의 원인이 되기도 하며, 정신건강이나 업무 등에도 큰 영향을 끼친다. 따라서 환자의 증상 호소를 중요시하는 한방의학이 안구건조 치료의

한 선택지가 될 수 있다. 위험인자로는 여성, 고령, 콘택트렌즈 착용자, 장기간의 VDT 작업 등이 있다.

## 한방치료

- 보신제: 안구건조에는 팔미환 같은 보신제를 주로 사용할 수 있다. 각막은 투명성을 유지하기 위해, 피부와는 달리 각질층으로 덮여있지 않아 살아있는 세포가 그대로 노출되고 혈관도 없는 조직이다. 눈물은 건조함을 방지하는 역할만 하는 것이 아니다. 산소, 면역성 물질, 사이토카인 등을 함유하며, 각결막상피에 필수적인 성분을 공급한다. 이 관점에서 보자면 보신제를 사용하는 것이 딱 이치에 맞다고 볼 수 있겠다.
- 각막의 보호라는 의미에서 오미자, 맥문동을 추가한 미맥지황환이 좋다. 의료용 엑스제로 쓰려면 청서익기탕과 육미환을 병용하면 된다.
- 보기제: 오츠카 야스오는 청열보기탕(엑스제로는 보중익기탕과 청서익기탕을 반씩 사용)을 자주 사용했다.[3] 이 처방의 다양한 목표 중 하나가 안구건조이다. 구내염, 갱년기 증상에도 사용할 수 있다. 미열 같은 만성증후군/'상열', '훅~!하고 뭔가 올라온다고 하는 상열경향의 호소', '화끈거리는 느낌' 등의 다양한 상초허열(上焦虛熱)의 호소, 안구건조나 구강건조/이관폐색이나 이명(특히 음악 관계자)/꽃가루 알레르기, 스테로이드 복용에 의한 상열/더위 먹음, 노화가 진행되며 발생하는 기침에는 맥문동을 늘려 사용한다.
- 요즘은 10대도 눈의 건조함을 호소하며 누액층이 불안정한 경우가 많다. 이러한 청년층에는 오령산을, 어깨결림이 있다면 갈근탕을 처방하는 것도 하나의 방법이다.

# 2 눈 피로

## 병태

- 눈 피로란 건강한 사람이라면 피로감을 느끼지 않을 정도의 작업만으로도 눈이 쉽게 피로해지며, 눈 통증이나 흐릿함, 두통, 어깨결림 등이 동반되는 상태이다.[4]

## 한방치료

• 혈허, 수독을 동반하는 경우가 많으며, 사물탕, 당귀작약산, 연주음(連珠飮, 의료용 엑스제 사용 시에는 영계출감탕과 사물탕을 반씩 사용), 보중익기탕을 사용한다.

• 신허가 있다면 팔미환, 청년이라면 억간산 같은 시호제, 허로가 있다면 황기건중탕이 좋다.

• 시각기관 이외의 원인으로 발생한 경우나 원인이 불명확한 경우 특히 더 적합하다.



# 3 녹내장

## 병태

• 녹내장은 '시신경과 시야에 특징적인 변화가 나타나며, 통상적으로 안압을 충분히 낮춤으로써 시신경장애를 개선 또는 억제할 수 있는 눈의 기능적, 구조적 이상을 특징으로 하는 질환'으로 정의된다.

• OCT(광간섭단층촬영)의 보급에 따라 시야장애에 선행하는 망막신경섬유층의 비박화(菲薄化)를 발견할 수 있게 되었으며, '안저검사상 녹내장성 시신경유두 소견이나 망막신경섬유층결손소견 같은 녹내장을 시사하는 이상이 있지만, 통상적인 자동 정적시야검사에서 시야결손이 확인되지 않는 상태'로 정의되는 시야결손 전 녹내장(preperi-metricglaucoma, PPG)을 다수 검출할 수 있게 되었다. 자연경과 5년 후 녹내장의 발병률은 20%, 10년 후에는 40%이며, 유두출혈이나 60세 이하, 안압 15mmHg 이상이라면 적극적으로 치료개입을 받을 것을 권장하기도 한다.

• 반면, 90세에 가까운 고령자는 언제부터 어느 정도로 적극적 치료를 할 것인지와 부작용 문제도 고려해야 한다. 점안액의 자극감이 심해 '눈에 불이 붙은 것 같다'며 약을 한 번 쓰고 그만둬 버리는 사례도 있다. 월비가출탕으로 안압을 낮춘 13개의 사례도 보고[5] 되어 있으므로, 위험도가 낮은 군에서는 일단 한방약을 처방하면서 신중히 경과를 관찰하는 선택지도 있을 것 같다.

## 한방치료

- 조등산을 가장 우선해 사용할 수 있으며, 영계출감탕, 당귀작약산, 오령산도 사용할 수 있다.
- 눈이 충혈되고 눈물이 흐른다면 월비가출탕이 좋다.
- 탕전약으로는 명랑음가국화(明朗飮加菊花), 연주음가국화를 사용한다.
- 미릉골통이 동반되었다면 선기탕(選奇湯) 등을 사용한다. 눈 통증을 포함한 부정수소에도 선기탕은 유용하다. 의료용 엑스제로는 영계출감탕과 조등산을 병용하면 좋다.

### 참고문헌


1) 花輪壽彦: 漢方診療のレッスン增補版. 209, 212, 金原出版, 2003.
2) 水野嘉信,他: ドライアイとQOL. 眼科 53:1559~1566, 2011.
3) 花輪壽彦: 漢方の臨床 59:2279~2288, 2012.
4) 蒲山俊夫: 眼精疲労. 臨限 43:1507~1510, 1989.
5) 日笠穣, 他: 緑内障の漢方治療 越婢加朮湯の眼圧下降作用. 眼科臨床医報 83(6):1221~1223, 1989.


카자토 요코(風戸陽子

# 26. 소아 한방진료(성인과의 차이점)

## 진료요령

- 소아와 성인의 근본적 차이는 성장과 발달이다. 에너지 섭취, 수분대사가 성장에는 필수로 소아(특히 성장기)는 열증, 수체(수독)가 많다. 따라서 발한을 촉진하는 마황제, 수분을 조절하는 오령산 적응증이 매우 많은 편이다.
- 신경계형, 림프형, 일반형, 생식기형 발육에는 연령별 특징이 있으며, 간, 비, 신 등 오장의 관점에서 각 조직의 과부족을 생각해 보면 사용할 수 있는 처방의 폭이 넓어진다.
- 소아는 양기가 많아서 성인에 비해 증상 회복도 빠른 반면, 비위 기능이 미숙하여 쉽게 병이 재발한다. 대개 오장의 비, 폐, 신을 조절하는 처방이 효과적이다.
- 소아는 성인과 달리 절진(切診)이 어렵기 때문에 망진(望診)과 문진(問診)을 중시할 필요가 있다.
- 일반적으로 소아에서는 부작용으로 볼 만한 증상이 매우 드물게 나타나나, 사용 시 주의가 필요한 약재는 부자, 마황, 지황, 대황이다.
- 만성질환 중 체질과 알레르기가 관련된 질환에 한방약이 유용한 것으로 평가되고 있다. ① 허약체질개선, ② 천식, 아토피피부염, 신염, 신증후군, ③ 심신증 등에 주로 사용되고 있다.
- 응급질환, 악성종양같이 서양의학의 신속한 접근이 필수인 영역이 있는데, 이 경우 한방의학만으로는 대처가 어렵다. 또한, 특별한 이유 없이 동양의학의 마법과 같은 효과를 요구하는[스테로이드 투여를 거부(steroidphobia)하는 부모 등] 경우도 있는데, 의사도 확실한 이유 없이 동양의학만으로 치료하는 것에 집착해서는 안 된다.

나나와는 '한방진료의 레슨'에서 소아에서 '병의 근원이 되는 것은 신(腎)'이며 '보신제를 직접적으로 사용한다', '비(脾) 기능을 높여서 신 기능을 간접적으로 높인다', '간(肝) 기능을 조절해서 신 기능을 높인다'는 방법을 제시하였으며, 이를 합쳐 '비(기)·간(혈)·신(수) 트라이앵글을 조절한다'고 했다. 이 책에서는, 소아의 한방치료에 대해 허약체질, '간', '비', '신'으로 나누어 정리했다.

## Scammon 성장곡선

- 소아는 연령에 따라 각 장기의 발육속도가 다른데, Scammon은 이를 성장곡선으로 표현했다. 20살의 성장발육상태를 100으로 두고, 4가지 패턴(일반형, 신경계형, 림프계형, 생식기형)으로 소아의 각 연령별 성장치를 100분위로 그래프화했다. '일반형'은 신장, 체중, 흉복부장기, '신경계형'은 신경계, '림프계형'은 림프절, 편도 등 림프조직, '생식기형'은 남아의 고환, 음경, 그리고 여아의 난소, 자궁 등의 성장발육에 해당한다.

- 이 성장곡선의 내용에 각각 해당된다고 생각되는 오장·기혈수를 정리해 보았다(**표 1**). 또한, **그림 1**은 Scammon의 성장곡선에 필자가 오장의 간·비·신을 배속시킨 것이다. 신경계형 및 림프계형은 간, 일반형은 비, 생식기형은 신에 대응한다고 생각하는데, 구체적인 내용은 각론에서 다루겠다.

**표 1. Scammon 성장곡선에 해당되는 오장 · 기혈수**

| Scammon의 성장곡선 | 해당장기 | 신경, 면역, 내분비 | 오장 | 기혈수 | 해당 시기 |
|---|---|---|---|---|---|
| 일반형 | 신장, 체중, 흉복부 장기 | 면역 | 비 | 기 | 영유아기, 유소년기 후반~사춘기 |
| 신경계형 | 신경계 | 신경 | 간 | 혈 | 영유아기 |
| 림프계형 | 림프절, 편도 등 림프조직 | 신경 (면역 관련) | 간 | 혈 | 영유아기~유소년기 |
| 생식기형 | 고환, 음경, 난소, 자궁 등 | 내분비 | 신 | 수 | 사춘기 |

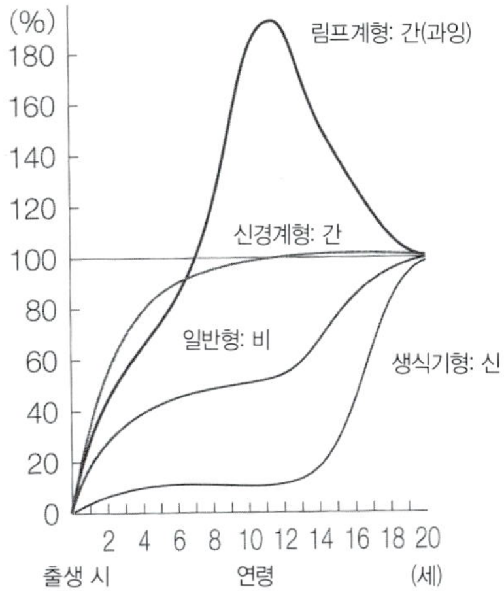


**그림 1. Scammon 성장곡선**

간 · 비 · 신은 필자가 배속해두었다.

## 한방치료

### ) 이여삼부족(二餘三不足)

- 오장의 관점에서 소아를 보면, 간·심은 상대적으로 남는 경향이 있는 반면, 비·폐·신 세 가지는 부족하다(이여삼부족). 성인과 비교하면 이해하기 쉬울 듯한데, 소아는 열성경련 등 반복되는 발열, 경련이 높은 발생 빈도를 보이는 특징이 있으며, 여기에 간·심의 '이여'가 관여한다. 그렇다고 해도, 이는 비·폐·신과 비교했을 때 상대적인 것으로, 성인에 비해 소아의 간·심은 미성숙하다. 이것이 성인과 달리 영유아에게는 강한 소간(疏肝), 사심(瀉心)이 어려운 이유이다.
- 소아는 체내 수분비율이 약 60~80%로 많은 편이며, 성인에 비해 설사, 구토, 부종, 천명, 두통, 어지럼같이 수독에 의한 증상이 잘 나타난다. 1kcal 에너지 소비에 적어도 1mL의 물이 필요한 것처럼, 수분조절은 성장과 깊은 관련이 있다. 즉, 물이 없으면 성장할 수 없다.

• 동양의학에서는 비·폐·신이 상호보완적으로 협조하여 수분대사조절을 한다고 생각한다. 즉, 소아의 성장에는 비·폐·신이 중요한 역할을 담당한다. 일반적으로 성장부전으로 직결된다고 보는 '신'만 조절할 것이 아니라, 구토, 설사 등 소화기 증상이 잘 나타나는 아이는 '비'를, 호흡기 증상이 잘 나타나는 아이는 '폐'를 조절할 필요가 있다.

## 2) 소아 급성질환과 만성질환의 차이

• 급성, 만성 각각의 경과에 따라 필요한 처방이 다르다.
• 소아 급성 질환은 음양을 한열로 바꾸어 생각해서 발열에 유효한 마황탕, 계지탕을 많이 사용한다. 고령자에서는 인플루엔자에 감염되도 열이 없는 경우가 있으며, 한증에 사용하는 마황부자세신탕이 필요하기도 하나, 소아는 급성질환에 한증용 처방을 할 기회가 적은 편이다.
• 한편, 소아이더라도 소화기질환, 자율신경질환, 알레르기질환 등 만성 병태에 해당할 경우, 인삼탕이나 마황부자세신탕같이 건강, 부자를 함유한 열증용 처방이 필요한 경우도 있다.
• 만성질환의 경우, 치료기간이 장기화되고 총 처방일수가 늘어나므로 각 약재의 부작용에 대한 충분한 고려가 필요하다.

## 3) 망진

• 진료실에 들어올 때: 과잉행동 경향 유무와 기척도 없이 가만히 있는지를 관찰한다. 과잉행동이라면 억간산, 불안해 보이면 감맥대조탕 등을, 그리고 얌전한 경우에는 시호계지탕, 소건중탕 등의 사용을 검토한다.
• 안색: 붉은지, 창백한지, 까무잡잡한지를 본다. 붉으면 황련, 석고 같은 한성 약재를 함유한 처방을 고려하고, 창백하면 한증과 비허를 고려하여 건강, 인삼, 황기 등 온성 약재를 함유한 처방이나 보기제를 고려한다. 까무잡잡한 경우, 알레르기비염, 아토피피부염이 함께 있는 경우가 많으며, 이때는 일관당처방(뒤에서 언급, 특히 형개연교탕) 사용을 고려한다.
• 눈 밑 다크서클: 성인, 사춘기가 되면 어혈징후이지만 사춘기 미만에서는 허증 판단의 근거가 된다.
• 미간 주름이나 청근(青筋): 영유아기 때 밤새 울기, 짜증부리기, 울다가 경기, 유소년기 후반 이후 틱 등에서 볼 수 있다. 감맥대조탕, 억간산, 시호제를 처방하는 단서가

되는 경우가 많다.

- 구순건조, 구순염, 구각염: 비허에 의한 것. 아토피피부염같이 피부질환에 의한 것. 심신증 등 스트레스로 인해 혀로 입술을 핥는 버릇에 의한 경우가 있다. 각각 육군자탕 같은 보기제, 황련탕 같은 청열제, 시호청간탕 같은 시호를 함유한 처방 등의 사용을 감별할 필요가 있다.
- 굽은 등(새우등): 비허 등으로 중초의 힘이 약하면 자세가 나빠지는 경우가 있다. 보기제 사용을 고려한다.
- 복진 전 복부 관찰: 개구리처럼 볼록 나온 배(이른바 올챙이배)는 소건중탕 등 건중탕류, 복직근연급에는 시호계지탕, 사역산, 시호청간탕 등을 감별하여 처방한다.
- 설진: 쇼와시대 소아 한방명의 중 한 명인 히로세 시게유키도 '예외적인 경우를 제외하면 소아의 설진은 중시하지 않는다'고 말하며, 소아의 설진은 판단이 어렵다고 했다. 암홍설(暗紅舌), 어반(瘀斑), 홍점(紅點) 등 혀 소견은 사춘기 이후 성인의 설진과 거의 동일하게 생각해도 된다. 그러나 수독, 비허가 잘 발생하는 소아는 성인에 비해 치흔(齒痕), 지도혀가 자주 나타나는데, 이러한 소견 탓에 처방을 쉽게 결정하지 못하거나 처방 감별할 때 잘못된 단서가 되기도 한다.

### 4) 문진(問診)

- 발한, 갈증, 추위나 더위탐, 어지럼, 대변·소변 등 한방 특유의 독자적인 문진이 있는데, 자세한 사항은 각 항목, 각 처방 설명에서 다루도록 하겠다.

### 5) 문진(聞診)

- 의사의 청각과 후각을 이용하여 환아의 체취나 소리 등의 소견을 얻는다.
- 아토피피부염 등, 특히 사춘기 이후 열증에서 특유의 체취를 나타내는 소아도 있으나, 처방 감별에 이 소견은 필수적인 사항은 아니다. 다만 세균성 장염같이 이질(痢疾)이 의심될 때는 환아의 변 냄새가 심한지를 가족에게 확인하기도 한다(이질: 점액 또는 점혈변이 있는 감염성 설사 ↔ 설사: 비감염성 소화불량·소화기능 저하에 따른 묽은 변).
- 가족이 진정하지 못하고 비닐봉지를 계속 찾아서 나는 부스럭거리는 소리 같이 진료실에 들어오기 전 단계에서 간접적으로 얻을 수 있는 문진소견도 있다. 환아뿐 아니라 가족에게도 기체(氣滯)가 있는 경우다. 진료실에 들어올 때 쿵쾅거리는 소리, 급하게 의자를 끌어당기는 소리, 반대로 언제 앉았는지도 모르게 소리가 안 나는 첫인상

을 통해 본격적인 문진(問診)을 하기도 전에 대시호탕, 영계출감탕, 향소산 등 처방이 결정되는 경우도 있다.

- 꺼져 들어갈 듯한 목소리, 날카로운 목소리, 침울한 목소리를 구분해서 기제, 억간산, 시호제 등을 감별하는 경우도 있다.
- 운동성 틱으로 가슴을 치는 소리, 음성틱으로 나는 소리 등을 통해 잘 분노하는 성격, 초조, 잘 놀람, 심허(오장 중 심의 부조화) 여부를 알 수 있으며, 이것이 각각 억간산, 시호가용골모려탕, 감맥대조탕을 사용하는 계기가 된다.
- 환아와 눈을 맞춰 직접 질문을 해도 가족이 끼어들어서 대답하는 경우가 있다. 이때는 가족이 말하는 '내용'에 대해서는 일단 판단을 보류하고, 가족의 목소리에서 분노를 느낄 수 있는 경우 억간산, 그리고 아이를 달래는 듯한 목소리로 '정말로 손이 많이 가지 않는 아이였습니다만'으로 시작하여 구구절절이 이야기하는 경우에는 시호계지탕증인 경우가 많다. 부모의 이야기를 듣고 있는 환아를 곁눈질로 관찰해 보면 전자는 미간을 찌푸리고 불쾌감을 보이며, 후자는 무기력·무저항 상태로 '좋은 아이'인 척 연기하는 경우가 많다.

## 6) 절진

- 말초 타각적 냉증: 히로세에 따르면, 말초냉증에는 다한증을 포함한 자율신경이상 그리고 수독 두 가지 타입이 있다. 자율신경이상 다한증 치료는 어렵지만 시호계지탕 같은 지한작용을 가지고 있는 작약을 함유한 처방이 효과가 있는 경우가 있다. 수독 다한은 오령산 같은 이수제, 소청룡탕 같은 마황제가 효과가 있다. 또한 최근 소아 저체온화가 주목되고 있어, 냉증에 부자제가 필요한 경우는 앞으로 늘어날 가능성이 있다. 그러나 안일하게 부자를 사용하는 것은 주의가 필요하다.
- 맥진: 히로세는 '소아의 한방맥진은 실제로 전혀 하고 있지 않다. 솔직히 잘 모르기 때문'이라고 말했다. 솔직히 필자도 완벽히 체득하지 못하고 있다. 다만, 감기, 인플루엔자 감염 등 급성질환의 경우, 부맥인지 침맥인지가 중요하다. 부맥이라면 마황탕, 계지탕을 사용할지, 그렇지 않으면 시호계지탕이 필요한 시기인지(태양병, 소양병) 그것도 아니라면 침맥으로 '직중소음(直中少陰)'에 해당하는 마황부자세신탕인지, 맥진으로 처방을 감별하는 사례도 있다. 또한 유소년기 후반이나 사춘기 때 만성적인 음증이 나타난 기립성 조절장애, 냉증, 심신증 등 두드러진 침맥을 보이는 소아도 최근 늘어나고 있다. 맥상과 문진내용 등을 종합적으로 판단하여 궐음병에 사용하는 복령사역탕에 가까운 엑스제인 인삼탕과 진무탕을 병용해서 처방하는 경우도 있다.

- 복진: 감기 같은 소아 급성질환에서 복진은 중요하지 않다. 영유아는 협조가 잘 안 되므로 진찰하기 어려운 경우도 많아 유소년기 이후에나 참고가 된다.
- 만성 질환에서 복력의 허실을 판단하는 것이 중요하다. 꾹꾹 누르는 방식 말고 손바닥 전체로 부드럽게 진찰할 필요가 있다. 소아의 경우 한번 방어반응을 일으키면 복벽 긴장이 심해져 사용할 만한 복진 정보가 줄어들기 때문이다. 또한, 어혈을 보이는 소아는 적고 하복부 압통도 눈에 띄지 않는다. 극도로 심하게 간지러움을 타는 아이는 압통 유무 등 애초에 진찰의 목적에 해당하는 소견이 없더라도 '간지러움을 탄다'고 기록하고, 이를 흉협고만의 아형으로 보아 시호제 사용을 염두해 둔다. 이때, 소시호탕, 시호계지탕, 시호청간탕, 소청룡탕 등의 사용을 감별한다. 다만, 간지러움을 타더라도 시호제 외에 건중탕 종류의 적응증일 수도 있다.
- 망진 항목에서 기술한 복직근연급은 소아에서도 비교적 잘 나타난다. 복력저하에는 보중익기탕 같은 보제, 계지가작약탕, 건중탕류의 사용을 고려한다. 전형적인 정중심(正中芯)이 만져지는 아이는 적지만, 만약 정중심이 확인된다면 인삼탕, 진무탕 사용을 고려한다.

### 7) 복약지속을 위한 요령

- 한방약이 치료에 필요하다는 점을 의사가 설명하고 가족의 이해를 구해야 한다. 거기에 가족이 끈기 있게 환아에게 복약시키는 것이 가장 중요하다. 복약이 필요한 대략적인 기간을 사전에 설명하고, 약을 잘 먹지 않으려는 경향이 있어도 1일 1회는 복용하도록 돕는다. 처방이 잘 맞다면 소아더라도 쓴 약을 잘 복용하는 경우도 있다(반면, 쓴맛을 참고 복약을 지속하여 좋은 효과를 보는 사례도 있다). 아무리 노력해도 약을 복용하기 힘들어한다면 소건중탕, 감맥대조탕, 인삼탕같이 맛이 달달한 처방으로 변경할 수 있는지 검토한다.
- 환아가 '도저히 못 먹겠다'고 할 경우, 꿀(1세 이상)이나 코코아를 섞거나, 엑스제를 초콜릿 아이스크림 사이에 넣는 방법이 있다. 아토피피부염 같은 원질환을 악화시키지 않는 정도라면 단 음식을 활용하는 것도 좋다. 또한, 소량의 물에 녹인 엑스제를 혀를 자극하지 않도록(볼 내측이 아니라) 윗턱에 바른 후, 바로 단맛이 나는 음식을 주는 방법도 있다.

### ) '증'을 고려하지 않아도 잘 듣는 처방(표 2)

### ) 소아의 용법, 용량은 별도의 항목을 참조

표 2. 소아에서 굳이 '증(證)'을 고려하지 않아도 잘 듣는 처방

| 사용목표 | 처방 |
|---|---|
| 고열 | 마황탕 또는 계마각반탕(마황탕+계지탕) |
| 위장형 감기(구토, 설사) | 오령산 |
| 지연성 설사 | 진무탕, 인삼탕, 계비탕 |
| 반복성 배꼽주위통증(제산통) | 소건중탕, 계지가작약탕 |
| 복통 | 작약감초탕 |
| 반복성 코피 | 황련해독탕 |
| 야제증, 분노경련 | 억간산, 감맥대조탕 |
| 몽유병 | 시호가용골모려탕, 감맥대조탕 |
| 성장통 | 시호계지탕, 계지가출부탕 |
| 근긴장성 두통 | 시호계지탕 |
| 부비동염 두통 | 갈근탕가천궁신이 |
| 부비동염 코막힘, 농성콧물 | 갈근탕가천궁신이, 신이청폐탕 |
| 어지럼, 두근거림 | 영계출감탕 |
| 알레르기비염 | 소청룡탕, 마황부자세신탕(+계지탕) |
| 반복성 구내염 | 황련탕, 반하사심탕 |
| 인두통 | 길경탕(가글, 복용) 황련해독탕(가글) |
| 구내염, 치은염 및 통증 | 길경탕, 입효산, 황련해독탕(도포) |
| 천식성 기관지염 | 마행감석탕, 소청룡탕 |
| 반복성 편도염 | 소시호탕, 소시호탕가길경석고 |
| 반복성 중이염 | 소시호탕가길경석고, 시호청간탕, 십전대보탕 |
| 삼출성 중이염 | 시령탕, 소시호탕가길경석고, 시호청간탕 |
| 간기능장애 | 소시호탕, 시령탕 |
| 기저귀 피부염 | 자운고(외용) |
| 전염성 연속종(물사마귀) | 의이인탕+오령산 |
| 심상성 사마귀 | 의이인 엑스제 |

| 사용목표 | 처방 |
|---|---|
| 동창 | 당귀사역가오수유생강탕, 계지복령환, 자운고(외용) |
| 차멀미, 배멀미 예방 | 영계출감탕, 오령산 |
| 유아 아토피피부염 | 보중익기탕, 황기건중탕 |
| 두드러기(결절성 양진) | 십미패독탕 |
| 스트로풀루스<br>(구진성 두드러기) | 오령산 |

(히로시 시게유키: 소아과질환 한방치료 매뉴얼. 겐다이슛판플라닝, 2006에서 필자가 일부 추가)

MEMO 3

**한방임상연구의 높은 벽**

한방제제를 사용한 RCT를 할 때 가장 고민되는 것은 위약을 만드는 과정이다. 맛, 향, 색이 완벽한 한방약의 위약을 만드는 것은 기술적으로 어렵다고들 한다. 현재로서는 맛, 향, 색을 가려버리고 캡슐제나 정제를 사용하거나, 맛, 향, 색을 가능한 비슷하게 만든 분말제나 환제를 위약으로 사용하고 있다. 다만, 그 특징을 가려버린 경우, 본래 약의 진정한 효과가 발휘되지 않게 된다. 또한, 맛, 향, 색 자체에도 약효가 있다는 점을 고려하면, 제대로 위약을 만들었다고 해도 문제가 발생한다.

위약 제조와 관련된 고민 이외에도 '한방의학적인 진단을 연구에 사용할 방법', '임상효과평가방법', '대상집단 선정기준' 등, 한방임상연구를 하기 위해서는 여러 높은 벽을 넘어야 하는 것이 현실이다.

와카스기 아키노(若杉安希乃)

## 참고문헌


1) Kliegman R, et al: Nelson Textbook of Pediatrics. Elsevier, 2015.
2) 花輪壽彦: 漢方診療のレッスン. 金原出版, 1995.
3) 広瀬滋之: 小児科疾患漢方治療薬マニュアル. 現代出版プランニング, 2006.
4) 汪受伝: 中医児科学. 人民衛生出版社, 2009.


호타 히로미츠(堀田広満)

# 27. 허약체질

• 현재 소아의 허약체질(허약아)의 명확한 정의는 없다. 실제로 허약체질, 허약아라는 질환명도 없다. 그럼에도, 아동복지법이 개정된 1997년까지 '허약아시설'이라는 아동복지시설이 존재했던 것처럼, 일본에서는 쇼와시대부터 헤이세이시대까지 '허약아'라는 말이 어느 정도 공식용어로서 통용되어 왔다.

• 서양의학으로는 진단할 수 없지만 동양의학의 '미병(未病)'의 범주에 속하는 아이들 중, 건강한 아이에 비해 허약한 경향이 있는 아이들이 적지 않게 있다는 점을 소아과 임상을 담당하고 있다면 이해하기 어렵지는 않을 것이다. 예를 들어, 기립성 조절장애 진단기준에는 부합하지 않지만 등교를 거부하는 경향의 아동, 유아의 체질성 설사, 유아의 반복성 제산통 등이 여기 해당한다 할 수 있겠다.

• 소아의 허약체질(허약아)을 판단할 수 있는 기준으로는 1974년에 문부성(현 문부과학성)이 제시한 '허약아의 특성'이 있다. 참조할 수 있도록 밑에 열거해 두었는데, 이는 매우 광범위한 개념이다.

1) 특히 병에 잘 걸리고 악화도 잘 된다. 게다가 잘 낫지 않는다.
2) 두통, 복통, 기타 증상을 종종 호소한다.
3) 피로감을 잘 느낀다. 그리고 회복이 늦다.
4) 신경질, 무기력 등 과민체질 경향이 명확하다.
5) 발육이나 영양상태가 나빠 빈혈이 잘 발생한다.
6) 신체뿐 아니라 정신적으로도 정서불안하며 의지박약, 음적 우울, 겁이 많으며, 정신신경증적 반응이 있는 경우가 많다.
7) 소극적, 고립적, 도피적, 자폐적인 경향이 있고 종종 문제 있는 행동을 일으킨다.

• 이처럼 허약체질이라는 개념은 내포하는 범위가 넓어 일견 혼란스러울 수 있다. 실제로 이를 명확히 분류하기는 어렵다. 신경, 면역, 내분비계가 각각 연관되어 있기 때문이다.

## 병태

억지로 허약체질 증상을 한방의학적으로 분류하자면 7개의 패턴이 있는 것으로 볼 수 있다. 히로세는 허약체질을 6개의 유형으로 분류했으나, 필자는 거기에 하나와의 '신형(腎型)'을 더 추가하고자 한다. 어떤 유형에 해당하는지 알기 어려워 처방을 선택하기 어렵다면 일단 소화기형으로 치료를 시작해 보길 추천한다.



### 1) 소화기형

- 식욕부진, 설사, 복통 등을 보인다. 리허(裏虛), 리한(裏寒)이 배경에 있다.

### 2) 편도형

- 반복성 편도염, 림프절염 등으로 빈번히 고열이 난다. 이른바 림프성 체질로 편도선 등의 비인두강의 염증을 기저에 가지고 있으며, 유아기 이후에 많이 나타난다. 시호 등 알레르기에 유용한 약재를 많이 사용한다. 시호제를 사용하는 목표인 흉협고만이 없어도, 간지러움을 잘 타는 등의 과민증상이 있다면 시호제 사용을 검토해도 좋다.

### 3) 호흡기형

- 만성적인 감기이환, 기관지천식, 기침천식 등 지연성 기침이나 만성 기침, 천명, 호흡곤란이 잘 나타난다. 바이러스 증식억제효과가 있는 마황, 계지가 들어간 처방이 유용하다. 마황에 들어있는 에페드린은 기관지 확장 작용뿐 아니라, 현재도 마취과 의사가 승압작용을 목적으로 자주 사용할 정도로 양기를 보완하는 작용이 있어 폐허(肺虛)에도 좋다.

### 4) 신형(腎型)

- 성장이 느린 타입인데, 임상에서 직접 만날 확률은 적다. 스테로이드에 의한 성장장애, 항암제에 의한 탈모, 쉬이 피로함 등의 약제로 인한 부작용도 여기에 해당한다.
- 대표적인 허약체질은 소화기계 '비(脾)'의 이상에 따른 '후천지기(後天之氣)' 장애이다. 반면, '선천지기(先天之氣)'에 관여하는 '신'의 장애로 발생하는 허약체질에 사용할 수 있는 처방으로 육미환이 있으나, 이 처방은 노인에게 많이 처방하는 팔미환에서 계지, 부자를 뺀 처방이다. 참고로 팔미환의 출전『금궤요략(金匱要略)』에는 '피로, 요통, 소복구급(小腹拘急), 소변불리, 팔미지황환 주지(主之)', 즉 '피로가 심하고 요통이 있으며 하복부가 당기고, 소변이 잘 안 나올 때, 팔미환으로 치료한다'고 기록되어 있어, 팔미환 및 동일한 처방으로부터 파생된 육미환이 허약체질, 허로에 사용하는

처방이라고 이해할 수 있다.

## 5) 신경형

- 짜증이나 겁이 많은 신경과민 유형. 마음의 불편감으로 두통, 미간과 관절의 통증 등을 호소한다.

## 6) 순환기형

- 어지럼, 두근거림 등 기립성 조절장애 유형으로, 구토를 잘 호소한다. 성장에 필수적인 수분섭취량이 늘어나는 아동기 후반부터 사춘기에 걸쳐 나타난다. 이 시기에는 마치 어혈을 치료하는 처방을 사용하고 싶은 증상이 많이 나타나나, 복령, 택사 등으로 이수(利水)하며 허약체질을 개선하는 방향으로 진행해 가는 것이 효과를 좋다.

## 7) 혼합형

- 1)~6)이 다양하게 섞여 있는 경우. 정신적 스트레스가 만성기침을 일으키는 아토피 기침은, 신경형과 호흡기형의 혼합형이다. 실제로 임상에서는 혼합형이 많다. 예를 들면, 위장기능불량과 편도선종대가 있어 열이 많이 날 경우, 소건중탕과 소시호탕을 병용하기도 한다. 그러나 핵심적인 병태를 파악하여 너무 많은 약을 사용하지 않도록 주의해야 한다.
- 허약체질의 핵심은 기허로, 초심자의 경우 허약체질 치료에는 기허를 개선하는 보중익기탕, 황기건중탕 등의 건중탕류를 사용하면 좋다. 의욕, 원기, 활기의 원천인 '기'는 비, 폐, 신에서 나와 순환한다. 실제로 허약체질은 동양의학이 다루는 비, 폐, 신 등 일련의 순환불량, 특히 비를 중심으로 한 면역계 부조화가 배경에 있는 경우가 많다. 선천적으로 타고나는 '선천지기'는 '신'이, 생후에 음식 섭취하면서 생기는 '후천지기'는 '비'가 깊이 관여되어 있고, 호흡을 통해 '후천지기'를 흡수하는 폐는 이 기를 전신에 순환시키는 역할을 한다.
- 앞서 서술한 분류에서는, 비는 소화기형·편도형, 폐는 호흡형, 신은 신형에 관련이 있으므로 이 유형을 잘 파악해두면 대부분의 허약체질 임상진료 대응이 가능해진다. 또한, 초조함, 짜증이 지속되면 위궤양이 생기는 것처럼, 간이 비를 상하게 할 수 있어[간비불화(肝脾不和)] 신경계의 '간(肝)', 자율신경계도 포함하면 '심(心)'도 허약체질에 영향을 끼칠 수 있다. 즉 간은 신경형, 심은 순환기형에 배속시킬 수 있겠다.

## 한방치료

대표적인 처방에 대해 기술하겠다(표 1).

### 1) 소화기형

- 보중익기탕, 소건중탕의 '중(中)'은 소화관을 의미한다. 한방에서 말하는 상초, 중초, 하초에서 '중'에 해당한다.
- 위장기능을 높여주는 인삼, 황기, 감초 등을 함유한 보제, 삼기제 등을 처방한다.
- 특히 복진에서 정중심(正中芯, linea alba)이 만져지는 환아에게 효과가 좋다.

### 2) 편도형

- 표 1에 서술되어 있지 않은 시호제까지도 사용할 수 있다.

표 1. 허약체질에 사용할 수 있는 대표처방

| 유형(오장) | 증 | 처방 | 사용목표 |
|---|---|---|---|
| (1) 소화기형 (비) | 허증 | 보중익기탕 | 식사 초기에는 큰 문제가 없는데, 식사 도중 갑자기 배가 부른 느낌이 든다. 허약체질, 권태감으로 감별이 어려운 경우 일단 복용을 시도해 본다. |
| | | 소건중탕 | 변비, 설사, 복통 중 하나. 코피, 다리의 나른한 통증, 입술이 건조해서 잘 갈라짐, 복직근련급, 간지러움을 잘 탐[*1] |
| | | 인삼탕 | 설사, 몸이 차면 복통, 수족냉증, 단 것을 먹고 싶음. 타액과다(침샘분비 항진)[*2] |
| | | 육군자탕 | 위장이 약하며, 일단 먹기 시작하면 식욕이 금방 사라진다. 혈색이 좋지 않고 기력이 없다.[*3] |
| | | 반하백출천마탕 | 식욕부진과 함께 기립성 어지럼증, 습관성 두통, 멀미 등을 동반한다. |
| (2) 편도형(비) | 실증~중간증 | 시호청간탕 | 유아기부터 아동기에 걸쳐 쓸 일이 많다. 반복적으로 감기, 편도염에 잘 걸린다. 마르고 목이 길며, 가슴폭이 좁고 경부림프선종대가 있다. 복직근련급. 간지러움 잘 탐 |

<table>
<tr><th>유형(오장)</th><th>증</th><th>처방</th><th>사용목표</th></tr>
<tr><td rowspan="4">(2)<br>편도형(비)</td><td>실증~<br>중간증</td><td>형개연교탕</td><td>아동기부터 사춘기에 걸쳐 쓸 일이 많다. 부비동염, 중이염, 신경과민 등. 마르고 얼굴은 창백하며, 피부는 색소침착 등으로 까맣고 우울한 인상을 보인다. 복직근련급이 명확한 경우가 많다.</td></tr>
<tr><td rowspan="2">중간증</td><td>소시호탕</td><td>안색이 창백, 흉협고만(옆구리의 팽륭, 부종도 포함), 구역 등 소화기 증상을 동반. C형간염에는 사용하지 않는 것이 좋다.</td></tr>
<tr><td>소시호탕가<br>길경석고</td><td>체력이 중등도이며 미열이 반복되는 상기도염 등</td></tr>
<tr><td>중간증<br>~허증</td><td>시호계지탕</td><td>붉은 안색, 복직근긴장. 불안감 등 중추신경증상, 관절통, 발진 등의 표증(表證)이 동반</td></tr>
<tr><td rowspan="4">(3)<br>호흡기형<br>(폐)</td><td>실증</td><td>신비탕</td><td>기관지천식으로 신경질적인 경우</td></tr>
<tr><td rowspan="2">중간증</td><td>소청룡탕</td><td>겨울에 악화되는 콧물. 알레르기성 콧물 (특히 봄). 찬바람 맞으면 증상 발현. 수독, 냉증으로 악화되는 기침에도 좋다. 창백한 얼굴이나 위장증상은 없음</td></tr>
<tr><td>마행감석탕</td><td>기관지천식 발작 시 대표처방. 갈증, 발작 시 발한이 있는 아이에게 효과가 있다.</td></tr>
<tr><td>허증</td><td>영감강미신<br>하인탕</td><td>소청룡탕을 처방하고 싶으나 마황 복용 시 위장장애가 일어나는 아이에게 유효하다.[4]</td></tr>
<tr><td rowspan="3">(4)<br>신형<br>(신)</td><td rowspan="2">중간증</td><td>오령산</td><td>배뇨량과 배뇨 횟수가 감소한다. 신증후군. 신염. 부종 등</td></tr>
<tr><td>시령탕</td><td>소시호탕과 오령산의 합방으로 신증후군, 신염에 각종 근거도 있음</td></tr>
<tr><td>허증</td><td>육미환</td><td>유전성 선천성 질환으로 뼈, 치아 등 발육불량이 있는 경우에도 유효하다. 성인보다 아이에게 사용하는 경우가 압도적으로 많다.</td></tr>
<tr><td rowspan="4">(5)<br>신경형<br>(간)</td><td>실증</td><td>시호가용골<br>모려탕</td><td>소시호탕 적응증이면서 불면, 불안 등 신경증상이 심한 경우</td></tr>
<tr><td>중간증</td><td>억간산</td><td>뇌전증, 잘 화냄(짜증), 두통, 불면경향</td></tr>
<tr><td rowspan="2">허증</td><td>감맥대조탕</td><td>불안감, 잘 움, 신체표현성 장애(히스테리)</td></tr>
<tr><td>억간산가진<br>피반하</td><td>만성경과를 보이는 소모상태, 복부동계 등</td></tr>
</table>

| 유형(오장) | 증 | 처방 | 사용목표 |
|---|---|---|---|
| (6) 순환기형 (심) | 중간증 | 오령산 | 어지럼, 물 마시고 싶음(갈증), 소변량 감소, 우웩~!하고 구토 등 |
| | 허증 | 영계출감탕 | 두근거림, 상열, 기립성 어지럼, 조회시간 중 쓰러짐, 가성근시, 멀미 등 |

[1] 긴장된 근육과 마음 각각을 풀어주는 것이 작약의 작용인데 소건중탕은 이러한 작약의 용량이 많다.
[2] 인삼탕에 함유된 건강은 냉증에 효과가 좋다. 또한, 인삼탕에는 감초건강탕의 방의가 들어있어 감초건강탕이 치료대상으로 하는 호흡기증상이나 타액과다(침샘분비 항진)에도 효과가 있다.
[3] 육군자탕에 함유된 생강은 구토에 효과가 있다. 반면, 인삼탕에 들어간 건강도 생강이지만, 건강은 구토보다 위, 식도 등 점막과 몸을 따뜻하게 하는 것이 주요 효과이다.
[4] 영감강미신하인탕은 음증에 적합하다. 양증에 처방하는 소청룡탕의 이증용(裏證用) 처방이라고 할 수 있다.

### 3) 호흡기형

- 표 1에서 다루지 않은 마황제를 사용하기도 한다.

### 4) 신형

- 사용빈도는 낮지만, 스테로이드, 항암제, 면역억제제 등의 부작용 예방 및 치료에 해당처방을 적용한다.

### 5) 신경형

- 신경질, 무기력, 정서불안, 자폐경향 등 신경증상이 있을 때 좋다.

### 6) 순환기형

- 두근거림, 어지럼 위주의 증상을 보이는 유형에게는 복령, 창출 등이 들어간 이수제가 좋다.

### 7) 혼합형

- 다른 유형을 참고하며 처방한다.
- 편도형과 호흡기형의 혼재된 유형에는 시박탕(소시호탕과 반하후박탕의 합방)을 사용한다. 기관지천식 관해기에 체질개선을 목적으로 복용하면 좋다.

## 참고문헌

1) Kliegman R, et al: Nelson Textbook of Pediatrics. Elsevier, 2015.
2) 花輪壽彦: 漢方診療のレッスン. 金原出版, 1995.
3) 広瀬滋之: 小児科疾患漢方治療薬マニュアル. 現代出版プランニング, 2006.

호타 히로미츠(堀田広満)

## 28. 감충(疳蟲), 틱, 야뇨증, 뇌전증, 심인성 발열

- Scammon 성장곡선을 보면, '신경계형'과 '림프계형'은 출생 시부터 빠르게 성장해 간다.
- 특히 혼자 걷고, 의미 있는 말을 획득해가는 1.5세까지는 다른 시기에 비해 신경계가 매우 발달한다. 오장 중 불수의적인 자율신경계, 수의적인 체성신경계에 해당되는 것은 '간'이다. 앞에 기술한 '신경계형'은 영유아기가 끝날 때쯤 성인의 약 90% 정도까지 발달한다.
- 또한, 이와 동일한 시기에 '림프계형'도 급속히 발달한다. 아동기 후반이면 성인의 약 200%까지 발달한다. 이 '림프계형'의 과잉에 관련된 주체도 '간'이다. 간은 자율신경의 조절·근긴장 조절뿐 아니라, 정맥계·미세순환의 조절 및 면역기능도 담당하고 있기 때문이다. 따라서 아동기 후반에는 림프절 종대, 편도종대 같은 림프 관련 문제가 잘 발생하며, 소간작용이 있는 시호제나 시호청간탕, 형개연교탕 등의 처방 빈도가 늘어난다. 종합하자면 '간'이 주로 관여하는 발육형은 '신경계형'과 '림프계형'인 것이다.
- 불수의적인 자율신경계는 내분비계 및 면역계와 함께 항상성을 유지한다. 신경면역학에서는 시상하부 등을 통해 자율신경 등의 신경계에서 나오는 신경전달물질이 면역계 작용을 이차적으로 일으키는 것으로 밝혀져 있다. 장내세균을 통하지 않는 면역계는 '비'보다 '간'에 더 의존하는 것이라 볼 수 있겠다.

### 한방치료

- 간에 작용하는 처방으로는 시호계지탕, 시호가용골모려탕 같은 시호제, 억간산, 가미소요산, 사물탕 등이 있다. 이 중 시호를 함유한 처방이 가장 작용이 크다. 또한, '간장혈(肝藏血)'이라 하였으므로 혈과 관련 있는 사물탕도 효과가 있다(참고: '심'에 작용하는 처방은 감맥대조탕, 황련해독탕, 삼황사심탕, 계지가용골모려탕 등이다. '심'은 의식·사고 등 고차원적인 뇌기능과 수면주기조절 등과 관련이 있다).
- 신경계에 작용하는 대표적인 약재는 시호, 조구등, 작약, 감초, 후박이다.

[신경계형]

• 하나와는 '(소아는) 자가조절경험이 미숙하므로 간(자율신경계)의 기능실조가 잘 일어난다', '스트레스 사회인 오늘날, 간의 기능실조는 흔하다. 모든 심신증 경향의 질환에는 간의 기능조절을 고려해야만 한다'고 했다.

### 1) 감충, 야제증, 야경증, 이경증(표 1)

### 2) 틱(표 2)

- 3~6세에 잘 나타난다. 초등학교 입학 전후 약 10%에서 나타나, 증상 발현 빈도는 결코 낮지 않다.
- 할로페리돌, 피모자이드, 클로니딘 등이 처방 후보가 되나 치료효과는 확실하지 않고 영구적이지 않다. 따라서 15세 이하의 증례에는 향정신약물 투여를 신중히 해야 한다.
- 사춘기를 지나면 대부분의 증상이 가벼워지거나 소실된다.
- 호전과 악화(waxing and waning)가 반복되므로 장기치료를 권장한다.

**표 1. 감충, 야제증, 야경증, 이경증에 사용할 수 있는 한방약**

| 처방 | 사용목표 |
|---|---|
| 억간산 | 무의식적으로 난폭해지거나 화를 내는 경우. 복벽이 딱딱한 판 같은 경우 작약감초탕을 병용한다. |
| 억간산가진피반하 | 복력이 약하고 복부동맥박동이 만져지는 경우 억간산보다 좋다. 감(간)이 강하고 초조해지면 식욕이 떨어지고(비허), 성장불량을 초래한다(간비불화). 이 경우, 비의 기능을 도울 수 있는 진피, 반하를 추가한 억간산, 즉 이 처방을 사용하는 것이 좋다. |
| 시호계지탕 | 원전 조문에 '날이 저물면 헛소리를 하고 마치 귀신을 본 듯하다. 이는 열이 혈실로 들어간 것이다'라 되어 있는데, 밤중에 미친 것처럼 무의식적으로 소리 지르는 모습을 '날이 저문 이후 헛소리' '귀신을 본 것 같은'에 해당하는 경우라고 볼 수 있겠다. |
| 시호가용골모려탕 | 중간증~실증. 불안, 공포심이 있는 경우 |
| 계지가용골모려탕 | 허증. 불안, 공포심이 있는 경우 |
| 작약감초탕 | '복통이 있는 걸까?' 싶을 정도로 밤에 우는 경우 |
| 감맥대조탕 | 잘 운다. 의존적인 성격으로 응석받이. 신체표현성 장애(히스테리) 경향이 있음 |

표 2. 틱에 사용하는 한방약

| 처방 | 사용목표 |
|---|---|
| 억간산 | 가족이 신경질적이며, 학교에 있을 곳이 없는 등 환경 문제가 있는 경우나, 욕구불만으로 화를 잘 내고, 초조함과 불면 경향이 있는 경우 |
| 억간산가진피반하 | 임상경과에 억간산과 동일한 특징이 있으면서 소화기 증상을 동반하는 경우 |
| 시호계지탕 | 겉으로는 싱글벙글 웃음을 잃지 않으며 과잉적응 경향이 있는 반면, 안절부절하는 과긴장이 숨어 있는 경우. 근육의 순간적인 경직과 수축 등의 운동성 틱으로 진행하고 있는 경우* |
| 시호가용골모려탕 | 주의력결핍과잉행동장애(ADHD)를 동반한 경우 |
| 시박탕 | 신경증이 배후에 있는 경우 |
| 반하후박탕 | 단독사용으로는 효과를 내기 어려우나 중추 및 말초 근이완작용이 있는 상기 처방군과 병용(시박탕 제외). |

*시호계지탕의 구성약재인 작약은 진정, 진경, 진통작용에 따른 근긴장도 조정작용이 있으며, 시호, 작약, 감초는 항정신작용이 있다. 전탕약이라면 작약을 증량하는 것이 가능하나, 엑스제를 사용할 때는 소시호탕+계지가작약탕으로 대용이 가능하다.
틱은 연쇄상구균감염증으로 악화되는 사례도 있으며(연쇄상구균감염 관련 소아자가면역성 신경정신장애; PANDAS), 계지 같은 약재가 상기도감염 예방을 통해 면역 · 신경 관련 이상을 억제할 가능성도 있다.

### 3) 야뇨증(표 3)

- 한방치료로 극적으로 좋아지는 사례가 있는 반면, 전혀 효과가 없는 경우도 있어 일단 시도해 보고 안 되면 중단하는 것(try and error)이 현실적이다.
- 다만 과거 물중독이 기왕력이 있어서 바소프레신을 사용하기 어렵거나, 알람요법 등 몇몇 서양의학적 치료를 해도 효과가 없는 경우도 많기 때문에 한방치료를 시도해 볼 가치는 충분히 있다.

### 4) 뇌전증(간질)

- 소시호탕+계지가작약탕(아이미 사부로가 다수의 증례 보고)
- 시호계지탕이나 소건중탕이 적합한 경우가 많다. 두 처방 모두 작약을 함유한다.

### 5) 심인성 발열

- 심신증 중 하나로 발생기전은 명확하지 않다.

• 프로스타글란딘 비의존성으로, 해열제는 효과가 없고 서양의학적으로도 치료법이 확립되어 있지 않다.
• 이른바 지혜열(知惠熱, 역자 주: 태어난 지 반 년쯤 지난 유아에게 일어나는 원인 불명의 발열)이나, 수술 당일에 열이 나는 급성·일과성인 경우와 만성 스트레스로 수개월간 발열이 지속되는 경우(불명열 포함)가 있다. 후자는 환아의 과잉적응경향 등 성격이 관련된 것으로 알려져 있다.
• 일반적으로는 허약체질(앞서 기술), 특히 기허에 사용하는 처방(보중익기탕, 시호계지탕, 육군자탕 등)이 효과가 있는 경우가 많다.

**표 3. 야뇨증에 사용할 수 있는 한방약**

| 증 | 처방 | 사용목표 |
|---|---|---|
| 실증·양증 | 갈근탕 | 중추형 야뇨증, 잠꼬대, 깊은 잠 |
| | 갈근탕가천궁신이<br>소청룡탕 | 알레르기비염 같은 코증상이 동반. 낮에는 배뇨가 적고, 밤에 많아지는 경우 |
| | 시호계지탕 | 심신증, 두통, 복통 등 스트레스에 의한 야뇨증. 다양하게 치료를 시도해도 효과가 없는 경우 |
| | 시호가용골모려탕 | 잘 놀람, 악몽 |
| | 백호가인삼탕 | 다뇨, 갈증, 다한 |
| 허증·음증 | 소건중탕<br>영강출감탕 | 방광형 야뇨증, 복통, 빈뇨, 허약경향. 낮에도 소변을 자주 지리는 경우 |
| | 계지가용골모려탕 | 잘 놀람, 악몽, 허약경향 |
| | 인삼탕 | 에어컨을 틀면 악화되고 겨울에 재발(냉증) |
| | 육미환 | 잘 피로해 함, 활발함 부족 |

[림프계형]

• 아동기 이후의 림프절이나 편도종대 등이 주요 병태로, 시호제나 일관당 처방을 주로 사용한다. 이비인후과 영역과 중복되기도 하여 많이 다루지는 않겠으나, 아토피피부염이나 알레르기비염 같은 알레르기 질환에서 영유아, 아동기 이후 각각의 상황에 사용하는 처방군이 다르므로 '비(脾)' 항목에서 추후 다루겠다.

## Column '아과(啞科)' 심신증

심신증은 신체질환이며 그 증상이나 경과에 심리사회적 요인이 크게 영향을 끼친다. 심리사회적 요인이 디지털화되어 가는 것이 현 단계에서는 가장 접근하기 어렵게 만드는 지점이며 이는 서양의학도 난항을 겪고 있는 영역이다. 대부분의 환아는 심리적 부담, 갈등을 언어화하는 것을 어려워하기 때문에 환아에게 언어를 사용한 심리요법을 하는 것은 (성인과 달리) 적절하지 않다. 오히려 그 증상을 의식하게 하지 않고, 긴장을 풀 수 있도록 하는 것이 바람직하다.

과거 소아과는 '아과(啞科)', 즉 말을 못하는 사람들을 위한 과라고 불렸다(일본에서 가장 오래된 소아과 의서인 마나세 도산의 『가령소아방(遐齡小児方)』에는 '소아과를 아과라 한다. 아파도 스스로 말을 못한다'고 기술되어 있다). 신체 증상을 언어화할 수 없는 것 이외에도 심리, 정신 증상도 언어화하지 못한다고 필자는 생각한다. 언어화하지 못하는 것, 재현성이 약한 점을 어떻게 해결해야 할까?

투병 말기인 아이들이 '저는 죽나요?'라는 질문을 했을 때 어떻게 대답해야 할까? '응, 맞아' 또는 '아니야, 안 죽어' …중 어느 쪽일까. 문제의 본질은 다른 곳에 있다. '왜 그게 궁금하니?'라고 대답함으로써 '내가 죽으면 엄마가 슬퍼할 거 같아요'라는 본심을 들을 수 있다. 환아의 본심을 이끌어내는 요령이 필요하다.

이는 동양의학적 접근법에도 부합되며, Yes·No 또는 all or none인 디지털적, 폐쇄적인 대답뿐 아니라, 묘사성(narrative) 있는 개방적인 대응이 가능해진다. 동양의학은 애매하게 보일 수도 있으나, 옛 사람들이 애매한 세계관을 일부러 남긴 것이라고 생각한다. 버리지 않는 의료라고 할까? 따라서, 명확한 진단기준에 합치되지 않고 서양의학에서는 치료할 수 없다 하더라도, 동양의학이 대응할 수 있는 증상군이 확실히 따로 있다.

## 참고문헌


1) Kliegman R, et al: Nelson Textbook of Pediatrics. Elsevier, 2015.
2) 花輪壽彦: 漢方診療のレッスン. 金原出版, 1995.
3) 広瀬滋之: 小児科疾患漢方治療薬マニュアル. 現代出版プランニング, 2006.
4) 日本小児漢方交流会(企画·編): 小児疾患の身近な漢方治療 10 第11回日 本小児漢方懇話会記録集. メジカルビュー社, 2011.
5) 大塚敬節, 他: 近世漢方医学書集成 4(曲直瀬道三 3). 名著出版, 1979.
6) 日本小児漢方交流会: 小児疾患の身近な漢方治療4 第5回日本小児漢方懇話会記録集. メジカルビュー社, 2005.


호타 히로미츠(堀田広満)

# 29. 소아 식욕부진, 아토피피부염, 기관지천식, 감기

- Scammon 성장곡선에서 출생 시부터 성인이 될 때까지의 신장·체중의 변화와 유사한 커브를 그리는 신체조직은 '일반형'이다. 즉, 영유아기 그리고 이어 아동기 후반~사춘기(2차 성징기)에서 커브가 급격히 가파르게 상승한다. 일반형은 신장·체중, 흉복부 장기의 발육을 나타내며, 이는 동양의학에서 말하는 '비(脾)', 곧 소화기계에 포함된다.
- '비'는 성장과 직결되는 영양 흡수를 담당하므로, 성장이 필요한 소아에게 중요하다. 또한, 입에서 항문에까지 이르는 소화기관은 '안에 있는 외부세계'이며, 침입한 외부의 적을 제거하는 장내면역은 생체유지에 필수적이다. 하나와는 '비위는 단순한 소화기계 기능이 아니라 음식물을 자기화하는 기능이 있으며, 비자기와 자기를 잇는 중요한 기능을 가지고 있다. 이는 알레르기와 면역질환에 응용할 수 있다'고 서술하며, 치료효과가 잘 나지 않을 때 '일단 위장 활동을 조절하는 처방을 투여한다'고 했다. 기의 조정을 중요시하는 한방치료는 비위의 조절에 초점을 두고 있기도 하다.
- 비허는 기허와도 연결된다('Ⅱ. 처방 실제 27. 허약체질' 참조).

## 한방치료

- 비의 병증에 사용하는 대표처방: 보중익기탕, 사군자탕, 육군자탕, 인삼탕, 소건중탕, 반하사심탕, 평위산, 이외 계지인삼탕, 삼령백출산, 귀비탕 등(참고; 폐의 병증에 사용하는 대표처방: 마황탕, 소청룡탕, 마황부자세신탕 등의 마황제, 맥문동탕 등. 폐는 호흡을 통해 외부와 연결되며, 앞서 기술한 것처럼 면역, 기와 깊은 관련이 있다).
- 비의 병증에 사용되는 대표적인 약재는 반하, 복령, 진피, 후박, 목향, 백출, 생강, 대조이다. 비의 기능을 강화하는 약재군에는 '비를 건강하게 하며 수(水)를 리(利)하는' 백출 같은 기허를 개선하는 약재가 있으며, 반하후박탕, 향소산 같은 기제(氣劑)에 함유된 약재가 많다.

## 소화기계]

### ) 식욕부진(표 1)

### ) 변비 · 설사 · 복통

- 소아에서는 소건중탕, 황기건중탕이 효과를 보이는 경우가 많다. 소아만의 특징이기도 하다.
- 건중탕류가 효과가 없을 경우, 식욕부진에 사용되는 처방으로 변경해 보면 좋다.



## 알레르기 질환]

### ) 아토피피부염(표 2)

- 비위허약이 기저에 있는 경우, 반대로 비만·변비 등 실증에 해당하여 성인 같은 임상경과를 보이는 증례도 있다. 특히 스테로이드로 인해 발생한 어혈이 자연경과를 가리고 있는 경우 허실을 파악하기 어렵다.
- 성인 대사증후군같이 약물치료를 해도 식생활, 운동량 등 생활습관이 좋지 않으면, 상류부터 더러운 물이 흘러 하류도 물이 더럽듯 피진(皮疹)이 낫지 않는 소아도 있다.
- 탄수화물(혈당 스파이크, 중성지방)·지질대사를 조정할 수 있는 황련, 황백, 홍화, 대황 같은 약재의 사용이 중요하다.
- 장기 스테로이드 사용력이나 심신증 요소가 있는 경우, 우선 스테로이드로 증상을 눌러놨던 것을 황기건중탕, 십전대보탕 등으로 소강상태로 만들 필요가 있다. 이후, 마황제, 황련제, 시호제 등으로 바꿔 스테로이드를 점차 줄여갈 수 있는 경우도 있다.
- 1년 이상 치료해야 하는 경우가 많다. 수개월 단위로 적시에 처방을 변경해야 하는 경우도 있다.
- 계피, 당귀, 마황 관련 알레르기에 대한 주의가 필요하다. 아토피피부염을 앓는 환아에게 사용하는 소건중탕, 갈근탕, 시호청간탕, 형개연교탕, 방풍통성산 등에도 이 약재가 들어있으므로 주의가 필요하다.

표 1. 소아 식욕부진에 사용할 수 있는 한방약

| 증 | 처방 | 사용목표 |
|---|---|---|
| 양증 | 반하사심탕 | 과식으로 위장에 열이 있을 때 |
| | 평위산 | 과식으로 위가 더부룩할 때 |
| | 시호계지탕, 사역산 | 스트레스에 따른 이차적인 증상[간비불화(肝脾不和)] |
| 음증 | 인삼탕, 계지인삼탕 | 위장 냉증이 심할 때 |
| | 진무탕 | 위장 냉증, 설사·부종·어지럼 |
| 양증·음증 불문 | 사군자탕, 육군자탕 | 식사 첫입부터 먹고 싶어 하지 않고, 위장기능이 약함 |

표 2. 소아 아토피피부염에 사용할 수 있는 한방약

| 시기 | 처방 | 사용목표 |
|---|---|---|
| 영유아기 | 치두창일방(+보중익기탕) | 두부, 얼굴 위주의 피진 |
| | 보중익기탕, 황기건중탕 등의 보기제 | 피부장벽허약[표허(表虛)], 비허 |
| | 갈근탕 | 무한(無汗) |
| 유아기 | 억간산, 감맥대조탕, 시호제, 십미패독탕 | 간(스트레스형) |
| | 시호청간탕 | 일관당체질(→ Column '일관당의학, 일관당체질' 참조) |
| | 보중익기탕, 황기건중탕 등의 보기제 | 표허, 비허 |
| | 갈근탕 | 무한(無汗) |
| 아동기 이후 | 억간산(+ 황련해독탕), 시호제 | 간(스트레스형) |
| | 형개연교탕, 시호청간탕, 방풍통성산(비만) | 일관당체질(→ Column '일관당의학, 일관당체질' 참조) |
| | 십전대보탕 등의 보기제, 육군자탕 등 | 피부장벽허약[표허(表虛)], 비허 |

| 시기 | 처방 | 사용목표 |
|---|---|---|
| 아동기 이후 | 백호가인삼탕 | 다한(多汗) |
| 시기불문 | 황련해독탕 | 가려움이 심한 경우. 스테로이드로 인해 발생한 주사양 피부염(rosacea-like dermatitis)을 보이거나 열상(熱狀)이 심하다면 길경석고 엑스제를 추가하는 것이 좋다. |
| | 소풍산 | 부종이 심한 경우. 월비가출탕 또는 오령산과 병용하면 효과가 좋은 경우도 있다. |
| | 억간산+황련해독탕 | 아동기 이후 아토피피부염에는 심신증 요인이 더해진 경우가 매우 많아 억간산을 병용하면 좋다. |

**Column** **일관당의학, 일관당체질**

일관당의학은, 다이쇼시대부터 쇼와시대 초기에 걸쳐 일본에서 한방체질치료학을 제창한 의학으로, 체질을 어혈증체질, 장독증체질, 해독증체질 총 3개 유형으로 나눠 치료에 사용할 5가지 처방을 제시하였다. 이 중 해독증체질은 간기능장애, 알레르기 질환, 결핵 등에 잘 걸리는 체질로, 피부색은 약간 검고 황갈색이며, 마르고 복근이 긴장된 상태 등을 특징으로 한다. 이 해독증체질은 해독제, 주로 황련해독탕 합 사물탕(즉, 온청음)에 기반한 처방으로 치료를 한다. 참고로 장독증체질은 현대의학적으로 대사증후군에 부합하며, 방풍통성산을 빈번히 사용할 수 있다.

유아기~아동기 해독증은 항상 감기와 편도염에 걸려 경부림프절종대가 잘 동반되는데 여기에는 시호청간탕을 사용한다. 또한 아동기~사춘기 해독증은 마르고 얼굴이 창백하며 이비인후과 질환, 우울상태, 심신증 등이 잘 나타나고 형개연교탕을 사용할 수 있다. 시호청간탕이나 형개연교탕이 유효한 증례에서는 복근긴장 및 이상과민이 있어 복진 시 간지러워하는 경우가 많다.

### 2) 기관지 천식(표 3)

- 특히 발작 시에 성인에서는 좀처럼 사용하기 어려운 마황제가 소아에서는 사용하기 적합한 경우가 많다.

### 3) 알레르기비염

- 소청룡탕, 마황부자세신탕 등을 사용한다. 감별점은 표 4를 참조하기 바란다.

[감염증]

**감기**(표 5)

**표 3. 소아 기관지천식에 사용할 수 있는 한방약**

| 처방 | 사용목표와 주의점 |
|---|---|
| 마행감석탕 | 발작 시 사용가능한 대표처방. 가래가 황색이며 잘 끊어지지 않는 경우가 많다. 발한, 갈증, 천명. 만성 호흡기질환에 적합하다.* |
| 신비탕 | 가래가 적고 천명이 심한 경우. 마황 함유량이 많아 부작용에 주의해야 한다. |
| 오령산 | 갈증, 소변불리, 부종경향 등 수독이 있는 경우, 가래도 잘 생긴다. 이수(利水)하고 싶을 경우. 양약 이뇨제와 다르게 가래배출이 어려운 경우에도 사용하기 좋다. |
| 소청룡탕 | 재채기와 콧물이 함께 나타나는 경우 |
| 작약감초탕 | 기관지연축을 억제하는 작약이 들어있다. 약재수가 2개로 작약의 효과가 날카롭게 나타나기 때문에 발작 시에도 유효하다. |
| 소건중탕 | 허증 관해기. 설사, 변비, 복통 등 |
| 육군자탕 | 허증 관해기. 음식을 앞에 두고도 식욕이 없을 때 |
| 인삼탕 | 허증 관해기. 구역 및 구토, 추우면 위가 아픈 경우 등 |
| 시박탕 | 중간증·실증 관해기에 적용 |

*마황탕은 독감(인플루엔자) 같은 급성 병태에 유효하다. 마행감석탕과 마황탕의 구성약재를 살펴보면 마황·행인·감초 3가지는 동일하나, 마행감석탕에는 석고가 마황탕에는 계피가 들어있다. 계지는 신남알데하이드(Cinnamaldehyde)를 통해 독감을 일으키는 바이러스 증식을 억제하는 것으로 보고되어 있는데, 급성기에 적합한 마황탕에는 계피가 들어있지만, 이후 시기에 사용할 수 있는 마행감석탕에는 계지가 들어있지 않다.

### 표 4. 소청룡탕증과 마황부자세신탕증의 감별점

| | 소청룡탕 | 마황부자세신탕 |
|---|---|---|
| 음양 | 양증(陽證) | 음증(陰證) |
| 콧물 상태 | 코막힘 경향. 간질간질거림 | 수양성 콧물(runny nose) |
| 기관지 천식 합병 사례 | 효과 있음 | 효과 없음 |
| 즉효성 | △ | ○ |
| 급성·만성 | 만성기에 적합 | 급성기에 적합(건위작용이 약함) |
| 비고 | 건위작용이 배합되어 있음 | 장기 사용 시 계지탕을 병용하면 좋다 (계강조초황신부탕가작약의 방의). |

### 표 5. 소아 감기에 사용할 수 있는 한방약

| 증 | 처방 | 사용목표와 주의점 |
|---|---|---|
| 실증~ 중간증 | 마황탕 | 무한. 오한, 두통 등 전형적인 태양병 증상이 있다. |
| | 갈근탕 | 무한이 아니더라도 사용할 수 있으나 무한에 더 좋다. 심한 경부결림이 동반된 경우 |
| | 계지마황각반탕 | 붉은 얼굴을 보이며 땀이 없는 경우. 계지탕+마황탕으로 대체할 수 있다. |
| | 소청룡탕 | 재채기, 콧물이 현저한 감기 |
| | 오령산 | 구역, 구토, 설사 등 위장염 초기 |
| | 저령탕 | 지연성 위장염. 오령산과의 감별점은 후술함. |
| | 소시호탕가길경석고 | 편도종대, 지연성 발열 등에 |
| 허증 | 계지탕 | 마황탕과 달리 계지탕증은 대개 발한이 있다. 그 외 관절통, 두통 등 태양병의 특징은 마황탕과 유사하다. |
| | 향소산 | 맛 때문에 계지탕을 복용하지 못하는 경우 |
| | 소건중탕 | 위장염으로 복통이 동반된 유형(작약) |
| | 계비탕 | 위장염으로 설사가 동반된 유형(산사자 등) |

| 증 | 처방 | 사용목표와 주의점 |
|---|---|---|
| 허증 | 진무탕 | 설사를 동반하며, 소변량도 적고 축 처져 있는 유형(부자). 보중익기탕이 효과가 없는 더위탐에 동반된 설사에도 효과가 있다. 그러나 탈수의 정도가 심하면 수액처치가 꼭 필요하다. |

## 참고문헌


1) Kliegman R, et al: Nelson Textbook of Pediatrics. Elsevier, 2015.

2) 花輪壽彦: 漢方診療のレッスン. 金原出版, 1995.

3) 広瀬滋之: 小児科疾患漢方治療薬マニュアル. 現代出版プランニング, 2006.

4) 矢数格: 漢方一貫堂医学. 医道の日本社, 1964.


호타 히로미츠(堀田広満)

# 30. 성장장애, 주기성 구토, 사춘기 기립성 장애, 등교거부

- Scammon의 성장곡선에서 '생식기형' 발육은 아동기 시점에서 성인의 약 10% 정도이나, 사춘기가 되면 급속히 진행돼 성인 수준에 이른다. 사춘기에는 성호르몬 같은 내분비계가 활발해지는데, 소아의 경우 성인과 달리 어혈을 동반하는 경우가 적은 편이다. 성인은 발육·성장이 완전히 이루어진 상태이지만 소아는 그 과도기에 있다. '생식기형' 뿐만 아니라 '일반형(비)'의 발육이 급격하게 이루어지는 사춘기에는 성인에 비해 어혈보다 수독이 잘 발생하므로 수분관리가 중요하다.
- 그런데 부진피질에서는 크게 3가지, 당질코르티코이드(기초대사유지, 당·단백·지방대사 담당), 무기질코르티코이드(알도스테론 등 전해질 대사, 수분조절 담당), 남성호르몬[남녀 불문 성욕과 관련되는 디하이드로에피안드로스테론(DHEA) 등]이 분비된다. 고전에서는 부신을 '신(腎)'에 포함시켰으며, 이를 통해 '신'은 수분조절, 내분비계와 관련되어 있다는 것을 알 수 있다.
- 수독의 특징으로 '설사·구토를 자주 한다', '콧물이 많고 수양성이다', '두통, 두중감', '피부, 손바닥, 발바닥의 땀' 등이 있는데, 성장과 수(水)는 꽤 관련이 깊으므로 성장곡선이 급격히 가파르게 상승하는 신생아~영유아기, 사춘기에서 이러한 증상이 잘 나타나는 경향이 있다.
- 설사·구토와 관해서는, 신생아기부터 영유아기는 수유 직후에 이내 토하는 증상, 감염성 위장염 등의 설사구토증이 잘 일어나고 탈수 위험이 크며, 사춘기에는 심인성 구토, 기립성 조절장애로 대표되는 자율신경계 문제로 인한 오심·구토의 발생이 빈도가 증가한다.

표 1에 '신'과 관련된 처방을 제시해두었다.

표 1. '신(腎)' 관련처방

| 대표적인 신 처방 | 육미환(팔미환, 우차신기환), 진무탕 |
|---|---|
| 대표적인 수독 처방 | 오령산, 소청룡탕 |

이수(利水) 관련 약재로 창출, 택사, 복령 등이 있다. 이수작용이 있는 약재에는 정신안정 작용이 함께 있는 경우가 많다.

## 한방치료

### 1) 성장장애

- 육미환: 성장장애에 관해서는 허약체질, 비허 관련 항목도 참조하길 바란다. 구성약재 중 하나인 산약에는 스테로이드 유사작용이 있다. 유아부터 5~6세 아이에게까지 폭넓게 사용할 수 있으나, 본 처방을 적절히 사용하는 것은 매우 어렵다. 수족번열감, 미열감, 어지럼 등 '수'가 부족한 신허를 목표로 사용한다.

### 2) 부종

- 소아는 몸에 '습'이 쉽게 정체되어 자주 수분이 편재된다. 또한, 성인보다도 양기가 많아 발양적(發揚的)이며, 마황제·계지제 같은 발한제와 오령산 같은 이수제가 종종 효과가 있다.

### 3) 주기성 구토, 주기성 ACTH-ADH 방출증후군 · 자가중독증

- 오령산: 원전 『상한론(傷寒論)』에는 '수역(水逆)'으로 '목이 말라 물을 마시고 싶지만, 물을 마시면 즉시 토하는 경우' 사용하는 것으로 서술하고 있으며, 실제 주기적으로 구토를 반복하는 경우에 효과가 있고 즉효성인 경우가 많다. 이러한 질환을 주기성 구토증(cyclic vomiting syndrome)이라 하며, 간뇌·시상하부 호르몬이 발생에 관여하는 것으로 알려져 있으며, 성인에서는 편두통과 연관성이 있는 것으로 추정되고 있다.

### 4) 갈증

- 오령산과 저령탕의 감별 포인트를 표 2에 요약해 두었다.

### 5) 신장염, 신증후군

- 시령탕: 소아 신장질환에서 가장 많이 사용되는 처방이다. 시령탕 병용 시 스테로이드 사용량 감량, 이탈 증상 제거가 가능한 사례도 적지 않다 .
- 육미환: 보신제. 스테로이드 유사한 작용을 가진 산약과 이수약인 택사, 복령이 함유되어 있다.
- 황기건중탕·삼기제: 황기는 신장 기능을 개선하는 약재이다. 황기를 함유한 황기건중탕, 보제(보중익기탕, 십전대보탕)가 유효한 경우도 많다.
- 구어혈제: 스테로이드를 장기 사용한 경우, 부작용으로 어혈이 동반되기도 한다. 당귀작약산이나 계지복령환 같은 구어혈제를 병용하기도 한다.



표 2. 오령산과 저령탕의 감별 포인트

| | 오령산 | 저령탕 |
|---|---|---|
| 병기 | 태양병·초기 | 양명병·지연된 시기 |
| 발한 | ○ | × |
| 피부 | 팽창감 있음 | 진액 감소로 인한 건조함 |
| 소변불리<br>(배뇨가 시원하지 않음) | ○(필수는 아님) | ○ |

### 6) 기립성 조절장애(표 3)

- 영계출감탕: 제1선택약으로 사용할 수 있다.
- 소건중탕: 복통이 심할 때 사용한다.
- 보중익기탕: 기상곤란, 일어난 자세를 유지하기 어려운 허탈경향(무력증 체질)이 명확한 경우 사용한다.
- 시호계지탕: 심신증 요소가 심한 사람에게 사용한다.

### 7) 등교거부

- 한방치료가 효과를 내는 등교거부의 특징으로 오기미 요시오는 '증상과 호소가 일관

성을 보인다', '방학 등으로 장기 휴식을 취해도 증상이 반드시 사라지지 않는 경우' '몸 컨디션이 좋을 때는 바로 등교하는 경우' 등을 들고 있다.

• 향소산, 사역산, 시호계지탕, 보중익기탕, 영계출감탕 등을 사용한다.

## 8) 공황장애

• 영계출감탕: 양약보다도 좋은 효과를 내는 사례가 있다(성인 포함). 일반적으로 공황장애는 기역(氣逆) 위주이나, 영계출감탕+반하후박탕 같은 순기제를 병용하면 효과가 더욱 좋아지는 경우가 많다.

• 영계출감탕+감맥대조탕: 두 처방을 함께 사용하면 영계감조탕에 가까운 방의가 된다. 심한 두근거림, 분돈기(奔豚氣, 배에서 가슴 쪽 상부로 찔러 올라오는듯한 불쾌감) 등을 동반하는 경우 좋다. 합방 시 감초용량이 많아지므로 관련하여 주의가 필요하다

표 3. 기립성 조절장애의 감별진단

| | | |
|---|---|---|
| 양증(냉증 없음) | 갈증 있음 | 오령산 |
| | 갈증 없음 | 영계출감탕 |
| 음증(냉증) | 부종 있음 | 진무탕 |
| | 부종 없음 | 반하백출천마탕 |

(신타니 타카히로의 그림을 필자가 표로 변경하여 인용)
新谷卓弘: 循環器疾患. 治療 91(6), 2009.

## 9) 월경불순 등 어혈 관련(→ p.303 '32. 월경불순' 참조)

## Column 복령택사탕

어지럼, 구토 등을 호소해 학교에 가지 못하는 유형에는 일반적으로 영계출감탕이 좋지만 효과가 없는 경우도 많다. 대신 복령택사탕이라는 유사 처방을 사용하여 효과를 본 사례가 있다. 복령택사탕은 영계출감탕에 택사, 생강을 가미한 처방으로, '오령산거저령'의 방의도 있다. 아마다 나리히로의 『경방변(経方弁)』에서는 '오령산은 이수하여 땀을 낸다. 복령택사탕 또한 이수하나, 비를 보하고 위를 조화롭게 하는 것을 겸한다'고 기술하고 있다. 곧, 언뜻 보기에 영계출감탕증이나 오령산증으로 볼 수 있는 증상이라도 구역, 위불편감 등과 같이 비허, 위열에 해당하는 증상이 심한 경우에는 복령택사탕 처방을 시도해볼 가치가 있다. 본 처방으로 등교거부에서 완전 벗어난 증례를 필자는 다수 경험했다. 의료용 엑스제로 사용한다면 영계출감탕+오령산 정도로 사용하면 좋을 것 같다.

## 참고문헌


1) Kliegman R. et al: Nelson Textbook of Pediatrics. Elsevier. 2015.
2) 花輪壽彥: 漢方診療のレッスン. 金原出版, 1995.
3) 広瀬滋之: 小児科疾患漢方治療薬マニュアル. 現代出版プランニング, 2006.
4) 日本小児漢方交流会: 小児疾患の身近な漢方治療 9 第 10回 日本小児漢方懇兒話会記録集. メジカルビュー社, 2010.
5) 大塚敬節, 他: 近世漢方医学書集成 94(山田業広 3). 名著出版, 1982.
6) 大宜見義夫: 登校拒否. 小児科診療67(9): 1496, 2004.


호타 히로미츠(堀田広満)

# 31. 월경곤란

진료요령

• 정도의 차이는 있지만 여성의 80%는 월경곤란을 경험한다. 대부분의 여성이 진통제로 대응하고 있지만, 이는 대증요법에 지나지 않는다. 그러나 한방치료를 지속하면 통증이 경감되고 NSAIDs의 사용빈도도 감소한다. NSAIDs는 즉효성이 있고 진통효과도 강하기 때문에 한방치료를 하는 동안에도 NSAIDs 병용이 가능하다는 것을 알려주면 한방치료를 쉽게 이어나갈 수 있다.

## 병태

월경곤란이란 월경기간 중 월경에 동반하여 발생하는 병적증상이다. 하복통, 요통, 복부 팽만감, 구역, 두통, 피로, 탈력감, 식욕부진, 불안초조, 설사 그리고 우울 순으로 흔하게 나타난다. 무배란성 월경에는 통상적으로 발생하지 않는다.[1)]

경관협소나 프로스타글란딘(prostaglandin, PG) 같은 내인성 생리활성물질에 의한 자궁과수축으로 발생한다. 경관협소로 인한 통증은 성장이나 출산을 통해 개선된다.[1)] 자궁근종으로 인한 과다월경과 자궁내막증이 월경곤란의 원인인 경우도 있지만 기질질환이 없는 경우도 많다.

## 일반치료

### 1) 비스테로이드성 소염진통제(NSAIDs)

- 증상이 있을 때 바로 대응 가능. 복통, 두통 등 통증에 폭넓게 효과[1)]
- 부작용: 위통증(복통), 오래 복용하다 보면 약물과용두통의 원인이 되기도 한다.

### 2) 자궁수축억제제[부틸스코폴라민브롬화물(Scopolamine butylbromide)]

- 주로 자궁발육부전에 따른 경관협소로 월경혈 유출 시 발생하는 자궁수축통에 NSAIDs와 병용한다.

### 3) LEP 제제(Low dose estrogen progestin)

- 기능성 월경곤란 증상을 경감시키며, 장기간 복용 시 자궁내막증 진행을 억제한다.
- 단점: 배란을 억제하므로 임신을 희망할 경우 사용할 수 없다.
- 부작용: 부종, 구역감으로 복용할 수 없는 경우가 있다. 빈도는 적지만 생명을 위협할 수 있는 혈전증이 발생하기도 한다. 혈전증 위험이 있는 경우 사용할 수 없다(전조 동반 편두통, 35세 이상이며 1일 15개피 이상 흡연자 등).



## 한방치료

- 월경곤란의 정도가 가볍다면, 증상이 있을 때만 복용해도 좋겠지만, 매일 복용하는 편이 효과는 더 좋다. 환자는 한방치료 후 첫 월경 시 효과를 '통증은 있지만 가벼워졌다'라고 대부분 표현한다.

- 월경곤란의 주된 증상은 복통이지만 같은 복통을 호소하더라도 통증의 정도, 동반증상, 체질에 따라 처방할 한방약이 다르다.

- 기본적으로 위가 약한 사람은 우선 비위를 재건하는 처방부터 시작한다. 그 후 냉증이 심하면 냉증을 개선하고 마지막으로 기혈수를 조절하는 처방을 선택하면 좋다.

- 사용할 한방약을 선택하기 위한 몇 가지 방식이 있다. 부인과에서 주로 사용하는 처방에는 당귀나 천궁이 함유된 것이 많다. 모두 미나리과 약재로 온약(溫藥)이며 진통효과가 있으나 위가 약한 사람에게는 사용 시 주의가 필요하다.

- 자궁근종이나 자궁내막증을 한방에서는 어혈로 본다.

### 1) 부작용이 적은 처방(표 1)

- 위장이 약하면 소화기계 부작용이 적은 처방 중 하나를 선택한다.

### 2) 냉증이 있는 경우 사용할 수 있는 처방(표 2)

- 냉증의 부위, 정도에 따라 처방을 선택한다.
- 냉증이 심하고 위가 약하며, 설사하는 경우 우선 위장기능을 조절하는 치료를 한다(p.148 '11. 냉증과 번열감' 참조). 위장기능을 조절하면 월경곤란도 개선되는 경우가 많다.

표 1. 월경곤란에 사용하는 부작용이 적은 한방약

| 처방 | 사용목표와 주의점 |
|---|---|
| 당귀건중탕 | 소아 복통에도 사용하는 소건중탕에 보혈작용이 있는 당귀를 더한 처방구성으로 따뜻하게 하여 복통을 완화하는 효과가 있다. |
| 당귀사역가오수유생강탕 | 계지탕에 대조를 증량하고 목통을 추가하며 오수유, 세신 같은 온약을 추가한 처방. 월경 시 하복부를 따뜻하게 하면 통증이 완화된다는 환자에게 당귀건중탕보다 유효하다. 맛이 매우 쓰다. |
| 안중산 | 당귀건중탕을 복용하면 복통이 생기는 경우에 사용 |
| 향소산 | 안중산을 복용해도 복통이 있고 진통제도 복통 탓에 복용하지 못하는 경우 |

표 2. 냉증이 있는 월경곤란에 사용하는 한방약

| 처방 | 냉증의 특징 | 기타 |
|---|---|---|
| 당귀사역가오수유생강탕 | 손발말단부가 차다. 겨울에는 동상에 걸린다. 직장이나 학교에서 냉방이 괴롭다고 느낀다. | 쓰다. |
| 당귀작약산 | 하반신이 차고 붓는다. | 드물게 복통 발생 |
| 계지복령환 | 발끝이 시리다. 상열하한(上熱下寒) | 복용 시 변이 물러지기도 한다. |
| 온경탕 | 복부나 둔부가 차다. 수족냉증은 적고, 오히려 손바닥에는 번열감이 있기도 하다. | 맛이 거북하다고 하는 경우가 많다. |
| 영강출감탕 | 허리 이하가 물에 잠긴 듯 시리다. | – |
| 부자탕 | 치마 밑으로 바람이 솔솔 들어오는 듯한 느낌 | 진무탕+인삼탕으로 대용 |
| 당귀건중탕 | 냉증 정도는 가벼우나 위장이 약하고 쉽게 피로한 경우 | – |
| 안중산 | 마른 체형으로 명치를 따뜻하게 하면 기분이 편해진다고 하는 위가 약한 환자 | 스트레스로 복통(위통)이 생긴 경우의 복통 완화에도 사용 |
| 대건중탕 | 몸이 차면 변이 잘 안 나오는 환자. 복력이 없어 장관가스가 몽글몽글 만져지는 경우 | – |

| 처방 | 냉증의 특징 | 기타 |
|---|---|---|
| 당귀탕 | 몸을 차게 하면 복부팽만감이나 복통이 생긴다. | 대건중탕 방의를 포함 |
| 사역탕 | 냉증이 심하고 설사하는 경우. 상기 처방으로 개선되지 않는 경우 | 인삼탕+부자가루로 대용 |

Ⅱ 처방 실제

**Advanced Course**

### 엑스제가 없는 처방

- 저당환(수질, 맹충, 도인, 대황): 수질과 맹충이라는 동물성 약재를 함유한다. 오래된 어혈을 제거하는 효과가 강하다.
- 부자탕(창출, 복령, 작약, 인삼, 부자): 진무탕의 생강이 인삼으로 대체된 처방구성. 리한(裏寒)으로 인한 관절통과 복통에 사용한다. 리한으로 설사하는 경우에는 진무탕을 사용한다.
- 사역탕(감초, 건강, 부자): 부자탕보다 리한이 심하고 통증도 있는 전신상태가 허할 때 사용한다. 설사를 동반하는 경우가 많다.

### 3) 부인과 3대 처방(표 3, 그림 1, 표 4)

- 위가 심하게 약하지 않은 환자의 경우, 하복통 외의 증상, 비월경 시 호소를 참고하여 기혈수를 판단하고, 이를 토대로 적합한 처방을 찾아 사용한다.

표 3. 부인과 3대 처방의 구성약재 · 복증 · 사용목표

| 처방 | 구성약재 | | | | 복증(그림 1) | 사용목표 |
|---|---|---|---|---|---|---|
| | 보혈제 | 구어혈제 | 이수제 | 기제 | | |
| 당귀작약산 | 당귀, 작약 | 천궁 | 복령, 출, 택사 | – | 대부분 복력은 약하지만, 단단한 경우도 있다. 제방압통(臍傍壓痛) 이 있다. | 혈허·수독, 피부색이 희며 마르고 연약한 체형. 하반신이 붓고 시리며 날씨에 따라 상태 악화(두통, 어지럼). 설사 |
| 계지복령환 | 작약 | 도인, 목단피 | 복령 | 계지 | 복력은 중간에서 실. 하복부 압통이 두드러짐 | 어혈·수독(가벼움). 피부는 거무스름하고 살집은 튼튼한 유형. 수족말단부의 냉증과 상열감, 어깨 결림, 자궁근종, 자궁내막증, 변비 |
| 가미소요산 | 당귀, 작약 | 목단피 | 복령, 출 | 시호, 박하, 생강, 치자, 감초 | 복력은 허~중. 흉협고만, 복부동계, 하복부 압통이 확인된다. | 혈허·수독(가벼움)·어혈·기역·기울. 마르고 연약해 보이며 호소가 많다. 족부시림, 불안초조, 여드름, 변비나 설사 |

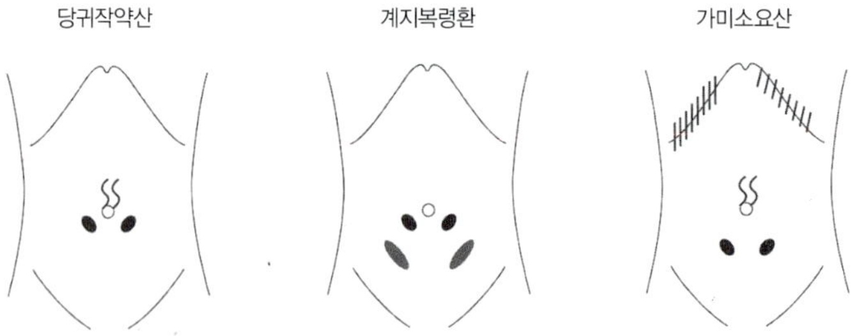


그림 1. 부인과 3대 처방의 복증

표 4. 부인과 3대 처방이 무효하거나 부작용이 생겼을 때의 대응법

| 처방 | 부작용 | 대응 |
|---|---|---|
| 당귀작약산 | 복통(위통) | •식전 복용 대신 식후 복용하도록 변경한다.<br>•안중산이나 육군자탕과 병용한다.<br>•수독이 있으면 가미소요산으로 변경한다.<br>•수독이 심하면 당귀건중탕으로 변경한다.<br>•위장허약부터 치료한다. |
| | 변비 | •복용량을 1일 3회에서 2회로 감량<br>•수독이 개선되어 변비가 생기는 경우가 있음. 다른 수독증상이 소실되면 당귀건중탕, 절충음(折衝飮)으로 변경한다. |
| 계지복령환 | 설사 | •복용량을 1일 3회에서 2회로 감량 |
| | 무효 | •변비나 기역(불안, 초조)이 심하면 도핵승기탕으로 변경한다.<br>•변비가 아직 있고 기울(권태감)이 있으면 통도산으로 변경한다.<br>•냉증이 없고 변비가 있으면 대황목단피탕으로 변경한다.<br>•냉증이 있으면 절충음으로 변경한다. |
| 가미소요산 | 설사 | •복용량을 줄인다. |
| | 불안이 개선되지 않음 | •억간산으로 변경한다. 마르고 복부동계가 촉진되며 허약한 인상이 있으면 억간산가진피반하로 처방한다. |

### ) 가미에 대하여(표 5)

- 한방약은 다성분이므로 약 개수가 적을수록 효과는 예리하다고 알려져 있어, 기본적으로 한방약은 병용하지 않는 편이 좋다. 그러나 상기 처방으로 효과를 보았으나 월경 시 통증을 조금 더 완화하고 싶을 때 다른 처방을 추가해 볼 수 있다.
- 작약감초탕은 장딴지경련에 자주 사용하는 처방으로 골격근뿐 아니라 평활근긴장도 완화하는 작용이 있다. 따라서 월경혈이 배출될 때의 자궁과잉수축을 완화할 수 있다.
- 다만 작약과 감초 모두 진액을 유지하는 작용이 있기 때문에 병용 시 부종이 생기는 경우가 있다.
- 일반적으로 월경 전은 황체호르몬의 영향으로 잘 붓는데, 황체호르몬이 감소하게 되

면 부종이 해소되는 경우가 많으므로 '월경 시'라는 단기간에 한해 작약감초탕을 병용하게 되면 부작용 발생 확률은 적다.

- 월경 시 복부를 따뜻하게 하면 통증이 완화되는 사람이 많다. 이 경우, 월경 시나 겨울에 가공 부자가루를 병용한다. 부자를 병용한다면 온복(溫服)해야 한다.
- 그러나 야마다 나리히로나 옛 사람들은 안이한 부자 병용을 경계했다.[2)]

**표 5. 월경통 완화를 위해 가미할 수 있는 처방의 장단점**

| | |
|---|---|
| 작약감초탕 | 월경 시 자궁수축통을 완화하지만 부종이 잘 생긴다. |
| 가공 부자가루 0.5g/회 | 냉증과 통증을 완화하지만 부작용에 주의가 필요하다. 안이하게 가미할 수는 없다. |

### 5) 자궁내막증에 의한 월경곤란(표 6)

- 자궁근종이나 자궁내막증을 한방에서는 어혈로 보고 구어혈제를 사용한다.
- 자궁내막증은 자궁주위와 장관, 난관의 유착을 일으키기 때문에 월경 시 외에도 복통을 동반하는 경우가 있다.

**표 6. 자궁내막증에 사용하는 한방약**

| 복력 | 처방 | 적용 |
|---|---|---|
| 허 | 당귀건중탕 | 월경 시 외에도 복통이 생긴다. |
| ↓ | 절충음 | 어혈소견과 혈허소견, 냉증을 동반 |
| ↓ | 계지복령환 | 어혈+수독 |
| ↓ | 장옹탕(腸癰湯) | 어혈+변비 |
| ↓ | 대황목단피탕 | 어혈+변비 |
| 실 | 도핵승기탕 | 어혈+변비+기역 |

### 6) 기타(표 7)

- 체력이 떨어지면 통증 관련 역치도 내려가기 때문에 심한 통증을 느낀다. 쉽게 피로해하는 경우 보중익기탕과 십전대보탕을 주로 사용한다. 십전대보탕에 함유된 지황이 속 불편감의 원인이 되기도 하므로 이 두 처방의 적응증은 소화기 관련 증상 유무

로 감별하는 것이 좋다.

- 보중익기탕과 십전대보탕을 환자의 피로감에 사용하는 것은 어찌 보면 당연해보인다. 반면, 스트레스나 약에 심한 과민 경향을 보이는 환자에게는 반하후박탕이나 향소산 같은 기제 위주로 처방을 사용한다.
- 산부인과진료 가이드라인에도 '보존적 치료가 무효할 경우, 별도의 심리·사회적 배경이 관련되어 있을 가능성이 있으며 상담과 심리요법을 고려해도 좋다'고 기술되어 있다.[1]
- 또한 난치성 통증질환에서도 장기간 통증이 지속되는 것이 스트레스가 되고 다른 약의 효과가 나지 않으며 통증이 지속되는 경우가 있다. 이럴 때 스트레스를 완화하는 억간산이 효과가 있다. 억간산의 진정효과는 즉효성이 있어 불안초조를 느낄 때만 복용해도 좋다. 억간산의 구성약재를 보면 당귀작약산이나 가미소요산과 겹치는 면이 있는데, 이 두 처방보다 불안초조, 간(肝) 관련 증후가 두드러지는 사람에게 사용한다.

**표 7. 월경 시 기타 증상에 사용하는 한방약**

| 처방 | 적응증 |
| --- | --- |
| 보중익기탕 | 비허(기허), 식사는 가능하지만 피로로 식욕이 없는 경우. 십전대보탕을 복용하면 속 불편감이 생기는 피로감 |
| 십전대보탕 | 기혈양허, 업무나 학업, 간호로 매우 피곤할 때. 월경 시 피로감이 심해지는 경우 |
| 반하후박탕 | 기울. 매핵기, 냄새에 민감한 경우. 후박에 구어혈작용이 있다 |
| 향소산 | 기울하며 위약(胃弱)한 경우. 알레르기나 부작용으로 양약 복용이 불가할 때 |
| 억간산 | 화를 잘 내는 경우 |
| 억간산가진피반하 | 억간산증인데 위가 허약한 경우 |

Advanced Course

## 주요처방의 참고조문

- 당귀작약산 『금궤요략』 '婦人腹中諸疾痛, 當歸芍藥散主之'
- 계지복령환 『금궤요략』 '所以血不止者, 其癥不去故也, 當下其癥, 桂枝茯苓丸主之' (癥: 자궁근종 등)
- 온경탕 『금궤요략』 '婦人年五許, 下利數十日不止, 暮卽發熱, 少腹裏急, 腹滿, 手掌煩熱, 脣口乾燥…當以溫經湯主之'
- 영강출감탕 『금궤요략』 '腎著之病, 其人身體重, 腰中冷, 如坐水中, 形如水狀, 反不渴, 小便自利, 飮食如故, 病屬下焦, 身勞汗出衣一作表裏冷濕, 久久得之, 腰以下冷痛, 腹重如帶五千錢, 甘薑苓朮湯主之'
- 부자탕 『상한론』 '少陰病, 得之一二日, 口中和, 其背惡寒者, 附子湯主之. 少陰病, 身體痛, 手足寒, 骨節痛, 脈沈者, 附子湯主之'
- 부자탕 『금궤요략』 '婦人懷娠, … 腹痛, 惡寒者, 少腹如扇, … 當以附子湯溫其藏'

### Column 복용효과를 높이기 위해서는

먼저 맛을 미리 설명해두는 편이 좋다. 특히 당귀사역가오수유생강탕이나 오수유탕에 들어있는 오수유는 매우 쓰다. 그러나 냉증이 심한 환자는 금세 익숙해지기도 한다. 작약 냄새, 아교 맛을 싫어하는 사람도 종종 있으니 미리 고지하면 '의외로 문제없이 복용할 수 있었다'고 한다. 시나몬 맛을 거북해하는 환자는 처방에 계지가 들어간 계지복령환 등의 사용에 주의를 기울인다.

진통효과는 NSAIDs에 비해 즉효성, 확실성은 떨어진다. 그러나 몸을 따뜻하게 하고 월경혈 덩어리가 감소하는 등의 효과를 보았다면 계속 복용하게 한다. 환자 스스로가 그런 변화를 알아차리지 못하는 경우도 많기 때문에 이러한 변화가 있을 수 있음을 미리 설명해 두면 환자도 잘 따라오게 된다.

Column **산부인과 의사의 코멘트**

'평소와 달리 이번에는 월경통을 견디기 힘들다', '이번 월경은 평소보다 늦은 편이다'라고 하는 경우는 단순히 월경이라고만 할 수는 없기에 주의해야 한다. '여성을 진료하게 되면 일단 임신이라고 생각하라'라는 말도 있듯 임신과 관계된 통증(자궁외임신, 조기유산)을 감별할 필요가 있다. 이를 위해 임신검사(HCG 50 UI/mL 이상 시 양성)상 음성임을 확인한다(수정 후 2주 이내는 임신검사결과가 음성이지만, 이 시기에는 위중한 복강내출혈이 발생할 가능성이 낮다).
월경통의 원인인 자궁내막증, 자궁근종 유무와 정도를 연 1회 확인하도록 한다. 임신을 희망하는 환자는 태아에게 약이 영향을 미치지 않을까 염려하여 배란 후 복용을 주저하기도 한다. 그러나 한방엑스제라면 걱정할 필요가 없음을 설명하고 임신검사결과가 양성(임신 4주+수일)으로 나오면 중지하면 된다.

Column **한방이 월경통 치료에 좋은 이유**

일단 임신을 원하는 환자에게도 사용할 수 있다. 임신초기에 복용해도 통상적인 한방약 복용량이면 유산되지 않는다. 그렇기 때문에 임신검사결과가 양성으로 나오면 중지하면 된다. 냉증 같은 전신 컨디션 이상도 개선한다. 진통제 사용을 줄일 수 있다. 월경통 자체의 소실을 기대해 볼 수도 있다(젊을수록 효과가 빠르다).

MEMO 4

**'증례보고'에 윤리심의가 필요할까?**

다른 의료종사자에게 정보를 공유하기 위해 소속된 기관 내의 증례검토회, 기관 외 의료종사자 연구회나 관계학회, 의료종사자용 전문지 등에 개별증례를 보고하는 '이른바 증례보고'는 '사람을 대상으로 하는 의학계열 연구에 관한 윤리지침'의 대상이 아닌 것으로 판단된다.
학회나 학술지의 증례보고 시 윤리심의가 의무는 아니다. 하지만 학회 독자적으로 규정을 세워 두는 경우도 있으므로 사전에 확인하는 것이 좋겠다. 또한 개인정보보호의 관점에서도 정보 취급 시에는 유의해야만 한다.

세키네 마리코(関根麻理子)

## 참고문헌

1) 日本産科婦人科学会, 他(編): 産婦人科診療ガイドライン 婦人科外来篇 2017. 143~144. pp224~227. 2017.
2) 花輪壽彦: 漢方診療のレッスン 増補版. 226, 金原出版, 2003.

모리 유키코(森裕紀子)

# 32. 월경불순

진료요령

- 월경불순은 호르몬 이상으로 발생하며 한방의학적으로는 대개 '어혈'로 다루지만, 정신적 스트레스가 원인인 경우도 적지 않다. 그렇기 때문에 스트레스 사회인 현대에서는 '기'의 이상을 치료하면 결과적으로 월경불순이 개선되는 것도 종종 경험한다.
- '혈'과 '기' 양쪽을 모두 조절할 수 있는 처방이나 합방이 유효할 뿐 아니라, 반하후박탕 같은 기제나 사역산류 시호제 단독으로도 유효한 경우가 있다.

## 병태

- 월경은 약 1개월 간격으로 자발적으로 발생하여 한정된 일수 안에 자연히 멈추는 자궁내막의 주기적 출혈로 정의된다. 정상 월경주기는 25~38일이며 6일 이내의 변동은 있을 수 있다. 하지만, 이 범위를 넘어설 경우 월경불순이라고 한다.[1] 구체적으로는 월경주기가 단축되어 24일 이하가 되면 빈발월경, 주기가 늘어나 39일 이상이 되면 희발월경이라고 한다.

- 또한 월경이 없는 상태를 무월경이라 하는데, 이는 초경 이전, 폐경 이후 및 임신, 산욕, 수유기의 생리적 무월경과 성 성숙기 월경의 이상 중단인 병적 무월경으로 크게 구분된다. 병적 무월경이란 만 18세가 되어도 초경이 생기지 않는 원발성 무월경과 여태까지 있던 월경이 3개월 이상 중단되는 속발성 무월경이 있다.[2]

- 초경 이후 수년간 혹은 폐경 이전에는 월경주기가 일정하지 않은 경우가 많고, 정신적 스트레스, 과도한 체중감소, 과도한 운동부하, 환경변화나 불규칙한 생활에 의해 월경불순이나 무월경 상태가 되기도 한다.

## 일반치료

- 문진, 신체소견, 내분비검사(FSH, LH, E2) 등의 결과를 토대로 월경불순의 병태를 진단한다. 갑상선질환, 고프로락틴혈증, 다낭성 난소증후군 등으로 진단되면 각각에 맞춰

치료를 진행한다.

- 임신을 희망할 경우 배란 유도를 하고 임신을 희망하지 않는다면 연령에 맞춘 호르몬 치료 또는 경과관찰을 한다.
- 과도한 다이어트나 운동선수에서 보이는 운동부하에 의한 월경불순은 적당한 식사와 운동 지도를 한다. 저에스트로겐 상태가 장기간 지속되면 골량감소를 초래할 가능성이 있기 때문에 골밀도 측정을 할 필요도 있다.[1)]

## 한방치료

- 한방에서는 월경에 관한 질환은 오장(五臟), 기혈수(氣血水), 한랭자극 등으로 병태를 설명한다.[3)]
- 월경불순은 주로 내분비나 자율신경계 조절작용을 가지고 있는 '간(肝)'의 이상으로 볼 수 있다. 또한 기혈수 이상이나 한랭자극도 월경주기에 영향을 미친다.
- 혈액검사와 영상검사를 사용한 진단학이 발달된 현대에도 원인을 확실히 알 수 없는 월경불순으로 고통 받는 여성은 여전히 많으며 여성의 라이프 사이클이나 라이프 스타일 변화에 따라 현 시대에서만 볼 수 있는 형태의 월경불순도 증가하고 있다.
- 한방치료 단독으로는 호르몬 치료와 비교하면 월경이 안정될 때까지 시간이 더 걸리지만 심신 전체를 부드럽게 조절하는 것이 가능하므로 이것이 한방치료의 장점이기도 하다.
- 또한 호르몬 치료와 병용하면 호르몬제의 부작용을 경감하며 호르몬제로는 커버할 수 없는 마이너트러블(minor trouble)에 대처 가능하다는 이점도 있다.
- 신중한 문진과 한방의학적 진찰을 통해 '증(證)'을 판별한 뒤 처방을 결정한다. 사용할 수 있는 처방목록은 표 1과 같다.

## Column 『만병회춘(萬病回春)』의 월경불순[1]

고전에서는 월경을 '경수(經水)' 또는 '경행(經行)'이라 하였으며 월경불순은 '부인경수부조(婦人經水不調)', '경수불행(經水不行)', '경수불리(經水不利)'로 표현하며 그 치료법을 '조경(調經)' 또는 '통경(通經)'이라 하였다. 공정현(龔廷賢)의 『만병회춘』에는 '부인의 경수가 먼저 나오거나 늦게 나오거나 혹은 많거나 적거나 혹은 때가 지나서도 나오지 않거나 한 달 내 재차 나오는 것은 모두 부조(不調)에 기인한다'라는 기록이 남아있다. 월경이상이 부인과 질환뿐 아니라 다른 질환과 관련된다는 것은 오래전부터 인식되어 온 것 같다.



표 1. 월경불순에 사용할 수 있는 한방약

| 증 | 처방 | 사용목표와 주의점 |
|---|---|---|
| 실증 | 도핵승기탕 | 기역(氣逆)이 있으며 소복급결(少腹急結)이라 불리는 하복부 압통이 있다. |
| | 계지복령환 | 어깨결림, 두통, 상열하한(上熱下寒) 등을 호소하며 진찰 시 설하정맥 충혈과 하복부 압통 등의 어혈소견이 있다. |
| | 통도산 | 붉은 얼굴로 비만경향이고 변비, 어깨결림, 고혈압 등이 있는 경우에 사용할 수 있다. 『일관당의학(一貫堂醫學)』의 어혈체질 처방이다. |
| 중간증 | 여신산 | 상충(상열), 현훈(어지럼), 우울, 초조감 등의 증상이 있으며 육아 스트레스나 직장 내 문제 같은 발병의 계기가 되는 사건이 있는 경우가 많다. |
| | 반하후박탕 | 꼼꼼한 성격인 사람인 경우가 많고, 매핵기라고 하는 인후두이상감각을 목표로 사용한다. 복진상 복만(고음)이 종종 보인다. |
| | 팔미환 | 요통이나 저림, 냉증 등 노화에 동반되는 증상이 있을 때 사용한다. 한방의학적으로는 소복불인(小腹不仁)을 보이는데, 이를 신허(腎虛)로 표현할 수도 있다. |
| | 가미소요산 | 비교적 마르고 연약한 체격인 환자의 다양한 자율신경증상에 사용한다. 한방의학적으로는 기역이나 기울 위주의 상태에 사용되는데, 어혈과 수독도 고려되어 있는 처방이다. 치자를 함유하고 있기 때문에 장기 사용에는 주의가 필요하다. |

| 증 | 처방 | 사용목표와 주의점 |
|---|---|---|
| 허증 | 당귀작약산 | 허증이며 냉증, 어지럼, 두통을 호소하며 진찰상 치흔이나 하복부 압통이 있는 경우에 사용할 수 있다. 한방의학적 목표는 수독과 혈허이다. |
| | 온경탕 | 냉증을 보이지만 손발에는 도리어 열감이 있고 구순부가 건조하며 피부가 거칠고 하복부 냉증이 있는 경우 사용할 수 있다. 한방의학적으로는 혈허나 어혈, 기역을 목표로 한다. |
| | 당귀사역가오수유생강탕 | 한랭자극에 의해 하복부에서 서혜부에 걸쳐 당기는 듯한 통증[산기(疝氣)]이 있는 경우. 동상이나 냉방에 의해 발생하는 냉증에 응용할 수 있다. |
| | 십전대보탕 | 전신권태감, 피로감이 있는 경우나 면역력 저하 시 체질개선에 사용할 수 있다. 한방의학적 목표는 기혈양허이다. |

**Advanced Course**

### 부인잡병맥증병치제이십이(婦人雜病脈証幷治第二十二)(『금궤요략』)[5,6]

여성 특유의 병증에 관한 기록은 장중경의 『금궤요략』에도 있는데, 그중 '부인잡병맥증병치제이십이'에 상세한 기록이 있다.

의미

대부분의 여성 특유의 질환은 기혈부족(氣血不足), 허한축적(虛寒蓄積), 기울체(氣鬱滯)가 원인이 되어 무월경을 초래한다. 월경이 멈춘 채로 오랜 시간이 지나면 혈이 냉해져 포문(胞門, 자궁)까지 병이 발생하며, 경락의 기혈순환이 악화된다. 상초에서는 연타(涎唾, 타액)를 토하고 오래되면 폐옹(肺癰)이 되며 몸이 수척해진다. 중초에서는 배꼽 주변이 차고 아프며 양쪽 옆구리 통증이 자궁까지 이어지고, 또는 중초에 열결(熱結)하면 관원(關元, 배꼽 아래쪽 경혈)이 아프고 맥이 삭(數)하며 종물(腫物)은 없으나 피부가 물고기 비늘같이(거칠어짐) 된다. 이는 남성에서도 발생할 수 있는 현상으로 여성에서만 국한된 문제는 아니다. 하초에서는 월경이 고르지 못하고 냉증이 생겨 음부가 당기듯 아프며 하복부가 차고 오한이 있으며 혹은 허리부터 등까지, 아래쪽으로는 기충(氣衝) 부근까지 이어져 급통(急痛)이 생기고 무릎과 다리도 동번(疼煩)한다. 갑자기 어지러워지거나, 뇌전증 발작 같은 현상을 보이기도 하며, 우울하거나 슬프거나 분노하는 등 정서가 불안정해지는데 이는 대하(帶下, 허리 아래의 병 즉 부인병)와 관련된 병으로 귀신에 홀린 것이 아니다. 오래 지속되면 점차 몸이 마르고 허맥(虛脈)이 생기며 한증(寒證)이 많아진다. 부인병은 삼십육병이라 할 정도로 천차만별이므로 맥의 음양과 허실, 긴현(緊弦)을 살펴 침과 약을 쓰면 위기를 넘겨 안심할 수 있을 것이다. 같은 병이라도 맥은 원인에 따라 다르기 때문에 잘 기억해 두어야만 한다.

### 해설

기혈부족, 허한축적, 기울체가 무월경과 월경불순의 원인이라는 것을 우선 거론하며 그에 따라 일어나는 증상을 상초, 중초, 하초로 구분하여 논하고 있다. 3세기 고대 중국에서 여성질환을 어떻게 인식하고 있었는지를 알 수 있는 대목이다.

지금으로 치면 '폐경'을 맞이할 연령까지 생존하는 여성은 극히 드물었던 시대의 책이기 때문에 월경이 오래 멈추거나 불규칙해지는 것은 임신을 제외하고는 대부분 비정상인 상황이었다. 월경 상태나 증상을 자세히 관찰하면서 맥진(진찰)을 하여 각 개인에 적합한 대응을 하라는 가르침은 현재도 통용된다.

지금으로 치면 '폐경'을 맞이할 연령까지 생존하는 여성은 극히 드물었던 시대의 책이기 때문에 월경이 오래 멈추거나 불규칙해지는 것은 임신을 제외하고는 대부분 비정상인 상황이었다. 월경 상태나 증상을 자세히 관찰하면서 맥진(진찰)을 하여 각 개인에 적합한 대응을 하라는 가르침은 현재도 통용된다.

Ⅱ 처방 실제

### Column 『부인양방(婦人良方)』[7)]

진자명(陳自明)의 『부인양방』은 산부인과에 관한 중의학 사상 최초의 전문서적이며 제1권은 '조경문(調經門)'으로 '무릇 여성을 치료할 때 의사는 가장 먼저 조경(調經)을 하는 것이 중요하다'라는 문구가 실려 있다. 여성질환 치료 시 월경을 조절하는 것부터 시작하라는 것이다. 호르몬 수치 측정이나 호르몬요법이 없던 시대에 월경을 조절하기란 쉽지 않았을 것으로 추측되지만 굳이 서두에서 월경 조절의 중요성을 설명한 것은 단지 임신이나 출산 때문만은 아니라 생명활동유지에 있어서도 중요하다고 생각한 증거는 아닐까?

## 참고문헌

1) 日本産科婦人科学会, 他(編): 産科婦人科診療ガイドライン 婦人科外来編 2017. 日本産科婦人科学会事務局 2017.
2) 日本産科婦人科学会(編): 産科婦人科用語集 用語解説集. 改訂第3版. 日 本産科婦人科学会事務局, 2013.
3) 花輪壽彦: 漢方診療のレッスン. 金原出版, 1995.
4) 小曾戸洋, 他: 和刻漢籍医書集成 第11輯 万病回春, 龔廷賢撰. p.218~220, エンタプライズ, 1991.
5) 大塚敬節: 金匱要略講和, 創元社, 1979.
6) 高山宏世(編): 金匱要略も読もう. 東洋学術出版社, 2016.
7) 陳自明(編), 薛己(校註): 太医院校註婦人良方大全. 大和田意開, 1636.

모리 에이코(森 瑛子

# 33. 월경전증후군(PMS), 월경전불쾌장애(PMDD)

## 진료요령

- 월경전증후군(premenstrual syndrome, PMS)과 월경전불쾌장애(premenstrual dysphoric disorder, PMDD)는 대개 증상이 다채로우며, 일본에서는 한방치료가 널리 쓰이고 있다. 허실(虛實)과 기혈수(氣血水) 같은 한방의학적 소견을 토대로 사용할 한방약을 선택한다.
- 한방약은 호르몬 치료와의 병용했을 때 호르몬 치료의 부작용을 경감할 수도 있다. 또한 저용량 경구피임제(oral contraceptives, OC)나 저용량에스트로겐·프로게스틴 배합제(low dose estrogen progestin, LEP)같이 배란을 억제하지 않기 때문에 임신을 시도 중인 여성에게도 쉽게 제시해 볼 수 있는 선택지이다.

## 병태

- 월경전증후군(PMS)은 월경 전 3~10일간 황체기에 지속되는 정신 혹은 신체 증상으로 월경 시작과 동시에 감소 혹은 소실되는 것을 말한다.[1] 그중에서도 특히 정신증상이 두드러지는 경우를 월경전불쾌장애(PMDD)라고 한다.[2,3]

- PMS와 PMDD의 원인은 확실하게 알려지지 않았지만 여성호르몬 변동과 관련 있을 것으로 생각된다.[4,5] 배란주기가 있는 여성의 경우, 배란에서 월경까지의 기간(황체기)에 에스트로겐(난포호르몬)과 프로게스테론(황체호르몬)이 다량 분비된다. 이 황체기 후반부에 난포호르몬과 황체호르몬이 급격히 저하되어 뇌내호르몬과 신경전달물질 이상을 일으키는 것이 PMS의 원인으로 추측된다. 그러나 뇌내호르몬과 신경전달물질은 스트레스의 영향도 받기 때문에 PMS는 여성호르몬 저하만이 원인이 아니라 다양한 요인에 의해 발생하는 것으로 알려져 있다.

- 산부인과진료가이드라인에서는 미국산부인과학회(American College of Obstetricians andgynecologists, ACOG) 진단기준(**표 1**)을 사용하도록 하고 있는데[6,7], 증상이 월경 전 매달 나타나며 월경 시작 후 완화되는 것이 특징이다. 증상이 나타나는 시기를 기록하여 월경주기와의 관련성을 확인한다. 일본에서는 월경이 있는 여성의 약 70~80%가 월경 전 어느 정도 이러한 증상이 있는 것으로 알려져 있다. 그중에서 생활

에 지장이 있을 정도로 심한 증상을 보이는 여성의 비율은 5.4% 정도이다. 사춘기 여성은 PMS가 더 많다는 보고도 있다.[8)]

**표 1. PMS 진단기준(ACOG)**

| 3회 연속으로 월경 전 5일간 다음과 같은 신체증상 또는 정신증상이 적어도 1개 이상 있었다. | |
|---|---|
| 〈신체증상〉<br>유방팽만감·종창, 복부팽만감, 두통, 관절통·근육통, 체중증가, 사지종창·부종 | 〈정서증상〉<br>우울, 분노폭발, 과민성·초조, 불안, 혼란, 사회적 고립 |
| •이러한 증상은 월경 시작 후 4일 이내에 가벼워지고 13일째까지 재발하지 않는다.<br>•이러한 증상은 약물요법, 호르몬 복용, 약물 혹은 알코올에 의한 것이 아니다.<br>•PMS를 의심한 뒤 2주기에 걸쳐 반복적으로 발생한다.<br>•사회적, 학문적 또는 경제적 행동과 능력에 명확한 지장을 초래한다. | |

American College of Obstetricians andgynecologist: Premenstrual syndrome.guidelines for women's health care. A resource manual, fourth edition,:607~613,2014

## 일반치료

•배란억제요법: 배란이 일어남과 동시에 여성호르몬에 큰 변동이 생기는 것이 원인이므로 배란을 멈추게 하여 여성호르몬의 변동을 없앰으로써 증상을 호전시킨다. 구체적으로는 OC나 LEP을 사용한다. 이는 복용기간에만 일시적으로 배란을 억제하기 때문에 임신을 원할 경우에는 복용을 중지하면 배란이 회복된다.

•대증치료: 통증에 비스테로이드성 소염진통제(non-steroidal anti-inflammatory drugs, NSAIDs) 같은 진통제, 부종에 이뇨제, 정신신경증상과 자율신경증상에 정신안정제나 선택적세로토닌 재흡수 억제제 등을 사용한다.

•상기 치료법과 함께 일본에서는 한방치료도 흔히 사용되고 있다.

## 한방치료(표 2)

•대개 증상이 다양하기 때문에 허실과 기혈수 같은 한방의학적 소견에 기반하여 사용할 한방약을 선택한다.[9)]

• 월경주기에 따라 복용약을 변경할 것이 아니라, 월경 시 증상도 고려하여 처방을 선택하는 것이 좋다.

• 또한, 호르몬치료와 병용하면 호르몬치료의 부작용을 경감시킬 수도 있다.

표 2. 월경전증후군에 사용할 수 있는 한방약

| 증 | 처방 | 사용목표와 주의점 |
|---|---|---|
| 실증 | 도핵승기탕 | 기역(氣逆)이 있으며 소복급결(少腹急結)이라는 하복부압통이 있다. |
| | 계지복령환 | 견통, 두통, 상열하한 등을 호소하며 진찰 시 설하정맥충혈과 하복부압통 등의 어혈소견이 있다. |
| | 시호가용골모려탕 | 불안초조, 불면, 두근거림 등을 호소하며 복진상 흉협고만과 복부동계가 확인되는 경우 사용한다. |
| 중간증 | 여신산 | 상충(상열), 현훈(어지럼), 우울, 초조 등의 증상이 있으며 육아 스트레스나 직장 내 문제 같은 발병의 계기가 되는 사건이 있는 경우 쓸 일이 많다. |
| | 오령산 | 두통, 어지럼, 부종 등, 수독에 기반한 증상이 심한 경우 사용한다. |
| | 반하후박탕 | 꼼꼼한 성격의 환자가 인후두이상감각을 보이는 것을 목표로 사용한다. 복진상 복만[고음(敲音)]이 종종 나타난다. |
| | 억간산 | 과민체질로 불안, 불면, 초조감 등이 있는 경우 사용한다. |
| | 가미소요산 | 비교적 마르고 연약한 체격이면서 다양한 자율신경증상이 나타날 때 사용한다. 한방의학적으로는 기역이나 기울 위주이나, 어혈과 수독도 고려한 처방이다. 산치자를 함유하고 있기 때문에 장기사용에는 주의가 필요하다. |
| 허증 | 감맥대조탕 | 약간 허증이며 감정실금이 있고 신경과민하여 외부로부터의 자극에 과잉반응·흥분하는 경향이 있는 경우 사용할 수 있다. |
| | 당귀작약산 | 허증이며 냉증, 어지럼, 두통을 호소하고 진찰상 치흔이나 하복부 압통이 있는 경우 사용한다. 한방의학적 목표는 수독과 혈허이다. |
| | 당귀사역가오수유생강탕 | 한랭자극에 의한 하복부에서 서혜부에 걸친 당기는 듯한 통증[산기(疝氣)]이 있는 경우, 동상이나 냉방에 의해 발생하는 냉증에도 응용한다. |

| 증 | 처방 | 사용목표와 주의점 |
|---|---|---|
| | 억간산가진피반하 | 억간산보다 허증에 사용한다. 복부증상으로 복부동계가 강하게 촉지된다. |
| | 향소산 | 기울경향이 있는 경우 사용한다. 위장이 약한 경우나 알레르기 체질에도 쉽게 사용할 수 있다. |

**Column** 가미소요산과 여신산의 감별점

가미소요산과 여신산의 감별점으로는 '내원할 때마다 다른 말을 하면 가미소요산, 언제나 같은 말을 하면 여신산'이라는 오츠카 케이세츠의 구결이 매우 유명하다.[10] 두 처방 모두 갱년기장애에 자주 쓰이지만, PMS나 PMDD에도 같은 구결을 인용하여 사용할 수 있다.

**Advanced Course**

### 장조(藏躁)와 히스테리

『금궤요략』 '부인잡병맥증병치제이십이(婦人雜病脈証并治第二十二)'에 감맥대조탕 조문이 있다.

'婦人藏躁, 喜悲傷, 欲哭, 象如神靈所作, 數欠伸, 甘麥大棗湯主之'

이것은 부인이 장조증상으로 자주 슬퍼하다 마음을 다쳐 울고 싶어 하기도 하고, 귀신이 들린 것 같이 몸을 흔들고 춤추며 자주 하품을 하는 것이 감맥대조탕의 주치증이라는 내용이다. 야마다 교코는 『금궤요략찰기(金匱要略札記)』에서 '장조'란 자궁의 혈이 건조해진, 즉 『맥경(脈經)』의 '장조'의 의미일 것이라고 고증하였다.[11,12] 오츠카 케이세츠는 『금궤요략강화(金匱要略講和)』에서 '부인의 히스테리'로 설명하였는데[13], 히스테리의 어원도 '장조'란 자궁을 의미하는 그리스어 'hustéra'이기 때문에 동서고금을 막론하고 여상의 자궁, 즉 월경주기와 관련된 정신증상을 언급한 기록을 찾아볼 수 있다는 것은 매우 흥미롭다. 오늘날에는 히스테리라는 용어가 그다지 쓰이지 않지만 '장조'를 치료하는 감맥대조탕은 PMS나 PMDD에 널리 사용되고 있다.

## 참고문헌


1) 日本産科婦人科学会(編): 産科婦人科用語集 用語解説集 改訂第3版, 2013.
2) American Psychiatric Association: Premenstrul Dysphoric Disorder. Diagnostic and Statistical Manual of Mental Disorders, Fifth Edition, 171~175, 2013.
3) 日本精神神経学会, 他(編): DSM-5 精神疾患の診断 統計マニュアル. 学書院, 2014.
4) Freeman EW: Premenstrual syndrome and premenstrual dysphoric disor der: definitions and diagnosis. Psychoneuroendocrinology 28:25~37, 2003.
5) Freeman EW et al: Premenstrual dysphoric disorder: Recognition and treatment. Prim Care Companion J Clin Psychiatry 5:30~39, 2003.
6) 日本産科婦人科学会, 他(編): 産婦人科診療ガイドライン 婦人科外来福 2017. 2017.
7) American College of Obstetricians andgynecologists: Premenstrual Syndrome.guidelines for women's Health Care. A Resource Manual, Fourth Edition.: 607~613, 2014.
8) Takeda T. et al: Prevalence of premenstrual syndrome and premenstrual dysphoric disorder in Japanese high school students. Arch Womens Ment Health 13:535~537, 2010.
9) 花輪壽彦: 漢方診療のレッスン, 金原出版, 1995.
10) 花輪壽彦, 他: 女神散の使用経験. 漢方の臨床 40:65~77, 1993.
11) 山田業広: 傷寒論札記; 金匱要略札記. オリエント出版社, 1998.
12) 真柳誠: 漢方一話 処方名のいわれ 67- 一甘麦大棗湯. 漢方診療 18:4, 1999.
13) 大塚敬節: 金匱要略講和, 創元社, 1979.


모리 에이코(森 瑛子)

# 34. 난임

### 진료요령

- 난임의 원인이 여성측에 있다고 생각하는 경향이 많지만 여성과 남성 양측이 차지하는 비율은 거의 같다. 또한 남녀 모두에게 원인이 있는 경우도 있으므로 난임이 의심될 때는 커플이 함께 진료를 받는 것이 중요하다. 이는 한방진료 시에도 동일하다. 또한 검사를 해도 남녀 모두의 원인을 알 수 없는 원인불명 난임이라는 상태도 드물지 않은데 그 비율은 약 1/3 정도로 알려져 있다.
- 최근의 난임은 출산 고령화에 따른 영향도 무시할 수 없다. 1989년에는 산모의 첫째 평균 출산연령이 27세였지만, 2011년에는 30세를 넘어 2016년에는 30.7세로 지속적인 상승을 보였는데 이러한 경향은 남성측도 동일하다.[1] 여성은 연령이 증가할수록 난자의 질 저하와 자궁질환이 증가하며 남성도 연령이 늘면서 점차 정자의 수와 운동성 저하가 나타난다.[2] 이러한 고령화의 영향은 상당하여 한방치료만으로는 커플이 바라는 결과를 얻지 못하는 경우도 있기 때문에 부부의 연령을 고려하여 산부인과와의 조기 협진도 필요할 수 있다.
- 생식보조의료기술은 지속적으로 진보하고 있지만, 업무와 치료의 양립이 어렵고 쉽게 임신이 잘 되지 않는 등 치료과정에서 정신적 스트레스를 받는 커플이 늘고 있다. 과도한 피로나 정신적 스트레스는 여성에게는 배란장애나 착상장애를, 남성에게는 정자수와 운동성 저하를 초래한다.[2] 이러한 정신적 스트레스의 완화나 원인불명 난임의 심신상태를 조절할 수 있다는 것이 한방의학적 접근의 매력이라 할 수 있겠다.

## 병태

- 난임이란 '임신을 원하며 보통의 성생활을 영위하고 있으나, 1년이 지나도록 임신이 되지 않는 상태'[3]를 말한다. 통상 피임을 하지 않으면 1년 내 85%의 커플이 임신을 하기 때문에 약 15%의 커플이 난임으로 판단된다.

- 일련의 임신에 이르는 과정(배란·사정·수정·착상 등)상의 장애가 난임의 원인이 될 수 있다. 여성측 요인으로는 배란·난관·자궁·경관·면역인자가 있으며 남성측 요인으로는 정자인자가 있다. 자궁인자 중에는 자궁근종과 자궁내막용종 등 수술요법이 효과적인 것도 있다. 이 중 배란인자, 난관인자, 정자인자가 난임의 3대 원인이며 남녀 모두 연령 증가도 임신능 저하의 원인이 되며 원인불명 난임의 대다수가 연령증가에 기인하는 것

으로 추측된다.

- 일반적으로 여성이 자연임신 할 가능성은 30세를 지날 무렵부터 조금씩 저하되어 35세 경부터 급격히 낮아진다. 또한 남성도 35세경부터 정자의 질 저하가 시작된다.



## 일반치료

- 난임의 원인이 판명되었다면 원인에 대한 수술요법이나 약물요법 등을 시행함으로써 일정 효과를 기대할 수 있다. 또 타이밍법[5]이나 배란유도법도 있다.
- 하지만 수술요법이나 약물요법이 효과가 없는 경우나 난임의 원인을 알 수 없는 경우는 배란과 수정을 보조하는 치료법을 선택한다. 인공수정이나 생식보조의료 같은 고도의 기술도 포함해서 치료를 진행한다.
- 생식보조의료는 체외수정이나 현미수정[6], 동결·융해배아이식[7]과 같이 채란을 필요로 하는 방법이 있는데 여성에게 신체적 부담이 크고 임신으로 이어지지 않을 경우 발생하는 정신적 부담도 상당하다. 남성은 정소내 정자채취법이 있다.

> **Column 생식보조의료**
>
> 난임으로 한방약을 5년간 처방받아 왔다는 분이 상담차 내원했다. 난임 검사를 받아보지도 않았기 때문에 난임외래에 소개했다. 난임외래에서 검사상 남편측에 원인(조정기능장애)이 있어 생식보조의료 병행을 한 결과, 반년 정도 만에 임신에 성공한 경험이 있다. 원인이 있고, 치료법이 있는 경우에는 생식보조의료가 강력한 치료수단이 된다.

## 한방치료

- 난임에 대한 한방의학적 접근법은 다양하다. 원인을 알 수 없는 경우가 많고 건강한 남녀를 다루기 때문에 다른 질환과 마찬가지로 문진이 중요하다. 특히 산부인과 전문의가

역자 주; 가장 임신 가능성이 높은 배란일을 예측하여 임신을 시도하는 방법
역자 주; 1개의 정자를 주사기 바늘로 흡입하여 현미경을 통해 난자에 주사하여 수정시키는 방법
역자 주; 체외수정이나 현미수정에 의해 만들어진 수정란을 동결시킨 후 채란한 시기와는 다른 주기를 골라 융해하여 이식하는 방법

아닐 경우, 지금까지의 임신력, 월경력, 산부인과나 난임외래 방문이력을 보다 신경 써서 확인할 필요가 있다. 또한 건강기능식품이나 한방약 복용력도 문진할 필요가 있다. 대부분 이미 몇 가지 건강기능식품(실은 한방약인 경우도 많음)이나 대표적인 한방약(당귀작약산, 가미소요산, 계지복령환)을 이미 복용하고 있을 가능성이 있다. 진찰 후 재차 같은 처방을 쓰게 되기도 하는데 그 때는 왜 이렇게 처방을 하게 되는지 설명이 필요하다.

• 원인이 밝혀진 경우, 특히 자궁인자(자궁근종이나 자궁내막용종 등)나 난관인자(난관폐색 등)가 원인인 경우에는 한방치료 적응증이 되기 어려우며 먼저 원인을 제거하는 것이 우선이다.

• 한방약 적응증에 해당하는 난임은 기능장애[예를 들면 배란장애나 경도의 조정기능장애(造精機能障碍) 등]나 원인불명 난임이다. 동반 증상으로 월경불순이 있다면 p.303 '32. 월경불순'을 참조하여 치료하자.

• 일단은 한방약으로 치료하더라도 연령이나 아이를 낳고 싶은 이유를 고려해서 일정기간이 지나도 효과가 나타나지 않을 때는 산부인과나 난임외래 진료를 제안해 볼 필요도 있다. 환자가 난임외래에 소개해 주길 기다리는 경우도 종종 있다.

### 1) 위장이 약한 경우(표 1)

• 위장이 약하면 다른 약도 복용하기 어렵고 약효도 잘 나지 않는다. 위장이 약한 사람은 체격이 마르고 연약한 경우가 많다. 권태감이 있고 위내정수가 있으면 육군자탕을, 복직근긴장이 심한 경우에는 소건중탕을 사용하여 우선 식욕을 개선하며 치료를 시작한다. 이 과정을 거침으로써 다른 약도 복용할 수 있게 된다. 또한 비위상태를 좋게 하는 것만으로도 임신이 가능해진다.
• 육군자탕은 사군자탕에 진피, 반하가 가미된 처방으로 사군자탕+이진탕이다. 따라서 위내정수를 보다 강하게 제어하고자 할 때는 이진탕을, 보다 기허가 두드러질 때엔 사군자탕을 소량 추가하는 방식으로 응용할 수 있다.
• 인삼탕에 부자를 추가한 부자이중탕이 있다. 인삼탕증보다 수족냉증이 심할 때 사용한다.
• 보중익기탕에는 시호와 승마가 들어있어 기를 끌어올리는 승제효과가 있다. 따라서 배란기 출혈에 의한 착상장애가 의심될 때 응용하면 배란기 출혈을 감소시켜 임신에

가능해지기도 한다.

표 1. 난임이면서 위장장애가 있을 때 사용할 수 있는 한방약

| 증 | 처방 | 적응증 | 사용목표 |
|---|---|---|---|
| 약간 허증 | 육군자탕 | 식욕부진, 권태감, 냉증 | 위불편감, 위내정수 |
| | 소건중탕 | 피로권태, 복통, 냉증 | 복벽이 얇고 복직근긴장, 정력감퇴 |
| | 인삼탕 | 권태감, 위부정체감, 수족냉증, 설사 | 냉증이 있으며 복통, 타액분비과다, 때때로 위내정수 |
| | 보중익기탕 | 권태감, 식욕부진, 도한 | 수족권태, 목소리와 눈빛에 힘이 없다, 복부동계 |



### 2) 난임의 한방의학적 접근(표 2)

- 난임의 한방의학적 치료는 우선 냉증을 개선하는 것에서 시작한다. 따라서 처방도 냉증에 사용될 수 있는 것이 많다. 따라서 일단 냉증에 대해 고려하고, 그 다음 기혈수를 고려하면 처방선택이 쉬워진다. 특히 어혈 존재 유무와 부종 같은 수체 여부도 관찰하면 처방 선택이 용이해진다.
- 체격이 좋고 변비, 상열감이 있으며 초조해하는 경향이 심하면 도핵승기탕이 좋다. 복용 후 설사하며 몸이 쳐지는 경우에는 사용하지 않는다. 또 마찬가지로 체격은 좋지만 땀이 잘 나는 물살형 체형을 가진 경우에는 방기황기탕을 처방하여 여분의 수분을 제거할 필요가 있다. 또한 따뜻하게 하는 다른 처방으로 냉증이 제거되지 않을 때 방기황기탕을 사용하면 냉증이 해결되기도 한다.
- 체격이 단단하고 흉협부 긴장이 심하며 어깨결림, 두통, 상열감이 있을 때는 대시호탕을 사용해 본다. 변비가 없으면 엑스제 중 대황이 빠진 처방을 사용하면 된다. 각 엑스제의 구성을 잘 비교해 보면 응용범위를 넓힐 수 있다.
- 체격이 보통이며 위장기능에도 문제가 없으며 어깨결림과 월경통이 있고 복진상 하복부 긴장과 압통이 있는 경우에는 계지복령환이 좋다. 이 환자들은 혈액순환이 좋지 않은 인상을 보인다.
- 당귀작약산은 혈허와 수독의 증후를 주로 치료한다. 난임과 관련된 혈허증후는 월경량감소, 월경지연 등이며 수독증후는 어지럼, 부종, 두통, 머리가 멍해지는 증상 등

이다. 또한 당귀작약산은 혈과 수를 잘 조절하기 때문에 난임뿐 아니라 체격이 마르고 약한 여성에게 흔히 사용된다.

- 당귀작약산증에 요통이 함께 있을 때는 당귀건중탕이 좋다.
- 냉증의 강도에 따라 당귀작약산 → 당귀사역탕 → 당귀사역가오수유생강탕 순으로 선택한다.
- 당귀작약산증은 일반적으로 근육긴장이 약하고 복부가 연약하다. 다만, 이 긴장이 지나치게 약할 때는 당귀작약산을 사용할 수 없다. 이럴 때는 위장장애에 사용하는 한방약으로 일단 소화기능을 조절한 뒤 당귀작약산을 쓰는 편이 좋다.

**표 2. 난임에 사용할 수 있는 한방약**

| 증 | 처방 | 적응증 | 사용목표 |
|---|---|---|---|
| 실증 | 도핵승기탕 | 변비, 월경통, 월경 시 정신불안 | 소복급결, 때로 소복경결, 어혈압통 |
| | 방기황기탕 | 비만, 다한증, 부종, 관절통 | 살결이 희고 근육이 무른 비만경향 |
| | 대시호탕[*1] | 변비, 어깨결림, 두통, 오심 | 흉협고만, 심하비경, 오심, 쉽게 화냄 |
| 중간증 | 계지복령환 | 냉증, 월경통, 상열, 어깨결림 | 소복경만, 어혈압통, 붉은 안색 |
| 약간 허증 | 당귀작약산[*2] | 난임, 빈혈, 권태감, 요각부 냉증 | 혈허, 복부연약, 위내정수, 창백 |
| | 당귀사역탕[※] | 냉증, 동상, 한랭에 의한 복통, 설사 | 사지궐역, 당귀작약산보다 심한 냉증 |

*1 변비가 없을 경우 대시호탕거대황으로 사용할 수 있다.

*2 구성약재 중 하나인 '출'은 창출 또는 백출 중 하나를 선택하여 사용할 수 있다. '출'을 함유한 다른 처방 사용 시에도 동일한 방식으로 사용할 수 있다. 아사다 소하쿠의 『고방약의(古方藥議)』에 따르면 '발한제습(發汗除濕) 효과는 창출이 강하고 이중이수(理中利水) 효과는 백출이 강하다'고 했다. 각 증례별 상황에 맞추어 사용하면 된다.

※ 당귀사역탕증보다 냉증이 심하고 한랭에 의해 복통이 심해지며 구토, 두통이 더해졌을 때 사용하는 당귀사역가오수유생강탕을 쓴다.

### 3) 정신 스트레스가 있을 경우(표 3)

- 이미 난임외래를 다니는 중이며 한방약이나 건강기능식품도 다수 복용해 본 적 있는 환자가 내원했을 때, 대부분 충분히 오랜기간 부인과 대표처방을 복용했을 가능성이 높다. 원인이 확실하지 않거나 혹은 원인은 몇 가지 알아냈지만 잘 해결되지 않고, 불안이나 불면장애를 가진 채 어떻게 방법이 없겠느냐 하며 내원하는 환자도 많다.
- 이럴 때, 남녀 모두 기제(氣劑)가 유효하다. 약간 우울 경향이 있거나 풀이 죽어 아무것도 하지 못하는 사람에게 향소산을 사용해 본다. 위장이 약한 사람도 문제없이 복용할 수 있다. 또한 별 것 아닌 스트레스에도 민감하게 반응하며 인후부가 막힌 느낌이 있거나 흉복부 팽만감, 긴장감을 호소할 때 반하후박탕을 사용해 본다. 두 처방 모두 복용하면 서서히 쌓여 온 스트레스가 완화되는 것을 느낄 수 있으며, 스스로 현재 자신이 처한 상황을 되돌아 볼 수 있게 된다.
- 아사다 소하쿠는 향소산을 기제 중에서도 휘발 효과가 있는 처방이라고 하였으며, 반하후박탕을 기제의 효시라며 중시하였다.
- 난임치료가 잘 되지 않아 초조함이 쌓이고 어깨결림과 상열감이 있을 때는 가미소요산, 보다 성질이 급하거나 분노가 속에 쌓여 있을 때는 억간산을 사용하여 치료에 대해 긍정적 감정을 가질 수 있도록 해 볼 수 있다. 이렇게 겉으로 보이는 어혈이나 수체뿐 아니라 어떻게 기를 조절해 갈 것인가가 매우 중요하다. 처방 선택이 어려울 때는 재차 사진(四診) 소견을 재검토해 가는 것이 무엇보다 중요하다.

**표 3. 난임이면서 정신 스트레스가 있을 때 사용할 수 있는 한방약**

| 증 | 처방 | 적응증 | 사용목표 |
|---|---|---|---|
| 중간증 | 반하후박탕 | 기분이 답답하고 목이 막힌 듯한 느낌 | 인후두감각이상, 두근거림, 어지럼, 복만(腹滿) |
| | 억간산 | 신경흥분, 신경증, 불면증 | 우울, 화를 잘 냄, 급한 성격, 불면, 복직근긴장 |
| 약간 허증 | 향소산 | 위장허약, 우울경향 | 다른 처방 복용 시 식욕부진, 가냘픈 목소리 |
| | 가미소요산 | 부정수소, 쉬이 피로, 냉증, 월경불순 | 다양한 신체증상 호소, 냉증, 상열감, 초조 |

Advanced Course

### 부인과처방의 감별점

아사다 소하쿠의 저서 『물오약실방함구결』에서는 여기서 다루고 있는 처방의 감별요령이 자세히 적혀있다. 몇 가지 인용해 보고자 한다.

당귀작약산 '전체적으로 여성의 갑작스런 복통을 치료하는 처방이지만, 화혈(和血) 효과에 이수(利水) 효과 겸해진 처방이기 때문에 건중탕증에 수기(水氣)가 겸해져 있거나, 소요산증에 통증이 겸해진 경우 모두 폭넓게 응용할 수 있다' '이 처방을 태동복통(胎動腹痛)에 쓰려면 규통(疞痛)이 있어야 한다고 되어 있고, 궁귀교애탕은 지복통(只腹痛)이라 되어 있어 가벼운 통증에 해당하는 것으로 기록되어 있지만, 꼭 그런 것이 아니라 이 처방은 통증이 심하면서 상복부에 있고, 궁귀교애탕은 하복부에 있으면서 허리까지 통증이 있기 때문에 빠르게 치료하려면 유산의 징조가 있을 때, 두 처방의 차이를 잘 알아 분별하여 사용해야만 한다'.

계지복령환 '이 처방은 어혈로 인한 징가[癥瘕, (종류(腫瘤)]를 제거하는 효과 위주로 무릇 어혈로 인한 모든 증상에 활용할 수 있다. … 또한 이 처방과 도핵승기탕의 차이점은 도핵승기탕에는 여광(如狂), 소복급결(少腹急結)이라 되어 있지만, 이 처방은 기징불거고야(其癥不去故也)를 목적으로 한다는 것이다. 또한 온경탕 같은 상열하한 징후는 없다'.

## 4) 남성난임(표 4)

- 남성난임의 약 90%가 조정(造精)기능장애이다. 기능장애인 발기부전도 포함하여 신허 상태일 때는 팔미환을 사용한다.
- 팔미환에는 지황이 포함되어 있기 때문에 위장이 약하면 설사나 식욕부진이 생기기도 한다. 이럴 때는 보중익기탕이 좋다. 팔미환과 마찬가지로 조정기능장애에 효과가 있다는 보고가 많다.
- 위장이 약하여 팔미환 엑스제를 복용하지 못하더라도 환제로는 복용이 가능한 경우가 있다.
- 체력이 저하되어 있어 쉽게 피로하고 신경이 과민하여 스트레스를 잘 받을 때에는 계지가용골모려탕이 좋다. 용골과 모려는 제상동계(臍上動悸)나 흉만(가슴이 창만하여 괴로운 것), 잘 놀라는 증상, 정신불안으로 인한 불면을 치료하는 효과가 있으며, 원기가 없는 사람에게 사용하면 조금씩 원기가 돌아오는 것을 경험할 수 있다.

표 4. 남성난임에 사용할 수 있는 한방약

| 증 | 처방 | 적응증 | 사용목표 |
|---|---|---|---|
| 중간증~허증 | 팔미환 | 쉬이 피로, 냉증, 음위(陰痿), 요통 | 위장 정상, 소복불인(小腹不仁)*1, 신양허*2 |
| 약간 허증 | 계지가용골모려탕 | 신경과민, 정신불안, 쉬이 피로, 냉증, 불면 | 복피구급(腹皮拘急)*3, 복부동계, 음위 |

*1 소복불인: 전체적인 복근의 긴장감은 좋지만, 배꼽 아래 정중앙에 복벽긴장도 저하가 나타나는 상태. 지각둔마(제하불인)가 나타나기도 한다.

*2 신양허: 노화에 동반하여 비뇨 · 생식기능저하가 일어난 상태. 예를 들어 요통, 하지피로감, 이명, 탈모, 배뇨장애, 음위(발기부전), 몽정 등

*3 복피구급: 복벽근육이 얇고 양측 복직근이 긴장된 상태

### 5) 신체 스트레스가 있는 경우(표 5)

- 난임치료는 치료 후 예정대로 월경이 시작되거나, 임신에 성공하더라도 유산하는 등 기대에 어긋나는 경우가 많아 이 점이 정신 스트레스의 원인이 된다. 또 배란유도에 따른 통증이나 유산수술 등 신체 스트레스도 치료가 길어짐에 따라 증가하게 된다.
- 유산수술 후 출혈이 장기화되며 하복통이 계속되는 경우 계지복령환이 좋다. 어혈을 제거하는 효과가 있고 잔존한 자궁내용물을 배출하는 효과도 기대할 수 있다. 수술 후 출혈과 통증이 빠르게 수습되는 경향을 보인다. 또한 통증과 냉증이 더욱 심할 때에는 갑자탕(甲字湯)이 좋다.
- 유산수술 후 출혈이 좀처럼 멈추지 않거나 치료 후 월경이 오래 계속되는 경우에는 궁귀교애탕이 좋다. 또한 임신 후 하복부가 아프거나 소량의 출혈이 오래 지속될 때에도 좋다.
- 난임치료가 장기화되어 정신적으로 쉽게 피로를 느끼거나, 약간의 우울경향이 있고 식욕도 없고 어지럼도 있을 때는 궁귀조혈음이 좋다. 궁귀조혈음은 산후 일체의 기혈을 조리하는 처방으로 빈혈을 보충하며 오로를 없애고 소화기계 작용을 북돋아 산후에 발생하는 자율신경실조로 인한 다양한 증상에 좋은 효과가 있어 산후 상용처방으로 사용된다. 산후 우울증에도 좋아 유산 수술 후 기분이 침울해지거나 습관성 유산으로 정신 피로가 있을 때에도 사용할 수 있다.

표 5. 난임치료 중 발생하는 신체 스트레스에 사용할 수 있는 한방약

| 증 | 처방 | 적응증 | 사용목표 |
|---|---|---|---|
| 중간증 | 계지복령환 | 냉증, 월경통, 상열감, 어깨결림 | 소복경만(少腹硬滿), 어혈압통, 붉은 안색 |
| | 갑자탕※※ | 냉증, 월경통, 상열감, 어깨결림, 복통 | 계지복령환보다 냉증과 어혈이 심한 경우 |
| 중간증~허증 | 궁귀교애탕 | 오랜 출혈로 인한 빈혈, 수족냉증, 어지럼 | 위장이 허약하지 않음, 유산 후 출혈 |
| | 궁귀조혈음 | 산후 신경증상, 체력저하, 월경불순 | 기혈양허, 비허, 이명, 어지럼, 부종 |

※※계지복령환에 감초 1.5g, 생강 0.5g을 추가한 처방. 계지복령환에 작약감초탕 1포 혹은 감초탕 1/2포와 생강즙 소량을 추가하는 것으로도 구성할 수 있다.

**Column** **갑자탕(甲子湯)**

갑자탕(어혈치료약)은 미토번 의학자인 하라난요의 경험방이다. 이 외에도 하라난요의 경험방으로는 을자탕(乙字湯, 치질치료약), 병자탕(丙字湯, 임병치료약), 정자탕[丁字湯, 벽낭(癖囊) 치료약]이 있다. 벽낭은 유문협착이나 위 확장 증상을 말하며 트림이나 식후복통, 식후구토 등의 증상이 있다. 다만, 현재 시판되고 있는 을자탕 엑스제는 하라난요의 원방이 아니다. 하라난요가 소시호탕 변방으로 시호·황금·승마·대황·감초·대조·생강을 '치질을 치료'하기 위해 창방하였으나, 이후 아사다 소하쿠가 보중익기탕을 염두에 두고 원방에 있는 대조를 당귀로 바꾸었다. 현재의 엑스제는 아사다 소하쿠의 변방에 해당한다.

**Advanced Course**

## 테라시 보쿠소의 난임 분류

한방난임치료에 열정을 기울였던 테라시 보쿠소(1923~2018)는 경험적으로 난임을 여성 7개 유형, 남성 2개 유형으로 분류하였다.[4,5]

### 여성 7개 유형

① 허약체질이며 빈혈 유형(당귀작약산), ② 허리와 발이 시리고 복부가 아픈 유형(당귀사역탕, 당귀사역탕가오수유생강탕), ③ 위장이 약한 유형(사군자탕, 육군자탕, 소건중탕, 인삼탕, 보중익기탕 등), ④ 중간 체형의 어혈 유형(계지복령환료), ⑤ 중간 체형이며 배에 가스가 잘 차는 유형(절충음[折衝飮]), ⑥ 명치부터 옆구리와 배까지 당기는 유형(대시호탕, 대시호탕 합 계지복령환료), ⑦ 여분의 수분이 많은 유형(방기황기탕), 그 외 ①~⑦에 해당하지 않는 유형을 난치형·복합형으로 분류하였다.

### 남성 2개 유형

① 겨울에는 손발이 시리고 여름에는 번열감이 있는 유형(팔미지황탕), ② 스트레스를 잘 받는 유형(계지가용골모려탕, 시호가용골모려탕). ①, ②는 한방난임치료를 통해 4,500명 이상의 임신 성공실적을 쌓은 경험이 뒷받침하는 매우 유용한 분류이다. 그는 임신이 잘 되는 복진소견으로 [부드럽게 볼록한 배]를 들었으며, 수증치료를 하며, 복증·복진에 중점을 두어 임신이 잘 되는 복진소견에 가까워지게 만들어가는 것이 난임치료의 포인트라고 기술하였다. 그 목적을 달성하기 위해 복진소견을 상세히 관찰하며, 그 변천과정을 살펴 처방변경의 타이밍을 잡아간다는 것이 요점이다.

하나와 토시히코는 복진소견에 대해 다음과 같이 기술하였다.

임신이 잘 되는 배는 하복부 전체에 탄력이 있고 눌러도 부드러우며 압통이 없다. 반면 임신이 잘 안 되는 배는 다음과 같이 두 가지 유형으로 분류할 수 있다.

① 하복부를 촉진해 보면 전혀 탄력이 없는 경우. ② 하복부를 누르면 배꼽 아래 부근을 중심으로 단단하며 탄력이 없고 통증이 심한 경우. ①은 허약체질이나 냉증과 관련된 경우가 많고 당귀작약산이나 약용인삼을 함유한 처방을 선택. ②는 변비나 비만, 월경이상, 스트레스, 자궁과 난소의 혈행불량과 관련되어 발생한 징후로 보아 계지복령환이나 도핵승기탕 등의 미세순환 개선약을 사용한다.[6]

## 참고문헌


厚生労働省(編): 平成30年 我が国の人口動態, 2018.

日本産科婦人科学会(編): HUMAN + 女と男のディクショナリー. 日本産 科婦人科学会, 2014.

日本産科婦人科学会, 他: 不妊の定義の変更について. 日産婦誌 67, 1602, 2015.

寺澤捷年, 他(福): 漢方診療二頁の秘訣. 140~141, 金原出版.

寺師睦宗: 大丈夫! 不妊は漢方で治る. 主婦の友社, 2003.

6) 花輪壽彦: 漢方よろず相談. 永劫, 2001.
• 花輪壽彦: 漢方診療のレッスン. 金原出版, 1995.
• 矢数道明: 臨床応用 漢方処方解説 增補改訂. 創元社. 1981.
• 長谷川弥人: 勿誤薬室 「方面」 「口訣」 釈義 增補改訂版. 創元社, 1994.

와타나베 코지(渡辺浩二

# 35. 갱년기장애

## 갱년기와 갱년기장애

- 갱년기는 '폐경 전 5년과 폐경 후 5년을 합한 10년을 갱년기라 한다. 성 성숙기에서 노년기로의 이행기를 가리키는 용어'라고 정의되어 있다.[1] 또한 폐경은 '여성이 12개월 이상 월경이 없을 때 처음 진단 가능하다'고 알려져 있다.[1] 일본 여성의 정상 폐경 연령은 45~56세이며 폐경연령의 중앙값은 50.5세이다.
- 또한 '갱년기증상, 갱년기장애의 주된 원인은 난소기능저하이며 여기에 노화에 따른 신체변화, 정신·심리적 요인, 사회문화적 환경인자가 복합적으로 영향을 미쳐 증상이 발현되는 것으로 생각된다'.[1]
- 갱년기장애의 원인인 에스트로겐 결핍에 따라 동맥경화방지나 골 대사(강력한 골 흡수 억제, 골 형성 촉진) 등 여성에게 유익 작용을 하는 호르몬이 급격히 저하되므로 개개인은 스트레스에 대처하는 적응역치가 낮아진다. 따라서 작은 스트레스에도 대처하지 못하게 되고 자율신경실조증상이 쉽게 나타나는 것으로 추측된다(그림 1).
- 필자의 사견으로는 '갱년기장애란 에스트로겐 수치의 급격한 저하에 동반되는 스트레스 적응역치의 저하로 발생하는 일종의 자율신경실조증상에 각종 정신증상이 더해져 발생하는 다수소증후군'으로도 설명할 수 있는 질환이다.

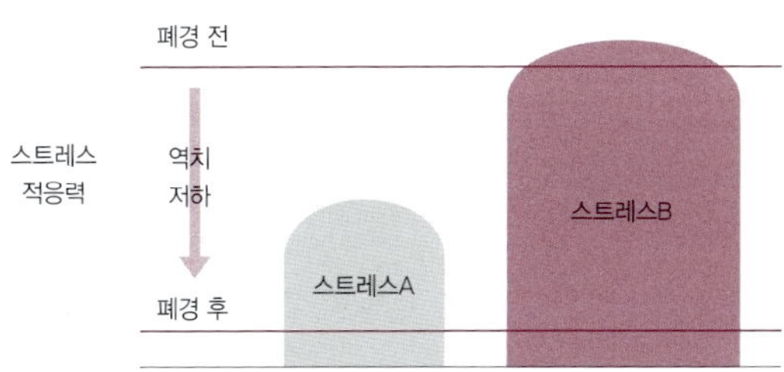


**그림 1. 갱년기 장애 발생의 원리**

폐경 후에는 스트레스B보다 작은 스트레스A 정도만으로도 증상이 나타나게 된다.

## 갱년기장애와 관련된 인자

- 갱년기장애와 관련된 인자는 표 1에 제시한 것과 같이 3가지 인자가 있는 것으로 알려져 있으며, 이 인자들이 갱년기장애의 정도에 영향을 주는 것으로 생각된다.

**표 1. 갱년기장애의 영향인자**

| | |
|---|---|
| 내분비인자 | 고나도트로핀(gonadotropin)의 급격한 변동에 의한 중추 피드백 기전의 파탄→자율신경중추의 불안정화 |
| 심리 · 성격인자 | 멜랑콜리 경향의 성격, 자기부정·타인긍정적 성격, 타협적·자기희생적 성격 |
| 사회 · 문화인자(스트레스) | 현실문제·인간관계, 분리체험, 은퇴, 빈 둥지 증후군 |

이 외에 생활습관, 식습관, 체질, 양생불량, 주위환경 인자도 있다.

## 갱년기장애의 임상증상과 일반치료

- 갱년기장애의 임상증상: '일본인 여성 갱년기증상 평가표'가 있다(표 2). 총 21개 항목이며 임상증상은 다방면에 걸쳐 나타나 병인 파악이 어려우므로 서양의학에서는 이를 '부정수소증후군'으로 분류한다. 치료 시에는 대증요법(진통제, 수면제, 항불안제 등)과 호르몬 보충요법을 위주로 사용한다. 이 두 가지 치료가 효과가 없을 때, SSRI·SNRI 제제를 선택하게 되는 것이 일반적이다.

- 호르몬 보충요법(HRT): 현재 일반적으로 난포호르몬제제와 황체호르몬제제를 동시에 투약하는 방법이 사용되고 있다. 특히, '안면홍조(hot flash, 혈관운동신경장애 유사증상)'에 유효한 경향을 보인다. 그러나 한방의 관점에서 보면 황체호르몬은 '습열(濕熱)'의 병태를 조장하기 때문에 HRT 장기사용은 평소 '과식·과욕' 경향이 있는 환자의 과식을 더욱 촉진하여 '습열' 병태를 악화시킬 수 있다.

표 2. 일본인 여성 갱년기증상 평가표

| 증상 | 증상 정도 | | |
|---|---|---|---|
| | 강 | 약 | 무 |
| ① 얼굴이나 상반신이 화끈거린다(열이 난다). | | | |
| ② 땀을 잘 흘린다. | | | |
| ③ 밤에 좀처럼 잠들지 못한다. | | | |
| ④ 밤에 잠에 들더라도 쉽게 깬다. | | | |
| ⑤ 흥분을 잘하고 화낼 때가 많다. | | | |
| ⑥ 항상 불안감이 있다. | | | |
| ⑦ 사소한 일에 신경 쓰인다. | | | |
| ⑧ 끙끙 고민하며 우울할 때가 많다. | | | |
| ⑨ 무기력하고 쉽게 피곤하다. | | | |
| ⑩ 눈이 피로하다. | | | |
| ⑪ 어떤 일을 잘 기억 못하거나 깜빡하는 일이 많다. | | | |
| ⑫ 어지럽다. | | | |
| ⑬ 가슴이 두근두근한다. | | | |
| ⑭ 가슴이 조이는 느낌이 있다. | | | |
| ⑮ 머리가 무겁거나 두통이 자주 있다. | | | |
| ⑯ 어깨나 목이 결린다. | | | |
| ⑰ 등이나 허리가 아프다. | | | |
| ⑱ 손발마디(관절)가 아프다. | | | |
| ⑲ 허리와 손발이 시리다. | | | |
| ⑳ 손발(가락)이 저린다. | | | |
| ㉑ 최근 소리에 민감해졌다. | | | |

일본산과부인과학회 생식 · 내분비위원회: '일본인용 갱년기 · 노년기 점수 확립과 HRT 부작용 조사 소위원회' 보고 —일본인 여성 갱년기증상 평가표 작성—. 일산부지(日産婦誌) 53:883~888, 2001.

## 갱년기장애의 한방의학적 병태

갱년기장애같이 병인이 확실히 밝혀지지 않은 증후군은 오히려 '병태론'의 관점에서 바라보는 것이 질병의 전체상을 찾아내는 데 도움이 되며, 치료방법 탐색에도 도움이 된다(표 3).

갱년기장애의 임상증상을 '기혈수'와 '오장'의 병태론으로 분석해 본 결과, 대부분의 증상이 기혈수병태론의 '기체·기역'과 관련이 있고 '수체'에 해당하는 것도 많다. 또한 오장 병태론 중에는 '간·심'의 병태와 관련된 것이 압도적으로 많은 것으로 나타났다.

- 이 '평가표'에 기재되어 있지 않은 갱년기 월경과 관련된 '월경불순이나 부정출혈' 등의 증상도 임상에서 흔히 볼 수 있으므로 '어혈·혈열'이나 '혈허'의 병태도 어느 정도 갱년기장애에 관여하고 있는 것으로 생각된다.

**표 3. 기혈수 병태증상과 갱년기증상의 관계(번호는 표 2의 번호에 해당)**

| 기혈수 | 종류 | 임상증상 |
|---|---|---|
| 기 | 기허 | 쉬이 피로, 몸이 나른함, 기력 없음, 식욕·의욕 없음, 빈혈, 주간졸림 등 ⑨ |
| | 기체 | 우울기분, 인후부 이물감, 머리가 무겁거나 멍함, 흉복부 팽만감, 흉협부 및 요배부 통증 등 ⑧, ⑭, ⑮, ⑰, ⑱ |
| | 기역 | 발작성 상열하한, 발작성 두근거림, 발작성 두통, 불안초조감, 트림, 발한, 어깨결림 등 ①, ②, ⑥, ⑬, ⑯ |
| 혈 | 혈허 | 과소월경, 안구피로, 안색불량, 건조하거나 거친 피부, 무른 손톱, 탈모, 집중력저하, 장딴지경련 등 ⑩ |
| | 어혈 | 월경장애(월경통, 월경불순), 치질, 제방(臍傍) 또는 하복부압통, 구강건조, 입술 및 혀의 암적자색화, 색소침착 등 |
| | 혈열 | 열증에 나타나는 부정출혈, 상시 유지되는 상열감, 눈 충혈 등 ① |
| 수 | 조증 | 수분(진액)부족, 허열상태, 마른기침, 갈증 등 |
| | 수체 | 부종경향, 몸이 무거운 느낌, 위부진수음, 어지럼, 기립 어지럼, 허리와 손발이 참, 조조강직, 어깨·목 결림, 손발가락 저림, 다뇨·핍뇨, 수양성 콧물, 객담 등 ⑫, ⑲, ⑳ |

하나와 토시히코 『한방진료의 레슨』(가네하라출판, 2003)과 테라사와 카츠토시 『화한진료학』(이와나미신서, 2015)을 참고하여 필자가 작성

## 갱년기장애의 한방치료

- 갱년기장애에는 3가지 인자가 증상의 정도에 영향을 미친다고 앞서 서술했다. 그중에서도 '내분비인자'와 '심리·성격인자'를 단기간에 바꾸는 것은 매우 어렵다. 그러나 '사회·문화적 인자'에 속하는 '환경인자' 중에서 주위환경의 변화(인간관계, 분리체험 등) 이외에 가장 쉽게 바꿀 수 있는 것은 개개인의 '생활습관(야행성 등), 식습관(과식과음, 간식섭취 등)' 문제이다. 이 문제를 바로잡게 되면 증상 완화에 매우 큰 도움이 된다.

- 한방치료의 포인트는 다음과 같다. 스트레스를 잡기 위해 우선 '간'에 주목하여 '억간·사간'이라는 단어가 들어간 처방, 혹은 시호제를 선택해 본다. 이것으로도 치료가 잘 되지 않을 때에는 '심'에 주목하여 사심탕류 등과 같이 '심'자가 들어있는 처방을 선택한다. 위장 관련 문제가 있으면 '중(中), 비(脾)'자가 있는 '건중'·'보중'·'귀비/계비(啓脾)' 같은 단어가 들어있는 처방 혹은 소화를 돕는 처방을 선택한다. 부종이 있으면 이수, 보신하는 처방을 선택한다.

표 4. 오장 병태증상과 갱년기증상의 관계(번호는 표 2의 번호에 해당)

| 오장 | 이상 시 나타나는 증상 |
|---|---|
| 간 | 우울, 초조, 화를 잘 냄, 정신불안정, 근육경련, 감각이상(저림), 트림, 복만, 복통, 눈 증상(안구건조, 충혈, 안통, 안구경련)<br>⑤, ⑦, ⑧, ⑩, ⑳ |
| 심 | 두근거림, 숨참, 불안감, 불면, 다몽, 잘 놀람, 땀을 잘 흘림, 혀끝이 붉고 아픔, 맛을 잘 느끼지 못함<br>②, ③, ④, ⑥, ㉑ |
| 비 | 식욕이상, 침 분비량 증가, 입가에 침이 흐름, 구순건조, 구역감, 복부불편감·하수감, 탈항, 배변이상, 손발이 누렇게 됨, 수척함, 코피, 부정출혈, 출혈이 잘 생김 |
| 폐 | 창백, 피부병이 잘 생김, 발한이상, 숨참, 쉬이 피로, 감기에 잘 걸림, 콧물, 코막힘<br>②, ⑨ |
| 신 | 노화현상전반, 집중력저하, 건망, 머리가 멍함, 숨을 깊게 들이마시지 못함, 청력저하, 배뇨·배변이상, 성욕감퇴, 발기부전, 유정, 조기폐경, 잘 무서워함<br>⑪, ⑮ |

나와 토시히코 『한방진료의 레슨』(가네하라출판, 2003)과 테라사와 카츠토시 『화한진료학』(이와나미신서, 15)을 참고하여 필자가 작성

## 1) 안면홍조(Hot flash)에 사용할 수 있는 한방처방(표 5)

- 안면홍조는 크게 두 가지 극단적 유형으로 나눠 볼 수 있다. 하나는 기역(기의 상충)으로 발생하는 발작적인 상열감이며, 다른 하나는 혈열로 발생하는 상시 상열감이다. 기역 타입은 대부분 표허나 양허(임상상 습윤한 살집을 가진 경우가 많음)가 원인이 되어 발생한 것으로 계지를 함유한 처방을 사용할 수 있다. 엑스제로는 계지탕, 계지가용골모려탕이 있다. 기역에 수체가 얽혀 있는 경우, 소위 '양허수범(陽虛水泛)'의 병태에 해당하는데, 이때는 복령과 계지를 함께 함유한 처방을 사용한다. 엑스제로는 영계출감탕이 있다. 기역에 어혈이 혼재되어 있을 때는 계지복령환, 계지복령환가의이인을 쓴다. 여기에 리열이 더해지면 도핵승기탕을 쓴다(표 5).
- 또 다른 한 가지 유형인 혈열 타입은 대개 위열(胃熱)이 원인이므로 황련, 황금을 함유한 처방을 사용하게 된다. 엑스제로는 삼황사심탕, 황련해독탕이 있다. 혈열이 원인이면서 기역이 함께 섞여 있을 때는 여신산을 사용한다(표 6).

**Column** **갱년기장애와 기혈수, 오장의 관계**

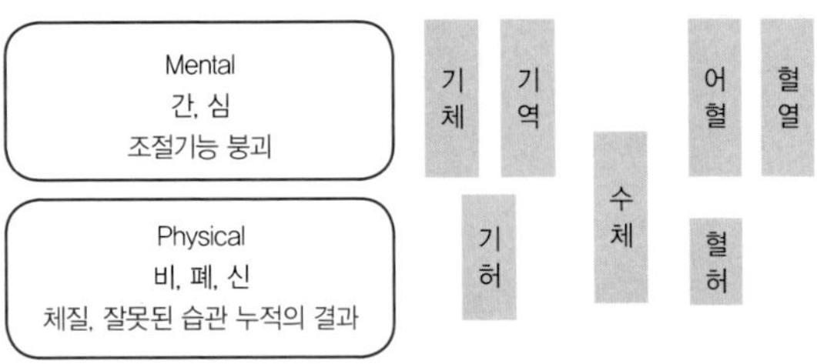


**그림 2. 갱년기장애의 한방의학적 병태**

기를 '조절기능에 해당하는 기'와 '실질적인 기'로 나눌 경우, '간·심'은 '조절기능에 해당하는 기'의 역할을 담당하고 '비·폐·신'은 '실질적인 기'의 역할을 담당한다. 바꿔 말하면 정신증상은 '간·심'에 더 관련이 있으며 신체증상은 '비·폐·신'과 밀접한 관련을 보인다.

갱년기장애 한방의학적 병태의 본질은 '간·심'의 불화, 이른바 조절기능의 붕괴(스트레스, 불면 등)와 '비·폐·신'의 불화, 체질 혹은 잘못된 습관(과음과식, 간식섭취 등)의 누적이 원인이 되어 발생한 기혈수 이상으로 해석할 수 있다. 그중에서도 특히 '혈' 이외에 '기와 수의 이상'이 큰 비중을 차지하고 있다.

표 5. 안면홍조에 사용할 수 있는 한방약

| 기 | | 처방 |
|---|---|---|
| 기역<br>(기의 상충) | 표허·양허 | 계지함유제제: 계지감초탕, 계지가계탕, 계지가용골모려탕 |
| | **혈 · 수** | **처방** |
| | 수체 | 영계출감탕, 영계감조탕, 영계미감탕 |
| | 수체·어혈 | 계지복령환, 계지복령환가의이인 |
| | 어열(어혈+리열) | 도핵승기탕 |
| | 혈열 | 여신산 |
| | 수체·혈열 | 황련해독탕, 삼황사심탕, 치자백피탕 |



### 2) 그 외 갱년기장애에 사용할 수 있는 한방처방

- 처방선택의 포인트는 다음과 같다. 일반적으로 '초조, 우울'이 있는 경우, 가미소요산을 제1선택약으로 삼는다. 위장허약의 경우, 반하백출천마탕이 좋다. 초조함이 심하고 공격적인 경우, 혹은 불안·초조감이 심한 경우에는 억간산(가진피반하)이 더욱 좋은 효과가 있다. 머리를 많이 써서, 정신피로가 있는 경우에는 귀비탕, 가미귀비탕이 적절할 확률이 높다(표 6). 또는 자주 우는 경우 감맥대조탕이 주효할 가능성이 높다.
- 복진을 했을 때 흉협고만이 현저하면 시호제를 선택하게 된다(표 7). 심하비경이 있으면 사심탕류도 처방선택 시 후보로 올려 볼 수 있다(표 8).

Advanced Course

### 숙식(宿食)의 치료

최근 임상에서 자주 만날 수 있는 갱년기장애의 병태는 '과음과식', 곧 잘못된 일상생활 습관이 누적되어 발생한 것이다. 이때, 많은 증례에서 '숙식(宿食)'을 볼 수 있는데, 치료는 '소양양명합병'에 준하여 시행한다고 에도시대의 명의 나이토 키테쓰가 주장했다. 이 이론을 토대로 실제 임상을 통해 축적한 경험적 관점에서 보면, 과식 내상병은 체내에 양명부열[陽明腑熱(유형의 열결)]을 잘 형성하고, 이 리열은 때때로 양명경(무형의 열결)에도 열을 전도하여 미만성의 열을 형성한다. 따라서 '구건, 갈욕음수(渴欲飮水)' 같은 임상증상을 초래한다. 이 병태에 필자는 '시호제 합 백호가인삼탕'을 기초처방으로 사용했을 때 좋은 효과가 있었던 것을 많이 경험했다. 미만성으로 형성된 열이 심한 증례에는 '상·중초의 열기'를 내리기 위해 '석고세말'을 추가한다. 이를 통해 '과식' 충동을 억제할 수 있어 치료효과를 한층 더 높이는 것도 가능하다.

어혈이 현저할 경우 도핵승기탕을 병용한다. 수체가 현저할 경우, 중·상초의 습열이면 오령산, 인진오령산, 하초의 습열이면 저령탕을 병용한다. 위열이 현저한 경우 조위승기탕, 삼황사심탕 또는 황련해독탕을 병용한다. 양명부열이 심하면 '시호제 합 승기탕류'로 치료한다.

## 처방선택의 포인트

표 6. 갱년기장애의 일반적인 처방선택 포인트

| 증 | 처방 | 사용목표와 주의점 |
|---|---|---|
| 실증 | 여신산 | 기체, 기역, 혈열이 병태의 기반을 형성하여 얼굴 상열감, 두통, 어지럼, 불면 등의 고정증상을 호소한다. 갱년기 신경안정제로써 자주 사용된다. 가미소요산이 효과가 없는 심한 안면홍조에 유효한 경우가 있다. |
| | 용담사간탕 | 정서불안정하며 초조, 졸음, 집중력저하 등과 같은 정신신경증상과 식욕증가, 부종·소변불리, 대하증가, 과다월경, 신체열감, 소양감, 유방창통 등과 같은 신체증상을 호소한다. 복증: 종종 우측 흉협고만, 또는 하복부 위경(胃經) 전체에 걸친 압통, 우측 비복근 압통 |

| 증 | 처방 | 사용목표와 주의점 |
|---|---|---|
| 중간증 | 가미소요산 | 기분변동(우울, 초조), 불안감 등 같은 정신증상과 불면, 두통, 어깨결림, 손저림, 구내염, 유방창통, 거친 피부, 변비경향 등 같은 신체증상을 소호한다. 갑자기 훅! 열이 오르는 혈관운동신경증상(안면홍조)에 좋다. 복증: 우측 흉협고만 |
| | 억간산 | 초조, 분노감정(그 이면에는 심한 불안·초조감을 호소하는 경우도 있음) 같은 정신증상, 혹은 좌측 통증·불편감 등의 신체증상을 주로 호소, 또는 스트레스로 폭식하는 경향이 있다. 복증: 좌측 흉협고만과 협하비경 |
| 허증 | 억간산가진피반하 | 억간산증이면서 위장이 허약한 경우. 복증: 좌측 흉협고만과 복직근구급(拘急), 심하진수음, 심하·제상(臍上)·제방계(臍傍悸) |
| | 반하백출천마탕 | 위장허약자, 신경질, 초조감, 쉽게 화를 내는 경향이 있으며 위장불편감, 부유성 어지럼, 두중·두통, 견통 등의 신체증상을 호소한다. 윙윙거리는 어지럼, 머리가 뒤로 잡아당겨져 넘어질 뻔했다고 호소하며 오는 경우가 있다. |
| | 가미귀비탕 | 위장허약자, 정신피로(신경써서 생긴 스트레스)가 거듭되어 발생하는 기분변동(우울, 초조)과 다몽·불면 등의 신체증상을 호소한다. |

**표 7. 갱년기장애 시호제 선택의 포인트**

| 증 | 처방 | 사용목표와 주의점 |
|---|---|---|
| 실증 | 대시호탕 | 기저에 스트레스를 가지고 있는 심하부통, 어깨결림, 근육통 등. 또한 구역감, 변비경향, 신체열감, 쉬이 피로함을 호소하며 종종 심신증, 자주 긴장하는 모습을 보인다. 복증: 심한 흉협고만과 심하급(心下急) |
| | 시호가용골모려탕 | 기저에 스트레스를 가지고 있으며, 흥분하여 신경이 항진된 상태에서 불면, 흉부불편감, 불안·초조감, 잘 놀라는 등의 정신신경증상과 사지무력감, 성욕저하 등의 신체증상을 호소한다. 복증: 흉협고만, 제상·제방계 |
| 중간증 | 소시호탕 | '습열'이 병태를 형성하며 미열을 보이고 월경 전·중 증상이 악화되거나 소화기증상과 불안·초조감 등의 정신신경증상을 호소한다. 복증: 흉협고만, 협하비경 |

| 증 | 처방 | 사용목표와 주의점 |
|---|---|---|
| | 사역산 | 기저에 스트레스를 가지고 있으며 심하부에 연결되는 계늑부(季肋部) 통증, 설사경향을 호소. 다양한 심신증, 신경질, 과긴장을 보인다. 복증: 심하비경 및 저력이 있는 이른바 '이본봉(二本棒)'모양의 복직근 |
| | 시호계지탕 | 불안, 불면, 두근거림, 상반신 상열감·발한 등의 정신신경증상과 소화기증상(위통, 복통 등)을 호소. 다양한 심신증, 신경질, 긴장경향. 본방은 소시호탕과 계지탕의 합방이라 볼 수 있으며, 구성내용은 소시호탕가계피·작약이다. 복증: 심하지결 |
| 허증 | 시호계지건강탕 | 신경과민, 감기증상(구내건조감, 인후통, 기침경향)을 호소. 안면부 상열감, 머리와 목에 땀을 잘 흘림(두한경향). 복증: 구미압통, 심하·제상·제방계 |

**표 8. 갱년기장애 사심탕류 선택의 포인트**

| 증 | 처방 | 사용목표와 주의점 |
|---|---|---|
| 실증 | 황련해독탕 | 붉은 얼굴, 상열 경향이며 초조, 두중·두통을 느끼고 소양감, 안구충혈, 코피경향(출혈경향)을 호소. 또는 고혈압 경향을 잘 보인다. 구성내용: 황련, 황금, 황백, 산치자 |
| | 삼황사심탕 | '삼황=황련·황금·대황'으로 구성되며 기비(氣痞)를 제거하는 처방이다. 사용목표는 황련해독탕에 준하며 변비가 있는 경우 쓴다. |
| 중간증 | 반하사심탕 | '구(嘔)·리(痢)·비(痞)'가 사용목표로 주로 위장증상[구내염, 구역감, 심하비, 트림, 위불편감, 장명{복중뇌명(腹中雷鳴)}, 설사경향 등], 그리고 입술 주위 피부이상(거칠어짐), 항배강직 등 신체증상과 불안, 불면경향을 호소한다. 복증: 종종 심하비, 중완압통 |
| | 황련탕 | 위 작열감, 구내염 등, 심하부 주위의 증상을 주 증상으로 호소. 또한 안면부 상열감, 불면경향이 있다. 구성내용: 반하사심탕 거 황금+계피+황련 증량 |
| | 온청음 | 황련해독탕처럼 상열경향을 보이고 초조해하며, 혈허증상(거칠어진 피부, 무른 손톱)이 추가적으로 나타난다. 구성내용: 황련해독탕+사물탕 |

## 참고문헌


1) 日本産科婦人科学会(編): 産科婦人科用語集 用語解説集 改訂第4版, 2018.
2) 日本産科婦人科学会生殖·内分泌委員会: 日本人女性の更年期症状評価表. 日産婦誌 53:13~14, 2001.
3) 花輪壽彦: 漢方診療のレッスン. 金原出版, 2003.
4) 寺澤捷年: 和漢診療学. 岩波新書, 2015.


라이 켄슈(頼 建守)

# 36. 폐경 후 문제

## 진료요령

• 1년간 월경이 없는 상태를 폐경이라 한다. 일본에서는 폐경 전후 5년씩 총 10년을 갱년기라고 한다.[1] 갱년기 이후에는 한방처방 선택 시 고려해야 할 남녀 차이는 줄어들게 된다. 이 장에서는 갱년기 이후에도 계속되는 빈도가 높은 여성 특유의 호소에 대해 서술하겠다.

## 병태

• 호르몬 감소에 따라 대하는 적어지고 질 점막은 얇아진다. 그에 따라 위축성 질염으로 인한 부정출혈이나 외음부 소양증, 성교장애가 일어난다. 노화와 자연분만에 따른 자궁하수와 자궁탈출증, 그리고 복압성 요실금도 발생한다. 방광염으로 빈뇨와 배뇨통이 생기기도 하며, 방광염이 치료된 후에도 방광점막 염증으로 인한 방광염 증상이 지속되기도 한다.

## 일반치료

• 위축성 질염에는 소량의 호르몬 질정제가 유효한데, 호르몬 양도 적고 즉효성도 있으며 단기간에 증상이 개선된다.

• 자궁하수, 자궁탈출증에는 하수·탈출 정도에 따라 페서리(pessary) 삽입이나 수술요법을 시행한다.

• 방광염에는 항균제를 투여한다. 과민성방광에는 β3 수용체 선택적 길항제나 항콜린제를 사용하여 방광의 이상수축을 억제한다.

• 그 외 이상지질혈증, 동맥경화, 고혈압, 골다공증 등 노화에 따른 증상은 남성과 동일하게 대응한다.

## 한방치료(표 1)

- 노화에 따라 발생하는 증상은 신허(腎虛)로 판단하여 보신제를 선택한다. 팔미환이 가장 대표적인 보신제지만 위장이 약하여 팔미환을 복용하지 못할 때에는 보비제인 보중익기탕을 사용한다. 보중익기탕은 승제작용(기를 끌어올리고, 이완된 근육긴장을 조정하는 작용)[2]이 있어 가벼운 자궁하수인 경우, 자각증상 개선을 보이기도 하여 골반저 근육운동과 함께 치료를 위해 적용해 볼 가치가 있다.
- 노화와 함께 냉증이 생기는 경우가 많다. 냉증에 의해 빈뇨와 하복부 불쾌감이 생기기도 하므로 냉증을 치료하는 것도 또 다른 치료방법 중 하나이다.
- 노화에 동반되는 혈허증상 중 하나로 피부건조가 심해지는 경우도 많다. 위축성 질염 같은 신체하부의 증상은 피부건조뿐 아니라 질과 방광점막이 약해져서 발생한 증상으로 보아 보혈제를 사용하기도 한다. 보혈제의 기본처방은 사물탕이며, 사물탕에 보비제를 추가한 십전대보탕이나 구어혈제와 이수제를 추가한 당귀작약산도 사용하기 좋다.

표 1. 폐경 후 흔히 나타나는 증상과 그에 대한 처방정리

| 증상 | 처방 | 냉증 | 사용목표와 주의점 |
|---|---|---|---|
| 자궁하수 | 보중익기탕 | – | 처방 속 시호·승마의 승제작용 |
| 빈뇨 | 보중익기탕 | – | 복압성 요실금, 보중익기탕의 승제작용에 의한 효과 |
| | 오림산 | 열증 | 난치성 방광염, 황금이 있으므로 간기능장애 발생에 주의 |
| | 저령탕 | 없음 | 방광염, 방광염 치료 후에도 증상이 남은 경우(무균성방광염). 냉증은 없음 |
| | 저령탕합사물탕 | 없음 | 방광염 치료 후 저령탕만으로 효과가 없는 경우. 피부건조 등 혈허증상이 동반된 경우 |
| | 십전대보탕 | 경도 | 체력저하로 인해 방광염이 반복될 때 방광염 재발 예방 |
| | 청심연자음 | 있음 | 무균성 방광염. 냉증이 있고 약간 신경질적인 경우. 오심번열[수족번열감과 심번(心煩)], 상성하허(上盛下虛, 초조함과 하반신 냉증)에 사용. 황금이 있어 간기능장애 발생에 주의 |

| 증상 | 처방 | 냉증 | 사용목표와 주의점 |
|---|---|---|---|
| 빈뇨 | 가미소요산 | 있음 | 족부냉증. 초조해하거나 호소가 다양할 때. 청심연자음보다 어린 경향이 있다. |
| | 팔미환 | 있음 | 보신제. 하지, 특히 발끝이 시릴 때. 입이 마르며 다음다뇨(多飮多尿)에 따른 빈뇨에도 효과. 지황이 있으므로 위장장애 발생에 주의 |
| | 당귀작약산 | 있음 | 하반신이 시리고 붓는 경우 |
| | 영계출감탕 | 심함 | 방광염이 반복될 때의 재발예방. 하반신이 물에 잠긴 듯 시린 경우 |
| 위축성 질염 | 십전대보탕 | 경도 | 다른 부위의 피부건조(혈허)를 동반한 경우. 피로감이 심할 때 |
| | 당귀작약산 | 있음 | 피부건조 등과 같은 혈허증상과 하지부종, 기립 어지럼 등 수독증상이 동반되었을 때 |
| | 팔미환 | 있음 | 보신제. 요통과 하지냉증, 체력저하 등 신허에 따른 증상. 즉효성은 없으나 장기 복용하면 개선. 지황이 함유되어 있으므로 위장장애에 주의 |
| 외음부 소양증 | 용담사간탕 | 없음 | 냉증이 없는 경우. 소양감이 심할 때 단기간 사용한다. 황금이 있으므로 간기능장애 발생에 주의 |
| | 저령탕 | 없음 | 냉증이 없는 경우. 장기 사용하기 좋다. |
| | 십전대보탕 | 경도 | 외음부 이외의 피부건조(혈허)가 있는 경우 |

**Column** **승마의 증량**

보중익기탕의 승제작용은 '시호+승마' 조합에서 나온다. 승제작용을 증강하기 위해서는 전탕약의 경우, 승마 1g을 2g으로 증량하면 된다. 다만 승마의 맛이 좋지 않아 복용하기 힘들다고 하는 경우가 많으므로 주의가 필요하다.

## 참고문헌

1) 日本産科婦人科学会, 他(編): 産産婦人科診療ガイドライン 婦人科外来編 2017. 260, 2017.
2) 花輪壽彦: 漢方診療のレッスン 増補版. 289~291, 金原出版, 2003.

모리 유키코(森裕紀子

# 37. 임신 중, 산후의 약물치료

진료요령

- 일본에서는 양약과 동일하게 거의 모든 한방약의 첨부문서에 '임신 또는 임신할 가능성이 있는 여성은 치료상 유익성이 위험성을 상회한다고 판단되는 경우에만'이라는 문구가 수록되어 있다. 이 때문에 임산부가 오히려 필요한 치료를 받지 못하는 경우가 많다. 이 장에서는 임신·수유부에게 투약 시 주의해야 할 점과 빈용처방을 정리하였다.

## 1 임신 중

### 태아에 영향을 줄 수 있는 약[1)]

- 수정 전~수정 2주(임신 3주 말): 극소수 의약품[각화증 치료제인 에트레네이트(etretinate), C형간염 치료용 항바이러스제인 리바비린(ribavirin)]을 제외하고는 태아기형 발생률을 증가시키지 않는다.
- 임신 4주 이후~7주: 기형을 일으킬 수 있는 의약품은 있으나[와파린, 메토트렉세이트(methotrexate), 항전간제], 최기형성이 입증된 의약품은 비교적 적은 편이다.
- 임신 8주 이후~12주: 대기형은 발생하지 않으나, 소기형을 일으킬 수 있는 의약품이 있다.
- 임신 13주 이후: 기형은 발생하지 않으나 태아기능장애를 초래할 가능성이 있는 의약품이 약간 있다. 테트라사이클린(tetracycline)에 의한 치아착색, 비스테로이드성 소염진통제(NSAIDs)에 의한 신생아 동맥관수축과 신생아 폐고혈압, 안지오텐신 변환효소 저해제(ACEI) 또는 안지오텐신 Ⅱ 수용체 길항제(ARB)에 의한 태아신부전 등이 보고되어 있다.

## 한방치료(표 1)

- 계지복령환은 최생탕(催生湯)으로 불리며 분만유도에 사용된 보고[2]도 있기 때문에 기본적으로 임신 중 복용은 하지 않도록 한다. 그러나 임신 초기에 통상적인 용량의 계지복령환 복용으로는 유산하지 않기 때문에, 임신반응 양성(임신 4주)을 확인한 단계에서 복용을 중지하면 문제는 없다.

- 계지복령환은 기본적으로 구어혈제이며 비슷한 구허열제인 도핵승기탕, 통도산, 대황목단피탕, 장옹탕 등도 임신중에는 삼가하는 편이 좋지만, 어혈소견이 심하여 복용이 꼭 필요한 경우에는 복용하도록 하기도 한다. 또한 파두, 견우자, 대극, 수질(水蛭), 맹충(虻蟲) 등 사하작용이 강한 한약재는 금기인데, 통상 사용되고 있는 한방 엑스제에는 이 약재들이 포함되어 있지 않다.

**표 1. 임신 중 사용할 수 있는 처방**

| 증상 | 처방 | 사용목표와 주의점 |
|---|---|---|
| 임신 오조 (입덧) | 소반하가복령탕 | 구역에 대한 기본처방 |
| | 반하후박탕 | 소반하가복령탕에 소엽, 후박 같은 기약(氣藥)을 추가한 처방. 약간 신경질적인 임신부의 입덧에 효과가 있다. |
| | 인삼탕 | 건강을 함유하여 리한(裏寒)을 따뜻하게 하는 처방. 냉증을 호소하는 입덧에 사용한다. 입덧 시 목욕을 싫어하는 경우가 많은데, 목욕을 싫어하지 않고 오히려 따뜻하게 하면 증상이 완화되는 경우. 냉증에 대한 자각이 없는 경우도 있다. |
| | 오령산 | 수독에 대한 기본처방. 냉증은 없으며 침이 많이 나오거나, 기립 어지럼이 잦은 경우. 물만 마셔도 이내 토할 때 |
| 자궁 수축 | 당귀작약산 | 혈허와 수독에 대한 처방. 몸이 차가워지면 자궁이 수축한다. 가벼운 수축통이 있을 경우, 매일 복용하게 한다. 안태약이기도 하므로 장기 복용 가능 |
| | 작약감초탕 | 작약과 감초 두 약재로 구성된 처방으로 즉효성이 있다. 가벼운 자궁 수축 혹은 양약과 병용하여 단기간에 자궁수축을 억제할 목적으로 수축 발생 시마다 사용할 수 있다. 감초 양이 많기 때문에 상용하는 것은 추천하지 않는다. |

| 증상 | 처방 | 사용목표와 주의점 |
|---|---|---|
| 부종 | 당귀작약산 | 혈허와 수독에 대한 처방. 하지가 붓고 시릴 때 |
| | 오령산 | 수독 기본 처방. 하지가 붓고 더위를 잘 타며 땀을 많이 흘릴 때 |
| 부정 출혈 | 궁귀교애탕 | 보혈의 기본처방인 사물탕을 함유한 처방. 융모막하혈종 등이 원인인 부정출혈에 사용. 사물탕에 포함된 지황이 속 더부룩함을 유발할 수 있다. |
| 요로 결석 | 작약감초탕 | 발작 시 뜨거운 물로 바로 복용. 즉효성이 있다. |
| 두통 | 오수유탕 | 리한이 있고 한수(寒水)가 상하로 움직여 구토, 두통을 일으키는 것을 치료한다. 본디 편두통이 있는 환자의 두통에 사용하는 처방이다. 냉증에 대한 자각이 있는 임신부에 특히 효과가 있으며 매일 복용하면 두통의 발생빈도도 감소한다. 매우 쓰다. 뜨거운 물로 복용한다. |
| | 갈근탕 | 어깨결림과 오한·관절통을 동반한 감기 초기에 사용하는 감기약. 어깨결림이 선행하는 긴장형 두통에 사용하며 마황이 있으므로 상복부통증, 혈압상승 발생에 주의가 필요하다. |



## 2 산후

### 모유로 이행하는 양약[3]

- 모유로 이행하는 약효성분은 10% 이하 혹은 1%에도 미치지 않는 것으로 알려져 있다. 항암제나 다량의 스테로이드제, 코데인산염(codeine phosphate hydrate, 오피오이드는 복용기간이 3일 미만이면 수유가능)을 제외하면 항균제, 위장약 등은 기본적으로 수유 중에도 복용할 수 있다.
- 물론 유아의 상태 관찰은 필요하며 유아가 설사를 하면, 하제 복용량은 감량할 필요가 있다.
- 모유수유는 많은 이점이 있으므로 잘못된 정보에 근거하여 수유부가 필요한 약물의 복용을 거부·중지하거나 수유를 중단하지 않도록 해야 한다.[1]

• 한방약도 마찬가지로 일반적인 엑스제는 모두 복용 가능한 것으로 알려져 있다(국립성육의료연구센터 홈페이지 참조[4]).

## 한방치료

산후 자주 사용되는 처방을 표 2에 수록했다.

**표 2. 산후 사용할 수 있는 처방**

| 증상 | 처방 | 사용목표와 주의점 |
|---|---|---|
| 산후 부정 출혈(자궁복구부전) | 계지복령환 | 기본적인 구어혈제 처방. 자궁 내 잔여 태반을 어혈로 보아 사용한다. |
| 빈혈·육아피로 | 십전대보탕 | 기혈양허, 체력과 기력 모두 소모되었을 때 사용한다. 복용 후 속 더부룩함이 있으면 보중익기탕으로 변경한다. |
| 육아피로·초조함 | 억간산 | 간기(肝氣) 과잉으로 신경이 과민해져 쉽게 화내고 짜증내는 것을 치료한다. 아이가 야간에 지나치게 울 때, 아이에게 투여하기도 하며 그때 모자동복(母子同服)하기도 한다. |
| | 억간산가진피반하 | 억간산증이 장기화되어 허증이 심해졌을 때. 복진상 복부동계가 강력하게 촉지될 때 |
| 산후 우울 | 궁귀조혈음 | 보혈·이기·활혈작용이 있다. 산후 도무지 기력이 나지 않는 경우. 위장이 약하면 향소산을 처방한다. |
| 유선염 | 갈근탕 | 관절통·오한·발열 증상을 보이는 감기 초기에도 사용한다. 감기 치료 시 표(表)에 있는 사기를 발표하여 치료하는 것과 같다. 배농작용도 있으며 유즙분비도 개선한다. 유선염이 발생할 것 같은 초기에 복용 또는 발열로 열감을 동반한 멍울이 있을 때 유방마사지와 병용하여 사용한다. |
| 유즙분비 부전 | 십전대보탕 | 기혈양허, 피로가 심하고 분비가 잘 안 될 때 체력개선을 목적으로 복용한다. |

Advanced Course

## 유선염에 민들레(포공영)[5)]

민들레는 그 종류가 다양하다. 일본에는 간사이민들레, 흰민들레 같은 재래종이 있으나 메이지 시대에 유럽에서 식용으로 번식력이 강한 서양민들레가 들어와 현재 대부분의 도로나 주택지에서 볼 수 있는 것은 서양민들레이다. 민들레의 본초명은 포공영이며 항균, 건위(健胃), 경도의 사하, 유즙분비작용이 있다. 산후 체력이 저하되었을 때 발생하는 유선염의 경우, 십전대보탕에 포공영을 가미하여(전탕약의 경우) 사용한다. 현재 본원에서는 서양민들레를 사용하고 있다.



### Note | 인생 100세 시대 여성의 인생설계

일본인 여성의 평균수명은 87세를 넘었다. 바야흐로 '인생 100세 시대'의 도래다. 인류 최초의 이 상황에서 어떤 인생 설계를 세워야만 할까? '일', '돈', '건강' 등 각각의 시뮬레이션이 필요하지만 산부인과 의사인 나는 여성의 인생에 있어서 가장 중요한 이벤트인 '임신·출산'에 관해 고찰해 보고자 한다.

여성의 생식능이 가장 높은 연령은 20세 전후부터 35세 정도까지이다. 35세를 넘으면 생식기능의 저하가 점점 가속화된다. 최근 난임치료기술은 비약적으로 진보하고 있지만 노화에 따른 생식능 저하에 대한 대책까지는 아직 역부족이다. 또한 임신이 된 후에도 고령임신에서는 임신 중이나 분만 시 문제가 많이 발생한다. 염색체 이상이 있는 태아의 증가라는 문제도 있다(산부인과의사들은 한결같이 난임치료현장이나 분만현장에서 '결국 젊은 것이 최고다!'라고 말하고는 한다).

즉, 여성의 인생 약 100년 중 자연스럽게 임신이 되고 문제없이 분만을 끝내는 것이 가능한 기간은 겨우 15년 정도밖에 되지 않는다. 그러나 현재 일본의 교육과 노동 시스템상이 귀중한 15년은 학업과 직무 기술을 쌓기 위한 기간이기도 하다. 바쁜 업무 중의 임신·출산으로 경력은 중단되고 출산 후 육아, 가사에 남편들은 비협조적이다. 이런 상황을 보면 젊은 여성들이 비명을 지르는 것도 수긍이 간다.

그렇다면 이 긴 인생 속에서 직무 기술을 쌓아가는 시기와 임신·출산·육아의 시기를 분산할 수는 없는 것일까?

하나는 비교적 시간이 있는 학생 시기에 분만을 끝내 버리는 방법이다. 여름방학 같은 장기 휴가기간에 출산을 하거나 학점 취득을 출산시기 이외로 몰아 학업과 임신·출산을 양립시켜 보면 어떨까? 임신·출산의 시기로는 더할 나위 없지만 배우자를 동년배로 상정하면 그 나이대의 남성이 과연 결혼하려고 할 것인가라는 문제가 있다. 또한 막 취직할 때쯤 아이는 유아가 된다. 육아를 할 때는 여성 본인뿐 아니라 배우자나 부모의 협력이 필요한데 그것이 충분히 확보될 수 있을 것인가도 문제이다. 아마 부모도 아직 현역세대일 것이다.

또 다른 방법은 학생시기에 난자를 채취하여 수정란 또는 난자의 형태로 동결보존하여 직무 경력 형성이 끝난 후 이를 사용하여 임신·출산하는 방법이다. 일견 좋은 방법 같지만 수정란을 보존할 경우 임신을 시도할 시기까지 배우자와의 혼인이 계속되고 있을지라는 문제가 발생한다. 난자동결은 해동 후 수정률이 떨어진다는 문제점이 있다. 덧붙여 난자보존에 비용도 발생하고, 장기보존하는 동안 보관하고 있던 병원이 없어져 난자가 행방불명될 위험성 같은 것도 생각해 볼 수 있다.

결국 이 두 시기를 분산시키는 것은 매우 어려우며 현행 체제를 유지하며 '청년층의 조기 임신, 출산이 바람직하다는 것을 주지시킨다', '기업이 여성의 임신·출산·육아를 보다 배려해야 한다'라는 방법만 지속되게 된다. 게다가 남녀 모두가 노동시간을 대폭 줄이는 것과 남성의 육아와 가사에 대한 의식 개선이 필요하지만, 이것이 실현되려면 수십 년은 걸릴 것이다.

이것저것 고민하는 사이 과학이 비약적으로 진보하여 젊은 시기에 난자만 동결 보전해 둘 수 있게 되면 좋은 시기에 자신의 아이를 얻을 수 있는 시대가 곧 올지도 모른다. 그때는 이미 배우자까지도 필요 없게 될 것이다. 유전자조작으로 우수한 외모, 학력, 운동능력을 가진 유전자를 도입한 정자를 수정 및 인공자궁에 착상하여 태아를 길러 임신·분만의 위험성을 무릅쓰지 않고 아이를 얻는 것이다. 이렇게 되면 언제든 아이를 가질 수 있다. '노후의 즐거움은 육아'라고 하는 시대가 왔으면 하기도 하지만, 또 한편으로는 두려운 느낌이 들기도 한다.

야마다 카즈미(山田和美)

**MEMO 5**

### 행운을 나르는 STORK

연구에 사용한 약제를 논문에 기재할 때 엄격한 기술을 요구하는 경우가 있다. 특히 한방제제는 천연물을 원료로 하는 다성분약제이기 때문에 이 요구에 답할 때 상당한 노력을 흔히 들이게 된다. 그럴 때 꼭 활용해 볼 수 있는 것이 STORK (standards of reporting kampo products)이다. STORK는 한방제제의 상세정보를 영문으로 기재한 것이다(http://mpdb.nibiohn.go.jp/stork/). URL을 영어논문에 인용하게 되면, 한방제제에 대해 자세히 설명해야만 하는 노력을 덜 수 있다. 그 외 영어판 첨부문서나 일본약국방 조문도 링크가 가능하다. 덧붙여서 'stork'는 '황새'라는 의미로 한방제제의 근거와 행운을 나르는 황새가 되고 싶다는 기대가 들어 있는 이름이기도 하다.

와카스기 아키노(若杉安希乃)

## 참고문헌


) 日本産科婦人科学会, 他(編): 産婦人科診療ガイドライン産科編 2017. 72~75, 2017.
) 鈴木 隆: 催生湯としての桂枝茯苓丸エキスの使用経験. 日東医誌 57(3):345~351, 2006.
) 日本産科婦人科学会, 他(粒): 産婦人科診療ガイドライン産科編 2017. 87, 2017.
) 国立成育医療センター: 妊娠と薬情報センター 「授乳中に安全に使用できると考えられる薬」 http://www.ncchd.go.jp/kusuri/lactation/druglist_aiu.html(2019年3月7日 閲覧)
) 堀田広満, 他: 乳腺炎に十全大補湯加蒲公英根が著効した一例. 58:2446~2451, 2011.


모리 유키코(森裕紀子)

# 38. 고령자 피로

진료요령

- 고령자가 피로, 권태감을 호소할 경우, 제일 먼저 악성신생물이나 감염증 같은 기질성 질환, 우울증이나 우울상태 같은 정신질환, 사용 중인 약제의 부작용 감별을 해야 한다.
- 서양의학에서는 '도무지 기력이 없다'는 허약 관련 개념 자체가 없기 때문에 치료수단도 확립되어 있지 않다. 반면 한방의학에서는 '허실(虛實)'이라는 기본개념이 있어서 '원기가 없다', '식욕이 없다'와 같은 병태를 허증으로 다뤄 대응한다. 그리고 '심신일여'라 하여 몸과 신체는 하나라고 하는 개념을 토대로 생활습관이나 사회배경 등도 포괄적으로 파악하여 접근해간다.
- 고령자의 한방치료를 시행할 경우, 약 용량을 소량에서 시작하여 효과를 확인한 다음 점차 증량해 가는 것이 바람직하다. 표준 성인 용량의 2/3 정도면 충분한 효과를 얻는 경우도 많다. 복용하는 본인이나 간병하는 가족의 부담을 배려한 처방운용이 좋은 치료결과로 이어지는 첫걸음이 된다.

## 병태

노화와 함께 대부분의 장기기능이 저하되어 생리적 예비능도 감소하면, 감염증이나 외상 등의 급성 스트레스를 계기로 생활기능이 현저히 손상된다. 결과적으로 피로감 등의 제반 증상이 나타나는데, 적절한 개입을 하게 되면 건강한 상태로 복귀할 가능성도 있으며 신체적, 정신심리적, 사회적 요인 등 다양한 요인이 있다는 것이 특징이기도 하다.

## 한방치료

- 원질환 관련 표준적 현대의학치료를 하고 있는데, 피로, 권태감을 호소할 경우에는 한방치료가 좋다.
- 악성종양 수술 후나 화학요법 중일 경우에도 한방약을 사용하여 식욕회복이나 전신상태 개선을 노려볼 수 있다.
- 고령자는 복수의 질환에 이환되어 완전한 회복은 어렵다 보니 장기요양을 강요받게 된다. 한방은 다장기에 질환이 파급된 경우나 원인특정이 곤란한 경우에도 치료적 접근이 가능하다.

• 만성피로를 호소하는 고령자에게 고령자의 특징(표 1)을 고려한 한방치료를 시행한다. 온열제, 보제, 자윤제 등 서양의학적 치료에서는 찾을 수 없는 효과가 있어 임상적으로 그 가치가 크다(표 2).

**표 1. 고령자의 특징**

| |
|---|
| 1. 여러 장기에 질환을 가지고 있다. |
| 2. 개체 차가 매우 크다. |
| 3. 자각증상이 있지만, 타각 소견이 적어 진단이 어려운 경우도 많다. |
| 4. 면역력이 저하되어 감염증이나 악성종양에 잘 걸린다. |
| 5. 생리기능 및 예비능력, 항상성 유지능이 저하되어 있다. |



### 1) 온열제

• 국소 또는 전신에 냉감을 자각하는 상태에 사용하며, 냉증증상을 개선하는 효과가 있다.

• 온열작용이 있는 약재로는 계지, 당귀, 건강, 촉초, 부자 등이 있고, 이 약재들은 모두 고령자에게 범용된다.

• 고령자의 만성피로 중 음증(陰證)의 징후로서 영양상태불량, 추위탐, 생기 없는 얼굴, 저체온경향 등을 보일 경우, 부자제의 적응증이 된다.

• 고령자 폐렴은 무열성일수록 예후가 불량한데, 이러한 병태가 음허증(陰虛證)에 해당하며, 그런 증례에 진무탕 등이 유효하다.

### 2) 보제

• 고령자의 만성피로에는 보제가 유효한 경우가 많다. 인삼과 황기를 함유한 삼기제처럼 소화흡수기능을 부활시켜 영양상태를 개선함으로써 면역능을 높여 치유를 촉진하는 처방이 있다.

• 대표적인 것이 보중익기탕, 십전대보탕, 인삼양영탕 등이다.

• 인삼탕, 사군자탕, 육군자탕 등 인삼을 함유한 것도 인삼제로서 보제 중 일부이다.

• 보제를 사용할 때는 허증징후를 목표로 하며, 소화흡수기능(비허) 저하가 현저한 경우에는 인삼제부터 사용하기 시작하여 영양상태 개선을 도모한다. 뒤이어 십전대보탕이나 보중익기탕 등과 같은 삼기제를 활용한 치료를 진행하게 된다.

### 3) 자윤제

- 신체를 '윤택하게 하는' 작용이 있어 체액감소경향을 보이며 피부점막의 건조, 위축과 체액분비저하를 보이는 상태에 사용하는 한방약이다.

표 2. 고령자 피로에 사용할 수 있는 한방약

① 만성 소모성질환, 악성종양 등이 원인인 경우

| 처방 | 사용목표 |
|---|---|
| 보중익기탕 | 피로 및 권태감, 식욕부진, 기면경향(특히 식후), 동작 둔함, 목소리나 눈에 힘이 없음 |
| 십전대보탕 | 피로 및 권태감, 식욕부진, 빈혈경향, 피부점막 건조, 수족냉증, 피부궤양이나 누공, 육아형성 불량 |
| 인삼양영탕 | 십전대보탕의 증상에 기침 같은 만성호흡기증상, 불면이나 우울 경향 같은 정신증상을 보이는 경우 |
| 진무탕 | 저체온, 마른 체형, 무력성 체질, 안색창백, 만성설사, 흔들거림, 부종 |
| 반하백출천마탕 | 위장허약, 식욕부진, 두통, 두중감, 어지럼 |

② 식욕부진이 심한 경우

| 처방 | 사용목표 |
|---|---|
| 사군자탕 | 마른 체형, 안색불량, 전신권태감, 무기력, 설사 |
| 육군자탕 | 사군자탕의 증상을 보이면서 속 불편감이 심한 경우. 구역, 탄산 |
| 인삼탕 | 냉증, 연변설사, 입에 맑은 침이 고임, 빈뇨 |
| 소건중탕 | 복통, 안색불량, 두근거림, 숨 참, 코피 |
| 대건중탕 | 복부팽만, 준장폐색 상태, 복통, 장연동운동이상 |

③ 우울경향을 동반한 경우

| 처방 | 사용목표 |
|---|---|
| 반하후박탕 | 인후두이상감각, 복만(腹滿), 복통, 어지럼, 신경질, 착실한 편 |
| 향소산 | 무력해 보이는 얼굴, 무기력, 복만, 복통, 식사성 두드러기 |
| 귀비탕 | 불면, 불안감, 두근거림, 건망, 빈혈 등 혈액질환 |

| 처방 | 사용목표 |
|---|---|
| 가미귀비탕 | 귀비탕 증상이 있으면서 초조감, 상열, 번열감이 있는 경우 |
| 억간산 | 초조감, 쉬이 분노, 신경과민, 불면, 치매 BPSD, 두통, 경항부 결림, 안검주변 경련, 손발떨림 |
| 억간산가진피반하 | 억간산 증상을 보이면서 위장허약이 있는 경우에 좋음 |
| 조등산 | 이른 아침 각성 시 두통, 신체동요감, 상열감, 불면 |

④ 기타 증상

| 처방 | 사용목표 |
|---|---|
| 팔미환 | 요하지부 운동기능 및 근력저하, 요통, 배뇨장애, 야간빈뇨, 하지저림, 하지부종, 냉증, 수족번열감 |
| 우차신기환 | 팔미환 증상을 보이면서 통증, 저림, 부종이 심한 경우 |
| 산조인탕 | 심신 모두 만성소모상태이나 잠을 잘 수 없는 경우 |

- 고령자는 생리적으로 세포내 탈수경향이 있어 만성 피로에도 자윤제 요소가 있는 처방이 유효하다.
- 자윤작용을 가지고 있는 약재로는 지황, 맥문동, 인삼 등이 있다. 대표적인 처방으로는 팔미환, 우차신기환, 십전대보탕, 인삼양영탕, 맥문동탕, 자음강화탕 등이 있다.

## 신허(腎虛)라는 개념

- 신(腎)은 생명활동 에너지를 저장하는 장기로 주로 성장, 발육, 생식을 담당하며, 노화에 동반되는 질환과 병태는 신기능이 쇠약해진 '신허'에 기인한다고 볼 수 있다.
- 신허에는 음양(陰陽) 개념이 있어 신의 실질에 해당하는 신음(생명을 유지하는 기초물질)의 쇠퇴와 신의 기능에 해당하는 신양의 쇠퇴가 있다.
- 신양허의 증상으로는 '냉증, 부종, 하반신 권태감, 무기력, 어지럼' 등이 있고, 신음허의 경우 신체를 자양하지 못하여 열이 발생한 결과 '손발바닥의 번열감과 초조불안, 도한' 등이 나타난다.

- 신양허에는 부자제인 팔미환 등을 사용하고, 수분정체경향이 심하여 소변량 감소나 부종, 저림 등이 있는 경우에는 우차신기환이 적합하다.
- 신음허에는 팔미환에서 계지와 부자를 뺀 육미환(원래는 소아용 처방)을 사용할 수 있다.

**Note | 보중익기탕의 방의와 구결**

보중익기탕은 현대 한방에서 가장 빈번히 사용되는 한방약 중 하나이다. 여기서는 보중익기탕을 예시로 삼아 처방의 방의를 창방의도에서부터 일본식으로 수용해 나간 과정을 살펴보면서 한방이 가진 특성의 한 단면을 살펴보고자 한다.
쯔다 겐센(1737~1809)은 보중익기탕의 8가지 구결을 제시하였다.
① 수족권태(手足倦怠)
② 언어경미(言語輕微)
③ 안세무력(眼勢無力)
④ 구중생백말(口中生白沫)
⑤ 식실미[食失味, 혹은 식실자미(食失滋味)]
⑥ 갈호열물(渴好熱物)
⑦ 당제동기(當臍動氣)
⑧ 맥산대이무력(脈散大而無力)

이 보중익기탕을 창방한 것은 바로 이동원(1180~1251)이다.
이동원은 창방의 주요의도를
① 내상발열(內傷發熱)
② 기허하함(氣虛下陷)
이라고 했다.

이동원의 주요의도가 어떤 경위로 일본의 구결로 변천해 간 것일까?

**1) 보중익기탕의 방의**

이동원은 '금원사대가'(→ 표 3 참조) 중 한 명으로 비위고무(脾胃鼓舞)를 중시한 '보토파(補土派)'의 1인자로 한방의학에 큰 영향을 준 사람이다.

표 3. 금원사대가

| 성명 | 의론 | 대표처방 | 병인론 및 저서 |
|---|---|---|---|
| 유완소<br>(1110~1200)<br>또는 유하간 | 열병에 주로 한량제(寒涼劑)를 사용<br>'한량파(寒涼派)'의 시조 | 석고제 등<br>방풍통성산 | 외감병을 중시<br>『소문현기원병식(素問玄機原病式)』<br>『선명론방(宣明論方)』 |
| 장종정<br>(1156~1228)<br>또는 장자화 | 사기가 체내에 머무르는 것이 병이라고 생각하여 한(汗), 토(吐), 하(下) 3법을 주로 사용<br>'공하파(攻下派)' | 승기탕류 | 외감병을 중시<br>『유문사친(儒門事親)』 |
| 이동원<br>(1180~1251)<br>또는 이고 | '보토파(補土派)' | 보중익기탕, 반하백출천마탕 등 | 내상병을 중시<br>『비위론(脾胃論)』, 『내외상변혹론(内外傷辨惑論)』, 『난실비장(蘭室祕藏)』 |
| 주진형<br>(1281~1358)<br>또는 주단계 | 양유여, 음부족(陽有餘, 陰不足)론을 제창. 자음, 양음치료를 강조<br>'양음파(養陰派)' | 자음강화탕 | 내상병을 중시<br>『격치여론(格致餘論)』, 『국방발휘(局方發揮)』 |

보중익기탕은 그 이름 그대로 중(中), 곧 중초를 보하며, 익기한다(원기가 나게 함). 한마디로 말해 소화기계의 기능이 둔해져 식욕이 사라지고, 원기가 나지 않는 병태에 사용할 수 있는 것이다. 하지만 그것만으로는 보중익기탕을 충분히 사용할 수가 없다. 왜냐하면 그 외의 익기탕류, 예를 들어 사군자탕, 육군자탕, 인삼탕, 소건중탕이나 십전대보탕 등과의 적응증 감별이 되지 않기 때문이다.

그래서 처방이 어떻게 구성약재로 이루어져 있는지, 그 조합을 토대로 하여 전체적으로 어떤 의의를 가지고 있는가를 이해해야만 한다.

한방 공부란 바로 이 '방의'를 이해하는 것에서 끝난다고 해도 과언이 아니다.

이 처방을 만든 이동원은 '① 기허 → ② 중기하함[청양불승(清陽不升)] → ③ 내상발열[음화부상(陰火浮上)]'이라는 3가지 병태를 고려하여 이 처방을 창방했다.

보중익기탕의 방의는 다음과 같다.

(1) 인삼+황기: 보기제의 기본조합. 이른바 삼기제.

(2) 인삼+황기+당귀: 소량의 당귀를 넣으면 '기 → 혈'의 생성을 고무시키는 조합으로 발전하게 된다.

(3) 시호+승마: 기를 끌어올리는 작용이 있다(평활근의 톤을 조절?). 승마는 인통이나 항문통증에 효과가 좋다.

시호+승마+당귀: 을자탕의 구성약재이기도 하며 치질에 좋다.

(4) 백출+진피+생강+대조+감초: '비'(소화기능, 면역조절 등)의 기능을 고양시킨다. 비위기능을 강화하여 만성소모성 발열을 진정시킨다.

## 2) 보중익기탕의 수용

이것을 수용한 일본에서는 추상적인 표현은 걷어내고 구체적인 표현을 사용하여 방의를 이해해 갔다.

보중익기탕은 중국 설기(1487~1559)의 『설씨의안(薛氏醫案)』[여과촬요(女科撮要)]를 통해 임상응용법이 구체적으로 제시되었으며, 일본에서는 마나세 도산(1507~1594)의 『중방규구(衆方規矩)』, 아에바 토안(생몰연도 미상)의 『백방구결집(百方口訣集)』과 쯔다 겐센(1737~1809)의 『요치경험필기(療治經驗筆記)』를 거쳐 다음과 같이 구체적인 목표를 표현해 내게 되었다.

(1) 수족권태: 손발이 빠질 것같이 무겁다.

→『설씨의안』(여과촬요)에 사지권태(四肢倦怠)라는 기록이 있다.

(2) 언어경미: 말에 힘이 없다. 『백방구결집』에는 '단기(短氣)'라는 기록도 있으며, 호흡이 얕은 것을 설명하고 있다.

→『중방규구』에 있음. '단기'라는 기록도 있으며, 호흡이 얕아지는 것을 서술하고 있다(폐기허).

(3) 안세무력: 눈에 힘이 없다.

→『중방규구』에 있음. '안색견장약(眼色見張弱), 허연무정(虛然無情), 시기위소야(是其爲所也)'라 기록되어 있어 안세무력에 해당하는 증후를 제안하고 있다.

(4) 구중생백말: 입속에 하얀 거품이 있다.

→『백방구결집』에 비위의 허상(虛狀)이 있으면 음식물이 부드럽게 넘어가지 않고, 마치 소가 반추하는 듯한 모습을 보이며, 입속에 거품이 일어나게 된다고 했다.

(5) 식실미: 입맛이 없다.

→『설씨의안』(여과촬요)에 '음식 맛이 전혀 없다'라고 되어 있다.

(6) 갈호열물[호열탕(好熱湯) 또는 구갈호열탕(口渴好熱湯)이라는 기록도 있음]: 갈증이 있으며 뜨거운 음식을 좋아함

→ 비위론에 있음

(7) 당제동기: 배꼽 부위에 두근거림이 있다.

→후세방파 복증(腹證)의 경우, 비(脾)는 토(土)에 배속되어 비허(脾虛)가 있으면 배꼽부에 두근거림이 있다고 본다.

(8) 맥산대이무력: 맥이 팍하고 흩어져 잘 모이질 않아 잡히질 않는다.

→『설씨의안』(여과촬요)에 '맥홍대(脈洪大)하며 힘이 없다'라고 되어 있다.

일반적으로는 (1) 수족권태가 가장 중요한 징후이다. 하지만 『백방구결집』에는 (3) 안세무력이 가장 중요한 징후로 서술되어 있다. 이른바 '안력(眼力)'의 유무는 익숙해지면 쉽게 파악할 수 있다.

또한 보중익기탕을 이해하기 위해서는 자음강화탕, 반하백출천마탕과의 비교도 필요하다.

자음강화탕은 보중익기탕과 정반대에 해당하는 처방으로 '안중청랭(眼中淸冷)을 목적으로 한다', '추냉(秋冷)의 달과 같아…' 등과 같은 구절로 설명된다.

필자는 이 두 처방의 비교에 폐결핵이 가장 적합하다고 생각하는데, 폐결핵이 젊은 생명을 빼앗아 갔었다는 것은 그리 오래된 이야기만은 아니다. 과거 결핵병동에서 본 결핵환자의 신체쇠약과 머리가 얼 것만 같던 안광을 아직도 잊을 수가 없다.

또한, 반하백출천마탕은 비위허와 담궐(痰厥)로 두통과 어지러운 현상을 치료하는 처방인데, 천음두통(天陰頭痛, 날씨가 좋지 않으면 발생하는 두통), 족냉 등과 같이 상초담음이 비허 탓에 하강하지 못하는 병태에 사용한다. 바로 이 점이 보중익기탕과 정반대 병태에 해당한다.

이렇게 한문을 충분히 해석하여 보다 쉬운 '일본어'로 치환시켜 둔 작업의 결과가 '구결'이다. 스승이 제자가 알기 쉽도록 구전으로 '응용 포인트'를 전달했던 것일 것이다. 이 측면에서 한방이 구결의학이라는 이유를 알 수도 있지 않을까 한다.

『중방규구』에는 보중익기탕을 부인의 산후출혈이 좀처럼 멈추지 않는 것, 부정성기출혈이 장기간 이어지는 것, 월경이 길어지는 경우 등에 사용할 수 있다고 기록되어 있어 부인과질환에도 응용이 가능하다.

보중익기탕의 '내상발열'은 결합조직질환이나 만성소모성질환의 발열에도 응용할 수 있음은 물론이다.

(참고문헌–하나와 토시히코: 보중익기탕의 '구결'에 대하여. NEW 한방통신 11), 5~7, 2015).

하나와 토시히코(花輪壽彦)

**MEMO 6**

### '차트조사'는 어떤 지침을 따르는 것이 좋을까?

2018년 4월 1일부터 '임상연구법'이 시행되어 임상연구에 관한 업무에 큰 변화가 생겼다. 임상연구법의 대상은 주로 특정 임상연구(미승인, 적응증 외 의약품 등의 임상연구, 제약기업 등의 자금제공을 받아 실시하는 의약품 등의 임상연구)인데, 특정 임상연구 이외의 개입연구에 대해서도 임상연구법 준수가 요구되게 되었다(노력의무).

'차트조사'는 관찰연구(통상적인 진료기록부에 기록된 진료정보나 진료과정에서 얻어진 검사 데이터만 사용하는 연구)에 해당하므로 '사람을 대상으로 하는 의학계연구에 관한 윤리지침'의 대상이 된다. 임상연구법이 시행됨에 따라, 연구내용에 맞춰 규제 구분이 달라졌으므로 이와 관련된 주의가 필요하다.

세키네 마리코(関根麻理子)

스즈키 구니히코(鈴木邦彦)

# 39. 암

진료요령

- 암 치료에 있어서 한방의 역할은 항암제 같은 치료에 의해 발생하는 유해사고의 경감과 통증과 권태감같이 암에 의해 발생하는 증상의 완화, 면역력 향상 위주이다. 특히 사람을 전체적으로 보는 것(전인적 의료), 약해진 몸을 건강해지게 만드는 것이야말로 한방이 뛰어난 분야로 그 특징을 살려 다른 치료와 병용하게 되면 그 이점이 막대하며 QOL 향상에도 대단히 유용하다.
- 암에 대한 대책에는 ① 암에 걸릴 사람을 줄인다(1차 예방), ② 암에서 회복될 사람을 늘린다(2차 예방), ③ 건강히 지낼 수 있는 기간을 늘리고, 고통을 경감시켜 준다(3차 예방)가 있다.[1] "미병을 치료한다."는 특징도 있기 때문에, 각각의 시기에 잘 조합해 사용하게 되면 질 높은 암 진료를 시행해 갈 수 있을 것이다.

## 1 전반

### 병태

모든 장기에서 다양한 원인으로 세포가 손상되어 변이됨에 따라 암은 발생한다. 대부분은 면역기능저하가 배경이 된다.

### 일반치료

항암제를 이용한 화학요법, 외과수술, 방사선치료가 주요 3대 요법이다. 최근에는 면역요법 등을 시행하기도 한다.

### 한방치료

- 대부분 주요 3대 요법과 병용하게 되며, 대개 뒤에 제시할 표에 수록된 한방약을 사용한다.[2]

• 환자의 컨디션을 조절하다 보면 면역기능이 향상한다. 나쁜 것은 사하고(내보내고), 부족한 것은 보하는[공보겸시(攻補兼施)] 것을 기본으로 하며, 쾌면(快眠)·쾌식(快食)·쾌변을 지향해 간다.

• 어떤 증상도 없는 경우에는 면역기능의 향상을 위해 십전대보탕을 제1선택약으로 사용한다.

**Column 미병을 치료한다**

질병은 갑자기 발생하는 것이 아니라 수면 아래에서 서서히 진행하여 어떤 수준을 넘어섰을 때 질병으로 인식되게 된다. '미병을 치료한다'는 것은 병으로 발증하기 전 단계에서 대응함에 따라 발병을 예방하는 것을 말한다. 또는 병의 진행을 막는 것까지 포함한 개념이다. 중국 최고(最古)의 의학서 『황제내경』에는 '성인(聖人)은 이미 병으로 드러난 것을 치료하지 않고, 아직 병이 되지 않은 것을 치료한다'고 쓰여져 있어[3] '병에 걸리지 않게 하는 의학'의 중요성이 2000년 이상 전부터 이야기되어 온 것을 알 수 있다.

## 2 항암제 부작용

### 병태

항암제의 종류에 따라 다양한 증상이 발생한다. 대표적으로 신경·근육 증상이 있는데 파클리탁셀(paclitaxel) 같은 탁산(taxane)계 항암제나 시스플라틴(cisplatin) 같은 백금계 항암제는 저림과 냉감 같은 말초신경장애를 잘 일으킨다. 소화기증상으로는 시스플라틴이 그렐린(ghrelin) 분비세포를 억제하여 식욕부진을 초래하며, 이리노테칸(Irinotecan) 염산염은 설사와 구내염을 야기한다. TS-1® 같은 5-FU계 경구제나 세툭시맙(cetuximab) 같은 분자표적제는 발적과 각화 같은 피부증상을 일으킨다. 또한 면역기능저하와 골수기능저하를 일으키기도 하며, 전반적인 체력 저하를 종종 야기한다.

## 일반치료

각각의 증상에 대한 대증요법을 시행하지만, 별도의 확립된 표준치료는 없다.

## 한방치료(표 1)

- 항암제 부작용에 대한 한방약의 효과와 관련된 기전이 규명되며, 근거가 착실히 쌓여가고 있다.[4~10] 이 근거를 참고해 가며 개개인의 기혈수 병태를 고려하여 사용할 약을 선택한다.
- 감염증이 자주 발생하는 상태 같은 면역기능저하와 전신권태감은 기허로 보아 보중익기탕 사용을 고려한다. 여기에 백혈구 감소나 빈혈 등과 같은 골수기능저하가 더해지면 혈허로 판단하여 지황을 함유한 사물탕(당귀, 천궁, 작약, 지황)이 포함된 십전대보탕(기허+혈허)을 사용한다.
- 거칠고 건조한 피부는 혈허로 보며, 색소침착이나 말초순환부전은 어혈로 보아 계지복령환 같은 구어혈제(목단피, 도인, 홍화 등을 함유한 처방)의 사용을 고려한다.

표 1. 항암제 부작용에 사용할 수 있는 한방약

| 증 | 처방 | 적응증 | 사용목표 |
|---|---|---|---|
| 중간증 | 작약감초탕 | 말초신경장애(근육통, 장딴지근 경련) | 탁산계 투여 |
| | 반하사심탕* | 설사, 구내염 | 이리노테칸 염산염 투여 |
| | 계지복령환 | 색소침착, 말초순환부전 | – |
| 허증 | 우차신기환 | 말초신경장애(수족저림, 냉증) | 소복불인, 탁산계, 백금계 투여 |
| | 육군자탕 | 식욕부진, 속 불편감, 구역감 | – |
| | 향소산 | 우울한 기분 | 다른 한방약을 복용하지 못하는 경우 |
| | 보중익기탕 | 전신권태감, 잘 감염됨, 식욕부진 | 손발이 빠질 것 같은 무력감, 맛이 느껴지지 않는 미각장애에도 |

| 증 | 처방 | 적응증 | 사용목표 |
|---|---|---|---|
| 허증 | 십전대보탕 | 빈혈, 백혈구감소, 쉽게 감염, 전신권태감, 건조하고 거친 피부 | – |
| | 인삼양영탕 | 빈혈, 백혈구감소, 쉽게 감염, 전신권태감, 건조하고 거친 피부, 불면, 기침 | – |

* 이리노테칸에 의한 설사에는 급성과 지연성이 있으며 반하사심탕은 특히 이리노테칸의 활성대사물인 SN-38 글루쿠론산(glucuronic acid) 포합체와 관련된 지연성 설사를 억제하는 것으로 알려져 있다[10]. 하지만 기전은 다르지만, 급성 설사에도 유효율이 높다.

## 3 외과수술 합병증

### 병태

외과수술을 받으면 체력·면역기능이 저하된다(기허). 특히 개복수술을 한 경우 정도의 차이는 있지만 유착은 반드시 발생한다. 그것이 원인이 되어 장폐색 등 합병증이 일어날 수 있다.

### 일반치료

장폐색 예방은 하제로 변비를 방지하는 등의 방법으로 진행하며, 대부분 대증요법을 사용한다.

### 한방치료(표 2)

- 수술 후 체력저하나 면역기능저하는 대개 기허로 다루지만, 대개 출혈에 의한 혈허를 동반하므로 십전대보탕을 제1선택약으로 한다. 다만 위장허약이 있는 경우에는 보중익기탕 사용을 먼저 고려한다.
- 복부소화기외과수술 후 장폐색 예방을 위해 대건중탕을 루틴하게 사용하는 병원이 많으나 장폐색이 반복되는 등 난치성일 때는 그 유착을 어혈로 보고 계지복령환 같은 구어혈제를 병용한다.

표 2. 외과수술 합병증에 사용할 수 있는 한방약

| 증 | 처방 | 적응증 | 사용목표 |
|---|---|---|---|
| 중간증 | 반하사심탕 | 복만, 복명, 설사 | – |
| | 계지복령환 | 림프관부종, 말초순환부전 | 오령산과 병용하기도 |
| | 오령산 | 부종(뇌부종 포함), 복수, 흉수 | – |
| | 시령탕 | 부종(뇌부종 포함), 복수, 흉수 | 흉협고만 |
| 허증 | 십전대보탕 | 빈혈, 잘 감염됨, 전신권태감, 건조하며 거친 피부 | 제1선택약 |
| | 보중익기탕 | 전신권태감, 잘 감염됨, 식욕부진 | 위장허약 |
| | 대건중탕 | (부분)장폐색, 변비 | 연동운동부전, 소화관 수술 시 제1선택약 |
| | 팔미환 | 배뇨장애, 냉증, 저림 | 소복불인(小腹不仁), 위장이 허약할 경우 식후 복용하며 육군자탕을 병용 |
| | 육군자탕 | 식욕부진, 위불편감, 구역 | – |
| | 사군자탕 | 식욕부진, 위불편감, 빈혈 | 입술이 하얗다. |

## 4 방사선요법 합병증

### 병태

방사선에 의한 세포상해로 방사선 조사부 정상조직에 염증이 일어난다. 대부분은 외조사로 피부염이 잘 발생한다. 두경부암 치료 후에는 구내염과 구강건조를, 흉부 치료 후에는 폐렴에 의한 기침, 골반내 조사 시에는 직장염에 의한 설사와 하혈이 발생한다.

### 일반치료

각각의 증상에 대한 대증요법을 시행한다.

## 한방치료(표 3)

- 미리 조사부에 자운고를 도포해 두면 피부염 예방에 효과적이다.
- 양약 중 내복약으로 사용했을 때, 점막을 윤택하게 할 수 있는 것은 거의 없다. 맥문동, 지황, 오타네(御種) 인삼 등 자윤작용이 있는 한약재를 함유한 한방약을 사용한다.
- 증상이 나타난 후 한방약을 사용하기보다는 조사를 시작하면서부터 사용하면 합병증의 빈도·정도를 경감시킬 수 있다.

표 3. 방사선치료 합병증에 사용할 수 있는 한방약

| 증 | 처방 | 적응증 | 사용목표 |
|---|---|---|---|
| 중간증 | 맥문동탕 | 기침, 구강건조 | 폐렴 |
| | 신비탕 | 기침 | 맥문동탕으로 개선되지 않는 기침 |
| | 반하사심탕 | 설사, 구내염 | – |
| | 계지복령환 | 색소침착, 말초순환부전 | – |
| | 자운고 | 피부염 | – |
| 허증 | 십전대보탕 | 전신권태감, 건조하고 거친 피부, 피부미란 | 합병증을 전반적으로 예방 |
| | 육군자탕 | 팽만감 같은 복부부정수소 | – |

# 5 완화치료

## 병태

암이 진행함에 따라 발생하는 통증과 전신상태 악화는 체력과 기력을 떨어뜨리며 결국 악액질로 진행하게 만든다. 최근에는 암 치료 조기부터 통증 조절 위주의 완화치료를 시행하는 방향으로 발전되어 가고 있다.

## 일반치료

통증 등 각 증상에 대한 대증요법을 시행한다.

## 한방치료(표 4)

- 전신권태감이나 식욕부진 등 현대 서양의학이 잘 다루지 못하는 허약해진 상태의 개선에 대해 보제가 유용한 경우가 많다.
- 사망 직전까지 와상상태가 되지 않고 생활할 수 있게 하거나 편안히 임종을 맞이할 수 있게 하는 데 도움이 된다.



### Column 수증치료의 묘미

전립선암에 방사선치료를 시행한 후 직장염으로 하혈이 계속되어 낫지 않는다고 호소하는 환자가 내원했다. 신허를 목표로 우차신기환을 사용한 결과, 1년 이상 여러 치료를 받아도 전혀 개선되지 않았던 난치성 출혈이 2~3일 만에 딱 그쳐 환자가 매우 기뻐한 경험이 있다. 이런 증례를 통해 장기나 증상에 구애받지 않는 수증치료의 묘미를 느끼곤 한다.

### Column 말기암 환자에 전하고 싶은 말

'한방으로 어떻게 안 되겠습니까?'라며 애원하듯 내원하는 환자들이 있다. 타 병원에서 '더는 할 수 있는 것이 없습니다'라는 말을 들은 말기 암 환자이다. 한방치료를 한다고 해서 확실히 연명이 가능하다고 할 수는 없지만 몸 컨디션을 양호하게 하는 것은 가능하며 결과적으로 여명이 길어지는 사례도 적지 않게 있다. '앞으로 몇 달이라도, 앞으로 며칠이라도, 마지막까지 뭔가 해 볼 수 있습니다. 일단 지금 할 수 있는 것을 하나하나 해 봅시다'라고 이야기하며 한방약을 처방하면 환자가 눈물을 흘리며 '여기 오길 잘했다'라고 하기도 한다.

표 4. 완화치료에 사용할 수 있는 한방약

| 완화할 증상 | 처방 | 사용목표 등 |
|---|---|---|
| 통증, 근경련 | 작약감초탕 | 근골격계뿐 아니라 내장통증에도 |
| 전신권태감, 면역력 저하, 쉽게 감염 | 보중익기탕 | 식욕부진 |
| | 십전대보탕 | 빈혈, 백혈구감소, 건조하고 거친 피부 |
| | 인삼양영탕 | 상기 증상에 호흡기증상, 불면이 추가된 경우 |
| 냉증, 전신권태감 | 진무탕 | 부자가루 추가도 가능 |
| 냉증, 전신권태감, 악액질 | 복령사역탕※ | 말기, 항병반응저하가 심할 때, '한방약 중 최후의 수단' |
| 식욕부진, 속 불편감, 구역 | 육군자탕 | – |
| 우울한 기분, 식욕부진 | 향소산 | 다른 한방약은 복용하지 못하는 경우 |
| 초조 | 억간산가진피반하 | 복부동계 |
| 불면 | 산조인탕 | 피로하나 잠들지 못할 때 |
| 통증 | 부자가루 | 따뜻하게 하면 통증이 사라진다, 진무탕이나 팔미환 등 본래 부자를 함유한 처방에 가미하지만 보중익기탕이나 십전대보탕 등과 같은 다른 한방약에도 자주 섞어 사용한다. |

※복령사역탕(복령, 인삼, 감초, 건강, 부자): 엑스제 없음. 엑스제로는 인삼탕과 진무탕을 병용하여 대체사용 경우에 따라 홍삼가루나 부자가루를 추가하여 사용한다.

## 6 암의 임상경과와 정신적 부담

한방치료는 암의 모든 시기에 적용할 수 있으며 다음 두 시기는 한방약의 신체에 대한 작용뿐 아니라 재발·전이나 죽음에 대한 불안을 완화하는 심리종양학(psychooncology) 측면에서 보더라도 매우 유용하다(그림 1).

### 1) 치료가 일단 종료되고 경과관찰만 하는 시기

### 2) 말기

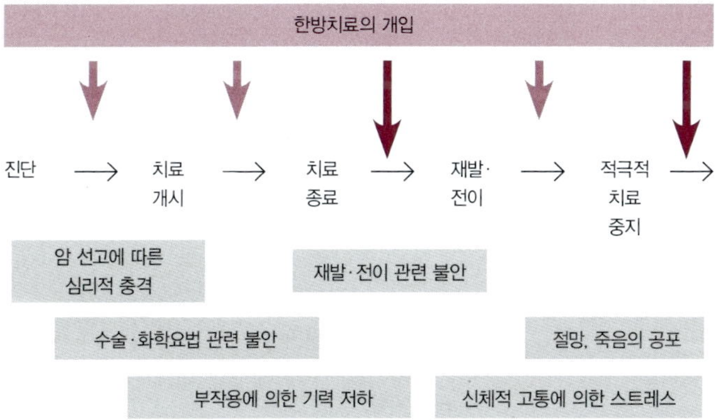


그림 1. 암의 임상경과와 정신적 부담

Advanced Course

### 고전에서 바라 본 '암'

자근모려탕(자근, 모려, 당귀, 작약, 천궁, 황기, 인동, 승마, 감초, 대황)이라는 한방약이 있다. 주요 약재는 자근으로 자운고의 주 원료이기도 하다. 이 처방은 일본에서 창방된 처방으로 에도말기 한방 대가인 아사다 소하쿠가 지은 『물오약실방함(勿誤藥室方函)』에 다음과 같이 기록되어 있다.

'이 처방은 미토 니시야마공의 처방으로 양매창(楊梅瘡), 그 외 이름 없는 악창(惡瘡)에 효과가 있다. 쿠도 큐케이는 치질통, 두진(痘疹)에 쓸 수 있다고 했으며, 이 외에 유암(乳岩), 폐옹(肺癰), 장옹(腸癰)을 치료한다고 하였다. 이 내용은 모두 니시야마공의 『비록(秘錄)』에서 볼 수 있다.'

기록된 내용에서 확인 가능한 것처럼 이 처방은 매독이나 완고한 피부병 등에 사용하는 처방이다. 또한 유방암이나 폐암, 악성림프종 같은 악성종양에 사용하여 효과를 발휘하기도 한다. 유방암을 '유암(乳岩)'이라고 기록한 것이 매우 흥미롭다. 현대에 들어서는 '암'을 표기할 때 '간(がん)'이라고 발음으로 표기하는데, 이보다는 '암(癌)'이라고 한자로 쓰는 것이 그 의미를 보다 잘 전달하는 것이 아닐까 생각한다. 덧붙여 여기서 이야기한 미토 니시야마공이란 미토 미쓰쿠니 공[水戸光圀, 미토고몬(水戸黄門)]이다.

## 참고문헌


1) 原生後衛省ホームページ: https://www.mhlw.go.jp/www1/topics/kenko21_11/s0.html
2) 花輪壽彦: 漢方診療のレッスン、239~242, p246. 金原出版, 2003.
3) 小曽戸丈夫, 他: 意釈黃帝內經素問. 築地書館, 1971.
4) Kono T. et al: Efficacy ofgoshajinkigan for peripheral neurotoxicity of oxaliplatin in patients with advanced or recurrent colorectal cancer. Evid Based Complement Alternat Med 2011
5) Nishioka M, et al: The Kampo medicine,goshajinkigan. Prevents neuropathy in patients treated by FOLFOX regimen. Int J Clin Oncol 16:322~327. 2011.
6) Kono T, et al: Preventive effect ofgoshajinkigan on peripheral neurotoxicity of FOLFOX therapy: a placebo-contorolled double-blind randomized phase II study (thegONE Study). Jpn J Clin Oncol 39:847~849, 2009.
7) Takeda H, et al: Rikkunshito, an herbal medicine, suppresses cisplatin-induced anorexia in rats via 5-HT2 receptor antagonismgastroenterology 134:2004~2013, 2008.
8) 原澤 茂, 他: 運動不全型の上腹部愁訴(dysmotility-like dyspepsia)に対する TJ-43 六君子湯の多施設共同市販後臨床試驗一二重盲検群間比較法による検討医学のあゆみ 187:207~229, 1998.
9) Ohno T. et al: Rikkunshito, a traditional Japanese medicine, suppresses cisplatin-induced anorexia in humans Clin Expgastroenterol 4:291~296, 2011.
10) Mori K, et al: Preventive effect of Kampo medicine (Hangeshashinto) againist irinotecan-induced diarrhea in advanced non-small-cell lung cancer. Cancer Chemother and Pharmacol 51:403~406, 2003.


하야사키 토모유키(早崎知幸

# 40. 재택의료

진료요령

- 2025년이면 맞이하게 될 다양한 문제가 여기저기에서 보도되고 있다. 저출산 고령화 사회가 문제라고는 하나, 가장 큰 문제는 일본 인구의 감소(1억 2천만 명이 8천만 명까지 감소)로 보인다.
- 인구가 감소한다는 것은 병원이나 시설유지에 필요한 노동력이 감소한다는 것이며, 지금보다 더 재택의료의 필요성이 높아질 것이라 쉽게 예상할 수 있다.
- 하지만 재택의료를 한다 하더라도, 통원 치료가 어렵거나 와상상태가 되면 여러 과에 걸친 다양한 질환과 증상에 대해 진찰해 가야만 한다.
- 이 장에서는 다른 장과 중복되는 질환이나 증상은 제외하고, 재택의료에서 꼭 논의해야만 할 사항에 대해 설명하도록 하겠다.

## 1 외과영역(욕창, 외상, 타박, 염좌, 골절 등)

### 일반치료

- 외래 통원을 할 수 있는 경우에는 X-ray 등으로 골절 유무를 검사한 후에 지혈·세정·고정 등을 시행한다.
- 욕창은 백당·포비돈 요오드 배합 연고, 피부궤양 치료 외용제로 치료하는 것이 일반적이지만, 세정·보습 랩요법도 효과가 있는 경우가 있다.

### 한방치료(표 1)

- 재택의료 현장에서는 X-ray를 포함한 검사 없이 치료를 해야 하는 경우가 많다.
- 명백한 골절이나 지혈이 어려운 사례를 제외하면 긴급이송보다는 현장에서 초기 치료를 한다.

## 1) 욕창

- 최근 4, 5년 사이에 에어매트 성능이 급격히 좋아져 치료가 어려운 욕창은 현저히 줄었다. 연고로는 자운고, 태을고(太乙膏)가 매우 효과가 좋으며 사용하기 편하다. 삼출물이 많거나 재출혈이 예상되는 경우에는 그 위에 드레싱 재료를 붙여 흡수될 수 있게 한다.
- 내복약 투약이 가능하다면 십전대보탕을 병용하여 치유 촉진을 기대할 수 있다.
- 배농을 촉진할 필요가 있으면 십미패독탕, 배농산급탕 병용도 효과적이다.

**표 1. 재택의료 빈용 한방처방**

| 질환 · 증상 | 처방 |
|---|---|
| 욕창 | 자운고, 태을고*, 십전대보탕, 십미패독탕, 배농산급탕 |
| 외상·타박·골절 | 자운고, 태을고*, 치타박일방, 계지복령환 |
| 치매<br>(상세한 내용은 p.181 '15. 치매' 참조) | 억간산, 억간산가진피반하, 향소산, 반하후박탕 |
| 식욕부진, 만성피로 | 보중익기탕, 십전대보탕, 인삼양영탕, 팔미환 |
| 가족, 요양보호사 등의 감기이환<br>(상세한 내용은 p.62 '1. 감기, 천식, COPD 등' 참조) | 마황부자세신탕, 마황탕, 소청룡탕, 갈근탕 |
| 암 말기(전반적)<br>(상세한 내용은 p.355 '39. 암' 참조) | 보중익기탕, 십전대보탕, 인삼양영탕 |
| 악성 종양(배변조절, 복수)<br>(상세한 내용은 p.355 '39. 암' 참조) | 대건중탕, 소건중탕, 마자인환, 윤장탕, 오령산, 오령산+인삼탕 |
| 우울, 불면 | 향소산, 반하후박탕, 산조인탕, 귀비탕, 가미귀비탕 |

*성분은 당귀, 작약, 백지, 계지, 지황, 호마유, 대황, 현삼, 밀랍

## 2) 외상, 타박, 염좌, 골절

- 충분히 세정·소독한 이후 지혈 효과를 기대하며 자운고·태을고를 다량 도포한다. 욕창과 비슷하게 재출혈 우려가 있거나 삼출물이 많을 때 드레싱 재료를 병용한다. 피하출혈이 예상될 경우에는 치타박일방, 계지복령환을 병용한다.

## 2 악성종양(상세한 내용은 p.355 '39. 암' 참조)

### 병태

초기부터 말기까지 다양한 단계가 있다. 증상도 화학요법에 의한 오심·구토, 탈모부터 안정기, 재발과 전이 등까지 다양한 경우가 있다.

### 한방치료

- 재택의료가 시작되는 시기는 대부분 말기 상태이며, 내복약 복용이 어려운 경우가 많다. 비위관, 위루관이 설치된 경우, 한방약을 적극적으로 병용하면 되고, 경구 섭취가 어려울 경우에는 엑스제를 뜨거운 물에 녹여 천천히 소량씩 복용하도록 하면 복용이 가능한 경우가 있다.
- 배변 조절도 센나나 산화 마그네슘으로 잘 되지 않는 경우가 많으므로, 마자인환이나 윤장탕으로 조정해가며 사용하면 원활한 배변을 기대할 수 있다.
- 난치성 복수, 복부 팽만에는 오령산을 복용하거나 인삼탕과 병용하면 효과가 있다.

## 3 치매환자와 그 가족(상세한 내용은 p.181 '15. 치매' 참조)

재택의료의 경우 치매를 간호하는 가족의 케어가 매우 중요하다. 요통, 슬관절통 등도 꽤 높은 비율로 발생한다. 또한, 장기간 간병을 하게 되므로 간병하는 가족의 피로와 불면 등에 대해서도 적절히 대응해야 한다.

### 한방치료

- 보중익기탕, 십전대보탕, 인삼양영탕을 사용하여 가족의 피로회복을 촉진한다. 불면을 포함한 정신적 부담에는 반하후박탕, 향소산, 억간산가진피반하 등이 효과 있다.
- 요통이나 슬관절통에는 계지가출부탕, 팔미환, 이출탕 등을 사용한다.

## 4 감기(상세한 내용은 p.62 '1. 감기, 천식, COPD 등' 참조)

재택의료현장에서는 환자 본인이 바로 감염되는 것보다 가족, 요양보호사로부터 감염되는 경우가 압도적으로 많다.

### 한방치료

- 가족, 요양보호사가 감염된 경우, 환자에게 증상이 없더라도 한방치료를 시작한다. 마황부자세신탕, 갈근탕, 소청룡탕, 마황탕 등을 사전에 준비해 바로 복용할 수 있도록 하는 것도 중요하다.

**Advanced Course**

**재택요양환자의 한방약 복용 요령**

보험적용하에 한방엑스제를 처방할 경우, 식전 또는 식간으로 복용하도록 지시하지만 재택의료현장에서는 식사 섭취가 어렵거나 음식을 삼키기 힘든 경우가 많아 규칙적으로 복용을 하지 못하는 경우가 있다.
전탕약을 수회로 나누거나 하루에 걸쳐 복용하는 것과 같이, 엑스제를 뜨거운 물에 녹여 보온병에 넣어두고 조금씩 천천히 수분 보충하듯 물이나 차로 마시게 하면 잘 복용할 수 있다. 재택 복약지도 시, 약사에게도 그러한 내용을 잘 전달해서 처방전대로 복용할 것을 강요하지 않는 것도 중요하다.

**Column** **95세 여성, 난치성 욕창**

환자는 3년 전부터 거의 누워 생활하고 있다. 주로 간호해 주는 딸도 70세로 최선을 다해 간병하고 있지만 체력적으로 한계가 있다. 간호가 필요한 4단계로 방문간호, 방문재활, 방문 도우미, 방문 복약지도 등 여러 프로그램의 협력을 통해 재택의료를 지속하고 있다. 이전부터 천골부, 대전자부 욕창이 반복되었으나, 최근 2, 3개월간 서서히 식사 섭취량이 줄어 40kg 전후였던 몸무게가 더욱 줄었다. 엉덩이뼈를 중심으로 욕창이 생기고 서서히 악화되어 왕진을 요청받았다.

신장 145cm, 체중 35kg 전후로 말랐으며, 혈압은 120/80mmHg였다. 안구결막에 약간의 빈혈 소견이 있었고 심폐기능에는 이상이 없었다. 엉덩이 욕창은 미골을 중심으로 8cm 크기였으며 일부가 개방되어 있었다. NPUAP 분류상 3도, 복진상 부드럽고 허한 경향(軟虛)이었다.

그래서 십전대보탕 엑스제 7.5g (3회분)을 처방했다. 처음 복용했을 때 환자가 '달아서 맛있다'고 한 점이 매우 인상적이었는데(주관적 미각, 후각은 매우 중요하다), 1일 복용량을 초과하는 날도 있다고 할 정도로 마음에 들어했다. 욕창은 미온수로 세정하고 쿠션이 붙은 보호 테이프 드레싱 재료 위주로 처치하며, 자운고도 도포했다. 방문 간호사, 방문 목욕 간호사가 중심이 되어 처치를 계속했다. 처음에는 아파서 침대에 앉는 것도 힘들었으나, 욕창이 점점 호전되며 앉아서 TV를 보거나 식사를 할 수 있게 되었다.

요네타 요시타카(米田吉位)



**MEMO 7**

## 한방처방은 영어로 어떻게 써야 할까?

예를 들어, 영문 논문에 '당귀사역가오수유생강탕'을 표기할 때 어떻게 쓰면 좋을지 고민이 된 적 있을 것이다. 일본동양의학회 홈페이지 http://www.jsom.or.jp/medical/index.html에는 '처방명 로마자 표기법' 및 '한방처방의 구조표기법'이 게시되어 있다. '처방명 로마자 표기법'은 2005년에 발표된 것으로, 당귀사역가오수유생강탕은 이에 따르면 'tokishigyakukagoshuyushokyoto'가 된다. 2011년 발표된 '구조표기법'에 기반하면 'Toki-shigyaku-ka-goshuyu-shokyo-To'가 된다. 동양의학회에서는 현 시점에서 2가지 중 1개를 사용할 것을 권장하고 있다. 통일된 표기법을 사용함으로써 영문 문헌 검색도 용이해질 수 있다. 약간의 노력이 한방약 정보의 국제화로 이어진다.

와카스기 아키노(若杉安希乃)

**MEMO 8**

### 임상연구에 대해 뭔가 잘 모르겠을 때 찾으면 되는 CRC

CRC란 clinical research coordinator의 약자로 임상연구 코디네이터를 말한다. 일본임상약리학회 홈페이지에는 '임상연구를 실시하는 의사, 제약회사(의뢰자), 참여한 피시험자의 지원, 의료기관내 여러 부서와의 연계 등, 임상연구 실시에 필요한 조정자에 해당하는 전문인력'이라고 설명되어 있다.

구체적으로는 윤리심사 신청에 필요한 서류(연구계획서, 설명문, 동의문, 이해상충신고서 등) 작성부터 피실험자에게 연구 내용을 설명해주는 등 질 높은 임상 연구가 이루어질 수 있도록 지원한다.

'임상 연구를 해보고 싶은데, 어디서부터 시작해야 할지 모르겠다', 'informed consent는 어떻게 하면 되지?', '큰일 났다' 싶을 때는 가까운 곳에 근무하고 있는 CRC를 찾아보길 바란다.

와카스기 아키노(若杉安希乃)

요네타 요시타카(米田吉位)

# III

# 생약, 침구, EBM, 의사학

# 1. 임상에 도움이 되는 생약학

## 1 생약과 식품(식약구분)

사람이 입으로 섭취하는 것은 크게 의약품과 식품으로 나눌 수 있다. 의약품에는 의약외품이, 식품에는 특별용도식품, 보건기능식품, 기능성표시식품, 이른바 건강식품 등이 포함된다. 보건기능식품에는 특보(特保)[8]로 알려진 특정보건용식품과 비타민, 미네랄 등 같은 영양기능식품이 포함된다. 생약은 의약품 성분 중 하나이지만, 이른바 건강식품 중에도 생약을 함유한 것이 많기 때문에 헷갈리기 쉽다.

식약구분은 1971년, 후생성(당시)이 식품과 의약품의 구분을 명확화하기 위한 목적으로 만들어졌다. '무승인 무허가 의약품 지도단속에 대하여'(통칭 46 통지)라는 약무국 통지에 기반한다. 46통지를 통해 의약품과 식품과의 구별을 ① 물체 성분본질, ② 의약품적 효능효과, ③ 의약품적 형상, ④ 의약품적 용법용량 등을 종합적으로 판단하는 '의약품 범위에 관한 기준'이 나오게 되었고, 이후 개정을 거듭하여 현재에 이르고 있다.

일반적으로 오로지 의약품으로 사용되는 성분본질(원재료)로 판단되는 원재료를 함유한 음식물은 기본적으로 의약품에 해당한다. 성분본질의 판단은 '의약품 범위에 관한 기준' 별첨 2 '오로지 의약품으로 사용되는 성분본질(원재료) 리스트'에 수록되었는지 여부에 따라 시행한다. 이 통지에는 대다수의 생약이 수록되어 있으며, 그중에는 중국이나 대만에서 약선(藥膳)이나 건강식품 소재로 인기가 있는 것(당귀, 천궁, 황기, 백출, 복령 등)도 포함되어 있다. 건강식품 소재로 사용되는 생약의 범주가 나라에 따라 다르다는 점에는 특히 주의할 필요가 있다.

또한 별첨 3으로 '의약품적 효능효과를 표방하지 않는 한 의약품으로 판단하지 않는 성분본질(원재료) 리스트'도 수록되어 있는데, 여기에도 많은 생약이 기재되어 있다. 이 생약을 식품으로 이용할 경우, 의약품적 효능효과를 표방하면 법 위반이 된다. 만성병 예방이나 개선효과, 면역력증강, 여드름제거, 기미제거, 피로회복 등은 일본에서 식품에는 표시

8 특정보건식품의 약칭

할 수 없다(중국 보건식품에서는 표시가능). 또한 식품에 생강, 산약, 진피 등과 같이 생약명을 사용하는 것도 의약품적 효능효과를 표방하는 것으로 간주한다.

특히 주의해야 할 점은 '건강식품' 중에 의약품과 같은 약효를 가지고 의약품의 약효에 영향을 주는 것도 있을 수 있다는 점이다. 따라서 치료할 때, 건강식품 이용 유무와 그 구체적인 내용을 충분히 확인해야 할 필요가 있다.

## 2 생약과 도핑

도핑검사는 약물오용, 남용을 방지하기 위한 목적으로 경기에 나설 선수에게서 소변과 혈액을 채취하여 세계안티도핑기구(WADA) 공인 검사기관에서 분석한다. 일본에서 도핑검사가 본격적으로 실시된 것은 1985년 고베유니버시아드대회 때부터이며, 2003년부터는 국민체육대회에서도 도핑콘트롤이 도입되었다. 검사대상물질은 JPN 도핑 데이터베이스에 정리되어 있다. 이것은 WADA 금지리스트에 관한 국제기준에 준하여 일본에서 발매하고 있는 의료용의약품 정보를 추가하여, 일본판 금지약물일람으로 작성한 것이다. 생약유래 금지물질로는 아편성분인 아편알칼로이드, 대마성분인 칸나비노이드, 코카엽성분인 코카인 등이 유명한데, 한방약이나 감기약, 건강기능식품 등에 이용되는 생약 중에도 금지리스트나 감시 프로그램 대상물질에 수록된 것이 많이 있기 때문에, 특히 경기에 나설 선수를 진료할 때는 도핑에 대한 배려가 중요하다. 실제로 최근에는 보건약이나 건강기능식품의 사용에 따른 도핑금지위반이 많은 것으로 알려져 있다.

의약품이나 의약외품 등으로 이용되는 생약 중 금지약물을 함유한 것을 다음과 같이 리스트업해 본다(표).

| 금지성분 | 생약 등 | 함유할 가능성이 있는 약제, 식품 |
|---|---|---|
| 에페드린<br>슈도에페드린 | 마황 | 갈근탕, 소청룡탕, 방풍통성산, 종합감기약, 비염약 등 |
| 히겐아민<br>(노르코클라우린) | 부자, 정자, 세신, 오수유, 남천실 등 | 다수의 한방약, 목캔디, 카레가루 등 |
| 스트리키닌 | 마전자 | 고미건위약, 호미카 틴크, 호미카 엑스 등 |
| 테스토스테론 및<br>관련 물질 | 해구신, 사향, 녹용 | 자양강장약, 건강기능식품 등 |

생약, 침구, EBM, 의사학

그리고 펜에틸아민은 흥분약으로 금지되어 있는데, 다양한 식품에 함유되어 있으며, 이것을 통상적인 범위(추정섭취량 0.05μg/인/일)로 소비하더라도 위반이 되지는 않는다고 알려져 있다. 비슷하게 정자(클로브)는 일반적인 카레가루나 소스에도 널리 함유되어 있는 향신료이며 통상 사용량의 범위에서는 문제가 되지 않는 것으로 알려져 있지만, '군자는 위험한 일에 다가가지 않는다'라는 방침 측면에서는 과도한 섭취는 피하는 편이 무난하다.

또한, 금지약물은 아니지만, 감시 프로그램 대상물질로 지실, 오수유, 진피, 등피 등에 함유된 시네프린이 리스트업되어 있다.

## 3 '중대 부작용 질환별 대응 매뉴얼'에 기재된 한방약과 생약

특히 유명한 것이 소시호탕과 인터페론α 병용에 따른 간질성폐렴 발생이다. 1994년 이후, 소시호탕과 인터페론제제의 병용이 간질성폐렴 부작용으로 금기화되었다.

한방약에 의한 간질성폐렴 발생빈도는 약 0.004%이며, 호발시기는 복용 시작 1~2주 사이, 발열, 기침, 운동 시 호흡곤란, 폐음이상(염발음), 흉부 X-ray나 CT 영상 이상[간유리음영(groundglass opacity)] 등이 주요 임상증상이다. 황금이 배합된 시호제 외, 시호-황금 배합이 함유되어 있지 않은 우차신기환, 소청룡탕, 맥문동탕, 방기황기탕, 대건중탕 등에서도 발생이 보고되어 있다.

소시호탕이나 시박탕 등 같은 시호제에 의한 아낙필락시스 발생 보고도 있다. 황금은 지연형 알레르기에 관여하는 것으로 알려져 있다.

시호제는 간장애 보고례도 비교적 많다. 약제성 간장애는 한방약의 부작용 중 많은 편이며(0.01~0.05%), 부작용이 보고되어 있는 전체 약물 중 4.7%를 차지하고, 빈도 순으로 나열하면 소시호탕, 시령탕, 갈근탕 순이다. 일반적으로 간기능장애 발생까지 걸리는 기간은 해당 약제복용 시작 후 1~2주 사이에 가장 많은데, 한방약의 경우 1개월 이내 44%, 3개월 이상 29%로 약간 긴 증례가 종종 있으므로 주의가 필요하다. 초기증상은 황달, 전신권태감, 복부증상 등이며, 알레르기증상이나 백혈구 및 호산구 증가를 동반한 경우는 적다. 1999년 전국조사에서는 간세포장애형 53.9%, 혼합형 35.0%, 담즙울체형 11.0%였고, 림프구 자극시험(DLST) 양성률은 51.3%였다. 최근 보고에서는 DLST 양성 중에는 생약에 항원성을 보인 것이 아니라, 생약자체가 면역활성을 보인 경우도 포함되어 있으므로 진단에 활용할 때 주의가 필요하다. 또한 간장애 발생 시에 발진, 발열 등 같은 알레르기 증상을 동반한 경우가 없기 때문에, 정확한 발생기전은 명확하지 않다. 소시호탕은 만성간염에 사용하지만, 부작용으로 간장애도 발생하므로 주의가 필요하다. 발생률은 0.64%(2,495례 중 16례), 발생까지 걸린 기간은 8주 미만과 8주 이상이 모두 9례였다.

이 외, 작약감초탕에 의한 울혈성심부전, 감초로 인한 가성알도스테론증과 저칼륨혈증, 감초나 십전대보탕 등에 의한 접촉피부염, 습진형 약진 등도 기록되어 있다.

그리고 스티브존슨증후군이나 중독성표피괴사증에 대해서는 중대 부작용 질환별 매뉴얼 중에는 한방약 관련 기록은 없지만, 갈근탕 등과 같은 한방제제로 인한 발생례도 소수 보고되어 있다(의약품, 의료기기 등 안전성 정보 No. 261 및 No. 290).



## 4 감초 부작용

감초는 일반용 한방 210처방 중 70% 이상에 들어 있으며, 주 성분인 글리시리진산은 의료용 의약품으로 알레르기, 간질환, 염증 등에 사용되기도 하며, 감초 추출물 또는 글리시리진산이 종합감기약, 종합위장약, 여성용약, 건위약, 사하약 등 많은 일반용 의약품에 배합되어 있다. 또한, 글리시리진산은 사탕수수설탕 150배의 단맛을 가지고 있기 때문에 저칼로리 감미료로서 많은 식품에도 응용되고 있다. 서구에서는 리코리스(감초) 캔디가 꽤 인기 있는 과자이며, 감초 엑스가 들어 있는 무설탕 껌(sugarless chewing gum)이나 루트비어 같은 음료에도 들어있다.

하지만, 글리시리진산 과량투여에 의해 가성알도스테론증이 발생할 우려가 있기 때문에, 글리시리진산을 함유한 의약품과 한방약, 식품 병용은 주의해야만 한다. 감초 또는 주 성분인 글리시리진에 의한 가성알도스테론증 보고례의 경우, 복용 시작 후 3개월 이내에 발생한 경우가 40%를 차지했으나, 수년 이상 사용 후에 발생했다는 경우도 있다. 복용량도 글리시리진산 150mg/일 또는 그 이하인 비교적 소량 투여나 소량의 감초 추출물을 함유했을 뿐인데 항궤양약 등으로도 발생하는 경우도 많고, 감초를 하루 용량 기준 1~2g밖에 함유하지 않은 의료용 한방약이나, '은단'을 습관적으로 대량 섭취하다가 발생했다는 증례도 보고되어 있다. 가성알도스테론증에서는 중대한 저칼륨혈증, 부종, 혈압상승, 체중증가 등이 발생할 수 있으며, 부정맥, 사지탈력감이나 경련마비에 이르기도 한다. 작약감초탕은 주로 근육통이나 저림, 장딴지경련에 처방되는데, 복용 동기가 되는 증상과 부작용으로 나타나게 된 증상이 혼동될 수 있으므로 주의가 필요하다.

감초를 하루 용량 기준 2.5g 이상 함유한 처방(황금탕, 황련탕, 을자탕, 감초탕, 감맥대조탕, 길경탕, 궁귀교애탕, 계지인삼탕, 오림산, 자감초탕, 작약감초탕, 작약감초부자탕, 소청룡탕, 인삼탕, 배농산급탕, 반하사심탕, 부자이중탕)은 알도스테론증 환자, 근병증이 있는 환자, 저칼륨혈증 환자에게 금기이다.

감초는 중대 부작용 질환별 대응 매뉴얼의 '약제에 의한 접촉피부염' 속에 습진형 약진의 원인 약으로도 리스트업되어 있다. 그리고 이 외에 습진형 약진의 원인이 되는 한방약으로 십전대보탕, 시엽(柿葉)+쇠뜨기(杉菜)도 올라있다.

## 5 감초 이외 생약의 부작용

마황은 에페드린류를 0.7% 이상 함유하고 있기 때문에 두근거림, 흥분, 혈압상승, 발한과다, 불면, 배뇨장애 등을 쉽게 일으킬 우려가 있다. 위장장애나 복통을 일으킬 가능성도 있어 혈압이 높은 사람, 심근경색이나 협심증 기왕력과 위험이 있는 사람, 고령자, 위장이 약한 사람에게는 원칙적으로 사용하지 않는다. 전립선비대가 있는 환자의 경우, 요폐가 일어날 우려가 있다.

대황이나 센나는 사하작용이 강하여 위장이 약한 사람에서는 복통이나 설사가 일어나는 경우가 있다. 임산부 투여가 금기는 아니지만, 임산부에서는 유산, 수유부 투약 시에는 영유아가 설사를 할 우려가 있다. 장기복용하게 되면 대장흑색증이 일어나고, 변비가 악화되는 경우가 있으므로 주의가 필요하다. 또한, 안트라퀴논류가 원인이 되어 소변이 적황색이 되기도 한다.

지황이 배합된 처방, 팔미지황환이나 육미환 등은 고령자에게 많이 쓰이는데, 위장이 약한 사람에서는 위장장애를 일으킬 가능성이 있다. 이 외에 당귀, 천궁, 석고, 산치자, 산조인, 의이인, 부자 등도 위장장애를 일으킨다. 또한 망초(함수황산나트륨)나 석고(함수황산칼슘)는 염류하제로 설사를 일으킬 수 있다.

가공부자의 경우, 아코니틴 등의 알칼로이드로 인한 중독 위험성은 떨어지나, 두근거림, 상기, 혀 저림, 오심 등의 부작용에는 주의해야 한다.

계피는 다이어트 식품으로도 팔리며, 쿠마린에 의한 간기능장애나 시남알데히드로 인한 과민반응이 보고되어 있다. 독일연방위험평가연구소는 2006년 시나몬, 특히 카시아 다량 섭취에 의한 간장애에 관한 경고를 발표했다.

산치자 함유제제는 장기투여(대부분 5년 이상)에 의해 대장 색조이상, 부종, 미란, 궤양, 협착을 동반한 장간막정맥경화증을 일으킬 우려가 있다. 장기투여할 경우, 정기적으로 CT, 대장내시경 등의 검사를 시행하는 것이 바람직하다.

어성초는 장기간 다량 섭취 시 광과민증 발생 위험이 있다. 광과민증의 원인이 되는 페오포바이드 함량은 382.6µg/g으로, '클로렐라정'(862µg/g)의 약 반 정도이다.

의료용 한방엑스제에는 배합되어 있지 않지만, 건강식품으로 인한 간장애 사례에 관한 조사에서는 간보호 등의 음주대책 목적으로 자주 사용되는 울금이 간장애 원인 1위였던 것으로 나타났다.

## 6 한방약과 식품알레르기

식품표시법 규정에 기초한 식품표시기준에 정해져 있는 알레르기 표시 대상품목과 관련 깊은 생약을 사용할 때는 충분한 주의환기가 필요하다. 식품 알레르기증상을 일으키는 것이 분명한 식품 중 특히 발생 수와 중증도를 토대로 심사하여 표시할 필요성이 높은 '특정 원재료' 7품목(새우, 게, 소맥, 메밀, 계란, 우유, 낙화생)과, 증례 수나 중대한 증상을 보이는 환자 수가 지속적으로 유지는 되고 있으나 특정 원재료에 비해서는 적은 '특정 원재료에 준하는 품목' 20가지(전복, 오징어, 연어알, 오렌지, 캐슈너트, 키위, 소고기, 호두, 참깨, 연어, 대두, 닭고기, 바나나, 돼지고기, 송이버섯, 복숭아, 마, 사과, 젤라틴)가 명시되어 있다. 또한 '특정 원재료'의 경우에는 해당 식품을 원재료로 함유했다는 취지의 표시 의무가, '특정 원재료에 준하는 품목'의 경우에는 표시 노력 의무가 있다.

의료용 한방엑스제에 사용되는 생약으로는 소맥/호마/도인/산약/아교가 이 약재들과 같은 종의 원재료를 사용하기 때문에, 이들이 배합되어 있는 처방, 감맥대조탕/소풍산/계지복령환, 윤장탕, 소경활혈탕, 대황목단피탕, 도핵승기탕/팔미지황환/육미환, 우차신기환, 계비탕/저령탕, 자감초탕, 궁귀교애탕, 온경탕 등을 투여할 때는 식품알레르기 유무를 확인하는 것이 필수이다.

반면, 오렌지는 감귤류 중 만생감귤인 네이블오렌지, 발렌시아오렌지 등과 같은 스위트오렌지가 대상이 되며, 온슈밀감, 여름밀감, 핫사쿠, 자몽, 레몬은 대상 외이다.

그리고 부형제로 사용되는 유당이 항원(알레르겐)으로 작용하는 경우는 드물지만, 드물게 단백질이 남아 있기 때문에 우유 알레르기가 있을 경우에는 부형제에도 주의를 기울일 필요가 있다.

## 7 한방약과 의약품의 상호작용

의약품과의 상호작용에 유의해야만 할 한방제제는 다음과 같다.

① 소시호탕과 인터페론제제의 병용은 금기이다.

② 마황(관련성분: 에페드린)을 함유한 제제는 모노아민산화효소(MAO) 억제제, 갑상선제제, 카테콜라민계제제, 잔틴계 제제와의 병용으로 부작용이 강화될 우려가 있다.

③ 감초(관련성분: 글리시리진산) 함유제제는 루프이뇨제(프로세미드, 에토크린산), 티아지드계 이뇨제와의 병용으로 부작용이 강화될 우려가 있다.

④ 탄닌(대황, 목단피, 작약, 계피 등) 함유제제는 효소제제 작용을 불활성화시킬 우려가 있다. 또한, 탄닌은 철분제와 병용하면 철의 소화관흡수를 방해하는 것으로 알려져 있으나, 철결핍성빈혈로 철분제를 복용할 때 탄닌 함유 음식을 섭취함에 따른 영향은 무시할 수 있는 수준인 것으로 확인되었다.

⑤ 알칼로이드(마황, 부자 등) 함유제제는 제산제, 프로톤펌프억제제, H2차단제로 인해 위산분비가 약해져, 위내 pH가 상승하면 알칼로이드가 과도하게 흡수되어 부작용이 잘 나타날 우려가 있다.

그리고 의료용 한방제제과립에는 천연 칼슘(석고, 용골, 모려)이나 알루미늄(활석), 나트륨(망초) 등을 함유한 것이 있는데, 이들을 투약할 때는 다음 사항을 참고하는 것이 좋다.

① 칼슘이온은 킬레이트화를 통해 테트라사이클린계 항균제나 뉴퀴놀론계 항균제의 흡수를 저하시킨다. 석고, 용골, 모려 등이 배합된 의료용 한방엑스과립의 칼슘 1일 환산

량은 43.4~113.3mg으로 우유 1잔(200mL) 속 칼슘 함유량 200mg에 비하면 대략 반 이하이다.

② 활석은 주로 함수규산 알루미늄 및 이산화규소로 구성된다. 활석이 배합된 의료용 한방엑스과립의 알루미늄 1일 환산량은 5.3~9.8mg이다. 일반적인 식사에서 알루미늄 평균 1일 섭취량은 1~10mg이다.

③ 나트륨(망초: 함수황산나트륨) 함유제제는 염분섭취제한에 영향을 준다. 망초가 배합되어 있지 않은 의료용 한방엑스과립의 나트륨 1일 환산량은 수mg이지만, 망초가 배합된 의료용 한방엑스과립의 나트륨 1일 환산량은 105.0~301.5mg(염분량으로 보면 0.267~0.766g)이다.

## 8 중국의 한방약, 생약에 관한 정보검색 사이트

근래 중국정부는 중의약산업 발전과 해외진출을 추진하는 정책을 시행하고 있다. 그 결과 EU 약전이나 USA 약전에도 수많은 중의약원료생약이 게재되기에 이르렀다. 중국산무부에서 발간한 '2017년 중약재 유통시장 분석보고'에 따르면, 중의약원료 수출량은 2017년 22만 3,500톤으로 전년 대비 9.51% 증가했다. 약용식물 재배지도 현재 급속히 늘어나 2017년 약용식물 재배면적은 약 231만 헥터에 이르렀다. 품질평가와 약효평가 연구도 열정적으로 실시하고 있다.

일본은 원료생약의 약 80%를 중국 수입에 의존하고 있어, 한방약이나 생약에 관한 정보를 수집할 때 중국 정보를 무시할 수 없다. 하지만, 인터넷으로 이용할 수 있는 각종 검색 사이트나 데이터베이스에서 일본약국방에 기재된 일본어(한자명)나 영어명, 라틴명, 기원식물명(라틴어)을 사용해서는 중국에서 나온 대부분의 정보를 찾을 수 없다. 하지만, 조금만 노력을 기울이면 막대한 정보에 접근하는 것이 가능하다.

첫 번째는 PC나 스마트폰에서 중국어 입력 시스템을 사용하여 중국어 병음 입력으로 한자(간체자) 입력을 하는 방법이다. 표준 브라우저에서 간체자로 검색하면 중국어 사이트 정보를 간단히 검색할 수 있다. 예를 들어, google에서 '黃連'이라고 입력하면 일본어 사이트가 검색되지만, '黄连(huanglian)'이라 입력하면 중국어 사이트 검색결과가 나온다. 필기인식기 기능을 사용하면 조금 더 간단하다. 이 방법의 단점은 얻을 수 있는 정보도 중국어라는 점이지만, 브라우저상 자동번역기능도 점차 향상되고 있으므로, 중국어 지식이 그다지 없더라도 충분히 활용할 수 있다.

또 다른 한 가지 방법은 PubMed 등과 같은 영문 데이터베이스에서 생약이나 처방명을 병음입력하여 검색하는 방법이다. 예를 들어, 마자인환의 병음명은 'mazirenwan'인데, PubMed에서 'mazirewan randomized controlled trial'로 검색하면 2018년 11월 1일 현재 2건의 논문이 검색된다. 이 내용은 마자인환의 병음명 'mazirenwan'을 사용하지 않고는 수집하기 꽤 어렵다. 중의약 관련 임상시험 데이터를 검색하려면 'tcm(=traditional chinese medicine) randomized controlled trial'이나 'tcm systematic review'를 입력하면 꽤 검색이 된다. 하지만, 검색대상이 되는 처방명이 따로 있을 때는 직접 검색을 하는 것만 못하다.

코바야시 요시노리(小林義典)

# 2. 침구

## 침구란?

- 침구는 일정한 방식을 통해 침이나 뜸을 사용하여 신체표면 일정 부위에 접촉이나 자입 또는 연소시켜 생체에 일정한 기계 또는 온열자극을 주었을 때 발생하는 생체반응을 이용하여 질병 예방 또는 치료에 응용하는 시술이다.[1] 경락의 정체는 아직 밝혀져 있지 않지만 기혈 순환의 통로로 여겨지며, 경맥은 신체를 종으로 흐르는 간선이고, 락맥은 경과 경을 이어주는 지선으로 둘을 합쳐 경락이라 부른다. 신체를 종으로 주행하는 경맥은 14개이며, 이를 십사경맥이라 부른다. 경혈은 경락상에 있고, 진단점과 치료점으로써 침구치료의 중요한 지점이 된다.

- 십사경맥상에 있는 경혈은 정혈(正穴)이라 부르며, 십사경맥에 속하지 않지만 임상적으로 유효하여 명칭, 부위가 정해진 것을 기혈(奇穴)이라고 한다. 세계보건기구(WHO)가 중심이 되어 1989년 총 경혈 수는 361개로 정해졌고, 2008년 361경혈의 국제 표준화 작업이 진행되어 'WHO/WPRO 표준경혈부위'를 WHO 서태평양지역 사무국(WPRO)이 발간했다.[2]

- 1996년 WHO는 총 64개 질환에 침구치료를 적용해 볼 만하다고 제안했다(WHO 1996년 초안, 표 1). 또한, 미국국립보건원(NIH)의 침구에 관한 합의성명(1997년)에서는 수술 및 화학요법 후 구역구토, 입덧, 수술 후 치통에 침구치료가 유효한 것으로 발표하기도 했다.

표 1. WHO가 추천한 적용질환 초안(1996년)

| | |
|---|---|
| 근골격계질환 | 상과염(테니스엘보), 경부근막증, 경추염, 견관절주위염, 만성류마티스관절염, 염좌와 타박, 변형성슬관절증 |
| 소화기, 호흡기계질환 | 담석, 담도회충증, 담도이상운동증, 설사, 변비, 궤양성장증후군, 급성편도염, 인두염, 후두염, 만성부비동염, 기관지천식 |
| 동통질환 | 두통, 편두통, 긴장형두통, 좌골신경통, 편도적출술 후 통증, 발치 후 통증, 대상포진 후 신경통, 삼차신경통, 신성동통, 담도산통 |

| | |
|---|---|
| 순환기계질환 | 협심증을 동반한 허혈심질환, 고혈압, 저혈압, 부정맥, 신경순환성 무력증 |
| 비뇨기,<br>산부인과질환 | 월경곤란증, 분만유도, 월경이상, 여성불임, 남성불임, 발기부전, 유뇨증, 요실금, 요폐 |
| 기타 질환 | 백혈구감소증, 근시, 비만, 메니에르증후군, 편마비, 우울증, 약물중독, 알코올중독 |

## 일본의 침구치료 보험적용

일본의 침구치료 공적제도에는 침구 등에 대한 건강보험(요양비)과 지자체 일부에서 시행하는 침구 등에 대한 조성금 2가지가 있다. 침구 등에 대한 건강보험(요양비)은 의사의 동의서를 필요로 하며, 표 2와 같이 매우 한정적 사용이 허용되어 있다.

표 2. **침구치료에 건강보험이 적용될 수 있는 조건**

| |
|---|
| 대상질환: 경견완증후군, 오십견, 요통, 신경통, 류마티스, 경추염좌후유증 총 6개 질환에 보험 적용을 받기 위해서는 의사 동의가 필요하며, 다음과 같은 제약이 있다.<br>1. 먼저 의사치료를 받고, 서양의학 치료가 유효하지 않다고 판단되는 질환에 한한다.<br>2. 보험으로 침구치료를 받는 기간에는 그 질환으로 타 의원, 병원에 다니지 않는다.<br>3. 침구원의 '동의서' 용지 또는 진단서에 의사가 필요사항을 기입한다.<br>4. 의사 동의를 받은 이후, 3개월마다 다시 의사 동의가 필요 |

## 침구치료 적용질환

본 한방침구치료 센터 침구외래에서 2017년 초진으로 진료를 받은 환자 658명의 증상 비율을 그림 1에 표시해두었다. 상위 5개 질환(요통, 어깨결림, 슬통, 경부통, 좌골신경통)이 모두 근골격계 증상으로 전체의 69.2%를 차지했다. 만성질환으로 의료기관에서 진료를 받은 환자가 가장 해결이 되지 않아 힘들어 하는 부위는 요부(26.6%), 어깨(17.9%), 무릎(10.7%), 목(8.7%), 머리(7.0%)이며, 근골격계 질환에 의한 통증이 전체의 63.9%를 차지하는데[3)], 본 침구외래에서 진료를 받은 환자의 증상 비율과 유사한 양상이다.

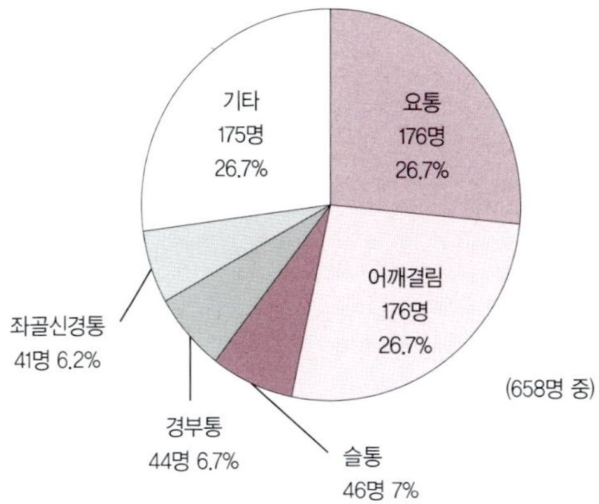


그림 1. 기타사토 동양의학 종합연구소 한방침구치료 센터–침구외래 초진 환자의 증상

• 요통, 어깨결림, 슬통 이 세 가지 질환에 대한 표치법(標治法) 배혈례를 소개한다. 증(證)은 간허증(肝虛證), 신허증(腎虛證)이 많았다. 표치법은 통증 국소 부위나 통증 부위를 지나는 경락상의 원위부에 존재하는 경혈 등에 표치를 시행하며, 그림 2~4는 요통, 어깨결림, 슬통 각각에 본 침구외래에서 많이 사용하는 경혈의 예시를 들어 둔 것이다.

## 침구치료의 안전성

• 유해사고로 기분불량, 내출혈, 치료증상의 악화, 졸음, 무거움, 수면장애 등이 일어날 수 있다. 침구로 발생하는 사고는 절침, 신경장애, 기흉, 혈기종, 감염, 뜸에 의한 화상 등이 있는 것으로 알려져 있는데, 1975~2002년 총 28년간 '침구 마사지사 배상책임보험'에 청구된 침으로 인한 유해사고 377건 중 기흉 130건(전체의 34.5%), 절침 115건(30.5%), 증상악화(16.2%), 신경손상 및 마비(6.6%), 화농 감염(6.6%), 피하출혈(4.8%), 기타 순으로 보고되어 있다.[4]

• 그중에는 침구치료 후 양측 기흉으로 사망한 사례도 존재하기 때문에[5], 의료안전수칙을 철저히 준수하는 것이 중요함을 알 수 있다.

## 기타사토식 경락치료

경락치료는 질병이 오장(五臟)의 정기허(精氣虛)에서 시작되는 것으로 보아, 질병을 경락의 변동상태(허실상태)인 것으로 보고, 주로 맥진을 통해 상태를 파악한다. 치료방법은 장부경락의 허실에 보사(補瀉)하는 본치법과, 동시에 국소적 호소 부위에 치료를 시행하는 표치법으로 구성된다. 오카베 소도(1907~1984) 선생은 기타사토연구소(현 기타사토대학) 동양의학종합연구소 초대 침구부장이며, 현재도 본 침구외래에서는 오카베 선생의 흐름을 답습하는 형태로 기타사토식 경락치료를 하고 있다.

본치법의 증(證)은 기본4증이라 불리며, '간허증', '신허증', '폐허증', '비허증' 4가지가 있다. 심허증은 심이 신(神)을 장(藏)하므로, 심이 허하여 신이 사라져 죽게 되어버리기 때문에 설정되어 있지 않다.[6]

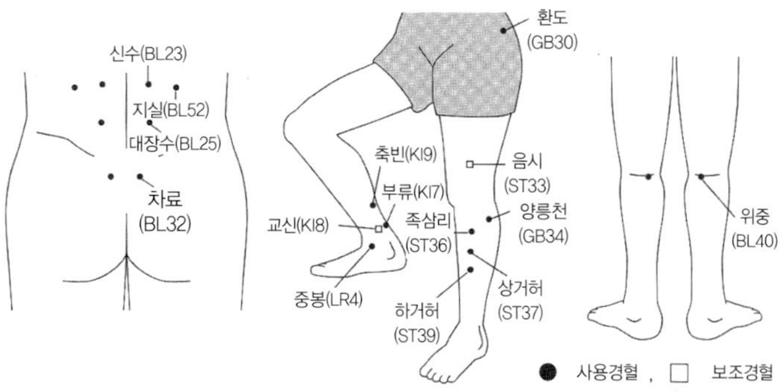


● 사용경혈

| | |
|---|---|
| 방광경(BL) | 신수(BL23): 제2요추 극돌기 하연과 같은 높이, 후정중선 외측 1.5촌 |
| | 대장수(BL25): 제4요추 극돌기 하연과 같은 높이, 후정중선 외측 1.5촌 |
| | 차료(BL32): 천골부, 제2후천골공 |
| | 지실(BL52): 요부, 제2요추 극돌기 하연과 같은 높이, 후정중선 외측 3촌 |
| | 위중(BL40): 슬후면, 슬와횡문의 정중앙 |
| 신경(KI) | 부류(KI7): 하퇴후내측, 아킬레스건 전연, 내과첨 상방 2촌 |
| | 축빈(KI9): 하퇴후내측, 가지미근과 아킬레스건 사이, 내과첨 상방 5촌 |

| | |
|---|---|
| 위경(ST) | 족삼리(ST36): 슬전면 슬개인대 외방 함요부의 독비(ST35)와 발목관절 전면 중앙의 함요부, 장무지신근과 장지신근건 사이의 해계(ST41)를 연결한 선상에서 독비(ST35) 하방 3촌 |
| | 상거허(ST37): 하퇴전면, 독비(ST35)와 해계(ST41)를 연결한 선상, 독비(ST35) 하방 6촌 |
| | 하거허(ST38): 하퇴전면, 독비(ST35)와 해계(ST41)를 연결한 선상, 독비(ST35) 하방 9촌 |
| 담경(GB) | 양릉천(GB34): 하퇴외측, 비골두 전하방 함요부 |
| | 환도(GB30)(별도설명): 대퇴부, 대전자의 정점과 상전장골극 간, 대전자의 정점에서 1/3 지점 |
| 간경(LR) | 중봉(LR4): 발목관절 전내측, 전경골근건 내측의 함요부, 내과첨 전방 |

□ 보조경혈

| | |
|---|---|
| 신경(KI) | 교신(KI8): 하퇴내측, 경골전연의 후방 함요부, 내과첨 상방 2촌 |
| 위경(ST) | 음시(ST33): 대퇴전외측, 대퇴직근건의 외측에서 슬개골저 상방 3촌 |

**그림 2. 요통**

기타사토 동양의학 종합연구소 이시하라 타케시 침구사 제공, 이하 그림 3~9도 동일함.

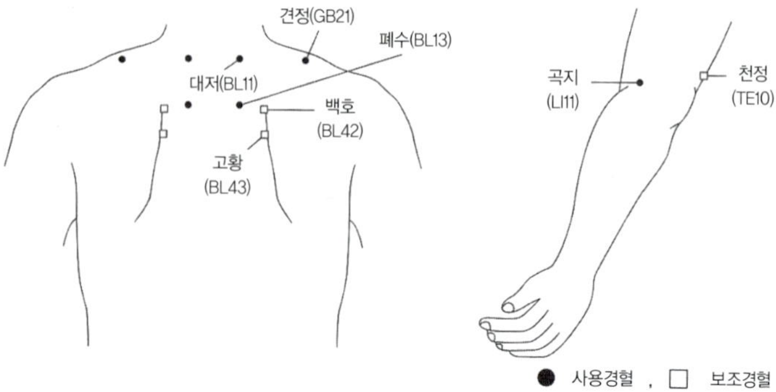


● 사용경혈

| | |
|---|---|
| 방광경(BL) | 대저(BL11): 배부, 제1흉추(T1) 극돌기 하연과 같은 높이, 후정중선 외측 1.5촌 |
| | 폐수(BL13): 배부, 제3흉추(T3) 극돌기 하연과 같은 높이, 후정중선 외측 1.5촌 |
| 담경(GB) | 견정(GB21): 후경부, 제7경추 극돌기와 견봉외연을 연결한 선의 정중앙 |
| 대장경(LI) | 곡지(LI11): 주관절 외측, 척택(LU5)과 상완골외측상과를 연결한 선의 정중앙 |

□ 보조경혈

| | |
|---|---|
| 방광경(BL) | 백호(BL42): 배부, 제3흉추(T3) 극돌기 하연과 같은 높이, 후정중선 외측 3촌(백호는 폐수(BL13), 신주(GV12)는 제5흉추 극돌기 하연과 동일한 높이) |
| | 고황(BL43): 배부, 제4흉추(T4) 극돌기 하연과 같은 높이, 후정중선 외측 3촌[고황은 궐음수(BL14)와 제4흉추 극돌기 하연과 같은 높이] |
| 삼초경(TE) | 천정(TE10): 주관절 후면, 주관절두 상방 1촌. 함요부(팔꿈치를 굴곡시켰을 때, 주두와에 있음). |

그림 3. 어깨결림

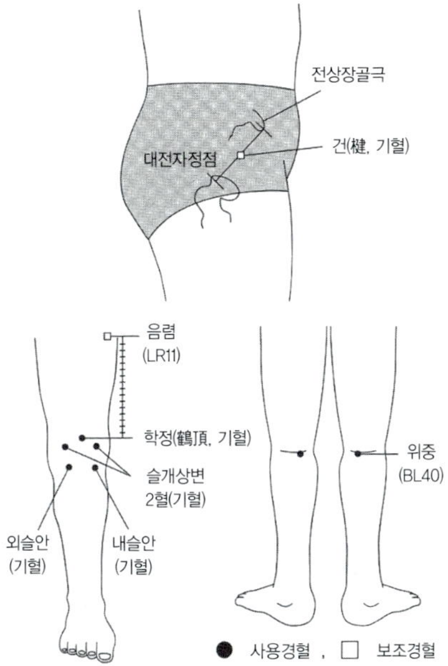


● 사용경혈

| | |
|---|---|
| 방광경(BL) | 위중(BL40): 슬후면, 슬와횡문 정중앙 |
| 간경(LR) | 음렴(LR11): 대퇴부내측, 기충(ST30) 하방 2촌(슬개골상연에서 상방 16촌) |
| 기혈 | 학정: 슬개골 상연 정중앙 |
| | 슬개상변2혈: 슬개골 상부 내외측 |
| | 내슬안: 슬개골 하부 내측 |
| | 외슬안: 슬개골 하부 외측 |

□ 보조경혈

| | |
|---|---|
| 기혈 | 건(楗): 고관절외측, 대전자정점에서 전사방, 전상장골극까지의 정중앙 |

통증 부위 및 증상에 따라 전체 경혈, 또는 이 중에서 선택하여 사용한다. 〈침 또는 뜸〉

그림 4. 슬관절통, 변형성 슬관절증 등

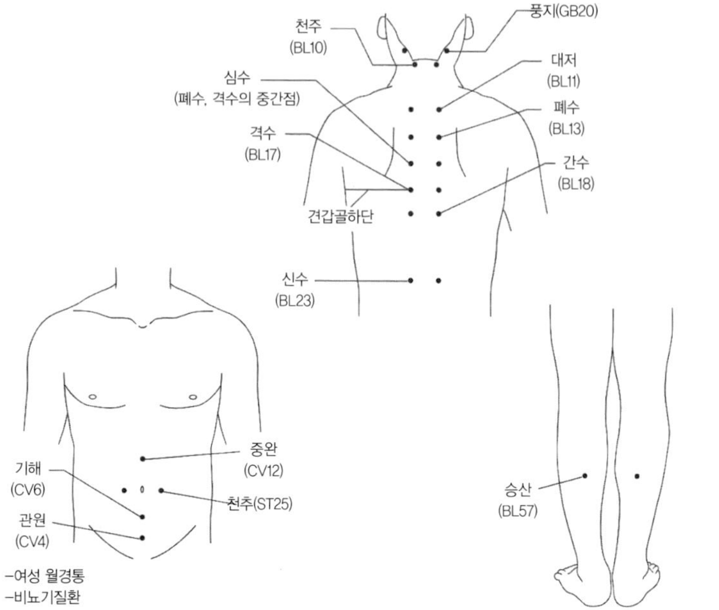


**그림 5. 본치법 공통 기본혈**

본치법 배혈(配穴)은 『난경(難經)』 육십구난(六十九難)의 '허(虛)한 것은 그 모(母)를 보(補)하며, 실(實)한 것은 그 자(子)를 사(瀉)한다'를 원칙으로 삼아 음양오행설의 상생관계 이론에 근거해, 경락이 허할 때는 오행적으로 모에 해당하는 경락을 보하며, 실하면 자에 해당하는 경락을 사한다.[7] 오카베 선생은 두 경락에 걸친 치료를 많이 했으며, 배혈사례는 다음과 같다(**그림 5**)[8]. 간허증일 때는 간경의 곡천, 태충과 신경의 음곡을 보하고, 신허증일 때는 신경의 음곡이나 부류와 폐경의 척택이나 경거를 보한다. 폐허증일 때는 폐경의 태연과 비경의 상구나 태백을 보하고, 비허증일 때는 비경의 태백과 대도, 심경의 신문을 보한다(**그림 6~9**).

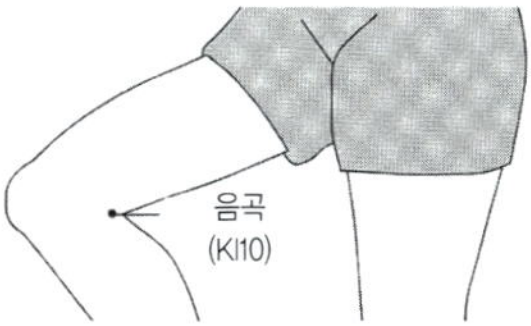


음곡(KI10): 슬후내측, 반건양근건 외연의 슬와횡문상

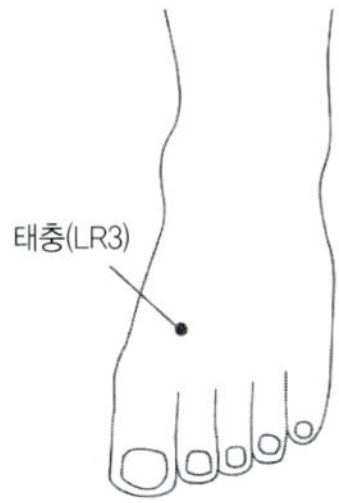


태충(LR3): 족배, 제1,2중족골간, 족저골저 접합부 원위 함요부, 족배동맥 박동처

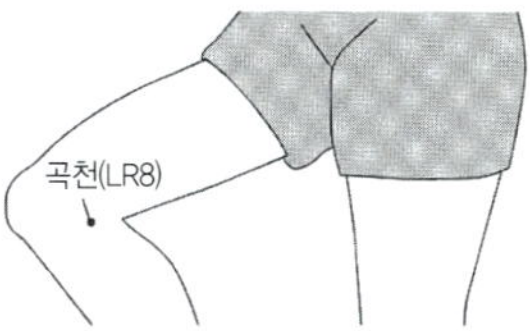


곡천(LR8): 슬내측, 반건/반막양근건 내측 함요부, 슬와횡문 내측단

그림 6. 간허증 대표 처방례

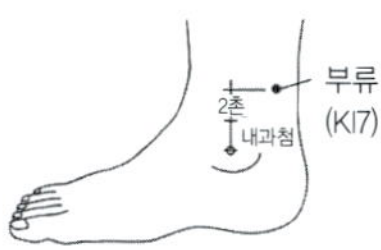


부류(KI7): 하퇴후내측, 아킬레스건 전연, 내과첨 상방 2촌

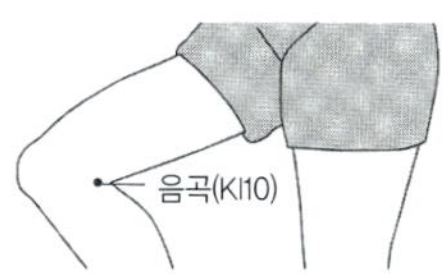


음곡(KI10): 슬후내측, 반건양근건 외연의 슬와횡문상

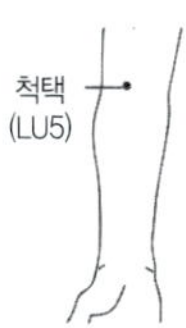


척택(LU5): 팔꿈치 전부, 주와횡문상, 상완이두근건 외측 함요부

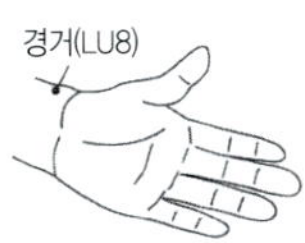


경거(LU8): 전완전외측, 요골경상돌기와 요골동맥 사이, 손목관절 장측횡문 상방 1촌

그림 7. 신허증 대표 처방례

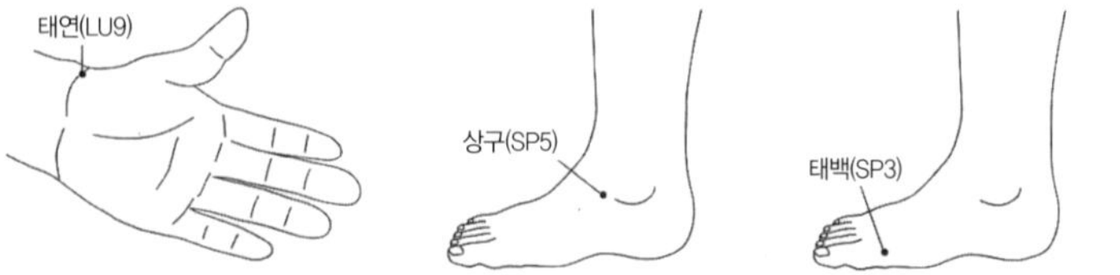


태연(LU9): 손목관절 전외측, 요골경상돌기와 주상골 사이, 장모지외전근건의 척측 함요부

상구(SP5): 발목내측, 내과 전하방, 주상골 조면과 내과첨 사이 정중앙의 함요부

태백(SP3): 발목내측, 제1중족지절관절의 근위 함요부, 적백육제

**그림 8. 폐허증 대표 처방례**

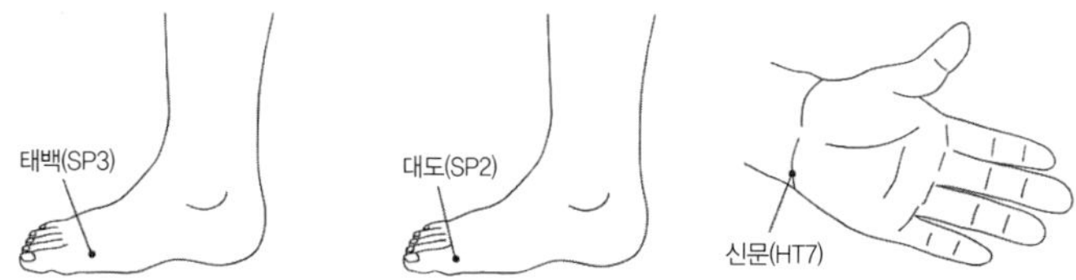


태백(SP3): 발목내측, 제1중족지절관절의 근위 함요부, 적백육제

대도(SP2): 발가락 제1지, 제1중족지절관절 원위 함요부, 적백육제

신문(HT7): 손목관절 내측, 척측수근굴근건 요측연, 수관절장측횡문 상

**그림 9. 비허증 대표 처방례**

## 참고문헌

1) 森 和, 他(福): 鍼灸医学大辞典. pp310~311, 医歯薬出版, 2012.
2) WHO 西太平洋地域事務局: WHO/WPRO 標準経穴部位 日本語公式版. 25~231 医道の日本社, 2009.
3) 松平 浩, 他: 日本における慢性疼痛の実態, ペインクリニック 32: 1345~1356, 2011.
4) 形井秀一: 鍼灸総論. 日本統合医療学会誌 6(2):20~25, 2013.
5) 山下 仁, 他: 鍼治療と両側性気胸. 全日本鍼灸学会雑誌, 54:142~148, 2004.
6) 岡部素明, 他: 日本鍼灸医学 経絡治療 基礎編. 経絡治療学会, 29, 2005.
7) 岡部素明, 他: 日本鍼灸医学 経絡治療 基礎編. 経絡治療学会, 213~215, 2005.
8) 岡部素道: 鍼灸経絡治療. 86~89, 績文章, 1989.

이토 히데노리(伊東秀憲

# 3. EBM

## 다양한 약물치료 속 한방약의 위상

현대의학에서는 환자가 보이는 증상과 징후(예: 고혈압)의 원인을 과학적으로 분석하여, 그 원인(예: 혈관평활근)에 핀포인트로 작용하는 약제(예: 칼슘채널차단제) 등의 치료법을 개발하고 있다. 그러므로 현대약은 대부분 단일성분으로 구성된다.

반면, 이렇게 요소환원적 사고로 생체(인체)를 이해하지 않고, 계전체를 조화적으로 치료하는 수단으로 다성분계 한방약을 이용하는 것이 한방의학이다. 예를 들어, 반하후박탕은 5가지 약재로 구성되는데, 각각의 약재는 여러 성분을 함유하고(표 1), 미지의 성분도 존재하는 것으로 생각된다. 약재를 달여 성분을 추출하는 과정에서 성분끼리 서로 작용을 만들어갈 수도 있음을 고려하면, 반하후박탕의 약효를 생각할 때 개개 성분마다의 작용기전을 궁리해 가는 요소환원적 입장보다는 성분 사이의 상호작용도 포함하여 방제전체를 하나로 다루는 홀리즘(어떤 계나 시스템 전체는 그 부분의 산술적 총화 이상의 것이라는 사고방식) 사고방식 쪽이 더 타당할 것으로 생각된다. 그리고 이러한 치료수단을 사용하여 치료하는 이상, 그 치료대상의 평가, 곧 한방진단에서도 홀리즘 사고방식은 기본이 되어야만 하겠다.

## 한방의학과 EBM

한방의학영역에서는 지금까지 몇 가지 무작위배정 비교시험(RCT)이 실시되어 왔다. 일본동양의학회 EBM 위원회는 1986년부터 2015년까지 보고된, 한방약의 유용성을 평가한 RCT 결과가 기록된 565건의 문헌을 토대로 465건의 구조화초록을 정리하여 '한방치료 에비던스 포트 2016 (EKAT 2016)'을 공표했다.[1)]

**표 1. 한방약 '반하후박탕'의 구성약재, 성분**

| 약재 | 성분 |
|---|---|
| 반하 | homogentisic acid, dihydroxybenzaldehyde, etc. |
| 후박 | magnolol, honokiol, etc. |
| 소엽 | perillaldehyde, pinene, etc. |
| 복령 | eburicoic acid, pachymic acid, etc. |
| 생강 | gingerol, shogaol, etc. |

또한 '한방제제 관련 기록이 포함된 진료가이드라인 2016'도 공표하였는데[2], 여기에는 일본 내에 공표되어 있는 전체 1,158개 진료가이드라인 중 한방약에 대한 기록이 있는 진료가이드라인, 곧 '인용논문이 존재하며, 근거와 추천 등급이 있고, 그 내용을 포함한' 30건의 진료가이드라인(표 2)과 '인용논문이 존재하나, 근거 등급과 추천 등급은 없는' 37건, '인용논문도 존재하지 않고, 근거 등급과 추천 등급도 없는' 37건이 수록되어 있다. 예를 들어, '코알레르기 진료가이드라인–통년성 비염과 꽃가루 알레르기–2016년판'에서는 통년성 알레르기비염에 소청룡탕 복용을 'A: 시행할 것을 강력히 권장'으로 평가하고, 그 근거로 바바 그룹이 진행한 RCT 결과[3]를 인용했다.

이렇게 집적된 RCT 결과와 진료가이드라인 조합이 한방의료의 객관화에 이바지하는 것은 부정할 수 없다. 반면, 이러한 근거나 가이드라인에 기반해서 한방의료를 실천하기에는 여러 문제가 있다. 우선 전술한 EKAT에 수록된 RCT를 살펴보겠다. 형식적으로는 RCT라고 하더라도, 임상시험 디자인에 문제가 있어 준무작위배정 비교시험이라 불러야 하는 것들도 많고, 진짜로 RCT라 부를 수 있는 임상시험은 매우 적기 때문에 결과 해석에 문제가 있으며, 결론이 잘못된 연구도 여기저기 보이는 등, 질 높은 근거는 거의 집적되어 있지 않은 것이 현실이다.

또한, 가이드라인에 한방약이 들어가 있다고는 하더라도 꽤 한정적이며, 한방약이 유용하다고 여겨지는 여러 질환의 가이드라인에도 아직 한방약이 기록되어 있지 않은 경우가 있다.

예를 들어 '만성두통 진료가이드라인 2013'에서는 만성두통 환자에게 오수유탕을 투여한 RCT[4] 결과 등을 토대로, 한방약을 사용하여 만성두통치료를 '시행할 것을 추천한다(B등급)'고 했지만, 구체적인 한방약의 선택방법은 실어두지 않는 등, 실제 임상현장에서 한방약을 사용하기에 가이드라인 내용이 불충분한 경우도 있다. 따라서 이상과 같은 이유로 RCT를 지상(至上)으로 여기는 근거나 가이드라인에 기초한 한방의료를 실천하기에는 현재의 환경이 거의 정비되어 있지 않다고 해도 과언은 아니다.

표 2. **한방제제 관련 기록이 포함된 진료가이드라인 2016(일본동양의학회)**

| 한방제제에 관한 인용논문이 존재하며, 근거와 추천 등급이 있고, 그 내용이 포함된 진료가이드라인 |
|---|
| 치매질환 치료가이드라인 2010 |
| 심신증 진단, 치료가이드라인 2006 |
| 과학적 근거(evidence)에 기초한 백내장 진료가이드라인 |
| 소아급성중이염 진료가이드라인 2013년판 |
| 고혈압 치료가이드라인 2014 |
| 2014년판 림프부종 진료가이드라인 |
| 코알레르기 진료가이드라인–통년성 비염과 꽃가루 알레르기–2016년판(개정 제8판) |
| EBM에 기초한 천식 치료가이드라인 2004 |
| 기능성소화관질환 진료가이드라인 2014 기능성소화불량(FD) |
| 기능성소화관질환 진료가이드라인 2014 과민대장증후군(IBS) |
| 소아만성기능성변비증 진료가이드라인 |
| 담석증 진료가이드라인 2016 개정 제2판 |
| 만성양진진료가이드라인 |
| 범발성 피부소양증 진료가이드라인 |
| 두드러기 진료가이드라인 |
| 일본피부과학회 원형탈모증 진료가이드라인 2010 |
| 여드름 진료가이드라인 |
| 특발성 후천성 전신성 무한증 진료가이드라인 개정판 |
| 전신성강피증 진료가이드라인 |
| 섬유근통 진료가이드라인 2013 |
| 여성하부요로증상 진료가이드라인 |
| 과민성방광 진료가이드라인 제2판 |
| 전립선비대증 진료가이드라인 |
| 남성 하부요로증상 진료가이드라인 |
| 산부인과 진료가이드라인–부인과 외래편 2014 |
| 근거에 기초한 월경전불쾌기분장애(PMDD) 약물치료 가이드라인(2013년 개정판) |
| 기침에 관한 가이드라인 제2판 |
| 야간빈뇨 진료가이드라인 |
| 경추후종인대골화증 진료가이드라인 2011 |
| 직업성 알레르기질환 진료가이드라인 2013 |

보다 본질적으로 중요한 문제는 근거나 가이드라인에 기초한 의료는 본래의 한방의료와 괴리가 있다는 점이다. 전술한 대로 한방의학에서는 사진(四診)을 통해 환자를 홀리즘 입장에서 종합적으로 파악하여, 한열(寒熱), 허실(虛實), 기혈수(氣血水) 같은 한방의학만의 개념을 배경으로 생각하면서 최종적으로 해당 환자에게 가장 적합한 한방방제가 무엇인지와 같은 형태로 진단을 내린다. 이 진단은 현대의학적 진단과 관계가 없어 이 둘의 관계는 종사와 횡사의 관계이기 때문에, 현대의학적으로는 동일한 집단이더라도 한방의학적으로는 다양한 환자가 존재하게 된다. 현대의학적 병명에 맞춰 집적된 근거를 토대로 이 다양한 환자에게 일률적인 한방의료를 하는 것은 명확히 문제가 있어 보인다. 한방의료에서는 근거를 한방방제선택의 근거로 생각하기보다는, 사진을 통해 얻은 심신의 종합적 정보를 토대로 적절한 한방방제를 선택해야만 한다.

굳이 한방진료에서의 EBM 실천의 의의를 생각해 보자면, 여러 이유보다도 뭔가 과학적 근거에 기반하여 의료를 실천하지 않으면 안 되는 경우나, 간이로 한방의료를 실천하는 경우에 도움이 될 가능성이 있는 정도이겠다. 무엇보다 추후 한방의학적 진단(증)을 기본으로 한 근거가 축적된다면, 한방의료영역 본래의 의미를 살린 EBM 실천도 현실미를 띨 수 있을 것이라 생각한다.

현재의 근거들은 한방의료의 객관화에 기여한 공적은 있으나, 이것을 토대로 한방의료를 실천할 수준에는 도달하지 못한 것으로 판단한다.

– 의사학 이야기 첫 번째 –

## 동양의학의 형성과 발전

의료의 역사는 중국에서 3,000년, 일본에서 1,500년이라고 한다. 고대문자에서 이어져 내려온 '한자(漢字)'가 지식을 보존, 전달하여 동아시아에 문화권을 형성했다. 이후 각 지역에서 다양한 신체관이 양성되면서, 다양한 환경하에서 검증을 거쳐 동양의학은 발전되어 왔다.

중국 한대(漢代)에는 3대 의학고전인 ① 『황제내경(黃帝內經)』(『소문(素問)』, 『영추(靈樞)』), ② 『신농본초경(神農本草經)』, ③ 『상한론(傷寒論)』, 『금궤요략(金匱要略)』이 출간되어, ① 해부, 생리, 병리, 침구학, ② 본초학, ③ 치료, 처방학 관련 고도의 이론이 정리되었다. 그 후, 진맥법을 정리한 『맥경(脈經)』, 질병단위를 확립한 『제병원후론(諸病源候論)』, 의론과 처방을 망라한 『천금방(千金方)』, 『외대비요방(外臺秘要方)』 등 당대(唐代)까지 중요한 의서가 등장했다. 당시의 서적은 사본으로 전해져 대부분이 망실되었으나, 일본에서는 탄바노 야스노리가 984년 편집한 『의심방(醫心方)』 등에 귀중한 인용 문헌으로 그 기록이 남아 있다.

송대(宋代)에 인쇄술이 발달하여 의학지식이 보급되었다. '약국방'이라는 호칭의 기원이 된 『화제국방(和劑局方)』은 표준치료로써 빈용처방을 수록했다. 금원사대가를 통해 질병개념 논의가 활성화되었고, 명청(明淸)에 이르기까지 대륙에서 출판된 주요 의서는 모두 수입되어, 그동안 감추어져 있던 의술이 널리 공개되게 되었다. 아즈치모모야마시대에는 마나세 도산이 의학이론, 처방을 정리하고 문호를 열어 교육을 시작했다. 마나세류를 중심으로 하여 송원시대 의학을 중시한 흐름을 후세방파라고 부른다.

에도시대에는 더욱 출판, 교육의 대중화가 진행되었고, 서양과학의 객관적 가치관에도 영향을 받아 일본 특유의 실용적 흐름인 고방파가 탄생했다. 일기유체설(一氣留滯說)을 주창한 고토 콘잔과 그의 제자 카가와 슈안은 각지의 약재를 선별하고, 온천과 뜸 요법도 포함한 민간치료를 수집하는 한편, 지나치게 복잡한 중국의서를 공격하며 자유로운 토론이 일어나도록 했다. 만병일독설(萬病一毒說)을 내세운 요시마스 토도는 『상한론』의 증후를 엄밀히 해석한 치료체계를 확립하여 후세에 큰 영향을 주었다. 그의 아들 요시마스 난가이는 기혈수(氣血水)와 병위(病位)를 중시한 의론을 전개했다. 화한란절충(和漢蘭折衷)이었던 하나오카 세이슈는 한방약 전신마취하에 유방암 적출술을 세계에서 최초로 시행했다. 이 무렵, 일본 독자적인 복진법에 대한 연구도 진행되었다. 처방 단위로 집적한 지견은 『유취방광의(類聚方廣義)』, 『물오약실방함구결(勿誤藥室方函口訣)』로 열매를 맺었다. 문헌연구에서는 관립 에도의학관에서 교육을 했던 타키 모토야스, 타키 모토카타와 모리 릿시 등의 고증학파가 활약하여 그 성과가 메이지 이후 해외에 소개되었다.

현재 세계 인구의 1/5를 차지하는 동아시아 전통의학은 역사상 가장 많이 활용되고 있으며, 2019년에는 국제질병분류(ICD-11)에 '전통의학장'이 생기기에 이르렀다.

호시노 타카유키(星野卓之)

## 한방을 현대로 이어 준 명의 아사다 소하쿠

아사다 소하쿠(1815~1894년)는 막부 말기부터 메이지 시대까지 활약한 한방 명의이다. 신슈 차쿠마군 쿠리바야무라(현 나가노현 마츠모토시)에서 조부로부터 이어진 3대째 의사가문에 태어나 에도에서 개인의원을 열었다. 그의 높은 임상실력은 널리 소문이 나 막부 말기에는 제14대 쇼군 도쿠가와 이에모치의 주치의가 되었고, 대궐에서는 카즈노미야나 텐쇼인의 주치의, 그리고 다른 나라 외교관 치료도 담당했다. 메이지유신 후에는 서양의학을 공부하지 않았으면 의사로서 개업시험을 볼 수 없었던 시대가 되어 한방은 쇠퇴하였지만, 소하쿠의 임상실적은 메이지 덴노(천황)의 신뢰를 받아 하루노미야(이후 타이쇼 덴노)의 주치의도 맡았다. 소하쿠가 사망한 이후에도 타이쇼, 쇼와 시대에는 소하쿠의 제자가 한방의 명맥을 지켰고, 그 영향은 현대 한방처방에도 살아 숨쉬고 있다.
왜 소하쿠가 현재의 한방에도 그 영향을 끼치고 있는 것일까? 가장 큰 이유로 서양의학을 뛰어넘는 임상실적을 남겼다는 점, 임상에 직결되는 저서를 남겼다는 점, 지속가능한 교육과정을 남겼다는 점 3가지를 들 수 있다.
소하쿠는 문헌을 섭렵하여 질병을 파악하는 방법은 한방의 고전인 『상한론(傷寒論)』과 『금궤요략(金匱要略)』에 의거하면서도, 사용하는 약방은 실제로 효과가 있는 처방을 위주로 양약도 함께 사용했다. 그가 보았던 참고서 중에는 최신 서양의학 한문 번역본도 포함되어 있었다. 또한, 서양의학적 해부, 생리 지식을 임상에 응용했었다는 것이 저서에 잘 드러나 있다. 나츠메 소세키의 『나는 고양이로소이다』(1905년) 제9장에는 '아사다 소하쿠라고 하는 한법(漢法) 명의가 있었는데, 그 노인이 아픈 사람을 보러 갈 때는 반드시 가마에 타서'와 '구폐의 망자'라고 함께 적어 오래된 것의 대표격으로 소하쿠를 묘사해두었다. 하지만 실제 자세는 최신 의서에 눈을 기울이고, 하루에 300명도 더 되는 환자를 진찰하였으며, 요코하마에는 출장소를 개설하여 가차로 다녔고, 중요한 사람들은 왕진도 했다. 이렇게 경이로운 활동과 임상실적을 남겼다.
소하쿠의 저서는 80부 200여 권이라 알려져 있을 만큼 많은데, 특히 현재까지도 이어져 내려와 쓰이는 것으로는 약방집 『물오약실방함구결(勿誤藥室方函口訣)』(1878년 출간), 임상치험집 『귤창서영(橘窓書影)』(1886년 출간)이 있다. 둘 모두 내용은 현대적이며, 기재된 대부분의 내용이 현재의 한방엑스제 처방의 사용목표로 채용되어 있다. 『물오약실방함구결』에서 몇 가지 예시를 들어보겠다.

- 작약감초탕 '이 처방은 다리의 경련을 치료하는 것이 주요 작용이지만, 복통, 양 하지나 무릎이 아파 굴신할 수 없을 때도 좋다. 그 외, 다양한 부위의 급격한 통증에 사용할 수 있다.'(현재, 장딴지 경련이나 근육경련뿐 아니라, 항암제로 인한 근육통 등에도 응용)
- 육군자탕 '위장이 약해져 식욕이 없는 경우, 장기간 설사를 한 경우, 안에 열이 가득 찬 경우, 음식이 잘 소화되지 않고 대변에서 악취가 나는 경우를 치료한다. 이 처방은 인삼탕에 약재를 4가지 추가한 것으로 위장 기능을 도와 식욕을 일으키는 작용이 있다. 따라서 노인이 위장이 약해지거나 큰 병 이후에 소화기능이 약해져 식욕이 없을 때 사용한다. 배합된 약재 중 진피와 반하

에는 흉부에서 식욕부진의 원인을 해소하는 힘이 있어 사군자탕보다도 활용의 폭이 넓다' (현재, 식욕부진뿐 아니라 위식도역류질환이나 기능성 소화불량 등에도 응용)

- 대건중탕 '한랭에 의한 복통 치료에 이 처방을 능가할 처방은 없다. 심한 복통으로 흉부까지 증상이 파급되어 구토를 하거나 복부 전체가 덩어리처럼 뭉친 상태를 목표로 한다. 따라서 장관이 연축하여 통증이 심하고, 장관이 아래에서 위를 향해 부글부글 솟아오르는 듯 움직이는 병태에 사용하면 효과가 좋다'(현재, 장폐색이나 복부팽만을 일으키는 병태뿐 아니라 수술 후 장관기능 회복 등에도 응용)

질병 위주의 서양의학적 병리, 병명에 따른 해석은 아니지만, 소하쿠는 개개인의 병상(病狀) 위주의 처방 목표에 이미 현대적 병태를 파악하여 기록해 두었던 것이다. 또한 배합약재의 작용과 다른 처방과의 감별점도 병태 또는 처방 위주의 체계로 충분히 설명하고 있다. 이 예를 통해 『물오약실방함구결』이 현재 통용되는 한방엑스제의 적응증에 적극 채용되어 있다는 것도 알 수 있다.

소하쿠 사망 후에도 그 제자들이 각 지역에서 한방의로서 활약하며 다이쇼, 쇼와시대로 그 명맥은 이어졌다. 기무라 하쿠쇼(도쿄), 나카노 코쇼(오사카), 니즈마소 고로(도도) 이 세 명이 대표적이다. 소하쿠는 제자들을 위해 한방학습법으로서 간단한 것부터 어려운 것까지 단계적 텍스트를 마련해 두었다. 입문자를 위해서는 『의학지환(醫學智環)』이라고 하는 『상한론』, 『금궤요략』의 다이제스트판을 만들어 두었고, 그 후 한방을 공부하면서 필요한 과목으로 맥(脈), 병(病), 증(證), 치(治) 4개 과목을 만들어 이 4개 과목에 정통할 수 있도록 각각의 교과서를 배정하여 기본 습득을 철저하게 하도록 했다. 임상에 나가더라도 문하에서 했던 윤독회, 증례검토회에 참여하도록 했으며, 독자진료를 하게 된 경우에는 『상한론』, 『금궤요략』 연구서나 치험집 고찰을 하도록 했다. 이러한 텍스트 작성 및 교수법을 통해 제자 육성을 해나가면서 아사다 소하쿠의 문하는 활발한 활동을 이어갔다.

메이지 유신 후 서양의학을 공부하지 않으면 의사국가시험을 볼 수 없는 시대가 되었을 때 아사다 소하쿠는 한방의학을 미래에 남겨두기 위해 전력을 다했던 것이다.

와타나베 코지(渡辺浩二)

– 의사학 이야기 세 번째 –

## 양생사상과 치병기술

### 양생과 치병의 원류

의학은 크게 2가지 벡터가 있다. 바로 '치병(治病)'과 '양생(養生)'이다. 질병상태를 출발점으로 하여 질병이 없는 상태를 유지하며 건강회복을 지향하는 것이 '치병'이며, 질병이 없는 상태를 출발점으로 하여 사람이 어떻게 질병에 걸리는지를 고려하며 병에 걸리지 않는 방법을 생각하는 것이 '양생'이다. 이 두 가지는 차의 양쪽 바퀴처럼 의료행위가 돌아가게 하는데, 모순되기도 했다가 상호 비판하며 맞춰가기도 하는 관계이다.

동양의학에서 '양생'에 관한 지식은 황제(黃帝)라 불리는 신화시대 지도자가 최초로 전달해준 것으로 알려져 있다. '양생'의 입장에서 볼 경우, 질병은 '실조(失調)'에 해당한다. '실조'되었다면 밸런스를 맞춰 주면 되는 것이다. 뭔가를 절제하거나 제거하지 않기 때문에 생명의 전일성은 손상되지 않는다. 이상과 정상, 병과 건강에 명확한 경계는 없고, 그 어디쯤인가가 생과 사가 있으며, 자타의 경계도 애매모호한 측면이 있다.

'치병'은 그보다 후대에 등장했다(의대 커리큘럼에서도 '생리학'을 배우고 나서 '병리학'과 같은 순서로 공부를 하게 마련이다). 한방에서는 장중경(張仲景)이라는 중국 후한~삼국시대(기원후 2세기경)의 인물이 '치병'의 시조이다. 이렇게 말하고 보니 '양생'은 신의 자식이고, '치병'은 인간의 자식에 해당한다. '치병'의 입장에서 보면 병은 원래 신체이 있는 것이 아니고, 밖에서 들어와 인체를 해치는 악마 같은 존재['사(邪)']이다. 가급적 빨리 '사'를 제거하지 않으면 생명을 잃게 된다. 그래서 발한시키거나, 사하시키거나, 구토하게 하거나 또는 메스를 넣어 절제하는 등 환자로 하여금 잠시 힘들게 만드는 상황도 피하지 않게 된다. 엄격한 치료행위를 하다가 불행히 생명을 잃는 경우도 있지만, 그것은 하늘의 뜻이라고 생각하며 멈추지 않는……이런 점에서 온화한 양생에 비하면 '치병'은 꽤나 과격하고 위험한 측면도 가지고 있다.

### 양생과 치병의 확장과 정리

장중경은 그의 저서 『상한론』에서 한랭자극이 '사'가 되어 신체에 침입하고 발열성 질환을 일으킨 경우의 치료에 대해 논술하고 있는데, 신체에 병을 일으키는 '사'가 한랭만은 아니다. 점차 시간이 지나면서 여름철 더위나 우기의 습기, 내륙지의 건조함 등도 병사(病邪)로 보게 되었다. 그리고 심한 감정적 자극이나 부적절한 생활습관, 과로 등에 의해서 일어나는 병도 '치병'의 대상이 되어갔다. '양생' 측면에서도 식사방법이나 의복조절 등 일상생활에서 흔히 접하는 것들이 건강에 미치는 영향부터 계절이나 기후풍토, 천체운행이라고 하는 거시적 레벨까지 연구범위가 확장되어 갔다. 이렇게 의학이 삼라만상을 다루는 학문으로 비대해져 가면서 단번에 조직적으로 그 전체상을 파악하기는 어려워져 갔다. 그러던 중 중국에서는 12세기 이후 '금원사대가'라 불리는 4명의 위대한 의학자가 나타나 각자의 시점에서 '치병'과 '양생'을 정리해 나가는 작업을 했고, 현대에 이르는 중의학의 기초가 구축되었다.

'치병'에 중점을 둔 일본한방과 의학의 장래

일본의사가 하나의 전문직으로서 종교에서 독립한 것은 전국시대 말경이다. 마나세류라 불리는 당시의 의술은 금원사대가를 받아들여 '양생', '치병' 양측의 밸런스를 잘 맞춰 절충한 것이었다. 하지만 에도시대에 들어 '신흥감염증'인 매독이 유행하게 된 것이 계기가 되어 일본의사들은 막연한 '양생' 사상과 결별하고, '치병' 쪽 배에 몸을 싣게 되었다. 메이지 시대에 들어 서양의학이 근대국가에 어울리는 정통의학이라고 하여 한방이 절멸의 늪에 서 있을 때도 항균제나 항종양제도 없는 당시의 서양의학은 '치병'의 역할에 어울리지 않는 존재였기 때문에 카운터파트였던 한방에 기대된 역할은 다시 또 '치병' 역할이었다. 한방은 그 당시 주어진 역할을 어느 정도 해냈고, 그 결과 쇼와시대에 부활하여 현재 건강보험에도 수록된 정당한 의료로서의 지위를 구축했다.

최근 반세기간 서양의학의 '치병'은 현격히 향상되었다. 평균 수명도 세계 톱클래스 수준이 되었고, 사람들의 관심은 '인생의 길이'에서 '인생의 질'로 옮겨갔다. 인류의 역사에서도 거의 그 예를 찾아볼 수 없었던 보더리스 사회(borderless society)와 저출산 고령화 시대를 맞아 의학이 담당해야만 할 역할에도 큰 변화가 있다. 동양의학에는 '양생'을 다뤘던 긴 역사적 경험이 쌓여 있는데, 앞으로의 한방의는 에도시대 의사들이 했던 것처럼 다시금 반대쪽 배로 옮겨 타 사람들의 기대에 부응할 필요가 있겠다. 앞으로는 반대 방향으로, 2세기 반 만에 한번도 보지 못했던 바다를 향해 나아가야 할 것이다.

츠다 토쿠타로(津田篤太郎)

NOTE

## 일본 내 한방치료의 현황

### 한방 관련 현황

메이지정부의 의사면허 통일화(1895년, 한의존족원 부결)에 따라 일본의 한방은 일시적으로 쇠퇴했다. 하지만 한방 존속에 뜻을 가지고 있었던 의사, 약사, 침구사 등의 노력을 통해 서서히 한방은 복권되었다.

현대의 한방은 다음과 같은 주요 과정을 거쳐 일상진료에 폭넓게 침투하였고, 의사의 80% 이상이 한방약을 일상적으로 처방하는 시대가 되었다.

현재, 의료보험 약가에 수재된 한방처방은 147(자운고를 포함하면 148)가지이며, 약재는 약 200종류이다.

1997년 약가수재 한방제제 전체를 대상으로 '한방의학적 병태(증)에 기초하여 적절히 사용할 것'이 명기되어, 한방약의 적정사용이 공식적으로 요구되었다.

1) 대부분의 의료용 한방엑스제제 보험약가수재(1976년~)
 (최초의 엑스제로 코타로에서 1967년 4가지 처방이 나왔음)
2) 한방전문의제도(1989년~)
3) 한방약, 생약인정 약사제도(2001년~)
4) 의학교육 코어 커리큘럼 시대(2001년~)
 '화한약(和漢藥)을 개설(槪說)할 수 있다'가 졸업까지의 달성목표에 포함
5) 한방전문의 표방허가(2005년~)
6) '의학적처치'로서 '내과한방' '한방내과' '외과한방' 등의 표방허가(2008년~, 후생노동성령에 의함)
7) 코어 커리큘럼 '화한약, 한방약의 특징과 활용의 현 상황을 개설할 수 있다'로 개정(2011년~)

### 한방의 특질과 역할

1) 환자의 삶의 질 향상을 가장 중요한 목표로 삼는다.
2) 몸과 마음을 종합적으로 본다(전인의료).
3) 예방의학에 보다 중점을 둔다('미병을 치료한다', '일차의료'로 친화성이 있음).
4) 의료경제학적으로 부담이 없다.
5) 서양의학과 동양의학의 역할분담이 가능하다.

**한방의 적응증**

1) 이른바 부정수소(不定愁訴)나 자율신경실조증, 냉증에는 한방이 좋다.
2) 감염증: 감기나 인플루엔자(독감)에는 한방과 항바이러스제 병용을 추천한다.
3) 보제(체력, 면역력을 보충하는 약)의 효과: 육아 형성부전이나 욕창에는 한방이 좋다.
4) 건조증후군에는 한방이 좋다.
5) 부인과질환에는 한방 적응증이 많다.
6) 정신과질환, 멘탈헬스케어 영역에는 한방 적응증이 많다.
7) 만성동통질환에는 한방 적응증이 많다.
8) 현대의약품과 잘 병용한다.

**한방의 과제**

1) 약재, 한방제제의 안정공급, 품질평가, 안전성 보증
2) 졸업 전, 졸업 후, 대학원(연구), 전문의를 대상으로 한 교육 표준화, 용어와 소견의 통일화
3) 연구방법, 정보의 공유화, 산학공동연구체제의 정비
4) 효과의 과학적 검증과 부작용기전의 규명
5) 처방배합의 합리성 근거
6) 유용성 검증: EBM 확립과 증(證)을 고려한 임상연구 디자인
7) 치료가이드라인 책정
8) 공적연구비 관련 지원
9) 문부과학성이나 후생노동성에 한방전문부국 설치
10) 국제화 속에서 일본한방이 담당할 역할의 명시(국제교류)

하나와 토시히코(花輪壽彦)

## 참고문헌


1) 日本東洋医学会: 漢方治療エビデンスレポート (EKAT) Appendix 2016. https://www.jsom.or.jp/medical/ebm/index.html
2) 日本東洋医学会: 漢方製剤の記載を含む診療ガイドライン 2016. https:// www.jsom.or.jp/medical/ebm/cpg/pdf/KCPG2016.pdf
3) 馬場駿吉, 他: 小青竜湯の通年性鼻アレルギーに対する効果二重盲検比較. 耳鼻咽喉科臨床 88:389~405, 1995.
4) Odaguchi H, et al: The efficacy ofgoshuyuto, a typical Kampo (Japanese herbal medicine) formula, in preventing episodes of headache. Curr Med Res Opin 22:1587~1597, 2006.


오다구치 히로시(小田口浩)

## 처방 학습방법 –반하후박탕을 예시로–

### I. 반하후박탕은 내가 일상진료에서 가장 많이 사용하는 처방이다.

그 이유 중 하나는 한방공부를 시작하던 초기에 고토 콘잔의 이설을 제자가 정리해 둔 『사설필기(師說筆記)』(오츠카 케이세츠 해설)[1]를 읽어서이다. 고토 콘잔은 '순기약(順氣藥)'(복령, 반하, 지실, 후박, 생강, 감초, 다만 감초는 소량만?)을 주로 사용하며 뜸이나 온천 등도 추천했다. 약용인삼 같은 고귀한 약재는 사용하지 않았다. 보제는 쓸데없고 진짜로 기혈을 기르는 것은 매일매일의 '식사'라고 해설했다.

또 다른 이유 중 하나는 다음과 같다. 기타사토 동의연 진료를 하다 보면, 정신적 스트레스나 이른바 부정수소(不定愁訴)를 보이는 환자가 매우 많은데, 그렇다 보니 기제를 처방할 기회가 많았다.

반하후박탕은 『금궤요략(金匱要略)』 부인잡병편(婦人雜病篇)에서 처음 등장하며, 『화제국방(和劑局方)』과 『이간방(易簡方)』에는 사칠탕, 『삼인방(三因方)』에서는 대칠기탕(지미칠기탕[指迷七氣湯]이라고도 부름), 『의방집해(醫方集解)』에서는 칠기탕 등 다양한 방식으로 불려왔는데, 반하후박탕이 가장 오래된 이름으로 일반적인 명칭이기도 하다.

『삼인방』에서 대칠기탕이라 부른 것은 칠기(七氣) 병을 치료한다는 의미로, 칠기는 칠정(七情)의 기에 해당한다. 칠정이란 희(喜), 노(怒), 우(憂), 사(思), 비(悲), 공(恐), 경(驚)이다. 『삼인방』의 칠기증치의 내용은 반하후박탕이 어떤 병태를 치료하는가를 알아 두는 데 큰 도움이 된다.[2,3]

1) 희(喜): '夫喜傷心者, 自汗, 不可疾行, 不可久立, 故經日喜則氣散'

2) 노(怒): '怒傷肝者, 上氣, 不可忍, 熱來蕩心, 短氣欲絕, 不得息, 故經日怒則氣擊(一作上)'

3) 우(憂): '憂傷肺者, 心系急, 上焦閉, 榮衛不通, 夜臥不安, 故經日憂則氣聚'

4) 사(思): '思傷脾者, 氣留不行, 積聚在中脘, 不得飲食, 腹脹滿, 四肢怠惰, 故經日思則氣結'

5) 비(悲): '悲傷心胞者, 善忘, 不識人, 置物在處, 還取不得, 筋攣, 四肢浮腫, 故經曰悲則氣急'

6) 공(恐): '恐傷腎者, 上焦氣閉不行, 下焦回還不散, 猶豫不決, 嘔逆噁心, 故經曰恐則精卻'

7) 경(驚): '驚傷膽者, 神無所歸, 慮無所定, 說物不竟而迫, 故經曰驚則氣亂'

'七者雖不同, 本乎一氣. 臟氣不行, 鬱而生涎, 隨氣積聚, 堅大如塊, 在心腹中, 或塞咽喉如粉絮, 吐不出, 咽不下, 時去時來, 每發欲死狀, 如神靈所作, 逆害飮食, 皆七氣所生所成. 治之各有方'

일반적으로 『금궤요략』 조문인 '婦人咽中如有炙臠'이 유명하지만, 여기에는 전신의 다양한 증상이 '기체(氣滯)'로 인해 일어난다는 것이 기록되어 있어 반하후박탕이 두피에서부터 발끝까지 발생하는 전신의 다양한 '기체' 증상에 응용할 수 있다는 것을 쉽게 이해할 수 있다. 또한, 위의 내용 중 칠정에 대한 설명에 있는 '如神靈所作'은 '婦人藏躁…象如神靈所作,…甘麥大棗湯主之'에 대응되는 것으로, 기가 인후에 걸렸으면 반하후박탕, 기가 하복부에 맺혔으면 감맥대조탕으로 상-하 대응이 된다는 것을 알 수 있다. 따라서, 반하후박탕으로 무월경이나 월경불순을 치료하는 것, 감맥대조탕으로 인중자련 양상의 증상을 치료하는 것으로 응용할 수도 있는 것이다. 『상한론』, 『금궤요략』을 학습할 때, 조문 간의 관련성을 이해할 수 있게 되면 시야가 넓어진다. 요시마스 토도(1702~1773)는 반하후박탕이 여성만의 약이 아니기 때문에 『유취방』에서 부인(婦人)이라는 글자에 (  ) 표시를 해두었다. 이를 통해 토도의 식견을 엿볼 수 있다.

## I. 치험례: 증상 개선을 보였던 유효례를 통해 알 수 있었던 것

필자가 작성한 2004~2014년까지의 차트 안에서 초진 시 반하후박탕을 처방했던 361례를 검토해 보았다.

### 1) 주소증의 특징

- 반하후박탕증은 '어지럼'을 종종 호소한다(이비인후과에서 '이상 없음'으로 진단).

이 어지럼은 부유감을 동반하며, 두근거림이나 구역을 동반하는 경우가 많다. 과거에 경험한 '어지럼 공포'가 있으며, 재발하면 어떻게 하냐며 과민하게 반응한다.

체위변환성 어지럼은 많지만, 움직이지 않고 서 있는 것이 고통스럽다고 말하는 경우도 있다. 이비인후과에서는 종종 '양성체위현훈'으로 진단되기도 한다.

'병명'이 나오게 되면 안심하는 경향이 있다. 완고한 이명을 동반하는 경우도 있는데, 이비인후과 검사에서 청력 등에는 문제없다고 진단되는 경우가 많다.

진무탕증의 어지럼과 감별이 어려운 경우도 있는데, 반하후박탕증은 진무탕보다 복력이 강하고, 배가 팽팽하며, 소복불인(小腹不仁)도 현저하지 않은 경우가 많다.

- 반하후박탕증은 '주소'를 빼먹지 않고 모두 말하는 경향이 있다. 수첩 메모나 별도로 용지에 지금까지의 경과를 싹 적어와 이야기 한다. '별도 용지'에 적어온 내용이 때때로 노트 1권 분량일 때도 적지 않다. 이것을 필자는 '메모증'이라고 부른다. 적고 가는 글씨이나 필압이 강력하며 '깔끔하게' 증상을 적어온다.
- 반하후박탕증은 만사가 '용의주도'한 신경증이다. 예기불안이 있다. 외출할 때 '무슨 일이라도 나면 큰일이니', '면허증, 보험증, 상비약'을 들고 다닌다. 전형적인 협심증은 아니지만 '니트로글리세린'을 휴대하고 있는 사람도 있었다.
- 반하후박탕증은 가족의 병, 뉴스 등에서 접한 '증상'을 자기 자신의 것으로 받아들여 '같은 증상'을 경험했다고 이야기하기도 한다.

  예를 들어, 부친이 심근경색으로 쓰러지는 에피소드가 있으면 항상 '심장'이 신경 쓰이게 되고, 때를 놓치지 않으려고 병원을 찾게 된다. 재해나 범죄 뉴스를 TV에서 보면 기분이 나빠지고 '불안해서 있을 수가 없다. TV 못 보겠다'라고 말하고는 한다.
- 발작성으로 가슴이 불편해져 구급차로 병원에 갔는데, 3회 이상 이상이 없다는 진단을 받으면 반하후박탕증일 가능성이 높다.
- 혈압과민증. 자동혈압계로 몇 번씩이나 혈압을 재확인하는 타입이 많다. 하루에 수차례 측정한 혈압표를 들고 다닌다. 심방세동, 동성조율장애 등 빈맥성, 서맥성 부정맥에도 유효한 경우가 있다.
- '단' 맛의 약은 싫어한다. 맛에 민감하다.
- 잠재적 갑상선기능항진증 경향이 있다.

## 2) '인후두이상감각증' 이외의 병명

- 화학물질과민증
- 섬유근통
- 유선증(큰 '응어리'가 만져진다며 유방암을 강력히 의심한 증례도 있음)
- 두피 이상감각. 콕콕 쑤시며 아프다.
- 수족저림
- 부종(심장, 간장, 신장기능에는 이상 없음)
- 요도부정수소
- 회음부부정수소
- 알레르기 소인이 있는 사람의 눈 주위 가려움, 발적
- 두드러기, 햇빛과민증
- 구순염
- 역류성 식도염(특히 가슴쓰림, 가슴이 지끈지끈 아프다, 협심증과 비슷한 불쾌감)
- 식사 시 갑갑함(흡인폐렴 경험은 없음)
- 불면증
- 부정맥
- 손발바닥 농포증(목이 얼얼한 뒤 피진이 나왔다고 함)
- 자율신경실조증으로서의 도한, 액하부 땀(손바닥 이상발한에는 그다지 효과가 없음)
- 과민대장증후군(설사, 변비 모두 효과)
- 악관절증
- 월경 관련 호소(PMS, 부종, 가슴팽만감, 월경불순, 월경통, 주위의 기대가 과도한 난임)
- 교통사고 외상 후 부정수소
- 입면곤란 타입의 불면증에[원전의 복약지시에 '주삼(晝三), 야일복(夜一服)'이라 되어 있음], 시차부적응에도 좋은 경우가 있음

## 3) 진찰실에서

- 반하후박탕증은 꼼꼼하고 빈틈없어 보이는 인상이다. 첫인사로 '이야기가 조금 길어져도 괜찮은가요?'라며 말을 꺼내기도 한다.

- '진료실에 같이 온 사람'이 있다. 걱정하는 듯한 얼굴을 하고 있는 사람, 피곤해 보이는 듯한 얼굴을 하고 있는 경우가 많다. 가족도 많지만, 가정부나 간병인이 같이 오기도 한다. 금전적으로는 여유가 있는 느낌
- 자기 자신에 대해서만 집중하고 있어, 가족들의 수고로움은 이해하지 못한다.

### 4) 진찰소견

- 안색이 좋지 않는 사람도 있고, 약간 상기된 느낌의 사람도 있다.
- 혀는 담홍하며 얇은 백태가 있고, 치흔이 자주 보인다. 하지만 혀가 건조하거나 백황태가 있어도 유효한 경우도 있다. 그 이유는 반하후박탕증인 사람은 수독경향에 빠지면 증상이 악화되므로 평상시 약간 건조경향으로 밸런스를 조절하는 편이 몸 상태가 좋다고 느끼고 있기 때문이다.
- 대부분 침맥이지만, 긴장이 있는 맥(교감신경 긴장성 맥상)도 적지 않다.
- 안정제를 복용하는 사람은 맥이 침, 약, 지하다.
- 복진상 복력은 중등도와 약간 허한 경우가 대부분이다. 극단적으로 마른 사람에게는 오히려 향소산이 더 좋다.

  또한 허증의 복만, 고음(鼓音)을 보이는 경우가 많다. 심하비경, 중완압통, 단중압통을 보인다. 필자의 느낌으로는 명치부 진수음은 그다지 확인되지 않더라도 사용할 수 있는 것 같다.

## 가미방

1) 혈압이 높은 사람, 혈압에 신경 쓰는 사람, 부정맥, 성질이 급한 사람

반하후박탕가 조구등 4g, 황기 3g

오츠카 케이세츠는 칠물강하탕을 창방했다. 오츠카 야스오는 원래 칠물강하탕 합 황련해독탕을 사용하였다(온청음 가 조구등 황기, 이를 우리는 십물강하탕이라고 명명했다. 나중에는 당귀작약산 가 조구등 4g, 황기 3g을 많이 사용했다).

2) 상열하한이 심한 사람

반하후박탕 가 건강 1g, 자소자 2~3g (생강, 소엽은 그대로 넣는다)

3) 허증 복만(복만감과 변비가 심한 사람)

대황을 가미하면 설사하거나, 변의를 일으키는 사하제는 잘 맞지 않는 경우가 많다.

반하후박탕 가 산초 1~1.5g(때때로 마자인 5g 정도)이 좋다.

4) 두통, 상열감같이 기역이 심한 사람

반하후박탕 가 오수유 1~2g

5) 만성통증

반하후박탕가 오약 3g(정기천향탕: 향부자 4.0g, 진피 오약 각 2.0g, 소엽 건강 각 1.5g, 감초 1.0g을 참고하여)

6) 기침천식, 기관지천식

맥문동탕보다 반하후박탕가 맥문동 10g을 사용하는 것이 좋은 경우가 있다.

7) 복부동계가 심한 사람

반하후박탕 합 계지감초용골모려탕

8) 흉협고만이 있는 사람

이전에는 시호제를 합방했으나, 반하후박탕만으로도 잡히는 흉협고만이 적지 않다.

## 반하후박탕의 '구조'

- 반하 복령 생강: '수도(水道)'(비, 폐, 신. 진액이 흐르는 길)를 작동시켜 구역, 담음, 수독을 해결한다.
- 후박: 진통, 진정, 지천(止喘). 이뇨, 거담, 신경근차단작용(magnolol, honokiol 등)
- 소엽: 진해, 진정(perillaldehyde, rosmarinic acid 등)
- 생강: 건위
- 복만, 복통, 근육결림, 경련 등이 있더라도 '작약'과 조합하지 않는 이유는 본 처방이 '이기와 이수' 약재로 구성되어 있어 보혈, 보음작용이 있는 작약은 기본적으로 맞지 않기 때문이다. 따라서 진액부족한 환자에게는 신중히 투여해야 한다. 진액이 부족한 경우, 필자는 반하후박탕가 맥문동 6g 정도로 사용하고 있다.

## 반하후박탕증의 성립과정

① 소인: 선천적 기질, 신경질, 결벽, 완벽주의

② 유발요인: 쇼크, 지속적 긴장, 스트레스

③ 증상: 신체증상(자기방어적, 과잉된 자기방어, 이상적 자아상에 현실이 도달하지 못하

는 딜레마, 때때로 타인을 말려들게 함). 뇌가 신체의 위기를 학습하여 방어기제를 작동시키는 것?

반하후박탕증은 자신의 몸 상태 관리에 만전을 기하며 봉사활동 같은 것은 절대 하지 않는다, 아니 하지 못한다.

## 반하후박탕에 관한 하나와의 구결

1. 불안신경증
2. 점막과민
3. 예기불안
4. 용의주도

필자의 구결은 동료인 사이토, 호리카와, 오이카와, 모리 등을 통해 보완되어 가고 있다.[4-7]

이상의 내용을 요약하여 처방 사용법을 공부하는 방법에 대해 이야기해 보자면, 원전, 고전을 잘 읽고, 선현의 논설에 귀 기울이며, 실제로 스스로 다수 증례에 사용하며 자신만의 구결을 완성해가는 것이라 할 수 있겠다.

## 참고문헌


1) 大塚敬節: 師説筆記, 近世科学思想(下) 日本思想体系. pp.376~413, 岩波 書店, 1971.
2) 大塚敬節: 大塚敬節著作集 第7巻. 93~110, 春陽堂, 1981.
3) 花輪壽彦: 後藤良山の一気留滞説について. 矢数道明先生喜寿記念文集. 563~571, 温知会, 1983.
4) 齋藤絵美, 他: 北里東医研診療録から (34) 半夏厚朴湯が有効であった月経 困難症の3例. 漢方の臨床 53:1360~1364, 2006.
5) 堀川朋恵, 他: 北里東医研診療録から (78) 半夏厚朴湯が有効であった不整 脈症例2例, 漢方の臨床 57:928~933, 2010.
6) 及川哲郎, 他: 北里東医研診療録から (96) 腹痛や便通異常に半夏厚朴湯が有効であった4症例. 漢方の臨床 59:177~181, 2012.
7) 森裕紀子, 他: 北里東医研診療録から (137) 咽中炙臠は認めないが半夏厚朴 湯が有効だった姉妹の症例. 漢方の臨床 62:1096~1000, 2015.


하나와 토시히코(花輪壽彦)

# IV

# 부록

# 1. 의료용 한방제제 해설(148처방)

범례

## 처방명

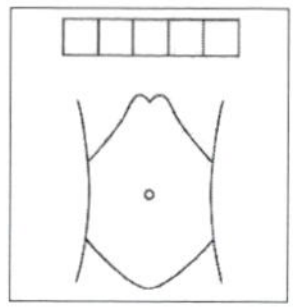

약재 『기타사토대학 동양의학종합연구소 한방처방집 제7판』에 근거했다. 해당 처방집에 수록되어 있지 않은 처방[1]은 주요 의료용 한방제제 성분표시에 의거했다. 부작용에 주의해야만 할 약재는 **적색**으로 표시했다. 부작용에 관해서는 'Ⅰ. 한방 관련 기본지식 5. 한방약 사용 시 주의해야 할 점'장 참조. 부자, 대황, 망초의 용량은 (공란)으로 제시했다. 이 약재는 처방의가 적절히 조절하여 사용해야 한다.

선택방법, 사용방법 사용목표 등을 정리했다. 고전에 언급된 것은 고전 이라고 소개했다.

출전 『기타사토대학 동양의학종합연구소 한방처방집 제7판』에 근거했다.

[1] 주요 의료용 한방제제 성분표시에 의거한 처방: 황금탕, 길경석고, 계지복령환가의이인, 자운고 소시호탕가길경석고, 저령탕합사물탕, 당귀작약산가부자, 복령음합반하후박탕.

[2] 각 항목의 우 상단에는 복력을 '허, 약간 허, 중간, 약간 실, 실' (좌측부터) 5단계로 표시했다(허 □□□□□ 실) 복력의 허실은 'Ⅰ. 한방 관련 기본지식 1. 한방 관련 기본개념 ③음양(陰陽), 허실(虛實)'장을 참조. 또한 복진소견(복증)은 하나와 토시히코의 견해에 따라 특징적인 것을 제시했다. 복진소견 제시 시 사용한 기호는 다음과 같다.

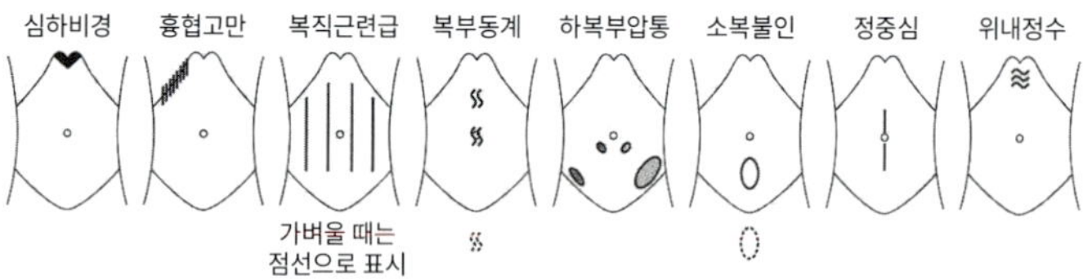


## 가미귀비탕

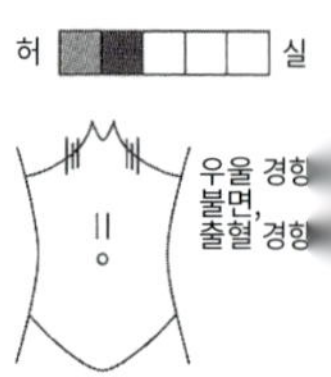


약재 인삼 3.0, 백출 3.0, 복령 3.0, 산조인 3.0, 용안육 3.0, 시호 3.0, 황기 3.0, 당귀 2.0, **산치자** 2.0, 원지 2.0, 대조 2.0, **감초** 1.0, 목향 1.0, 생강 0.5, 이상 14가지 약재 31.5g

선택방법, 사용방법 귀비탕에 시호, 산치자를 가미한 처방으로 귀비탕증(위장이 허약한 체질이면서 심신과로로 빈혈이나 불면 같은 정신증상이 일어난 경우)이면서 초조와 정신불안이 심할 때 사용한다. 치매, 불안장애, 슬픔이 과도한 상태에서의 불면, 원인불명 빈혈, 재생불량성빈혈, 악성빈혈 등에 사용할 수 있다.

**출전** 설씨의안(내과적요), 귀비탕에 산치자 2.0, 시호 3.0을 추가한 것. 설씨의안(구치류요)에서는 귀비탕에 산치자, 시호, 목단피를 추가한 것으로 기록되어 있다. 설씨의안(보영촬요)에는 귀비탕에 산치자, 목단피를 추가한 것으로 되어 있다.

## 가미소요산

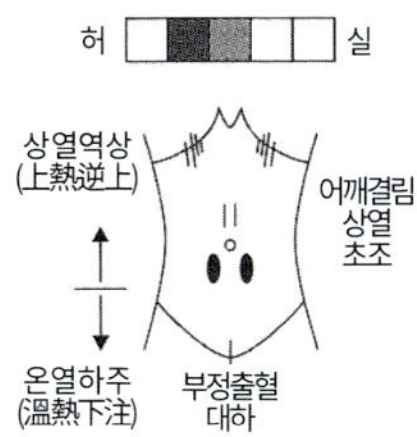


**약재** 당귀 3.0, 작약 3.0, 백출 3.0, 복령 3.0, 시호 3.0, **감초** 2.0, 목단피 2.0, **산치자** 2.0, 박하 1.0, 생강 0.5, 이상 10가지 약재 22.5g

**선택방법, 사용방법** 자율신경실조증상, 갱년기증상, 비교적 가녀린 여성이면서 신경질적인 인상을 보이는 자율신경실조증상, 갱년기증상에 사용한다. 어깨결림이나 손 습진 등에도 사용한다. **고전** '상반신의 열감, 번열감, 변비와 설사를 반복하며, 눈 밑 다크서클, 정신적 불편감(초조, 히스테리), 혈행불량(어혈) 증상에 효과가 있다'고 되어 있다.

**출전** 설씨의안(내과적요). 원전에는 박하, 생강이 포함되어 있지 않다. 만병회춘[권육(卷六), 허로(虛勞)] 소요산 항목에 가미방으로 목단피, 산치자가 추가되어 있다.

## 갈근가출부탕

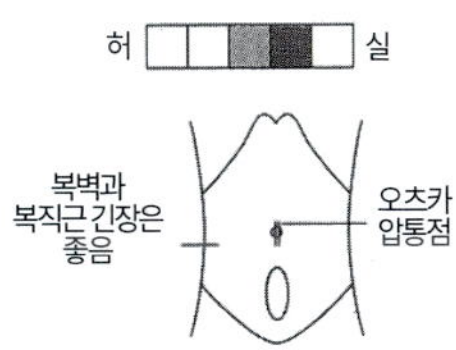


**약재** 갈근 8.0, **마황** 4.0, 대조 4.0, 창출 4.0, 계피 3.0, 작약 3.0, **감초** 2.0, 생강 0.5, **부자**( ), 이상 9가지 약재 28.5g+**부자**

**선택방법, 사용방법** 갈근탕에 창출과 부자를 추가한 처방으로 만성화된 두통, 부비동염, 안면신경통, 삼차신경통, 견통, 요통, 둔통에 사용할 수 있다.

**출전** 방기

## 갈근탕

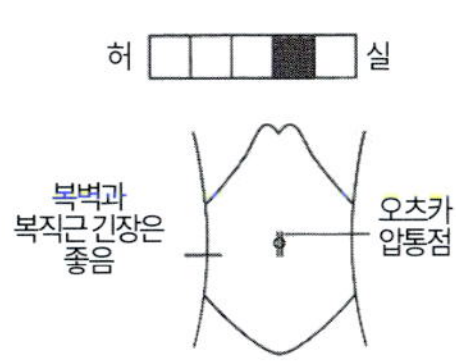


**약재** 갈근 8.0, **마황** 4.0, 대조 4.0, 계피 3.0, 작약 3.0, **감초** 2.0, 생강 0.5, 이상 7가지 약재 24.5g

**선택방법, 사용방법** 감기 초기증상으로 두통, 발열, 오한이 있고 자연발한이 없는 상태에 사용한다. 설사, 어깨결림, 두통 등에 사용한다. **고전** '땀이 나지 않고, 소변도 오히려 줄며, 기가 가슴으로 치받아 올라 구금(口噤)하며 말을 할 수 없을 때는 갈근탕을 사용한다.'고 되어 있다.

**출전** 상한론(태양병), 금궤요략(경습갈병)

## 갈근탕가천궁신이(갈근탕가신이천궁)

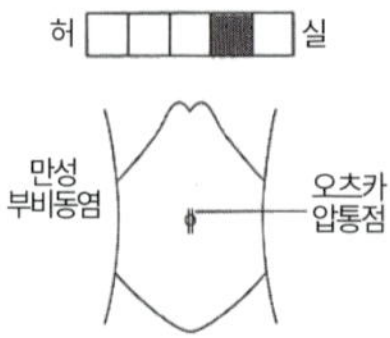


**약재** 갈근 8.0, **마황** 4.0, 대조 4.0, 계피 3.0, 작약 3.0, 신이 3.0, 천궁 3.0, **감초** 2.0, 생강 0.5, 이상 9가지 약재 30.5g

**선택방법, 사용방법** 갈근탕에 천궁, 신이가 추가된 처방이다. 갈근탕은 만성질환에도 폭넓게 사용되는데, 천궁과 신이를 추가하게 되면 비강질환에 응용할 수 있게 되어 만성 부비동염, 비후성 비염, 비용종 등에 사용할 수 있다. 『유취방광의』 두주에 갈근탕가천궁, 『교정방여예』에 갈근탕가신이와 관련된 기록이 있으므로, 에도시대에 이미 이 가미방의 활용이 시도되었던 것으로 보인다.

**출전** 일본경험방. 갈근탕에 신이, 천궁을 각각 3.0g씩 추가한 것.

## 감맥대조탕

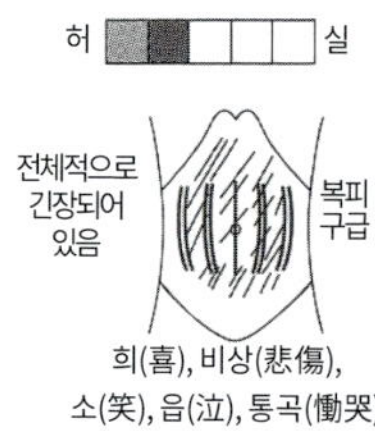


**약재** 소맥 20.0, 대조 6.0, **감초** 5.0, 이상 3가지 약재 31.0g

**선택방법, 사용방법** 주로 여성이 신경흥분이 심하면서 위장이 약하고 잘 피로해하며, 하품을 자주 하는 경우에 사용한다. 금궤요략에 '婦人藏躁, 喜悲傷, 欲哭, 象如神靈所作, 數欠伸, 甘麥大棗湯主之'라 되어 있다. 감초, 소맥, 대조 3가지 약재로 격정적인 감정을 치료하고, 신들린 듯한 이상행동이나 불수의운동을 치료한다는 뜻이다. 과도하게 기뻐하면 '심'이 상한다고 오장론에서는 생각한다. 해리성장애, 전환성장애, 신경증, 영유아 야간울음, 불면증, 뇌전증, 틱, 조울증, 렘수면에서의 각성장애, 위경련, 월경 전 증후군에 의한 복통, 기침 등에 다양하게 운용하고 있다.

**출전** 금궤요략(부인잡병)

## 감초탕

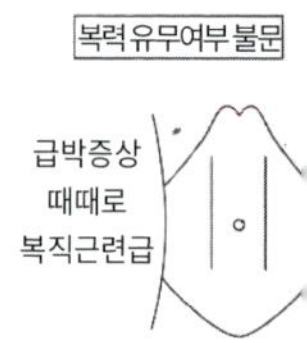


**약재** **생감초** 6.0, 이상 1가지 약재 6.0g

**선택방법, 사용방법** 『약징』에 감초는 급박을 치료한다고 되어 있다. 감초탕은 감초 한 가지 약재로 구성되어 급박증상을 완화하는 데 사용된다. 직접 평활근, 피부, 점막 등에 붙여도 효과가 나며 발적, 종창 같은 염증소견은 경미한데, 통증이 심한 경우 잘 듣는다.

급성인두염, 위경련, 반사성기침, 치핵, 탈항, 표저(瘭疽), 음부종통 등의 통증이 심할 때 감초 전탕액을 복용하거나 전탕액으로 국소부를 씻는다.

**출전** 상한론(소음병), 금궤요략(폐위폐옹해수상기병). 금궤요략에서는 천금감초탕으로 수록되어 있다.

## 계마각반탕(계지마황각반탕)

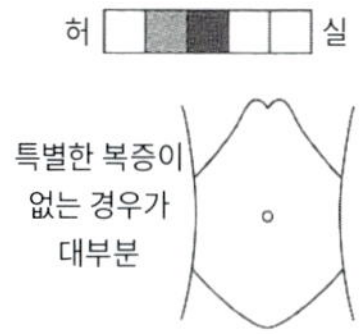


**약재** 계피 3.5, 행인 2.5, **마황** 2.0, 작약 2.0, **감초** 2.0, 대조 2.0, 생강 0.5, 이상 7가지 약재 14.5g

**선택방법, 사용방법** 계지탕과 마황탕의 합방이다. 급성질환에서는 태양병으로 두통, 발열, 인통, 기침이 있으며 열이 나는 시간이 길고, 오한이 있는 시간이 짧으며, 그 발작이 하루 2~3회 정도 있으며, 땀이 잘 나지 않아 몸이 가려운 경우를 목표로 한다. 만성질환의 경우, 피부가려움, 만성 두드러기 등으로 피진이 나올 때 '피부에 열감이 있으나 땀이 나지 않는 경우'에 사용할 수 있다.

**출전** 상한론(태양병, 발한토하후병)

## 계지가갈근탕

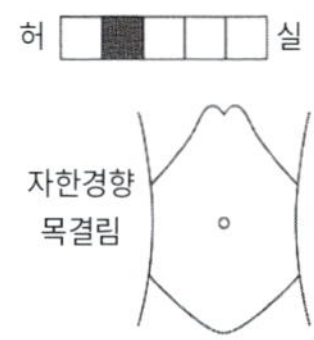


**약재** 갈근 6.0, 계피 4.0, 작약 4.0, 대조 4.0, **감초** 2.0, 생강 0.5, 이상 6가지 약재 20.5g

**선택방법, 사용방법** 계지탕에 갈근을 추가한 것. 계지탕증이면 항배부 긴장이 있는 경우 사용한다.

**출전** 상한론(태양병, 가발한병). 계지탕에 갈근 6.0g을 추가한 것.

## 계지가영출부탕

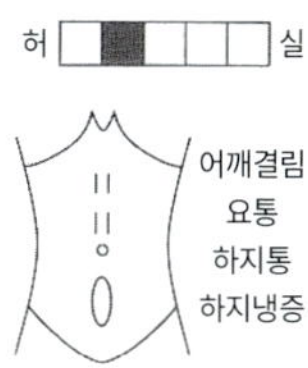


**약재** 계피 4.0, 작약 4.0, 대조 4.0, 창출 4.0, 복령 4.0, **감초** 2.0, 생강 0.5, **부자**( ), 이상 8가지 약재 22.5g+**부자**

**선택방법, 사용방법** 계지탕에 복령, 창출, 부자를 추가한 것으로 계지탕+진무탕의 방의이다. 계지가출부탕증에 어지럼, 근육이 실룩실룩하는 듯한 증상이 있을 경우 사용한다. 만성두통, 경부통, 상완통, 견배통, 요통, 하지통 등이 풍, 한, 습에 의해 악화되는 병태에 사용한다. 위장상태를 호전시키면서 통증도 잡을 수 있어 활용범위가 넓다.

**출전** 방기. 계지탕에 창출 4.0, 복령 4.0, 부자를 추가한 것.

## 계지가용골모려탕

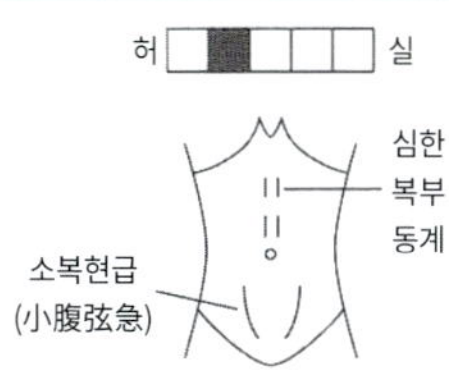


**약재** 계피 4.0, 작약 4.0, 대조 4.0, 용골 3.0, 모려 3.0, **감초** 2.0, 생강 0.5, 이상 7가지 약재 20.5g

**선택방법, 사용방법** 계지탕에 진정, 강장작용을 가진 용골, 모려를 추가한 것이다. 허약한 환자이면서 잘 흥분하고 쉽게 피로해하는 경우 사용한다. 대개 제부동계가 항진되어 있다. 성적과로, 음위, 유정이나 소아 야뇨증, 틱에 사용할 수 있다.

**출전** 금궤요략(혈비허로병). 계지탕에 용골 3.0, 모려 3.0을 추가한 것.

## 계지가작약대황탕

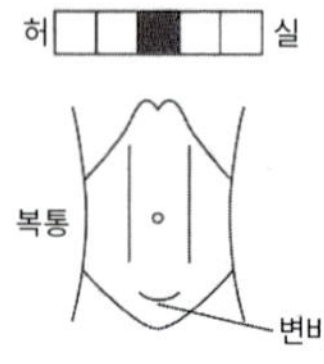


**약재** 작약 6.0, 계피 4.0, 대조 4.0, **감초** 2.0, 생강 0.5, **대황**( ), 이상 6가지 약재 16.5g+**대황**

**선택방법, 사용방법** 계지가작약탕에 대황을 가미한 것. 계지가작약탕증에 변비가 있는 경우나 좌하복부에 색상물(索狀物)과 경결이 느껴지는 압통이 있는 결장염에 사용한다.

**출전** 상한론(태음병). 계지가작약탕에 대황을 추가한 것. 원전에는 계지가대황탕으로 기록되어 있음.

## 계지가작약탕

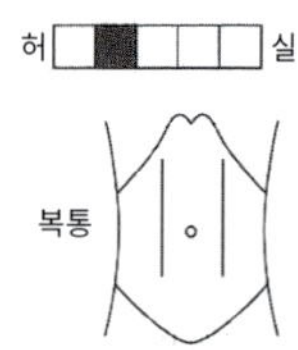


**약재** 작약 6.0, 계피 4.0, 대조 4.0, **감초** 2.0, 생강 0.5, 이상 5가지 약재 16.5g

**선택방법, 사용방법** 체력중등도 이하이며 복부팽만감이 있는 경우의 복부불편감, 복통, 설사, 변비에 사용한다. 과민대장증후군이나 대황 함유 처방 적응증에 해당하지 않는 변비에도 유효하다. 작약량이 많아 계지탕보다 약효는 내장을 향해간다. **고전** '계지탕에서 작약 용량을 늘려, 복직근긴장이 심한 경우에 사용하며, 복부팽만, 때때로 복통이 있는 경우에 좋다'고 되어 있다. 또한 뱃속의 '응어리'나 감염성 설사(장염)에 따른 복통에도 사용한다고 되어 있다.

**출전** 상한론(태음병, 발한토하후병). 계지탕의 작약을 6.0으로 증량한 것. 계지가작약대황탕은 계지가작약탕에 대황을 추가한 것.

## 계지가출부탕

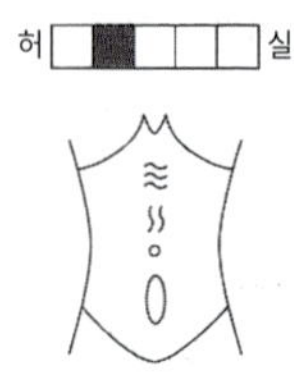


**약재** 계피 4.0, 작약 4.0, 대조 4.0, 창출 4.0, **감초** 2.0, 생강 0.5, **부자**( ), 이상 7가지 약재 18.5g+**부자**

**선택방법, 사용방법** 계지탕에 창출과 부자를 추가한 것이다. 뇌출혈 후 반신불수, 관절염, 류마티스관절염, 신경통 등에 사용한다.

**출전** 방기. 계지탕에 창출 4.0, 부자를 추가한 것.

## 계지가황기탕

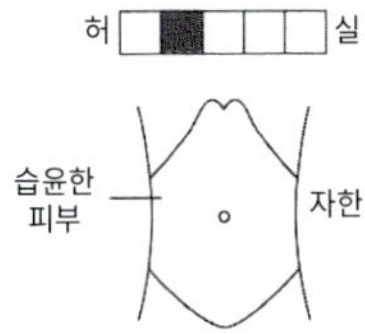


**약재** 계피 4.0, 작약 4.0, 대조 4.0, 황기 3.0, 감초 2.0, 생강 0.5, 이상 6가지 약재 17.5g

**선택방법, 사용방법** 계지탕에 황기를 추가한 처방으로 피부가 습윤하지만 탄력은 없고, 도한, 저림이 있는 경우에 사용한다. 허약아의 감기, 습윤성 피부병, 다한증에 사용한다.

**출전** 금궤요략(수기병, 황달병). 계지탕에 황기 3.0g을 추가한 것.

## 계지가후박행인탕

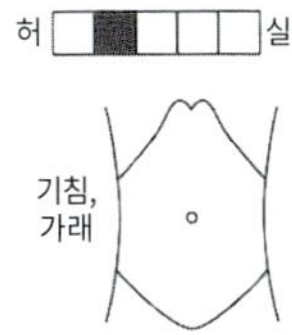


**약재** 계피 4.0, 작약 4.0, 대조 4.0, 행인 4.0, 감초 2.0, 후박 1.0, 생강 0.5, 이상 7가지 약재 19.5g

**선택방법, 사용방법** 계지탕에 후박, 행인을 가미한 것. 계지탕증이면서 천명을 동반한 기침이 나오는 경우나 천식환자가 계지탕증(오한, 오풍, 발열, 두통, 발한, 관절통)을 보이는 경우 좋다.

**출전** 상한론(태양병, 가발한병, 발한토하후병). 원전에서는 계지가후박행자탕이라 기재되어 있다. 계지탕에 행인 4.0, 후박 1.0을 추가한 것.

## 계지복령환

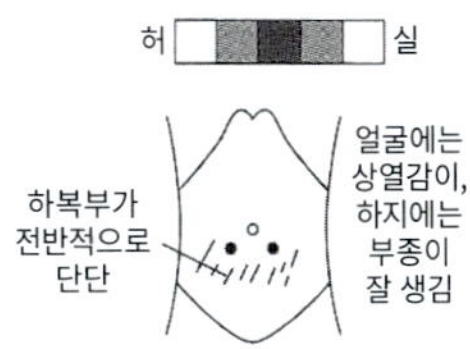


**약재** 계피 4.0, 복령 4.0, 목단피 4.0, 도인 4.0, 작약 4.0, 이상 5가지 약재 20.0g

**선택방법, 사용방법** 비교적 체력이 좋고 때때로 하복부통, 어깨결림, 두중, 어지럼, 상열되며 족부냉증 등을 호소하는 사람의 월경불순, 월경이상, 월경통, 갱년기장애, 혈도증, 어깨결림, 어지럼, 두중, 타박, 동상, 습진 및 피부염에 사용한다. 남성에게도 사용 가능.

**고전** '자궁근종 같은 응어리가 복부에 있으며, 임신이 잘 되지 않는 경우, 부정출혈이 지속되는 경우 좋다'고 되어 있다. 또한 '어지럼, 복부동계, 근육경련, 부종, 수족번열감, 소변량 감소 등에 좋다'고 되어 있기도 하다.

**출전** 금궤요략(부인임신병). 별명: 최생탕(제음강목), 탈명단(부인대전양방, 만병회춘), 원전에서는 꿀을 이용하여 환으로 만들고 있다.

## 계지복령환가의이인

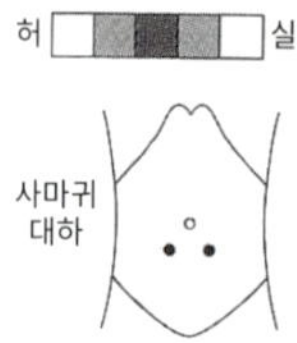


**약재** 의이인 10.0, 계피 4.0, 복령 4.0, 목단피 4.0, 도인 4.0, 작약 4.0, 이상 6가지 약재 30.0g

**선택방법, 사용방법** 계지복령환에 의이인을 가미한 것으로 여드름, 기미, 수장각화증, 사마기 등에 사용된다.

**출전** 경험방. 계지복령환 『금궤요략』에 의이인을 추가한 경험방. 『총계정의사소언』 갑자탕(계지복령환가감초생강)에 '장옹(腸癰)에는 의이인을 추가한다'고 되어 있다.

## 계지인삼탕

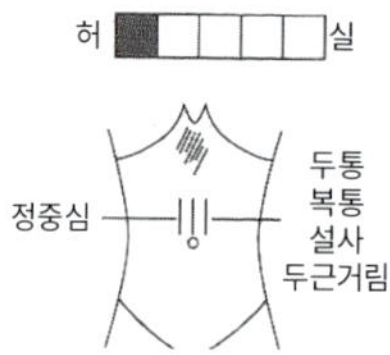


**약재** 계피 4.0, 인삼 3.0, 백출 3.0, **감초** 2.0, 건강 1.0, 이상 5가지 약재 13.0g

**선택방법, 사용방법** 인삼탕에 계지를 추가한 처방이다. 냉증경향이며 쉽게 설사하고 발열, 두통이 있으며 심하비경이 있는 경우 사용한다. 소화기 감기나 급성위장염, 두근거림, 두통 등에 응용할 수 있다.

**출전** 상한론(태양병, 발한토하후병), 인삼탕에 계지 4.0을 추가한 것

## 계지작약지모탕(계작지모탕)

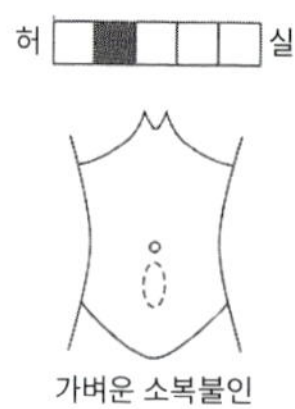


**약재** 창출 4.0, 계피 3.0, 작약 3.0, 지모 3.0, 방풍 3.0, **마황** 3.0, **감초** 2.0, 생강 0.5, **부자**( ), 이상 9가지 약재 21.5g+**부자**

**선택방법, 사용방법** 슬관절이 붓고 근육이 위축되어 학 무릎처럼 된 것, 하지운동 및 감각마비에 사용한다. 류마티스관절염, 관절염으로 인한 종창, 통증이 있을 때 사용할 수 있다.

**출전** 금궤요략(중풍역절병). 원전에서는 창출이 아니라 백출을 사용한다.

## 계비탕

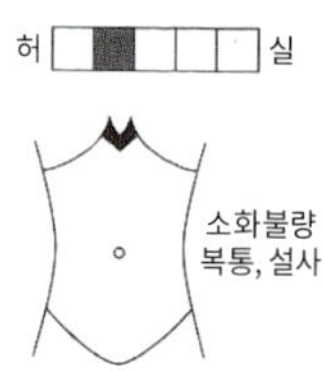


**약재** 창출 4.0, 복령 4.0, 인삼 3.0, 연자육 3.0, 산약 3.0, 산사자 2.0, 진피 2.0, 택사 2.0, **감초** 1.0, 이상 9가지 약재 24.0g

**선택방법, 사용방법** 사군자탕에 산약, 연자육, 산사자, 진피, 택사를 추가한 것으로 자양강장약, 소도약(소화불량을 치료), 이기약이 배합되어 있다. 허증이며 빈혈이 있고 복부가 연약하며 식욕부진, 수양성 설사가 지속되는 경우에 사용한다. 성인의 만성위장염, 장내이상발효증, 장결핵, 병후 식욕부진, 소아 소화불량 등에 사용한다.

출전 의학입문[권육(卷六)]. 원전에서는 꿀로 환을 만들어 미탕(米湯)으로 복용한다고 했다. 원전에서는 창출이 아닌 백출이 들어있다. 섭생중묘방(소아계비환), 의학집의, 고금의감, 만병회춘에도 기재되어 있다.

## 계지탕

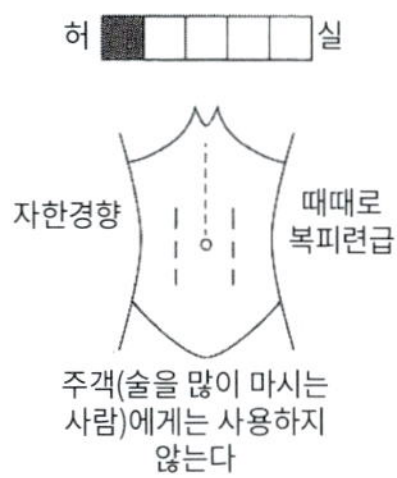


**약재** 계피 4.0, 작약 4.0, 대조 4.0, **감초** 2.0, 생강 0.5, 이상 5가지 약재 14.5g

**선택방법, 사용방법** 평소 약간 허약한 체질이면서 피부 저항력이 약한 경우에 사용한다. 오한, 발열, 두통, 발한, 관절통 등의 증상이 있을 때 쓴다. 감기, 신경통, 류마티스관절염, 두통, 자율신경실조증, 허약체질 등에 응용된다.

**출전** 상한론(태양병, 양명병, 태음병), 금궤요략(복만한산숙식병, 구토얼하리병, 부인임신병, 부인산후병), 별명: 양단탕(금궤요략)

## 구미빈랑탕

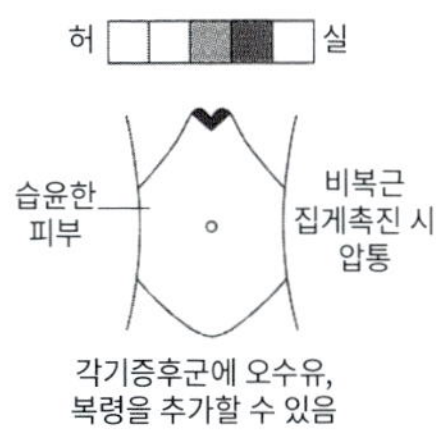


**약재** 빈랑자 4.0, 후박 3.0, 계피 3.0, 진피 3.0, 소엽 2.0, 목향 1.0, **감초** 1.0, 생강 0.5, **대황**( ), 이상 9가지 약재 17.5g+**대황**

**선택방법, 사용방법** 각기유사증상(부종, 두근거림, 호흡곤란, 피부 감각장애)이 있으며 수독(水毒)이 있는 경우 사용할 수 있다. 변비경향과 독특한 부종유사 피부 소견이 있을 수 있으므로 참조하기 바란다. 심장신경증, 고혈압, 바세도우병, 심근염, 다발신경염, 뇌전증, 류마티스관절염, 폐결핵, 빈혈, 갱년기장애, 장딴지경련 등에 사용할 수 있다. 비복근 집게촉진 시 압통과 폐성 II음 항진 소견이 있다. BNP도 높은 수치를 보이는 경우가 많다. 호소노 시로는 아사다 소하쿠를 따라 구미빈랑탕가오수유복령으로 축수작용을 증강하여 부종, 울혈에 응용했다.

**출전** 물오약실방함. 원전에서 진피는 귤피, '혹은 거대황, 가오수유, 복령'이라 되어 있다. 엑스제에는 오수유 1g, 복령 3g이 추가되어 있다.

## 궁귀교애탕

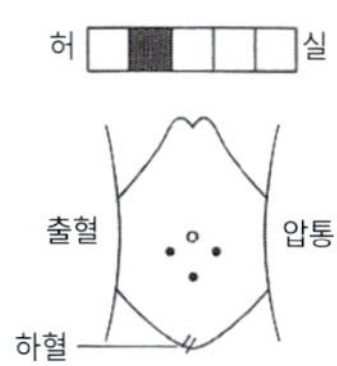


**약재** **지황** 6.0, 당귀 4.0, 작약 4.0, 천궁 3.0, 애엽 3.0, **감초** 2.0, 아교(3.0), 이상 7가지 약재 22.0g+아교

**선택방법, 사용방법** 허증이며 추위 타는 사람이 출혈이 있는 경우. 빈혈, 어혈이 있는 경우. 좌복직근련급이 있으며 배에 힘이 없고 하복부의 지각둔마, 통증, 수족번열감을 보이는 경우 사용한다. 특히 하반신에서의 출혈을 멈출 목

적으로 사용한다. 부정성기출혈, 혈뇨를 동반한 질환, 출혈성장염, 게실염과 치질로 인한 출혈 등에도 사용한다.

**출전** 금궤요략(부인임신병), 원전에서의 지황은 건지황

## 궁귀조혈음

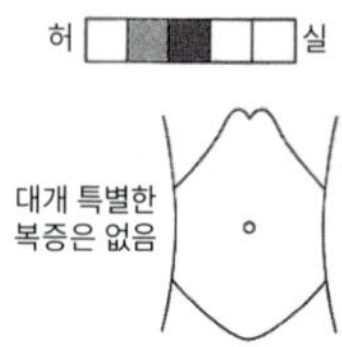


**약재** 당귀 2.0, 천궁 2.0, **지황** 2.0, 백출 2.0, 복령 2.0, 진피 2.0, 오약 2.0, 향부자 2.0, 목단피 2.0, 익모초 1.5, 대조 1.5, **감초** 1.0, 건강 1.0, 이상 7가지 약재 22.0g+아교

**선택방법, 사용방법** 사군자탕과 사물탕에 이기약이 추가된 처방으로 기혈수의 부조화를 개선하는 약재 조합으로 구성되어 있다. 복부의 기순환을 호전시키기 위해 작약은 빠져 있다. 출산으로 정신적으로나 육체적으로 피로하며, 빈혈과 위장기능 쇠약, 산욕열, 유즙부족 등을 보일 때 사용할 수 있다. 원래 산후 처방이었는데, 산후뿐 아니라 월경불순과 어지럼, 이명, 두근거림, 두통, 상열, 식욕부진 등에도 응용할 수 있다. 복부가 연약하며 압통 등을 보이지 않는 경우가 대부분이다.

**출전** 만병회춘[권육(卷六) 산후(産後)]. 원전에는 생강이 들어 있으며 지황은 숙지황으로 기록되어 있다.

## 귀비탕

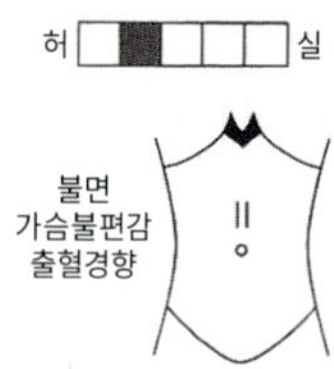


**약재** 황기 3.0, 인삼 3.0, 백출 3.0, 복령 3.0, 산조인 3.0, 용안육 3.0, 당귀 2.0, 원지 2.0, 대조 2.0, **감초** 1.0, 목향 1.0, 생강 0.5, 이상 12가지 약재 26.5g

**선택방법, 사용방법** 위장이 약한 허약체질자가 심신피로로 인해 빈혈과 신경증상이 발생했을 때 사용한다. 염증이나 충혈이 없을 때 좋다. 다양한 출혈에 따른 빈혈, 두근거림, 월경불순, 신경증, 유정(遺精), 식욕저하, 건망, 불면증 등에 사용한다. '심비양허(心脾兩虛)' 병태를 치료한다.

**출전** 설씨의안(내과적요, 구치정요, 명의잡요). 엄씨제생방[권삼(卷三) 건망론(健忘論)]의 귀비탕에는 당귀, 원지가 들어있지 않다.

## 길경석고

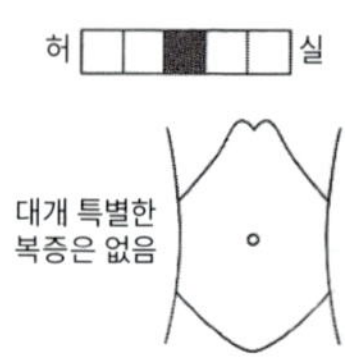


**약재** 길경 3.0, 석고 10.0, 이상 2가지 약재 13.0g

**선택방법, 사용방법** 길경과 석고로 주로 소시호탕 같은 처방과 함께 사용한다. 항염증작용, 청열작용이 있다.

**출전** 불명확. 『일본당의사설약(一本堂醫事說約)』(소아과, 구창중설) '一方 石膏 桔梗 甘草'에서 유래했다는 설이 있다.

## ]길경탕

약재 **생감초** 3.0, 길경 2.0, 이상 2가지 약재 5.0g

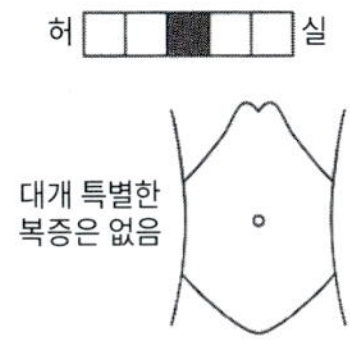


선택방법, 사용방법 길경과 감초 2가지 약재로 구성되며, 소염진통, 거담배
;한다. 감초탕으로 낫지 않는 급성인두염에 사용한다. 급성인두염에도 사용
ㅏ지만 편도염이나 편도주위염이면서 오한과 발열은 없는 경우 사용한다. 감
초탕<길경탕<길경석고 순으로 항염증작용이 강하다.

출전 상한론(소음병), 금궤요략(폐위폐옹해수상기병). 외대비요방[권십(卷
十) 폐옹(肺癰)]의 '길경탕'은 의이인 8.0, 지황 4.0, 당귀 4.0, 길경 3.0, 감초 2.0, 패장근 2.0, 상백
ㅣ 2.0, 목향 1.0, 이상 8가지 약재 26.0g(원전에는 목향 대신 백출이 들어 있다)으로 구성되어 있으
ㅏ, 현재 통용 중인 엑스제는 이와 다르다.

## 당귀건중탕

약재 작약 6.0, 당귀 4.0, 계피 4.0, 대조 4.0, 감초 2.0, 생강 0.5, 이
상 6가지 약재 20.5g

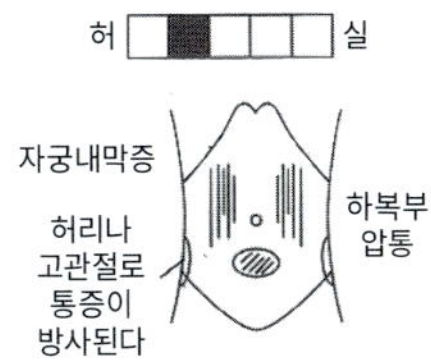


선택방법, 사용방법 소건중탕의 아교 대신 당귀를 넣은 것으로 혈허가
심할 때 사용한다. 부인과질환에 의한 하복통, 자궁출혈, 월경곤란증, 자
궁내막증, 산후 복통 등에 많이 사용하나, 남녀를 불문하고 허약체질자
의 신경통, 요통, 만성복막염, 복부수술 후 복통에도 유효하다. '통증이
하복부뿐 아니라 허리나 등쪽으로 방사'되는 경우 좋다.

출전 금궤요략(부인산후병). 계지가작약탕에 당귀 4.0을 추가한 것. 대허(大虛)할 때는 아교 20.0
을 넣는다. 원전에는 내보당귀건중탕이라 기재.

## 당귀사역가오수유생강탕

약재 대조 5.0, 당귀 3.0, 계피 3.0, 작약 3.0, 목통 3.0, 세신 2.0,
오수유 2.0, **감초** 2.0, 생강 0.5, 이상 9가지 약재 23.5g

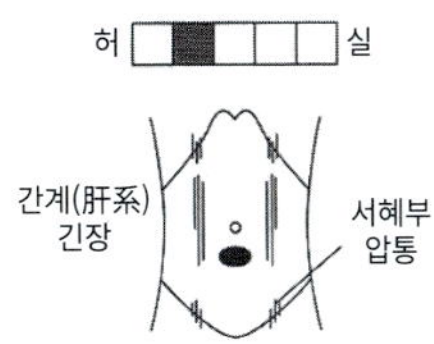


선택방법, 사용방법 체력중등도 이하이며 수족냉증을 느끼고, 하지냉
증이 심하며, 하지 또는 하복부가 잘 아픈 상황의 냉증, 동상, 두통, 하복
부통, 요통, 설사, 월경통에 사용한다. 고전 '산기(疝氣)'(차가우면 복
통이나 신경통이 일어나는 상황)에 사용한다고 되어 있다. 장시간 한랭
자극에 노출되어 요복냉통(腰腹冷痛)이 음부에 방산되며, 맥침세한 경우 효과가 있다. 추운 시기뿐
아니라 에어컨 자극에 의한 통증에도 사용할 수 있다.

출전 상한론(궐음병). 당귀사역탕에 오수유 2.0, 생강 0.5를 추가한 것.

## 당귀음자

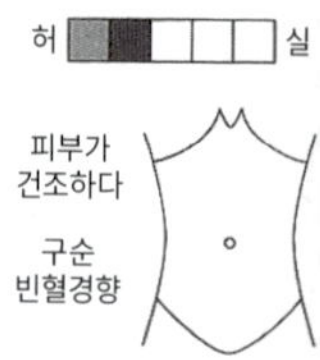


**약재** 당귀 5.0, 지황 4.0, 작약 3.0, 천궁 3.0, 질려자 3.0, 방풍 3.0, 하수오 2.0, 형개 1.5, 황기 1.5, 감초 1.0, 이상 10가지 약재 27.0g

**선택방법, 사용방법** 사물탕에 창진(瘡疹)을 치료하는 약제를 배합한 것으로 혈허, 혈조, 풍열에 대한 처방이다. 허증체질자나 고령자면서 피부가 건조하고 분비물이 적은 발진을 보이며, 발적과 융기가 적고, 소양감을 호소하는 경우에 잘 듣는다. 소풍산이나 온청음과의 감별점은 열상이 없다는 것이다. 하지 노인성 피부가려움에 자주 사용되지만, 하지뿐 아니라 널리 응용할 수 있다.

**출전** 엄씨제생방(권육 창개). 원전에는 생강을 추가하여 달이도록 되어 있다.

## 당귀작약산

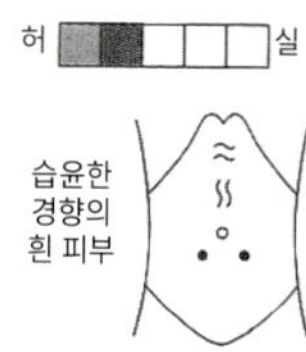


**약재** 작약 4.0, 복령 4.0, 창출 4.0, 택사 4.0, 당귀 3.0, 천궁 3.0, 이상 6가지 약재 22.0g

**선택방법, 사용방법** 체력이 허약하며 냉증과 빈혈경향이 있어 잘 피로해하고, 때때로 하복통, 두중감, 어지럼, 어깨결림, 이명, 두근거림 등을 호소하는 경우의 월경이상, 월경통, 갱년기장애, 요통, 요부 및 하지부 냉증, 동상, 이명 등에 사용한다. 피부는 희고 부종경향인 경우에 사용한다. **고전** '부인이 임신한 상태에서 복중규통(腹中疞痛, 끊임없이 아픈 경우)을 치료한다'고 되어 있다. 또한 '혈기통(월경이상)이 있으며 소변불리한 경우에 이 처방이 잘 듣는다'고 되어 있다.

**출전** 금궤요략(부인임신병, 부인잡병). 원전에는 창출이 아니라 백출로 기재되어 있다.

## 당귀작약산가부자

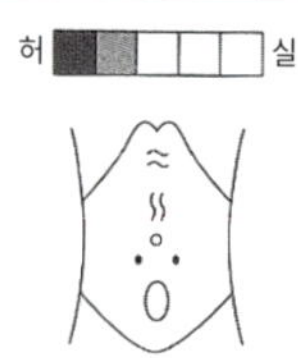


**약재** 당귀 3.0, 천궁 3.0, 작약 6.0, 복령 4.5, 백출 4.5, 택사 3.5, **(가공)부자** 1.0, 이상 7가지 약재 22.5g

**선택방법, 사용방법** 당귀작약산에 부자를 가미한 처방으로 냉증에 의한 통증, 산기(疝氣)에 사용한다. 출전은 킨코 카게야마의 『고방괄요』이며 '슬두종대(膝頭腫大)하며 통증이 있고, 항상 산(疝)이 있으며, 소복연급(少腹攣急)하는 데 좋다'고 기록되어 있어 변형성 슬관절증에도 응용할 수 있다. 반드시 부자를 넣지 않더라도 유효. **고전** 요시마스 난요의 『방용』에는 '당귀작약산, 복중의 혈체, 기급불순한 경우를 치료한다. 복중구급한 경우를 치료하는데 이것은 혈체기급에 의한 것이며, …당귀건중탕은 아래에서부터 치받는 것이기 때문에, 각련급 혹은 요배부로 당기며 아프다, …이 처방(당귀작약산)은 복부에서 통증이 일어나 흉배부로 치받기 때문에 흉배강통하며 연급요통하지는 않는다'라 하며 당귀건중탕과 당귀작약산의 복통은 그 방산 방식이 다르다고 서술했다. 또한 요시마스 난애는 각연급에도 당귀작약산을 사용했다. 『침구비요』에는 '귓구멍에서 취농(臭膿)이 나오며, 음성이 잘 나오지 않는 것을 치료한다. 처방 속 저령을 추가하거나 산(가루)이 아닌 술로 복용하게 되면 더욱 효과가 좋다'고 하며 만성 중이염에 농 배출이 멈추지 않는 경우 응용할 수 있다고 했다. 당귀작약산가부자는 '족냉이 심한 경우'로 생각하면 좋은데, 조금 더 폭넓게 당귀작약산증이 잘 낫지 않고 장기화되는 경우에도 사용해 보면 좋다.

출전 유취방광의, 두주(頭注)에 '오한할 경우, 부자를 추가, 만약 설사하지 않고 대변비결한 경우에는 대황을 추가한다'고 되어 있다.

## 당귀탕

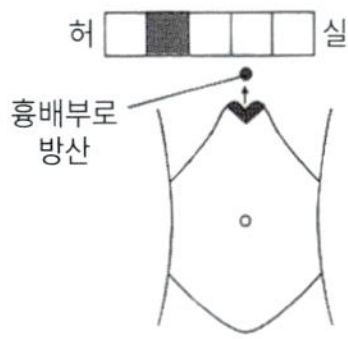


약재 당귀 5.0, 반하 5.0, 작약 3.0, 후박 3.0, 계피 3.0, 인삼 3.0, 황기 1.5, 산초 1.5, **감초** 1.0, 건강 1.0 이상 10가지 약재 27.0g

선택방법, 사용방법 협심증 유사 증상을 보이며 가슴이 쪼이는 듯한 통증, 그 통증이 등으로 방산되는 경우 사용한다. 이때, 복부에서 좌협부로 물건이 부딪히는 듯한 느낌이 들어 호흡이 힘들고, 복부, 흉부, 배부 등으로 냉감을 호소하는 경향이 있다. 상복부는 팽만감이 있지만, 연약하고 강한 저항감은 없고, 가스충만감이 나타난다(한방진료의전).

출전 소품방(일권). 천금요방(권일삼 심복통)에도 기재됨.

## 대건중탕

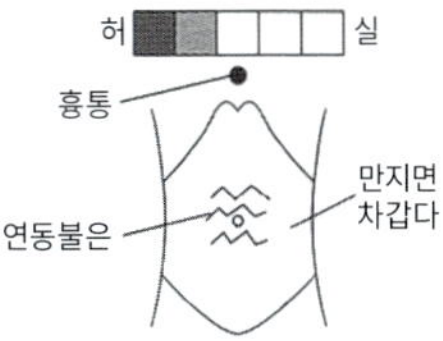


약재 인삼 3.0, 건강 3.0, 산초 2.0, 교이 20.0, 이상 4가지 약재 8.0g+교이

선택방법, 사용방법 수족, 복부가 차며 비교적 심한 복통을 호소, 복부팽만, 고장을 보이는 경우 사용할 수 있다. 회복술 후 유착 등에 의한 통과장애, 또는 대황, 망초 같은 사하제 사용 시 복통, 설사하는 타입의 변비에 사용한다. 연동불은이나 가스 정체, 아장폐색 상태, 그리고 장폐색 예방에 사용한다. 과거에는 기생충 질환에도 응용되었다. 현재는 협심증 유사 통증이나 난청 등에 응용하기도 한다. 고전 '배부터 가슴이 매우 차갑고 아프며, 구역감이 심하여 음식을 먹을 수 없다. 복피가 부풀어 올라 움찔움찔 움직이며, 머리와 다리처럼 상하로 움직인다. 복통이 심하여 만지는 것도 불가능할 때 대건중탕이 좋다'고 되어 있다.

출전 금궤요략(복만한산숙식병)

## 대방풍탕

**약재** 당귀 3.0, 작약 3.0, **지황** 3.0, 황기 3.0, 방풍 3.0, 두충 3.0, 창출 3.0, 천궁 2.0, 인삼 1.5, 강활 1.5, 우슬 1.5, **감초** 1.5, 대조 1.5, 건강 1.0, **부자**( ). 이상 15가지 약재 31.5g+**부자**

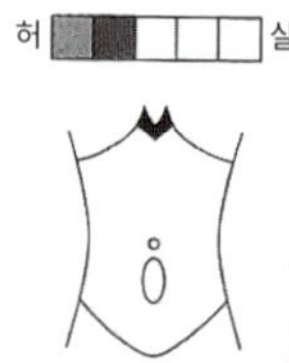

소복불인(少腹不仁)

**선택방법, 사용방법** 만성으로 경과하여 체력이 쇠약해지고, 빈혈성이 되며, 열증후 없이 하지의 운동장애가 일어나고, 영양 장애가 발생하여 체중이 감소하고, 보행곤란해지든지, 또는 관절강직이 일어난 상태가 장기화된 경우 사용한다. 류마티스 관절염, 척수결핵, 축수염, 반신불수, 각기, 산후 보행장애 등에 사용한다. 류마티스 관절염에 특히 사용할 기회가 많은데, 면역억제제나 생물학적 제제 단제 또는 MTX와의 병용 가이드라인 치료를 하던 중 자가면역저하가 발생하여 진구성 병변이 재발하는 경우가 있다. 류마티스 관절염 조기부터 현대의약품과 대방풍탕 같은 보제 병용을 고려해야만 할 시기라고 생각된다.

**출전** (시제) 백일선방(권삼). 원전에는 창출이 아니라 백출, 지황은 숙지황, 작약은 백작약, 건강이 들어있지 않고 생강을 넣고 달이는 것으로 되어 있다. 태평혜민화제국방(권일 제풍)에도 기재.

## 대승기탕

**출전** 후박 5.0, 지실 3.0, **대황**( ), 망초( ). 이상 4가지 약재 8.0g+**대황**, 망초

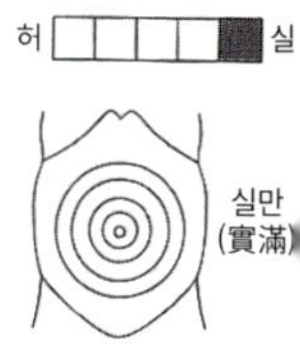


**선택방법, 사용방법** 복부가 충실하며 복만하고 단단[실만(實滿)], 맥에도 힘이 있고, 변비가 있는 경우를 목표로 한다. 배꼽을 중심으로 팽만한 경우가 대부분이다. 급성폐렴, 장티푸스, 유행성감기, 마진, 뇌염 등의 경과 중에 사용할 수 있으며, 또한 고혈압, 파상풍, 소아경련, 각기충심(脚氣衝心), 정신병, 광증, 식중독, 적리(赤痢), 역리(疫痢), 안과질환, 천식, 상습변비, 흘역(吃逆), 요폐(尿閉), 치질, 월경폐지, 산욕열, 두통, 치통, 편두통, 어깨결림, 요각마비증 등에 응용된다.

**출전** 상한론(양명병, 소음병, 발한후병), 금궤요략(경습갈병, 복만한산숙식병, 구토얼하리병).

## 대시호탕

**약재** 시호 6.0, 반하 4.0, **황금** 3.0, 작약 3.0, 대조 3.0, 지실 2.0, 생강 0.5, **대황**( ), 이상 8가지 약재 21.5g+**대황**

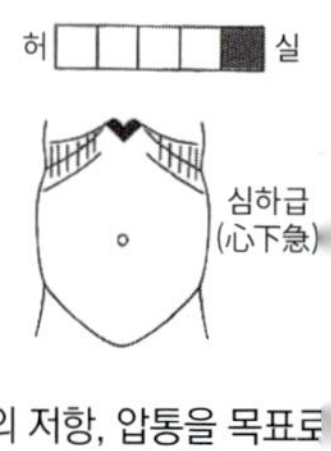


**선택방법, 사용방법** 튼튼한 체격이며 비만, 어깨결림, 변비, 이상지질혈증 등이 있는 경우의 체질개선과 간염, 고혈압, 당뇨병 등의 개선. 담석증, 담낭염, 복통, 신경증 등의 발작 시. **고전** '심하급(心下急)'이라 되어 있어, 명치부가 단단하게 당기는 상황에 쓰는 것으로 서술되어 있다. 또한 '눌러보니 명치가 당기고 아픈 경우에는 사하시키는 것이 좋다'고 되어 있어, 옆구리나 명치부의 저항, 압통을 목표로 사용한다.

**출전** 상한론(태양병, 발한후병, 가하병), 금궤요략(복만한산숙식병). 원전(상한론)에는 가미방으로서 대황이 추가되어 있다.

## 대시호탕거대황

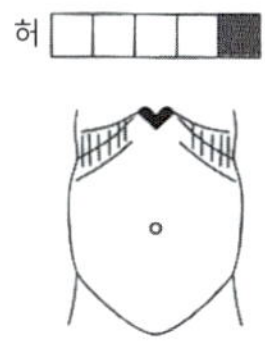


**약재** 시호 6.0, 반하 4.0, **황금** 3.0, 작약 3.0, 대조 3.0, 지실 2.0, 생강 0.5, 이상 7가지 약재 21.5g

**선택방법, 사용방법** 실증이며 증상이 모두 극심하고 체질적으로는 비만 또는 근육질이며, 흉협고만이 심하나 변비는 없는 경우에 사용할 수 있다. 폐렴 등의 감염증, 기관지천식 등의 호흡기질환, 심장판막증과 고혈압 같은 순환기질환, 신염 등의 비뇨기질환, 비만이나 각기 등의 생활습관병, 결막염, 난청 같은 안과나 이비인후과질환, 두드러기 같은 피부과질환 등에 널리 응용된다.

**출전** 상한론(태양병, 발한후병, 가하병), 금궤요략(복만한산숙식병). 원전(상한론)에는 가미방으로서 대황이 추가되어 있다.

## 대황감초탕

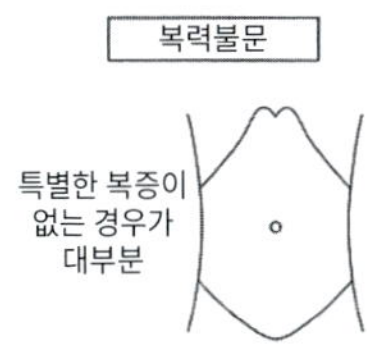


**약재** 감초 2.0, **대황**( ), 이상 2가지 약재 2.0g+**대황**

**선택방법, 사용방법** 체력불문, 습관성 변비에 널리 사용된다. 대황의 사하작용을 감초가 완화한다. 기허, 기체, 혈허 등의 제증후는 그다지 동반되지 않는다. 복력불문하고 변비에 사용된다.

**출전** 금궤요략(구토얼하리병)

## 대황목단피탕

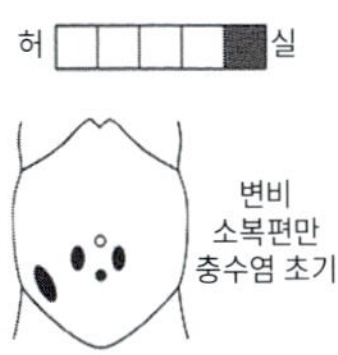


**약재** 동과자 6.0, 목단피 4.0, 도인 4.0, **대황**( ), 망초( ), 이상 5가지 약재 14.0g+**대황** 망초

**선택방법, 사용방법** 본래 장옹, 곧 충수염 초기에 사용되어 온 처방이었다. 요즘은 항염증작용과 함께 구어혈작용을 갖춘 처방으로써 사용되고 있다. 실증이며 변비 경향이 있고, 하복부에 긴장성 염증성 화농증이 있으며, 종창, 동통, 발열이 있는 경우 사용된다. 충수염, 치핵, 항문주위염, 임독성부고환염, 결막염, 직장염, 적리(赤痢), 자궁 및 부속기염증, 난소염, 난관염, 골반복막염 등에 사용된다. 또한 신우염, 신장결석, 요폐, 전립선염, 직장질루, 요도염, 산욕열, 산후제병, 대하, 복부 및 하지 옹절, 피하농양, 골수골막염, 유선염, 피부병 등에 널리 응용된다. 실증이며 우자골와 압통을 목표로 삼아 구어혈제로서 사용된다.

**출전** 금궤요략(창옹장옹침음병). 원전에는 돈복(頓服)하는 것으로 되어 있다.

## 도핵승기탕

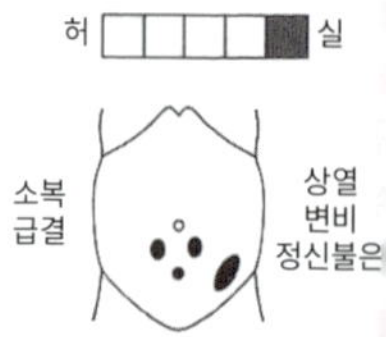


**약재** 도인 5.0, 계피 4.0, **감초** 1.5, **대황**( ), 망초( ). 이상 5가지 약재 10.5g+**대황**, 망초

**선택방법, 사용방법** 실열 어혈증이면서 소복급결이라 불리는 좌장골부 압통과 저항이 있고, 상역이 심한 경우를 목표로 사용한다. 두통, 어지럼, 이명, 불면, 두근거림, 복통 등의 어혈증상과 상역, 정신불안, 상열하한, 저림 등과 같은 혈관운동신경증상에 사용할 수 있다. **고전** 압통과 저항이 반드시 좌장골부에 국한되는 것이 아니라 넓게 하복부 전체의 압통, 저항과 기역이 있는 상황을 목표로 보기도 한다.

**출전** 상한론(태양병, 가하병)

## 마자인환

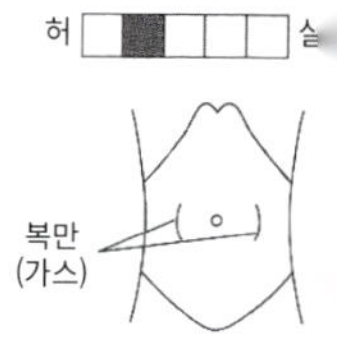


**약재** 마자인 5.0, 작약 2.0, 지실 2.0, 후박 2.0, 행인 2.0, **대황**( ), 이상 6가지 약재 13.0g+**대황**

**선택방법, 사용방법** 위장에 열이 있어 수분이 결핍되고 대변이 건조해져 단단하며, 괴상(塊狀)을 보이지는 않으며, 소변빈삭한 경우에 좋다. 허한증 변비에 대황, 망초제를 사용하면 복통이 심해지고 수양성 설사가 일어나 불편해진다. 이런 상태에는 촉초, 건강, 부자 등의 온제가 필요하다. 이 처방은 그 중간에 해당하는 것이다. 허증인 사람이나 노인의 상습성 변비에 사용할 수 있다. 감초가 들어있지 않지만 환제는 작용이 부드러워(mild) 사용하기 편하다.

**출전** 상한론(양명병), 금궤요략(오장풍한적취병)

## 마행감석탕

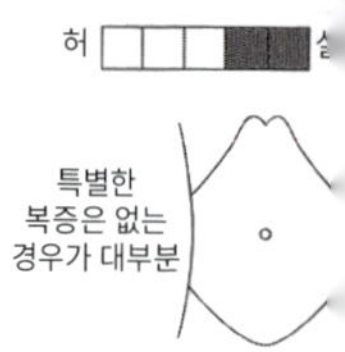


**약재** 석고 10.0, **마황** 4.0, 행인 4.0, **감초** 2.0, 이상 4가지 약재 20.0g

**선택방법, 사용방법** 기침, 천식이 있으며 자한(自汗), 갈증이 있고, 대열(大熱)은 없고, 소변량이 감소하며, 안면부종을 보이고, 상역(上逆), 번민 등을 보이는 경우를 목표로 사용한다. 맥은 대개 부(浮), 삭(數)하다. 이 처방의 열상은 일반적으로 오한을 동반하지 않으며, 극심한 고열을 보이지도 않는다. 열이 없더라도 사용할 수 있다. 복증은 특정할 만한 것이 없다. **고전** 치질에 좋다라는 기록도 있다.

**출전** 상한론(태양병, 발한후병, 발한토하후병), 금궤요략(수기병). 상한론에는 마황행자감초석고탕이라 기록되어 있다. 금궤요략에는 행자탕이라 기록되어 있다.

# 마행의감탕

약재 의이인 10.0, **마황** 4.0, 행인 4.0, **감초** 2.0, 이상 4가지 약재 20.0g

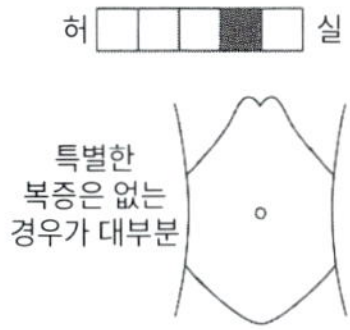


선택방법, 사용방법 냉증이 원인이 되어 발열하며, 제반 근육통 또는 제반 관절통을 호소하는 경우가 목표로 급격한 증후보다 약간 완만한 증후일 경우 유효하다. 땀이 나며, 부종이 있고, 피부는 건조하며 윤기가 없는 경우가 많다. 머리에 비듬이 많다는 것도 처방사용의 목표 중 하나가 된다.

출전 금궤요략(경습갈병). 원전에는 마황행인의이감초탕이라 기록되어 있다.

# 마황부자세신탕

약재 **마황** 4.0, 세신 3.0, **부자**( ), 이상 3가지 약재 7.0g+부자

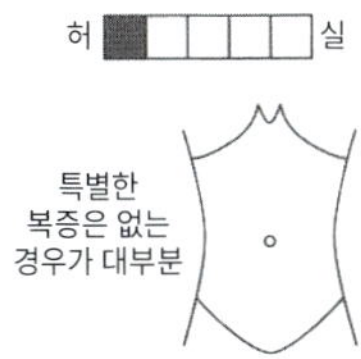


선택방법, 사용방법 원래 체력이 약한 사람이면서 감기나 인플루엔자 같은 급성열성질환에 걸려 심한 오한이 있고, 발열하며 축 처져 있는 경우에 사용한다. 인후부가 따끔한 감기에 좋다. 체력이 떨어진 사람, 냉증, 고령자의 감기나 꽃가루알레르기 등에 사용한다. 햇빛과민증에도 좋다. 고전 '발열이 있으며, 요골맥이 침(沈)한 경우 마황부자세신탕으로 치료한다'고 되어 있다.

출전 상한론(소음병)

# 마황탕

약재 **마황** 5.0, 행인 5.0, 계피 4.0, **감초** 1.5, 이상 4가지 약재 15.5g

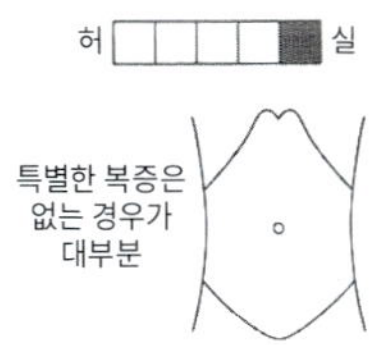


선택방법, 사용방법 감기나 인플루엔자 같은 급성열성질환 초기에 발열, 오싹오싹한 오한, 아직 땀이 나지 않았으며, 목부터 머리에 걸쳐 뭔가 결린 듯한 통증이나 관절마디의 통증, 요통을 동반한 사람에 사용한다.

고전 '두통, 발열이 있으며, 신체동통, 요통, 관절통이 있고, 오한하며, 땀이 나지 않아 힘들며 숨이 찬 경우 마황탕으로 치료한다'고 되어 있다.

출전 상한론(태양병, 양명병, 가발한병)

# 맥문동탕

약재 맥문동 10.0, 반하 5.0, 갱미 5.0, 대조 3.0, 인삼 2.0, 감초 2.0, 이상 6가지 약재 27.0g

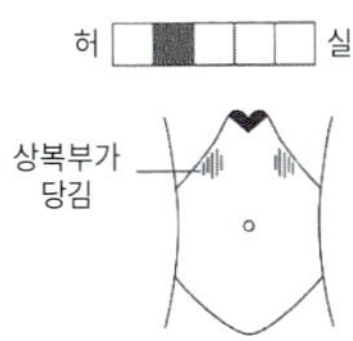


선택방법, 사용방법 호흡기감염증 회복기에 가래가 목에 걸려 있지만 뱉어지지 않고, 얼굴이 붉어질 정도로 심한 콜록거림이 있으며, 목소리가 갈라지는 경우에 사용할 수 있다. 진액을 보충하는 작용이 있기 때문에 피부건조나

부록

안구건조증상, 구강건조증상을 동반한 쇼그렌증후군 등에도 널리 사용할 수 있다. 기도과민증이나 기관지천식, 고령자 인후건조에도 사용할 수 있다.

**출전** 금궤요략(폐위폐옹해수상기병)

## 목방기탕

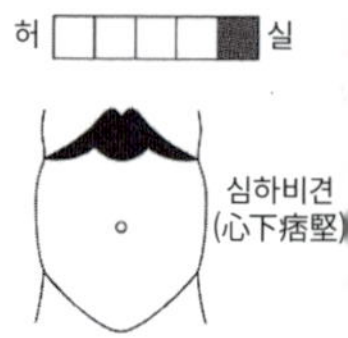


**약재** 석고 10.0, 방기 4.0, 계피 3.0, 인삼 3.0, 이상 4가지 약재 20.0g

**선택방법, 사용방법** 명치부가 갑갑하고 단단하며[심하견(心下堅)], 안면은 검고, 천식, 두근거림, 호흡촉박, 복만이 발생한 상황을 목표로 한다. 또한 증상이 심할 때는 옆으로 누울 수 없게 되며, 기좌호흡을 보이고, 부종이나 소변량감소 등이 나타난다. 맥은 대부분 침긴(沈緊)하며, 종종 갈증을 호소한다. 신체가 심하게 쇠약해진 경우에는 사용하지 않는다. 명치부가 그다지 단단하지 않더라도 흉부불편감을 호소할 경우에는 사용해도 좋다.

**출전** 금궤요략(담음해수병)

## 반하백출천마탕

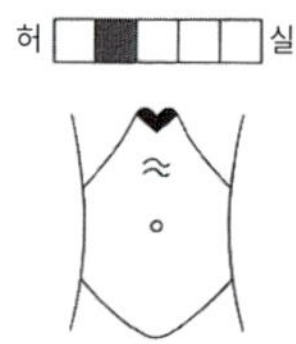


**약재** 반하 3.0, 백출 3.0, 창출 3.0, 진피 3.0, 복령 3.0, 천마 2.0, 맥아 2.0, 신곡 2.0, 황기 1.5, 인삼 1.5, 택사 1.5, 황백 1.0, 생강 0.5, 건강 0.5, 이상 14가지 약재 27.5g

**선택방법, 사용방법** 체력중등도 이하이며 위장이 약하고 하지가 차가운 상황의 두통, 두중, 기립 어지럼, 어지럼, 만성부비동염 등에 사용한다. 노인이나 허약자이면서 하지가 냉하고 어지럼이 있는 경우, 기상악화 시 두통이 악화되는 경우가 목표가 된다. **고전** '눈앞이 깜깜해지며, 머리가 빙글빙글돌아 눈을 뜰 수 없어 마치 몸이 풍운 속에 있는 듯한 느낌이 든다'라고 하는 상황에 주로 사용한다고 되어 있다.

**출전** 비위론(권삼 조리비위치험). 원전에는 진피가 귤피로 되어 있으며, 생강은 포함되어 있지 않다.

## 반하사심탕

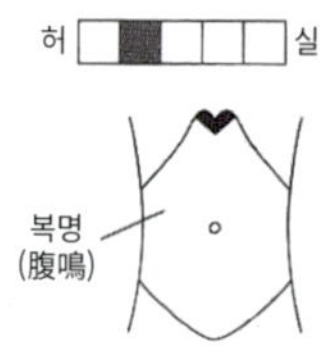


**약재** 반하 6.0, 복령 5.0, 후박 3.0, 소엽 2.0, 생강 0.5, 이상 5가지 약재 16.5g

**선택방법, 사용방법** 복명과 구내염, 구각염을 목표로 하며 각종 소화기질환에 사용한다. 이름 그대로 명치와 마음이라는 심신 양면이 꾹 눌려 뭉쳐진 것(명치부에 꽉 막힌 느낌이 있으며 종종 해당 부위에 저항감을 느끼고, 오심구토, 식욕부진을 호소함)을 제거하는 작용이 있다. **고전** '급성열성질환에 걸려 5, 6일이 지났는데 구역과 발열이 있는 경우는 (소)시호탕증에 해당하나,(중략) 단지 명치부가 팽팽한 것(심하비경)뿐이면서 아프지 않을 때는 시호(제)가 아닌 반하사심탕을 사용하는 것이 좋다'고 되어 있다.

**출전** 상한론(태양병), 금궤요략(구토얼하리병)

## 반하후박탕

**약재** 반하 6.0, 복령 5.0, 후박 3.0, 소엽 2.0, 생강 0.5, 이상 5가지 약재 16.5g

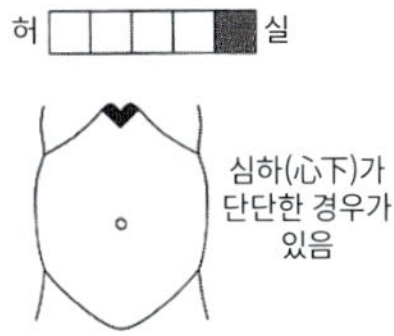


**선택방법, 사용방법** 인후두이상감각을 목표로 사용한다. 대개 불안, 불면 등 우울신경증적 호소에 소화기증상, 호흡기증상, 심계항진 등을 동반한 경우에 사용한다. 스트레스에 과민하게 반응하는 사람의 다양한 호소가 심리적 요소에 의한 것이라고 판단되는 신경증에 사용한다.

**고전** 여성의 '인중자련(咽中炙臠, 인후부에 익힌 고기 같은 것이 걸려 있는 것 같을 때)'은 반하후박탕의 주치증이라 기록되어 있다.

**출전** 금궤요략(부인잡병). 별명: 사칠탕(간이방), 대칠기탕(삼인극일병증방론)

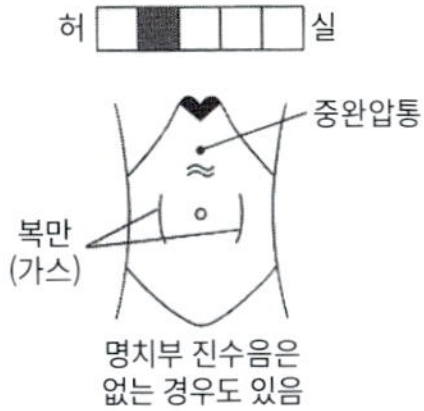


## 방기황기탕

**약재** 방기 5.0, 황기 5.0, 창출 3.0, 대조 3.0, **감초** 1.5, 생강 0.5, 이상 6가지 약재 18.0g

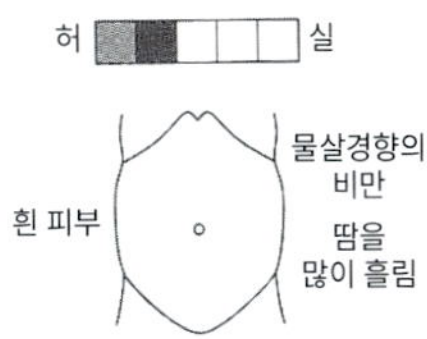


**선택방법, 사용방법** 땀이 잘 나고 물살 경향인 사람의 관절통(변형성 슬관절증), 다한증, 비만증, 부종, 소변량감소, 월경불순 등에 좋다. 근육 긴장도가 높고 열성이 강해 말라있는 듯한 느낌의 사람에게는 사용하지 않는다. **고전** '풍습병으로 맥이 표면에 떠 있고, 몸이 무거우며, 땀은 나는데 살갗은 차갑게 느끼는 사람은 방기황기탕으로 치료한다'고 되어 있다.

**출전** 금궤요략(경습갈병, 수기병). 원전에는 창출이 아닌 백출로 기록되어 있다.

## 방풍통성산

**약재** 활석 3.0, 백출 2.0, 길경 2.0, **황금** 2.0, 석고 2.0, **감초** 2.0, 당귀 1.5, 작약 1.5, 천궁 1.5, **산치자** 1.5, 연교 1.5, 박하 1.5, 형개 1.5, 방풍 1.5, **마황** 1.5, 생강 0.5, **대황**( ), 망초( ), 이상 18가지 약재 27.0g+**대황**, 망초

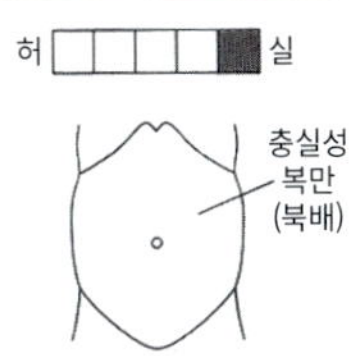


**선택방법, 사용방법** 비만한 이른바 졸중체질자의 체질개선과 동반증상에 사용한다. 고혈압과 그 동반증상(두근거림, 어깨결림, 상열 등), 비만, 상습변비, 뇌출혈후유증, 당뇨병, 치핵, 건선이나 습진 같은 피부질환에 사용할 수 있다. 황금으로 인한 간

장애 발생에 주의하며 사용해야 한다. **고전** '중풍(뇌혈관장애로 인한 마비)과 이른바 열증을 보이면서 변비, 소변 색이 짙고 시원치 않으며, 얼굴에 습진이 생기고, 눈이 충혈된 사람이나 열 때문에 혀가 뻣뻣해져 입을 잘 움직이지 못하며, 코에 주사양 피진이 있을 때 사용한다'고 되어 있다.

**출전** 황제소문선명론방(권삼 풍론)

## 백호가인삼탕

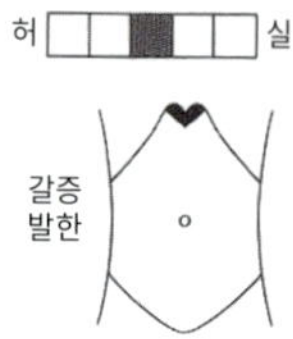


**약재** 석고 15.0, 갱미 8.0, 지모 5.0, 인삼 2.0, **감초** 2.0, 이상 5가지 약재 32.0g

**선택방법, 사용방법** 만성질환 시 체내 열을 식히고, 중추성 흥분을 억제하여 조직액을 윤택하게 하는 것을 목표로 당뇨병, 정신질환, 아토피피부염 등에 사용한다(갈증, 상열, 습진 및 피부염, 피부가려움). **고전** '계지탕을 복용한 후, 땀이 다량 나며 갈증이 낫지 않고, 맥이 대(大)한 경우 백호가인삼탕으로 치료한다'고 되어 있다.

**출전** 상한론(태양병, 양명병, 발한후병 외), 금궤요략(경습갈병, 소갈소변리림병). 백호탕에 인삼 2.0을 추가한 것.

## 보중익기탕

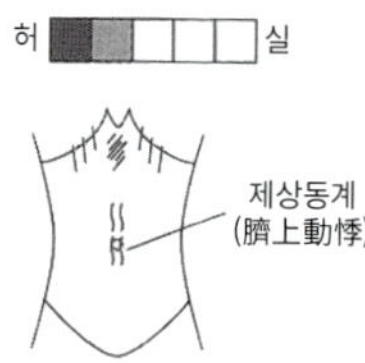


**약재** 황기 4.0, 인삼 4.0, 백출 4.0, 당귀 3.0, 진피 2.0, 대조 2.0, 시호 2.0, **감초** 1.5, 승마 1.0, 생강 0.5, 이상 10가지 약재 24.0g

**선택방법, 사용방법** 체력이 부족하며 위장기능이 쇠약해져 있는 사람의 피로, 권태감, 식욕부진, 도한, 감기에 잘 걸리는 경우 사용한다.

**고전** '수족권태감, 눈과 말에 힘이 들어가지 않음, 구중백말(口中白沫), 먹더라도 맛이 없음, 갈증이 나며 따뜻한 것을 좋아함, 맥이 산대(散大)하며 무력, 제동계(臍動悸)가 심함'을 사용목표로 삼으면 좋은 것으로 알려져 있다.

**출전** 내외상변혹록(권일 음식노권론). 원전에는 진피가 귤피로 기재되어 있으며, 대조와 생강은 포함되어 있지 않다. 비위론에도 기재. 별명: 의왕탕(물오약실방함)

## 복령음

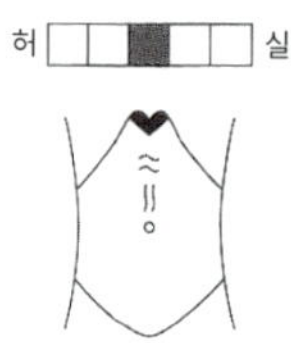


**약재** 복령 5.0, 백출 4.0, 인삼 3.0, 진피 3.0, 지실 1.5, 생강 0.5, 이상 6가지 약재 17.0g

**선택방법, 사용방법** 복부와 맥에 모두 비교적 힘이 있고, 오심, 트림, 명치부정체감, 위통, 명치부진수음이 있으며, 위산역류나 소변량 감소 등의 증상을 동반한 경우에 좋다.

**출전** 금궤요략(담음해수병). 원전에는 외대복령음이라 기재되어 있으며, 진피는 귤피로 기록되어 있다.

## 복령음합반하후박탕

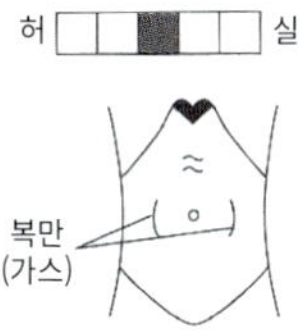


**약재** 반하 6.0, 복령 5.0, 백출 4.0, 후박 3.0, 진피 3.0, 인삼 3.0, 소엽 2.0, 지실 1.5, 생강 0.5, 이상 9가지 약재 28.0g

**선택방법, 사용방법** 복령음증의 모든 증상을 갖추고 있으면서 오심구토가 더 심한 경우, 우울경향과 인후두이물감, 어지럼, 기립어지럼, 두근거림 등과 같이 약간 신경증적 증상을 동반한 경우에 사용한다. 또한 역류성 식도염 증상에도 사용한다. 에도시대에 복령음가반하라 불리는 사용법이 있었는데, 쇼와시대에 이르러 복령음과 반하후박탕을 합방한 처방으로 사용하게 되었다. 오심, 구토 등과 같은 소화기증상과 정신적 증상을 목표로 사용한다.

**출전** 일본경험방. 복령음(『금궤요략』)과 반하후박탕(『금궤요략』)을 합방한 일본경험방

## 부자이중탕

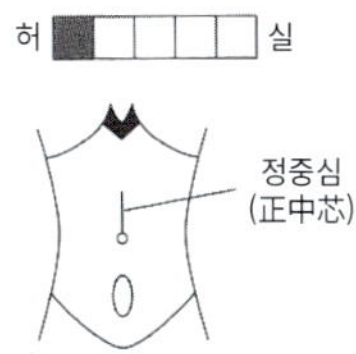


**약재** 인삼 3.0, 백출 3.0, 감초 2.0, 건강 1.0, **부자**( ), 이상 5가지 약재 9.0g+**부자**

**선택방법, 사용방법** 인삼탕에 부자를 추가한 처방으로 인삼탕증(허증이면서 위장이 약하고, 말랐으며 쉽게 피로한 경우)이면서 수족궐랭, 오한, 맥미약한 경우에 사용한다. 위장허약하며 식욕부진하고 전체적으로 활기가 없으며, 불안, 어지럼, 불면 등을 보일 때도 좋다.

**출전** 태평혜민화제국방[권오 고랭(痼冷)]. 인삼탕에 부자를 추가한 처방. 원전에는 부자이중원으로 기재. 인재직지방록에서는 부자이중탕, 생강을 추가하여 달이는 것으로 기재.

## 사군자탕

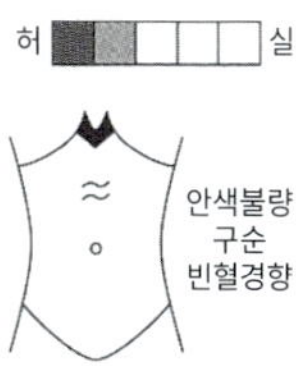


**약재** 인삼 4.0, 백출 4.0, 복령 4.0, 대조 2.0, **감초** 2.0, 생강 0.5, 이상 6가지 약재 16.5g

**선택방법, 사용방법** 기허의 기본처방. 비위기능이 쇠약해진 경우, 위장허약과 빈혈을 목표로 삼아 각종 질환에 사용한다. 맥은 연약, 복증도 이완성, 무력성이며 연약하다. 식욕부진, 전체적으로 원기가 쇠약해진 상태를 목표로 한다. 위장허약, 식욕부진, 빈혈, 구토, 설사 등에 사용하며, 그 외 노인이나 허약자의 출혈이 심하며 빈혈상태인 경우, 사지무력증, 치질, 탈항, 반신불수, 유뇨증, 야뇨증 등에 응용할 수 있다. **고전** 옛사람들은 '빈혈경향이며 안면창백, 말에 힘이 없고, 수족권태, 맥에 힘이 없음' 이 5가지 증상이 있으면 사군자탕의 적응증이 된다고 했다. 또한 쯔다 겐센(1737~1809)의 구결에는 '하얀 입술을 보이면 사군자탕'이라고 되어 있다.

**출전** 태평혜민화제국방[권삼(卷三) 일체기]. 원전에는 대조, 생강이 들어있지 않다. 성제총록에 순기탕이라 기록되어 있다.

## 배농산급탕

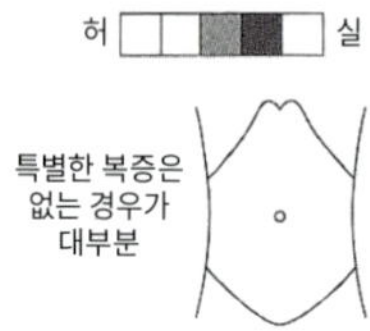


**약재** 길경 4.0, **생감초** 3.0, 대조 3.0, 작약 3.0, 지실 3.0, 생강 0.5, 이상 6가지 약재 16.5g

**선택방법, 사용방법** 화농성 피부염의 급성, 아급성기에 사용한다. 아사다 소하쿠의 『잡병론식』에 따르면 배농산은 대시호탕, 배농탕은 소시호탕에 상응한다고 한다. 요시마스 토도 이후 두 처방을 합방한 배농산급탕으로서 사용되어 왔다.

**출전** 토도선생투제증록. 원전에는 배농산급탕합방이라 기재되어 있음.

## 사령탕

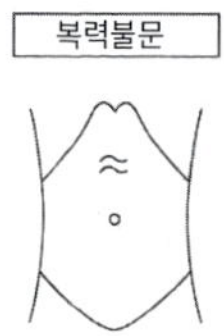


**약재** 택사 4.0, 복령 4.0, 백출 4.0, 저령 4.0, 이상 4가지 약재 16.0g

**선택방법, 사용방법** 오령산에서 계피를 뺀 처방이다. 오령산증이면서 표증이 없는 경우. 인후가 건조하고 물을 대량 마시지만, 소변량은 적고, 구역, 구토, 복통, 부종이 있는 경우에 사용할 수 있다. 더위탐, 급성위장염 등에 사용할 수 있다.

**출전** 단계심법부여(권칠 설사). 원전에는 사령산이라 기재됨. 내외상변혹론에는 거계오령산으로 기재.

## 사물탕

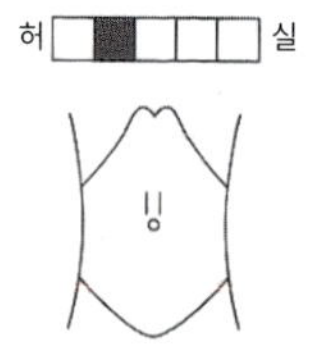

피부나 손톱에 윤기가 없음
집중력 저하

**약재** 당귀 3.0, 천궁 3.0, 작약 3.0, **지황** 3.0, 이상 4가지 약재 12.0g

**선택방법, 사용방법** 혈허의 기본처방이다. 월경이상(특히 과소월경, 무월경), 난임, 산전산후의 모든 상황(보행곤란, 설미란, 빈혈), 피부병(건조성), 하지운동마비, 동맥경화, 사고력 저하, 시력저하, 눈피로, 하지 근육량 저하, 손톱위약, 기미, 냉증, 영양장애 등을 '혈허'의 징후로 본다. 이 병태를 치료하는 기본처방이 사물탕이나, 통상 사물탕 단독으로 처방하는 경우는 많지 않고 궁귀교애탕, 칠물강하탕, 십전대보탕, 소경활혈탕, 온청음, 당귀음자 등으로 사용한다. 맥은 침약하고, 복부는 연약하며 제상에서 동계가 잘 만져진다. 구순이 창백할 정도의 고도 빈혈이 있는 경우, 위장허약으로 설사를 잘 하는 경우는 '기허' 위주의 상황이므로 이 처방을 사용하지 않는다.

**출전** 태평혜민화제국방[권구(卷九) 부인제질]. 원전의 지황은 숙건지황, 작약은 백작약.

## 사역산

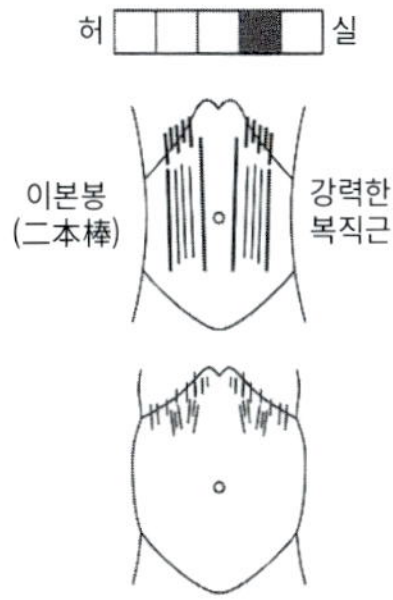


**약재** 시호 5.0, 작약 4.0, 지실 2.0, **감초** 2.0, 이상 4가지 약재 13.0g

**선택방법, 사용방법** 체력이 중등도 이상이며 명치부에서 옆구리에 걸쳐 불편감이 있고, 불안, 불면, 우울, 수족냉증, 기침, 두근거림, 복통, 위십이지장궤양, 담석증, 위장염, 설사, 복부불편감 등에 사용한다.

**고전** '손발이 차며, 기침, 두근거림, 소변량감소, 복통, 복부불편감을 동반한 설사에 사용한다'고 되어 있다. 설사 등의 사용목표는 진무탕의 사용목표와 비슷하여 헷갈릴 수 있기 때문에 복증 등으로 감별할 필요가 있다.

**출전** 상한론(소음병)

## 산조인탕

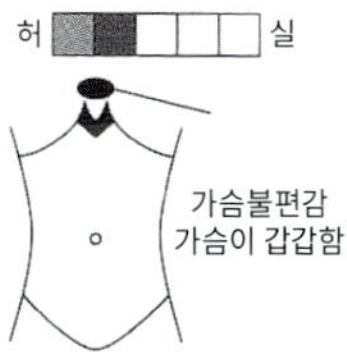


**약재** 산조인 10.0, 복령 5.0, 지모 3.0, 천궁 3.0, **감초** 2.0, 이상 5가지 약재 23.0g

**선택방법, 사용방법** 체력중등도 이하면서 심신이 피로쇠약하고 불면, 정신신경증상이 있을 때 사용한다. 산조인은 불면에는 초하여 쓰며, 기면에는 생으로 쓴다. **고전** '체력소모에 따른 열이 달아올라 잠을 잘 수 없는 경우 사용한다'고 되어 있으며, '허약자나 노인, 만성적으로 질병이 있는 사람이 밤만 되면 눈을 뜨고 잠을 이루지 못하는 경우에 사용한다'고 되어 있다.

**출전** 금궤요략(혈비허로병). 원전에는 산조탕으로 기재.

## 삼물황금탕

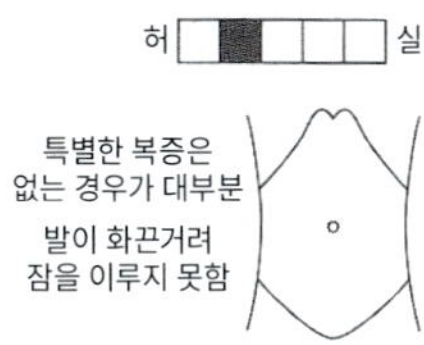


**약재** 지황 6.0, 황금 3.0, 고삼 3.0, 이상 3가지 약재 12.0g

**선택방법, 사용방법** '사지고번열(四肢苦煩熱)'(번열로 힘들어 함)에 사용한다. 손발이 화끈거려 힘들어 하는 것을 목표로 쓴다. 손발을 이불 밖으로 내어 차갑게 만드는 것을 좋아하는 식의 기분 나쁜 열감을 혈열이라 부른다. 황금, 고삼은 실열에 사용하나 지황은 자음하며 허열을 제거한다. 따라서 본방은 실열을 치료하며, 번열, 인건, 도한 등 허열에도 유효. 과거에는 산욕열이나 폐결핵에 사용했다. 요즘은 불면증, 갱년기장애, 노이로제, 구내염, 하지불안증후군, 화상, 두드러기, 백선증, 건선, 두통 등에 사용한다. 방후주로 '대부분 기생충을 토하한다'라고 되어 있기도 한데, 고삼에는 구충작용이 있다.

**출전** 금궤요략(부인산후병). 원전에는 지황이 건지황, 천금삼물황금탕으로 기재.

## 삼소음

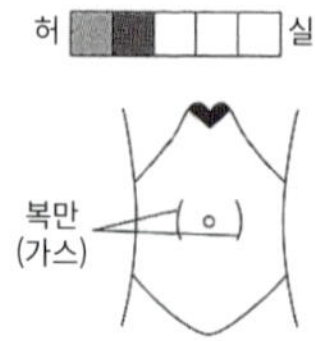


**약재** 반하 3.0, 복령 3.0, 길경 2.0, 진피 2.0, 갈근 2.0, 전호 2.0, 인삼 1.5, 대조 1.5, 소엽 1.0, 지각 1.0, **감초** 1.0, 생강 0.5, 이상 13가지 약재 21.5g

**선택방법, 사용방법** 위가 약한 사람으로 갈근탕이나 계지탕을 복용하면 가슴이 갑갑하다고 하며, 감기에 기침이 있는 경우를 목표로 쓴다. 이 경우, 미열, 가벼운 두통, 기침, 가래 등이 있으며 명치팽만감, 때때로 오심, 구토, 불안 등을 동반한 경우도 있다. 감기, 기관지천식, 폐렴, 기울, 입덧 등에 사용할 수 있다. 감기가 장기화되며, 깨끗이 낫지 않아도 좋다.

**출전** 태평혜민화제국방(권이 상한). 만병회춘(권이 해수)에도 기재. 삼인극일병증방론에는 '딸꾹질을 하면 건갈을 추가한다'라고 되어 있다.

## 삼황사심탕

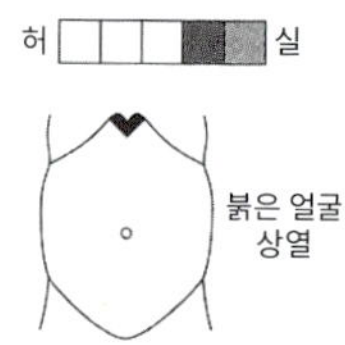


**약재** 황련 1.0, **황금** 1.0, **대황**( ), 이상 3가지 약재 2.0g+**대황**

**선택방법, 사용방법** 실증에 속하며, 이른방 상열경향으로 기분이 초조하며 안정되지 않고, 맥에 힘이 있으며, 변비 경향이 있고, 잘 놀라며, 불안을 보이는 경우를 목적으로 사용하여 진정적으로 쓰인다. 고혈압, 피부병, 신경증, 갱년기장애, 화병, 타박, 변비, 구내염, 난청 등에 사용된다. 『상한론』의 '대황황련사심탕'은 우려내서 복용하는 약으로 안면 상열감, 초조함, 고혈압을 제거하고, 『금궤요략』의 삼황사심탕은 제대로 달인 것으로 변비, 심기부족(심기부정으로 해석하기도 함), 어혈병태에 진정적으로 작용한다. 엑스제는 회사에 따라 분량과 용법이 다르므로 주의가 필요하다.

**출전** 금궤요략(경계토뉵하혈흉만어혈등병, 부인잡병). 원전에는 사심탕이라 기재. 상한론(태양병, 발한토하후병)에 대황황련사심탕으로 기재.

## 소반하가복령탕

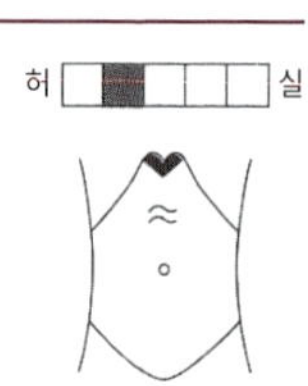


**약재** 반하 6.0, 복령 5.0, 찐생강(4.0), 이상 3가지 약재 11.0g+찐생강

**선택방법, 사용방법** 위내정수가 있고, 구토가 발생할 때 사용한다. 소변량감소, 심계항진, 어지럼을 동반한 경우가 많고, 심하면 쇠약한 경우에도 좋다. 빈혈과 궐냉 등의 증후가 없는 경우에 사용할 수 있다. 갈증이 심하지 않고, 오령산을 사용할 '수역구토'는 아니다. 가장 많이 사용되는 것은 임신구토(입덧)이나, 그 외 급성위장염, 부비동염 등에서 구토가 멈추지 않을 때이다.

**출전** 금궤요략(담음해수병)

## 소시호탕

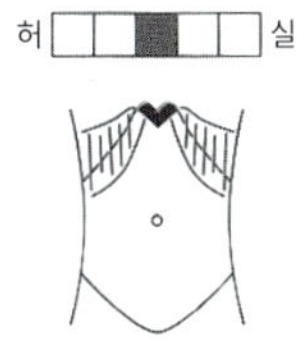


**약재** 시호 7.0, 반하 5.0, **황금** 3.0, 인삼 3.0, 대조 3.0, **감초** 2.0, 생강 0.5, 이상 7가지 약재 23.5g

**선택방법, 사용방법** 체력은 중등도이며 때때로 계늑부가 불편하고, 쉬이피로, 식욕부진, 입이 씀, 구역, 위염, 위통, 위장허약, 복통, 오한, 미열, 두통, 두근거림, 기침, 수족번열 등에 사용한다. **고전** 흉협고만을 사용목표로 하며, 에도시대 이후 시호제를 사용하는 주요목표가 되고 있다. 오다이 요도의 『유취방광의』 두주(頭註)에는 계늑부가 불편하고, 이장열이 있으며, 입과 인후부가 마른 경우를 치료한다. 또한 '이명, 이롱, 수족번열, 두통, 감모, 만성기침 등에 사용한다'고 되어 있다.

**출전** 상한론(태양병, 양명병, 소양병 외), 금궤요략(구토얼하리병, 황달병, 부인산후병).

## 소시호탕가길경석고

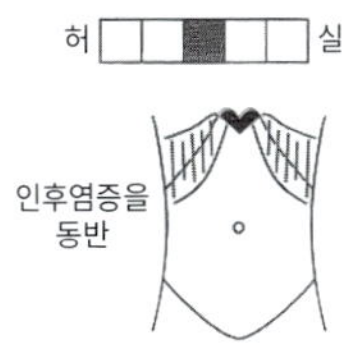


**약재** 석고 10.0, 시호 7.0, 반하 5.0, **황금** 3.0, 길경 3.0, 대조 3.0, 인삼 3.0, **감초** 2.0, 생강 1.0

**선택방법, 사용방법** 병이 소양부위, 곧 반표반리에 이르러 이른바 흉협고만을 나타내는 경우로, 소시호탕의 적응증에 특별히 인후, 코, 귀 등의 염증성 질환이 있을 때 사용할 수 있다. 인두염, 편도염, 이하선염, 악하선염, 중이염, 비염, 부비동염, 기관지염 등에 사용할 수 있다.

**출전** 일본경험방. 소시호탕에 길경과 석고를 추가한 일본경험방

## 소건중탕

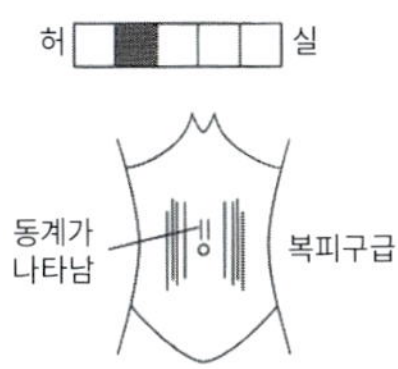


**약재** 작약 6.0, 계피 4.0, 대조 4.0, **감초** 2.0, 생강 0.5, 아교 20.0, 이상 6가지 약재 16.5g+교이

**선택방법, 사용방법** 체력은 허약하고 쉬이 피로, 만성위장염, 복통, 안색불량, 기관지천식, 아토피피부염, 두근거림, 수족번열감, 냉증, 도한, 코피, 빈뇨, 야뇨, 소아야제 등에 사용한다. **고전** '복통, 코피, 하혈, 수족번열, 입과 인후부의 갈증에 사용한다'고 되어 있다. 또한, '황달, 복통에도 유효'하다고 되어 있다.

**출전** 상한론(태양병), 금궤요략(혈비허로병, 황달병, 부인잡병). 계지가작약탕에 교이 20.0을 추가한 것.

## 소경활혈탕

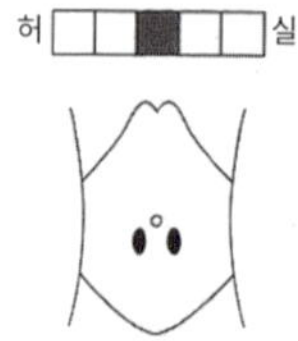


**약재** 당귀 2.0, **지황** 2.0, 창출 2.0, 천궁 2.0, 도인 2.0, 복령 2.0, 작약 2.0, 우슬 1.5, 우령선 1.5, 방기 1.5, 강활 1.5, 방풍 1.5, 용담 1.5, 진피 1.5, 백지 1.5, **감초** 1.0, 생강 0.5, 이상 17가지 약재 27.0g

**선택방법, 사용방법** 체력중등도인 사람이 어혈과 수독, 풍한을 겸하며 근육, 관절, 신경에 통증이 발생하고, 특히 허리 이하에 발생한 통증이 있을 때를 목표로 사용한다. 냉증에 의해 통증이 악화되는 경우가 많다. 또한 어혈 통증은 혈류가 저하되는 야간에 악화된다. 요통, 신경통, 류마티스 관절염, 통풍, 변형성 슬관절증, 좌골신경통, 뇌졸중 후유증 등에 사용된다.

**출전** 만병회춘(권오 통풍). 원전에 지황은 생지황으로 되어 있다. 고금의감(권일 통풍)에서는 소근활혈탕이라 기재.

## 소청룡탕

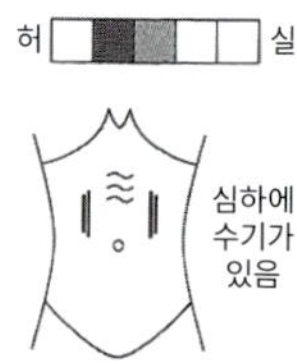


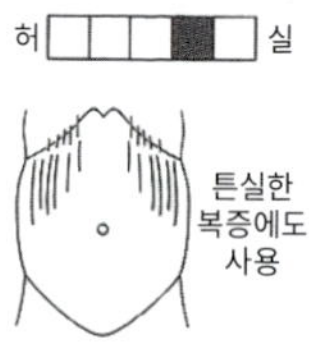


**약재** 반하 6.0, **마황** 3.0, 계피 3.0, 작약 3.0, 오미자 3.0, 세신 3.0, 감초 2.0, 건강 1.0, 이상 8가지 약재 24.0g

**선택방법, 사용방법** 체력은 중등도 또는 약간 허약하며, 수양성의 맑은 가래를 동반한 기침과 콧물이 있고, 감기, 기침, 기관지염, 기관지천식, 비염, 알레르기비염, 부종, 꽃가루알레르기 등에 사용한다. 대시호탕증에 가까운 튼실한 복증에도 유효. **고전** '헛구역질, 발열, 기침, 천식, 연말에 유효'라 되어 있다. 또한 '천해, 흉통, 두통, 오한, 액한을 보이는 경우에 유효하다'고 되어 있다.

**출전** 상한론(태양병, 가발한병), 금궤요략(담음해수병, 부인잡병)

## 소풍산

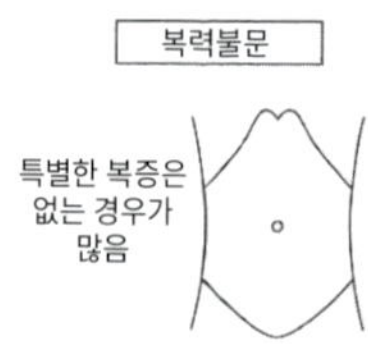


**약재** 석고 5.0, 당귀 3.0, **지황** 3.0, 방풍 2.0, 창출 2.0, 우방자 2.0, 목통 2.0, 형개 2.0, 지모 2.0, 호마 2.0, 선퇴 1.5, 고삼 1.5, **감초** 1.0, 이상 13가지 약재 29.0g

**선택방법, 사용방법** 위불편감이 잘 생기는 등의 위장증상이 없는 사람이면서 습진, 피부염, 두드러기, 무좀, 땀띠, 아토피피부염, 분비물, 가피, 살결이 붉고 열상이 심하며, 여름이 되면 악화되는 경향. **고전** '풍습(풍이나 습기가 많은 환경)으로 창개(뾰루지)가 생기고 가려움을 참을 수 없는 경우를 치료한다. 풍열(풍과 온도가 높은 환경: 여름)로 두드러기가 전신에 갑자기 나타났다 사라졌다 하는 경우에 사용한다'고 되어 있다.

출전 외과정종[권사(卷四) 개창(疥瘡)]. 원전에서 지황은 생지황. 엄씨제생방, 태평혜민화제국방은 내용이 다르다.

## 승마갈근탕

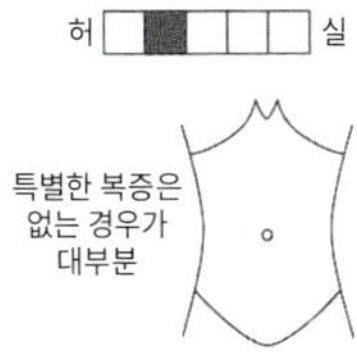


약재 갈근 5.0, 작약 3.0, **감초** 1.5, 승마 1.0, 생강 0.5, 이상 5가지 약재 11.0g

선택방법, 사용방법 발진을 동반한 열성질환 초기, 또는 유행성 감기가 두통이 심할 때 사용할 수 있다. 이때 안통, 비강건조, 코피, 불면 등을 동반하는 경우가 있다. 유행성감기, 마진, 성홍열, 수두, 피부병, 편도선염 등에 사용한다.

출전 만병회춘(권이 상한 권칠 두창 마진). 원전에서 작약은 백작약. 만병회춘(권삼 반진), 태평혜민화제국방(권이 상한)의 승마갈근탕, 소아반진비급방론(승마산)은 생강이 들어있지 않다.

## 시령탕

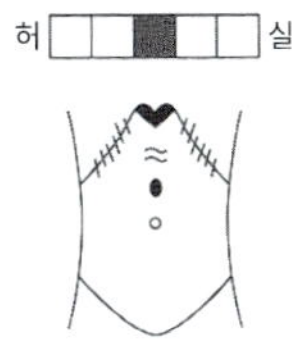


약재 시호 5.0, 반하 4.0, 택사 4.0, **황금** 2.5, 대조 2.5, 인삼 2.5, 저령 2.5, 복령 2.5, 백출 2.5, 계피 2.0, **감초** 2.0, 생강 0.5, 이상 12가지 약재 32.5g

선택방법, 사용방법 갈증, 소변량감소나 구역, 식욕부진 등을 동반한 수양성 설사. 급성위장염, 더위탐, 부종에 사용한다. 또한 만성신장염과 다양한 원인에 의한 부종, 알레르기 질환 등에 장기사용한다. 소시호탕과 오령산의 합방이며, 수양성 설사, 급성위장염으로 열이 많고, 갈증이 심하며, 두통이 있고, 소변이 나오지 않는 경우에 사용한다.

출전 세의득효방[권이(卷二), 해학(痎瘧)], 원전에는 맥문동, 지골피를 추가하여 기록되어 있다. 내용은 소시호탕 합 오령산료이지만 각 약재의 함유용량이 다르다.

## 시박탕

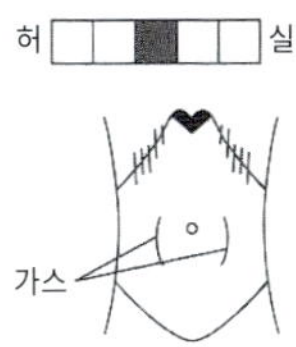


약재 시호 7.0, 반하 6.0, 복령 5.0, **황금** 3.0, 인삼 3.0, 대조 3.0, 후박 3.0, 소엽 2.0, 감초 2.0, 생강 0.5, 이상 10가지 약재 34.5g

선택방법, 사용방법 알레르기체질의 체질개선과 심신증에 폭넓게 사용된다. 기분이 불쾌하며, 인후와 식도부에 이물감이 있고, 때때로 두근거림, 어지럼, 구역 등을 동반한다. 소시호탕과 반하후박탕의 합방으로 쇼와 경험방. 소시호탕의 적응증인 신경과민, 노이로제, 발작이 일어나지 않을까 지나치게 신경 쓰는 등, 정신적 요소가 있는 기관지천식이나 호흡기질환, 소화기증상 등에 폭넓게 사용된다.

출전 일본경험방. 소시호탕 합 반하후박탕과 동일.

## 시함탕

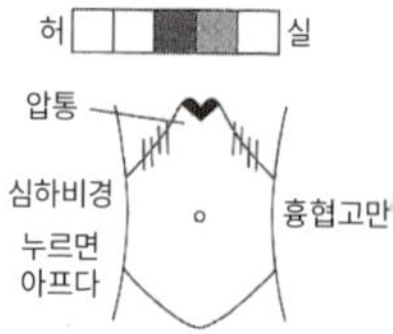


약재 시호 5.0, 반하 5.0, **황금** 3.0, 대조 3.0, 괄루인 3.0, 인삼 2.0, **감초** 1.5, 황련 1.5, 생강 0.5, 이상 9가지 약재 24.5g

선택방법, 사용방법 소시호탕과 소함흉탕의 합방으로 소시호탕 가 황련, 괄루인에 해당하여 한성 소염작용이 가미되어 있으므로 호흡기계 기침, 객담, 흉통을 완화하는 작용이 소시호탕보다 증강되어 있다. 위염, 위장염 등에도 사용할 수 있다. '소결흉'은 '오하(誤下)하여 사기가 허를 타고 심하에 모여, 흉중열사가 심하의 수(水)와 만나 심하부가 비경해지고, 이를 누르면 아픈' 상태이다. 기관지염, 폐렴, 흉막염, 늑막염 등으로 발열, 기침, 점조한 가래가 있고, 기침하면 흉통이 일어나는 경우 사용할 수 있다. 특히 예로부터 흉막염, 늑막염에 사용되었다.

출전 의학입문[권삼(卷三), 상한용약]. 원전에 소시호탕합소함흉탕으로 기재되어 있다.

## 시호가용골모려탕

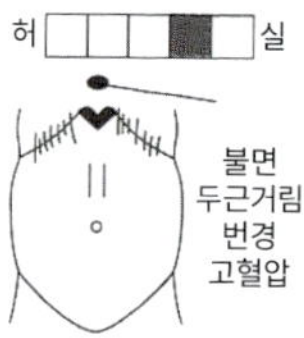


약재 시호 5.0, 반하 4.0, 계피 3.0, 복령 3.0, **황금** 2.5, 인삼 2.5, 용골 2.5, 모려 2.5, 대조 2.5, 생강 0.5, **대황**( ), 이상 11가지 약재 28.0g+**대황**

선택방법, 사용방법 고혈압 동반증상(두근거림, 불안, 불면), 신경증, 갱년기 신경증, 소아 야간울음 등에 사용한다. 두근거림, 불면, 불안을 동반한 경우가 많다. 고전 '흉만, 번경'이라 되어 있어 신경과민하며 불안해지거나 잘 놀랄 때 사용한다. 가슴이 쪼이는 느낌이 들면서 신경과민하고 잘 놀라며 계늑부저항감과 복부동계가 있는 것을 목표로 한다.

출전 상한론(태양병). 원전에는 연단이 포함되어 있다.

## 시호계지건강탕

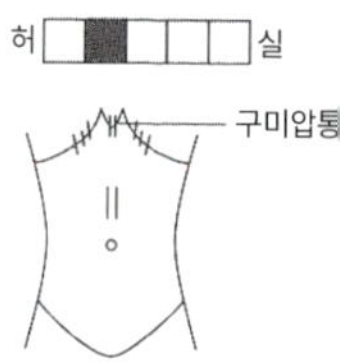


약재 시호 6.0, 계피 3.0, 괄루근 3.0, **황금** 3.0, 모려 3.0, **감초** 2.0, 건강 1.0, 이상 7가지 약재 21.0g

선택방법, 사용방법 체력중등도 이하인 사람의 갱년기장애, 불면증, 신경증, 두근거림, 숨참, 장기화된 감기, 기관지염 등에 사용한다. 도한, 구건, 자율신경증상 등을 동반한다. 고전 '흉협만미결'이라 되어 있어 가벼운 계늑부 불쾌감이 있다. 목 이상의 머리에만 땀이 나고, 성격적으로 착실하며, 신경질, 신경과민 경향이 있고, 쉽게 피로해하며, 상열, 족부냉증, 복부동계를 보이는 등의 상황을 목표로 사용한다.

출전 상한론(태양병, 발한토하후병), 금궤요략(학병). 별명: 시호강계탕(옥기미의)

## 시호계지탕

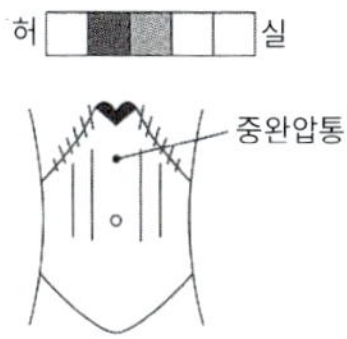


**약재** 시호 5.0, 반하 4.0, 계피 2.0, **황금** 2.0, 인삼 2.0, 작약 2.0, 대조 2.0, **감초** 1.5, 생강 0.5, 이상 9가지 약재 21.0g

**선택방법, 사용방법** 위궤양, 십이지장궤양, 담석증, 담낭염 등으로 통증이 있는 경우나, 감기가 장기화되어 식욕부진, 미열 등이 있으면서 두통을 동반한 경우 등에 사용한다. **고전** '심하지결(心下支結)'이라 되어 있어 명치부의 막힌 느낌을 잡는다고 되어 있다. 또는 '심복(心腹)이 갑자기 아픈 사람을 치료한다'고 되어 있다. 시호계지탕은 소시호탕과 계지탕을 합쳐둔 처방으로 적용범위가 넓다.

**출전** 상한론(태양병, 가발하병, 발한후병), 금궤요략(복만한산숙식병).

## 시호청간탕

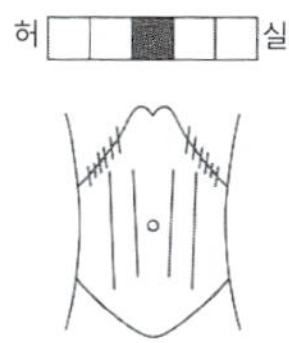


**약재** 시호 2.0, 당귀 1.5, 천궁 1.5, 작약 1.5, **지황** 1.5, 황련 1.5, **황금** 1.5, 황백 1.5, **산치자** 1.5, 연교 1.5, 길경 1.5, 우방자 1.5, 괄루근 1.5, 박하 1.5, **감초** 1.5, 이상 15가지 약재 23.0g

**선택방법, 사용방법** 온청음을 기본으로 한 처방으로 황련해독탕의 청열작용과 사물탕의 영양저하상태 예방작용을 통해 혈열증상을 사(瀉)하고 혈허를 보하면서 전체 벡터를 '귀', '측경부', '측두부', '인후', '폐' 등의 만성염증 쪽으로 만들어 둔 처방이다. 일반적으로 마른체형 또는 근육질이면서 피부색은 약간 검거나 창백하고, 피부가 깔끔하지 않은 경우가 많다. 복진상 복직근연급이 있고, 복진을 하면 간지러워하여 복진을 할 수 없는 경우가 종종 있다. 소아선병 체질 개선약으로 사용하며, 폐문림프종, 경부림프종, 만성편도염, 인후염, 아데노이드, 피부병, 미열, 마진 후 컨디션 저하, 이른바 감증(疳證), 신경질, 신경증 등에 사용된다.

**출전** 한방일관당의학. 원방은 외과정종[발달문(髮疸門)]의 시호청간탕. 설씨의안[외과추요(나력), 명의잡저(화증)]이다.

## 신비탕

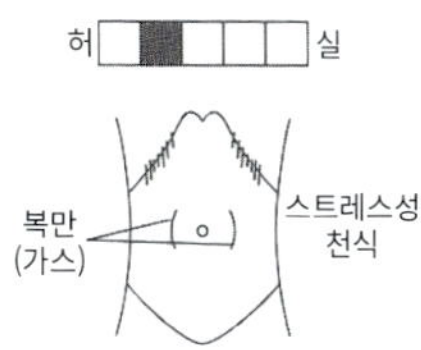


**약재** **마황** 5.0, 행인 4.0, 후박 3.0, 진피 2.5, **감초** 2.0, 시호 2.0, 소엽 1.5, 이상 7가지 약재 20.0g

**선택방법, 사용방법** 일반적으로 복력중등도이며 심하부도 그다지 긴장되어 있지 않고, 드물게 흉협고만을 보이며, 객담은 적지만 기침, 천명, 호흡곤란을 호소하고, 신경증을 함께 가지고 있는 경우를 목표로 사용한다. 기관지천식, 폐기종 등에 사용한다. 가래가 많은 타입이 아니라, 호흡곤란 위주의 타입에 사용한다. 피로나 스트레스로 증상이 악화되는 경우가 많다. 『외대비요방』에 '마황, 소엽, 귤피, 시호, 행인' 5가지 약재로 구성된 처방이 있는데, 아사다 소하쿠(1815~1894)가 '후박, 감초'를 가미하여 현재의 처방구성이 되었다.

**출전** 물오약실방함. 원전에 진피는 귤피. 외대비요방(권구)에는 처방명이 없이 비급구수분천좌와 부득병후리아성기절방으로 기록되어 있고, 후박, 감초가 들어있지 않다.

## 신이청폐탕

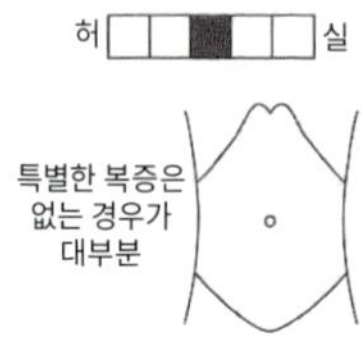


**약재** 맥문동 5.0, 석고 5.0, 지모 3.0, 백합 3.0, **황금** 3.0, **산치자** 3.0, 신이 2.0, 비파엽 2.0, 승마 1.0, 이상 9가지 약재 27.0g

**선택방법, 사용방법** 코막힘, 비용종, 후비루. 코에 '열을 가진 느낌'인 경우에 특히 좋다. **고전** '폐열(열사가 폐를 침입), 비용종이 처음에는 석류 열매처럼, 점점 커져가며 비강을 폐쇄하여 호흡이 곤란해지는 경우를 치료한다'고 되어 있다.

**출전** 물오약실방함. 외과정종(권사 비치)에서는 신이청폐음이라 기재하며 감초가 포함되어 있다.

## 십미패독탕

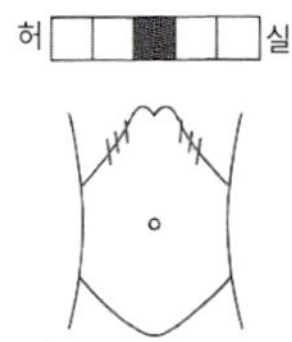


**약재** 시호 3.0, 길경 3.0, 천궁 3.0, 토골피 3.0, 복령 3.0, 방풍 2.0, 독활 2.0, 형개 2.0, **감초** 2.0, 생강 0.5, 이상 10가지 약재 23.5g

**선택방법, 사용방법** 체력은 중등도이며 화농성피부질환, 초기 급성피부질환, 두드러기, 습진, 피부염, 백선 등에 사용한다. **고전** '모낭염과 농양 등의 피부 병변이 있고, 오한, 발열, 통증을 동반한 경우에 유효'로 기재되어 있다.

**출전** 양과방전(옹저문). 원전에는 토골피가 아닌 앵피, 독활이 아닌 강활로 기록되어 있다. 원전에는 십미패독산이라 명명하고 있다.

## 십전대보탕

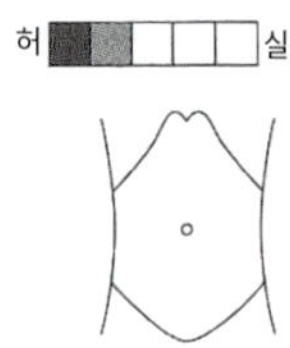


**약재** 당귀 4.0, **지황** 4.0, 백출 4.0, 복령 4.0, 천궁 3.0, 작약 3.0, 인삼 3.0, 계피 3.0, 황기 3.0, **감초** 2.0, 이상 10가지 약재 33.0g

**선택방법, 사용방법** 체력허약, 안색불량하며 병후, 수술후 체력저하, 피로권태, 식욕부진, 구내염, 도한, 수족냉증, 빈혈, 출혈경향, 만성 부비동염, 만성 중이염, 궤양성 대장염, 치루 등에 사용한다. **고전** '체력저하가 있으며, 발열오한, 도한, 사지권태, 두통, 어지럼, 갈증, 기침, 식욕저하, 하혈, 변비, 산후 컨디션 불량에 사용한다'고 되어 있고, 또한 '궤양, 농양, 누공에 유효'한 것으로 기록되어 있다.

**출전** 태평혜민화제국방[권오(卷五), 제허]. 원전의 지황은 숙건지황, 작약은 백작약. 대조와 생강을 추가하여 탕전한다.

## 안중산

**약재** 계지 3.0, 현호색 3.0, 모려 3.0, 회향 1.5, 축사 1.0, **감초** 1.0, 양강 1.0, 이상 7가지 약재 13.5g

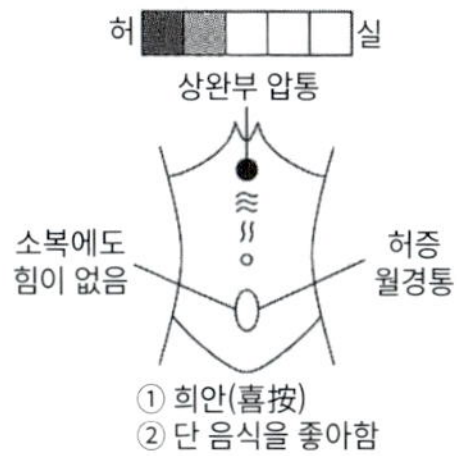


**선택방법, 사용방법** 혈색이 좋지 않고 마른 체형으로 명치부통, 가슴쓰림, 트림, 위불편감, 식욕부진, 구역구토, 복부냉감, 월경통 등을 동반한 신경성 위염, 위장허약이나 위식도역류질환에 사용한다.

**고전** '위확장, 유문협착 등으로 복통, 구토하며, 단 음식을 좋아하는 경우에 사용하면 효과가 있다.'고 되어 있다. 또한 '토수(吐水)를 심하게 하는 경우에는 효과가 없고, 통증이 심한 경우에 사용한다'고 되어 있다.

**출전** 물오약실방함(勿誤藥室方函). 태평혜민화제국방(太平惠民和劑局方)[권삼(卷三), 일체기(一切氣)]의 안중산에는 축사가 아닌 건강이 들어 있다.

## 억간산

**약재** 창출 4.0, 복령 4.0, 당귀 3.0, 조구등 3.0, 천궁 3.0, 시호 2.0, **감초** 1.5, 이상 7가지 약재 20.5g

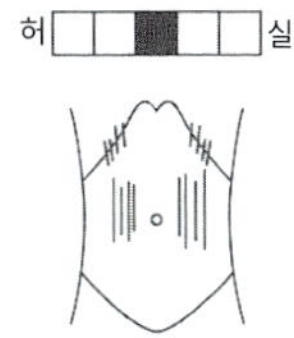


- 복직근긴장은 좌측에 많이 나타나는데, 꼭 그런 것은 아니다.
- 복직근긴장이 없는 경우도 있다.

다죄적(多罪的), 다노(多怒)
성급, 불면

**선택방법, 사용방법** 체력중등도인 사람이 자극과민성, 초조함, 불면을 보일 때 사용한다. 원래 감(疳)이 심한 소아에게 빈용되던 처방이나, 근래 고령자 치매 주변증상에도 널리 사용되고 있다. 복진상 계늑부나 상복부 복직근긴장이 잘 나타난다. **고전** '소아가 경련을 일으킬 때, 발열하며 이갈이를 하거나, 놀라서 두근거려 하고, 잠을 이루지 못하는 경우 사용한다'라고 기재되어 있다. '자모동복(子母同服)'이라 하여 모친과 함께 복용하면 상호 더욱 효과적이라고도 되어 있다. '다노(多怒), 성급, 불면'을 목표로 삼으면 좋다.

**출전** 설씨의안(보영촬요 권일 간증). 원전에는 창출이 백출로 되어 있다. 원전에는 모자동복으로 복용지시가 되어 있다.

## 억간산가진피반하

**약재** 창출 4.0, 복령 4.0, 당귀 3.0, 조구등 3.0, 천궁 3.0, 진피 3.0, 반하 3.0, 시호 2.0, **감초** 1.5, 이상 9가지 약재 26.5g

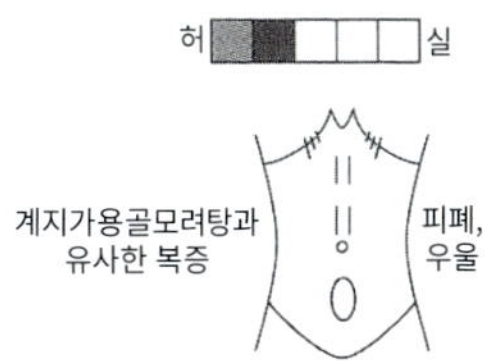


**선택방법, 사용방법** 억간산보다 약간 허약한 체질의 사람이면서 신경이 예민하고, 초조해하며, 불면, 자극과민성이 있으며, 거기에 오심, 구토, 복부팽만감까지 있을 때 사용한다. 복진상 제상 및 제하부의 복부동계와 복직근연급(복진하면 복직근이 단단하게 만져지는

소견)이 사용지표가 된다. **고전** '마르고 복부동계가 심한 경우 사용한다'고 되어 있다. 억간산증이 만성화되어 체력이 저하된 사람에게 사용한다.

**출전** 아사이복진론. 원전에는 북산인(北山人)의 처방이라고 기재되어 있다. 억간산료에 진피, 반하 각 3.0을 추가한 것.

## 여신산(안영탕)

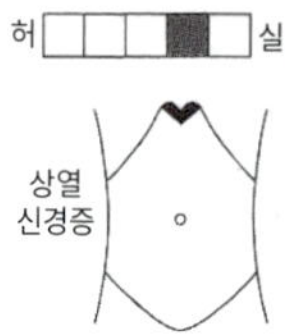


**약재** 당귀 4.0, 향부자 4.0, 천궁 3.0, 계피 3.0, 백출 3.0, 목향 2.0, 황련 2.0, **황금** 2.0, 빈랑자 2.0, 인삼 1.5, **감초** 1.5, 정자 0.5, **대황**( ), 이상 13가지 약재 28.5g+**대황**

**선택방법, 사용방법** 기를 순환시키며 혈열을 식히는 처방으로 안영탕이라 명명되어 있으며 군대 진영 내의 신경증을 치료했던 처방으로 알려져 있다. 아사다가에서 부인에게 사용하여 특효를 본 경험이 있는 처방이며, 갱년기장애나 혈도증에도 사용한 것으로 되어 있다. 목표점은 상열과 어지럼이며, 비교적 실증인 경우에 좋다. 산전, 산후의 신경증에도 사용할 수 있다. 침제(浸劑)로 사용하였을 때 즉효성이 있기 때문에 '여신산'이라는 이름이 더 잘 어울린다고 생각된다. 고야마 세이지에 따르면 원전은 '야마다 침제 가감'이며 '일본 전통약'으로 다양한 류방(類方)이 있는 것으로 알려져 있다. 이른바 '혈도증'에 사용되는데, 적응증이 '혈도(血道)' → '금창(金瘡)'(금도상) → 산후출혈 → 여성의 혈증 → 여성의 기병(氣病)으로 변천해 온 것으로, 여신산은 혈증과 기증에 모두 적용할 수 있다고 서술되어 있다.

**출전** 물오약실방함. 원전에는 '가방, 원래 안영탕이라 이름 붙어 있다'고 기재되어 있다.

## 영강출감탕

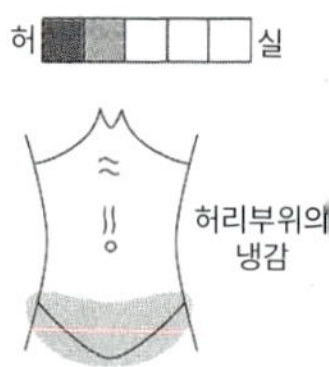


**약재** 복령 6.0, 건강 3.0, 백출 3.0, **감초** 2.0, 이상 4가지 약재 14.0g

**선택방법, 사용방법** 요부 또는 요부 이하의 냉감을 호소하며, '물속에 앉아서 오천금을 허리에 두르고 있는 것 같은'과 같은 표현을 하는 경우 사용한다. 냉증뿐 아니라 오천금을 두른 듯한 무거움을 느낄 때 사용할 수 있다. 또는 냉통이 있다. 맥은 침세미하며 설태나 갈증이 없고, 일반적으로 복벽은 무른 경우가 많다. 소변불리나 빈뇨가 있다. 또한 냉습, 음하습이 있을 때 사용한다고 표현하는데, 습진이 있을 때는 맑은 분비물을 동반한다. '신착병(腎着病)'이라고 하며 '수독'이 하초에 정체되어 일어나는 모든 증상에 사용할 수 있다. **고전** 야마와키 도요는 '교장병(交腸病)'(대장과 요도가 교통하여 대변과 소변이 어디로든 나오는 상황)에 영강출감탕이 특별한 효과가 있다고 했다.

**출전** 금궤요략(오장풍한적취병). 원전에는 감초건강복령백출탕이라고 기재되어 있다.

## 영감강미신하인탕

**약재** 복령 4.0, 반하 4.0, 행인 4.0, 오미자 3.0, **감초** 2.0, 세신 2.0, 건강 1.0, 이상 7가지 약재 20.0g

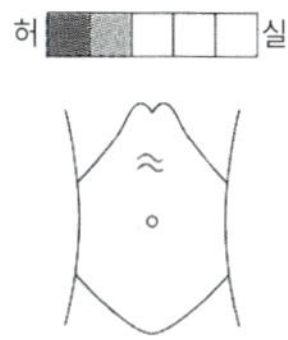


**선택방법, 사용방법** 소청룡탕증과 비슷한 천명, 기침, 수종에 사용되나, 이 처방에는 마황이 들어있지 않아 맥은 침약(沈弱)하며 냉증으로 손발이 차고, 발열, 오한, 두통, 신체동통 등의 표증증상이 이미 사라졌으며, 만성화되어 허증으로 이행되고, 수독의 증상으로 위내정수, 심계항진, 천해, 소변량감소, 부종 등이 있는 경우를 목표로 사용한다. 소청룡탕에는 표증이 있지만, 본 처방은 기도나 폐내의 리(裏) 수체를 치료하는 처방이다.

**출전** 금궤요략(담음해수병). 원전에는 영감오미가강신반하행인탕으로 기재되어 있다.

## 영계출감탕

**약재** 복령 6.0, 계피 4.0, 백출 3.0, 감초 2.0, 이상 4가지 약재 15.0g

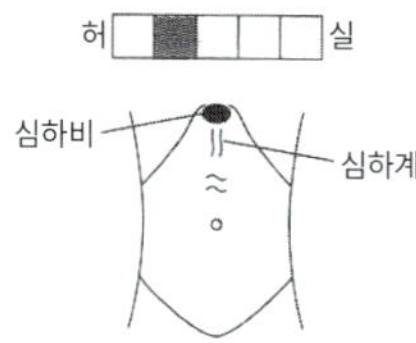


**선택방법, 사용방법** 체력이 허약경향인 사람의 어지럼, 기립어지럼과 두근거림이 있으며, 소변량이 감소한 사람의 두통과 이명, 부정수소, 두근거림, 숨참에 사용한다. 복진상 제상 동계를 느낄 수 있을 때가 사용목표가 된다. 이 처방을 토대로 가미한 처방이 많다(연주음, 침사탕, 정계음, 명랑음).

**고전** '일어나면 어지럼이 발생하며, 발한시키면 몸이 흔들리는 사람에게 영계출감탕으로 치료한다'고 되어 있다.

**출전** 상한론(태양병, 발한토하후병), 금궤요략(담음해수병). 원전에는 복령계지백출감초탕으로 기재되어 있다.

## 오령산

**약재** 택사 6.0, 저령 4.5, 복령 4.5, 백출 4.5, 계피 3.0, 이상 5가지 약재 22.5g

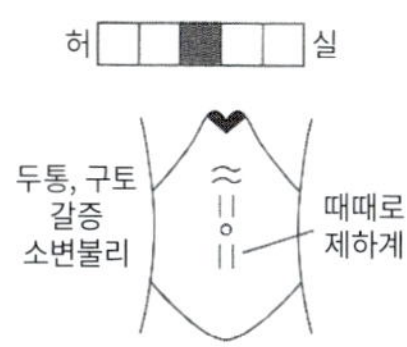


**선택방법, 사용방법** 수양성 설사, 급성위장염, 여름탐, 두통, 부종, 숙취 등에 사용한다. 목이 마르고 소변량이 적어진 상황이면서 어지럼, 구역, 구토, 복통, 두통, 부종 등을 동반한 경우가 많다. 날씨 변화가 있을 때 증상이 악화되는 경향이 있다. 수분 밸런스를 교정하는 기본처방.

**고전** '설사, 구토를 하는 급성위장염 증상이 있으면서 두통, 발열, 신체통, 열이 많아 물을 마시고 싶어지는 증상을 치료한다'고 되어 있으며, '목이 말라 물을 마시고 싶은데, 물을 마시면 바로 구토해 버리는 경우를 치료한다'고도 되어 있다.

**출전** 상한론(태양병, 양명병, 곽란병 외), 금궤요략(담음해수병, 소갈소변리림병, 황달병)

## 오림산

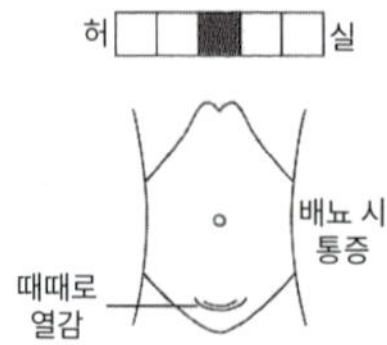


약재 복령 6.0, 당귀 3.0, **황금** 3.0, 작약 2.0, **산치자** 2.0, **감초** 2.0, 이상 6가지 약재 18.0g

선택방법, 사용방법 냉하면 재발을 반복하는 비뇨기계 만성염증을 이뇨시키면서 소염하는 처방이다. 냉증 경향이며 용담사간탕증 정도로 실증은 아닌데, 청심연자음을 사용할 정도로 허증도 아닌 경우에 사용할 수 있다. 빈뇨, 잔뇨감, 배뇨통, 요도염, 방광염, 전립선염, 요로결석 등에 사용한다. 『만병회춘』의 오림산에는 지황, 택사, 목통, 활석, 차전자가 가미되어 있어 구성약재 관련 논란이 있는 처방이다. 기타사토에서는 오림산료와 오림산료(가미)로 나눠 사용하고 있다.

출전 만병회춘(권사(卷四), 임증). 원전에서는 작약이 아니라 적작, 태평혜민화제국방[권육(卷六), 적열]의 오림산에는 황금이 들어있지 않다.

## 오수유탕

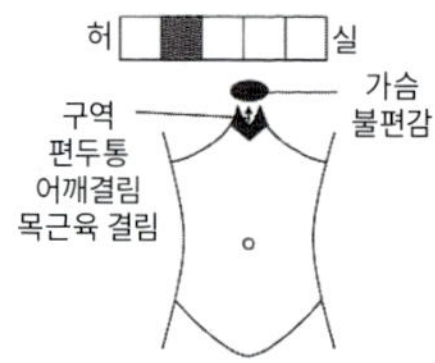


약재 대조 4.0, 오수유 3.0, 인삼 2.0, 생강(4.0), 이상 4가지 약재 9.0g+생강

선택방법, 사용방법 한랭이 원인이 되어 발생한 발작성 통증에 사용할 수 있다. 두통에 가장 자주 쓰이며, 딸꾹질, 위통, 탄산 등 위장증상을 동반하고 있는 경우가 많다. 종종 수족냉증이나 어깨결림, 때때로 명치 팽만감도 동반한다. 고전 '구토, 설사가 있으며 수족이 차고, 죽는 것인가 싶을 정도로 고통스러워 하는 사람과 구역이 있으면서 먹은 것을 토하지는 않지만 위액이나 타액을 토하며 두통을 보이는 사람에게 사용한다'고 되어 있다.

출전 상한론(양명병, 소음병, 궐음병), 금궤요략(구토얼하리병)

## 오적산

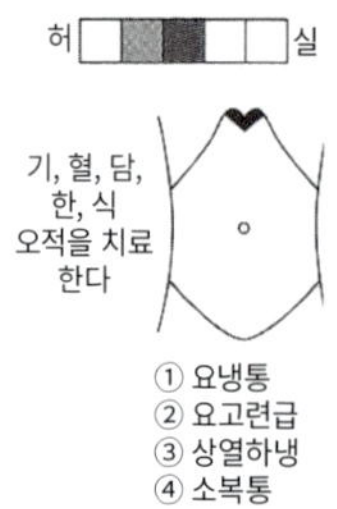


약재 창출 2.0, 진피 2.0, 복령 2.0, 백출 2.0, 반하 2.0, 당귀 2.0, 후박 1.0, 작약 1.0, 천궁 1.0, 백지 1.0, 지각 1.0, 길경 1.0, 건강 1.0, 계피 1.0, **마황** 1.0, **감초** 1.0, 대조 1.0, 이상 17가지 약재 23.0g

선택방법, 사용방법 위장염, 요통, 신경통, 관절통, 월경통, 두통, 갱년기장애, 감기 등에 사용한다. 요, 고, 하복 등이 차가우면서 통증, 상반신에 열감이 있고 하반신이 차가울 때 좋다. 평위산, 이진탕의 방의가 있어 위장기능을 조정하고, 풍, 한, 습을 제거하는 처방. 안색불량하며 변비 경향이 있는 비만에 사용한다. 난산일 때 최생제, 계류유산에도 사용할 수 있다. 고전 '허리가 차갑고 아프다, 허리부터 고관절에 걸쳐 근육이 당긴다, 상반신이 뜨겁고 하반신이 냉하다, 하복통까지 이 4증상이 사용목표가 된다. 한랭, 습기로 인해 발생한 모든 병에 사용하

면 좋다'고 되어 있다.

**출전** 태평혜민화제국방[권이(卷二), 상한]. 원전에는 백출, 대조가 들어 있지 않고, 생강을 추가하여 달이는 것으로 되어 있다.

## 오호탕

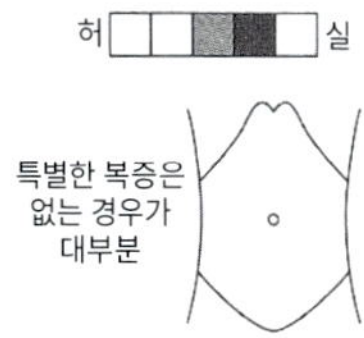


**약재** 석고 10.0, **마황** 4.0, 행인 4.0, 감초 2.0, 상백피 2.0, 이상 5가지 약재 22.0g

**선택방법, 사용방법** 마행감석탕에 상백피가 추가된 처방으로. 점조한 가래가 엉켜 콜록거림이 있고, 갈증과 자한경향을 보이며, 발열과 신체통이 없는 마행감석탕과 동일한 목표로 사용된다. 기관지염, 기관지천식, 기관지확장증 등에 사용할 수 있다. 상백피는 강기작용, 진해작용이 있다. 오호이진탕으로 많이 활용된다.

**출전** 물오약실방함, 마행감석탕에 상백피 2.0을 추가한 것. 인제직지방론[권팔(卷八)], 고금의감[권사(卷四), 천식], 만병회춘[권이(卷二), 천급]을 살펴보면 구성내용이 다르다.

## 온경탕

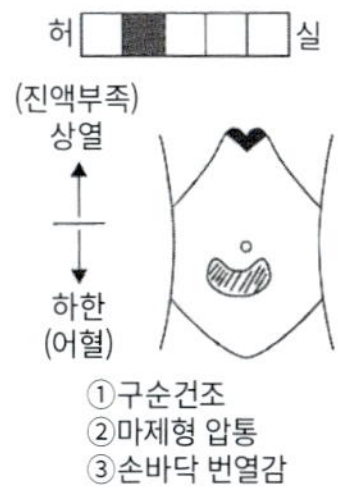


**약재** 반하 4.0, 맥문동 4.0, 당귀 3.0, 천궁 2.0, 작약 2.0, 인삼 2.0, 계피 2.0, 목단피 2.0, **감초** 2.0, 오수유 1.0, 생강 0.5, 아교(2.0), 이상 12가지 약재 24.5g+아교

**선택방법, 사용방법** 손바닥 번열감이 있고, 손바닥과 발바닥의 건조성 피부염, 구순건조, 월경불순, 냉증, 차가우면 발생하는 하복통, 난임에 사용한다.

**고전** '여성이 하복부가 차고, 임신이 잘 되지 않는 것을 치료한다. 월경량이 많은 사람이나 월경을 좀처럼 하지 않는 사람들에게도 사용한다'고 되어 있다. 또한 야마다 교코는 '당귀사역가오수유생강탕, 궁귀교애탕, 자감초탕, 맥문동탕 4처방의 방의를 모두 가지고 있다'고 해설했다. 복증 상 제하주위가 어혈 탓에 경결되어 있는 것으로 나타난다(②).

**출전** 금궤요략(부인잡병)

## 온청음

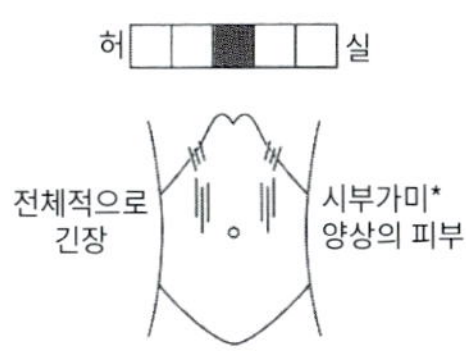


**약재** 당귀 4.0, **지황** 4.0, 작약 3.0, 천궁 3.0, **황금** 3.0, **산치자** 2.0, 황련 2.0, 황백 2.0, 이상 8가지 약재 23.0g

**선택방법, 사용방법** 혈허를 치료하는 온성의 사물탕과 혈열을 치료하는 한성의 황련해독탕을 합방한 처방. 염증반응이 길어지면서 전신이 저영양상태가 되었을 때 이 처방으로 양혈(養血), 청화(淸火)한

다. 피부색이 황색 또는 흑갈색이며, 시부가미*같이 건조하고 소양감이 심한 경우가 많다. 신경흥분증상이 있고, 맥은 약하지는 않지만 일정치 않다. 습진, 아토피피부염, 고혈압, 구내염, 건선, 혈관염, 자가면역질환 등에 체질치료적으로 사용할 수 있다.

출전 만병회춘[권육(巻六), 혈붕(血崩)], 원전에서 지황은 숙지황, 작약은 백작약이다.

*시부가미: 배접하여 감물을 먹인 종이(일본전통 종이)

## 용담사간탕(설씨)

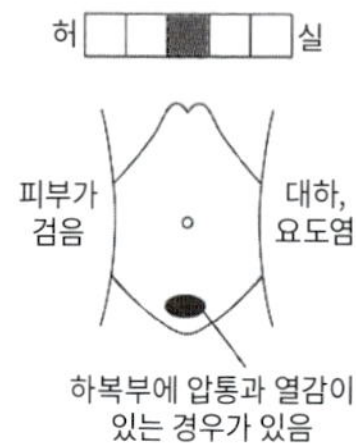


약재 당귀 5.0, **지황** 5.0, 목통 5.0, **황금** 3.0, 택사 3.0, 차전자 3.0, 용담 1.5, **산치자** 1.5, **감초** 1.5, 이상 9가지 약재 28.5g

선택방법, 사용방법 방광과 요도, 자궁질부 등, 하초 염증에 사용할 수 있으며 실증에 쓰인다. 주로 급성 또는 아급성 요도염, 방광염, 바르톨린선염, 대하, 음부양통, 질염에 사용된다. 서혜부 림프절염, 음낭염, 트리코모나스 감염 등에도 사용된다. 쯔무라 등 4개 회사는 이 용담사간탕을 생산 중이다.

출전 설씨의안(여과촬요). 한방일관당의학의 용담사간탕과는 그 내용이 다르다. 난실비장(권오 음위음한문)에도 기록이 있으나 내용이 다르다.

## 용담사간탕(일관당)

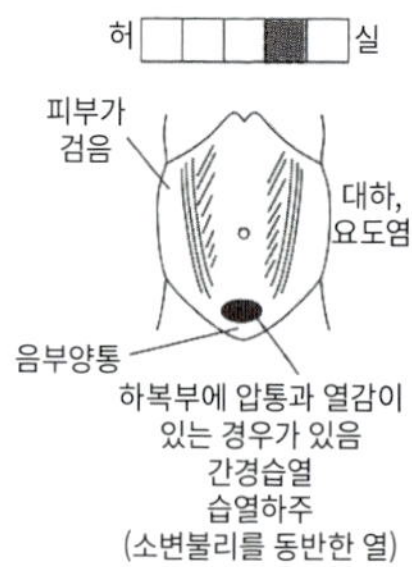


약재 당귀 1.5, 천궁 1.5, 작약 1.5, 지황 1.5, 황련 1.5, 황금 1.5, 황백 1.5, 산치자 1.5, 연교 1.5, 박하 1.5, 목통 1.5, 방풍 1.5, 차전자 1.5, 용담 1.5, 택사 1.5, 감초 1.5, 이상 16가지 약재 24.0g

선택방법, 사용방법 방광과 요도, 자궁질부 등, 하초 염증에 사용할 수 있으며 실증에 쓰인다. 주로 급성 또는 아급성 요도염, 방광염, 바르톨린선염, 대하, 음부양통, 질염에 사용된다. 서혜부 림프절염, 음낭염, 트리코모나스 감염 등에도 사용된다. 이러한 증상이 자주 반복발생하는 해독체질 개선에도 예로부터 사용되어 왔다. 의료용 엑스제 중에는 코타로사 제품이 이 처방에 해당한다.

출전 한방일관당의학. 설씨의안과는 내용이 다르다.

## 우차신기환

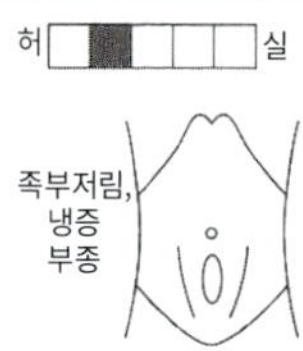


약재 **지황** 6.0, 택사 3.0, 복령 3.0, 산약 3.0, 산수유 3.0, 목단피 3.0, 우슬 3.0, 차전자 3.0, 계피 1.0, **부자**( ), 이상 10가지 약재 28.0g+**부자**

선택방법, 사용방법 팔미지황환에 우슬, 차전자를 추가하고 부자 용량을 증량한 것으로 하지 부종과 저림, 심한 냉증을 호소할 때 사용한다. 고전 '이 처방은 팔미지황환 적응증이면서 허리 무거움, 하지부종, 위약(다리가 말라 걸을 수 없는 상태)함이 있는 상황을 치료한다. 각기에 사용한다'고 되어 있다.

**출전** 엄씨제생방[권오(卷五), 수종]. 원전에는 지황이 숙지황, 가미신기원이라 기록되어 있다. 팔미환료에 우슬, 차전자 각 3.0을 추가한 것.

## 육군자탕

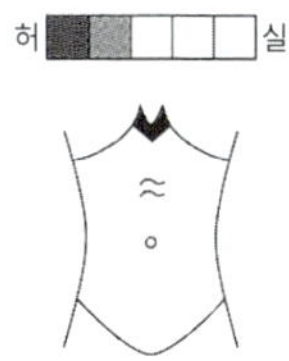


**약재** 인삼 4.0, 백출 4.0, 복령 4.0, 반하 4.0, 진피 2.0, 대조 2.0, **감초** 1.0, 생강 0.5, 이상 8가지 약재 21.5g

**선택방법, 사용방법** 원래 위장이 약한 사람의 식후 위불편감, 식욕부진, 오심, 구토와 명치부 비색감, 피로감, 식후 복부팽만감이나 졸림에 사용한다. 복진상 명치부의 저항과 압통, 진수음을 청취할 수 있을 때 좋다. 위불편감, 기능성 소화불량에 사용한다. **고전** '허약체질이며 입이 짧고, 연변 경향이며, 소화불량이 있는 사람, 과로로 소화기계 상태가 무너진 사람에게 사용한다'고 되어 있다.

**출전** 의학정전(권삼). 세의득효방(권오)의 육군자탕은 그 내용이 다르다.

## 육미환(육미지황환)

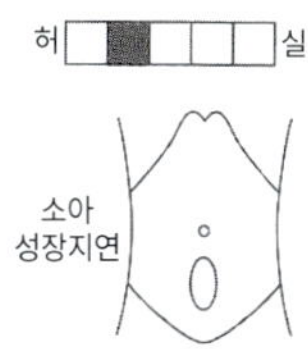


**약재** **지황** 6.0, 택사 3.0, 복령 3.0, 산약 3.0, 산수유 3.0, 목단피 3.0, 이상 6가지 약재 21.0g

**선택방법, 사용방법** 이 처방은 금궤신기환(또는 최씨팔미환)에서 계지, 부자를 뺀 처방이기 때문에 팔미환의 '양허'가 없는 상태에 사용할 수 있다. 소아의 '신(腎)'은 성장장애나 뼈의 발달장애, 취약성과 관련이 있는데 바로 이와 관련된 상황에 사용할 수 있다. 스테로이드 장기사용자에게도 사용할 수 있다. 신허 때문에 피로감이 있고, 특히 정력감퇴, 음위, 유정, 요통 등을 호소하며, 다뇨, 이명, 약시, 갈증 등을 동반한 경우에 사용한다. 비허, 설사 경향인 경우에는 주의하며 사용해야 한다. 일반적으로 '환제'는 위장장애를 잘 일으키지 않는 것으로 알려져 있다.

**출전** 소아약증직결(권오). 원전에는 지황이 숙지황으로 기록되어 있으며, 지황원이라고 기록되어 있기도 하다.

## 윤장탕

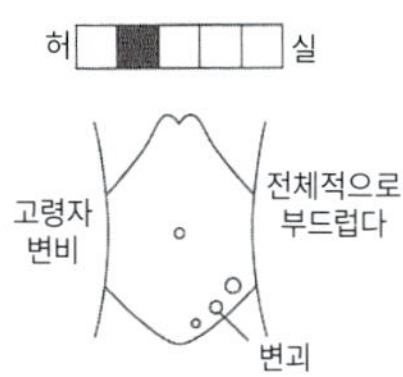


**약재** **지황** 5.0, 당귀 3.0, 마자인 2.0, 도인 2.0, 행인 2.0, 지각 2.0, 후박 2.0, **황금** 2.0, **감초** 1.5, **대황**( ), 이상 10가지 약재 21.5g+**대황**

**선택방법, 사용방법** 체액고갈에 따라 장내에 열이 쌓이고, 장관이 건조해 윤기가 사라져 상습성 변비가 일어난 경우로 피부건조, 복벽이완, 변괴 촉지 등을 목표로 사용한다. 마자인, 도인, 행인 등의 윤장작용이 있는 약재, 당귀, 지황 등 팽창성 하제를 함유하고 있기 때문에 특히 고령자 만성변비에 사용할 수 있다.

**출전** 만병회춘[권사(卷四) 대변폐]. 원전에는 숙지황이 더 함유되어 있다. 단계심법부여(권일)의 윤장환과는 내용이 다르다.

## 월비가출탕

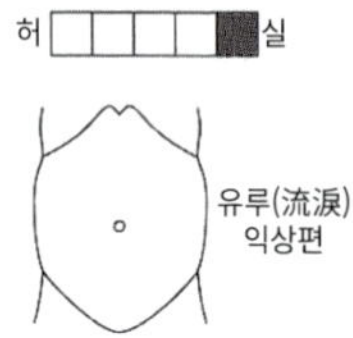


**약재** 석고 8.0, **마황** 6.0, 창출 4.0, 대조 3.0, **감초** 2.0, 생강 0.5, 이상 5가지 약재 23.5g

**선택방법, 사용방법** 염증성 또는 알레르기성 부종을 발한이 아닌 이뇨를 통해 치료하는 처방. 부종이 있고 소변량이 감소했을 때 사용한다. 안과영역 적응증은 눈의 유루(流淚)를 일으키는 질환(급성결막염, 플릭텐 결막염), 녹내장, 익상편 등에 사용한다. '각약(脚弱)'에 사용한다고 되어 있기 때문에 하지마비(피하농양, 근염, 궤양, 하지마비, 홍피증, 변형성 슬관절염)에도 응용할 수 있다. 부종을 일으키는 신증후군, 심부전, 각기, 림프부종에도 유용한데, 와다 토카쿠는 실종(實腫)에는 월비가출탕, 허실중간종에는 월비가출부탕이 좋다고 했다. 마황 용량이 많기 때문에 혈압과 위 불편감 발생 등에 주의해야 한다.

**출전** 금궤요략(중풍역절병, 수기병). 원전에는 창출이 아닌 백출, '오풍이 있을 때는 부자를 추가한다'라고 되어 있다. 월비가출부탕은 월비가출탕에 부자를 추가한 것.

## 위령탕

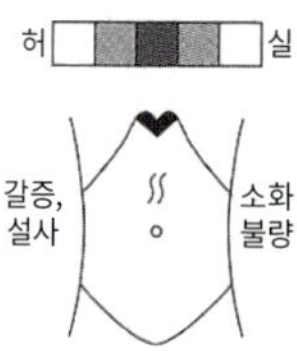


**약재** 창출 2.5, 후박 2.5, 진피 2.5, 저령 2.5, 택사 2.5, 백출 2.5, 작약 2.5, 복령 2.5, 계피 2.0, 대조 1.0, **감초** 1.0, 생강 0.5, 이상 12가지 약재 24.5g

**선택방법, 사용방법** 평위산과 오령산의 합방. 작약이 들어 있는 위령탕. 황련, 축사가 들어 있는 위령탕 등도 있는데, 현재 통용되는 엑스제 위령탕에는 작약이 함유되어 있지 않다. 폭음폭식, 여름철 배탈, 식중독 설사 등으로 설사(복통을 동반하지 않고, 후중감 없는 설사)에 사용한다. 복통이 있을 때는 작약감초탕을 병용해도 좋다. '분리제(分利劑)'라고 불리며 비위기능이 떨어져, 요도로 끌어낼 수분을 나누지 못한 채 대변으로 설사하게 되어 버리는 상태를 개선한다. 설사와 소변량감소를 목표로 사용한다. 고온다습한 시기의 관절통에도 응용할 수 있다.

**출전** 고금의감(古今醫鑑)[권오(卷五) 설사(泄瀉)]. 단계심법부여(丹溪心法附餘)에는 작약이 들어 있지 않다.

## 을자탕

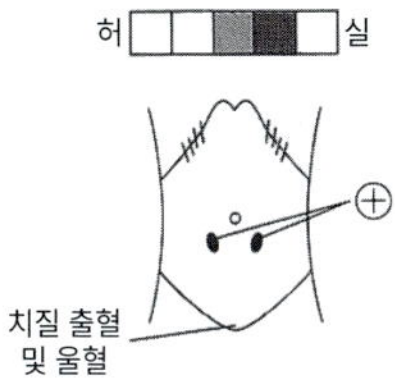


**약재** 시호 6.0, 당귀 6.0, **황금** 4.0, 승마 2.0, **감초** 2.0, **대황**( ), 이상 6가지 약재 20.0g+**대황**

**선택방법, 사용방법** 치핵통증, 출혈, 항문열상, 탈항 초기이면서 경증일 때 사용할 수 있고, 여성의 음부소양감에도 널리 사용된다. 대황을 함유하고 있기 때문에 변비가 있을 때 사용하면 좋다. 하라 난요(1752~1820)의 자가창방 2호방으로 원래 소시호탕의 변방에 해당했는데, 아사다 소하쿠(1815~1894)가 보중익기탕에 보다 가까운 현재의 현태로 변경했다.

**출전** 물오약실방함. 총계정의사소언[권칠(巻七) 장방(蔵方)]에는 당귀가 들어 있지 않고, 대조, 생강을 넣어 달이도록 되어 있다.

## 의이인탕

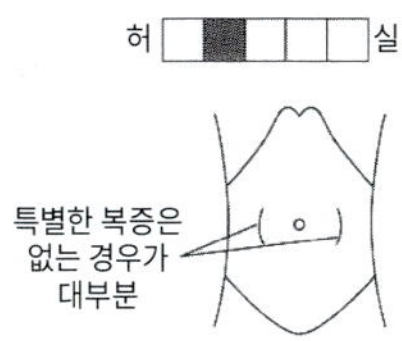


**약재** 의이인 8.0, **마황** 4.0, 당귀 4.0, 창출 4.0, 계피 3.0, 작약 3.0, **감초** 2.0, 이상 7가지 약재 28.0g

**선택방법, 사용방법** 류마티스관절염 아급성기 및 만성기에 주로 사용한다. 마황가출탕, 마행의감탕보다 약간 중증이며, 이들 처방을 사용해도 낫지 않고, 열감 및 종통이 사라지지 않으며, 만성으로 이행해 가는 상황이 처방사용의 목표가 된다. 외래를 방문할 정도의 아급성기 증상에 잘 듣는다.

**출전** 명의지장도(권칠). 물오약실방함의 동명처방은 구성내용이 다르며(의이인 8.0, 동과자 6.0, 목단피 4.0, 도인 4.0, 작약 3.0, 이상 5가지 약재 25.0g. 또한 외과정종에는 동과자가 아닌 괄루인이 포함되어 있음) 엑스제는 없다.

## 이진탕

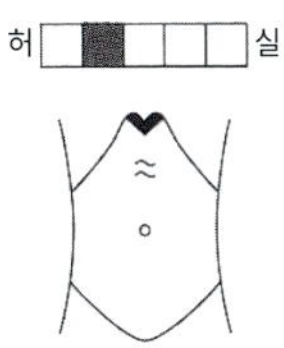


**약재** 반하 5.0, 복령 5.0, 진피 4.0, **감초** 1.0, 생강 0.5, 이상 5가지 약재 15.5g

**선택방법, 사용방법** 비위담음(脾胃痰飮)을 잡는 기본처방. 소반하가복령탕에 진피와 감초를 추가한 것으로 위내정수가 있어 오심, 구토가 발생한 경우에 사용한다. 담음에 의한 모든 질환에 널리 사용할 수 있으며 어지럼, 두통, 입덧, 기울, 심계항진, 위부불쾌감 등의 증상이나 숙취, 기관지천식, 알레르기비염 등에도 사용할 수 있다.

**출전** 태평혜민화제국방[권사(巻四) 담음(痰飮)]. 원전에는 진피가 귤피로 기재되어 있으며, 오매가 들어있다.

## 이출탕

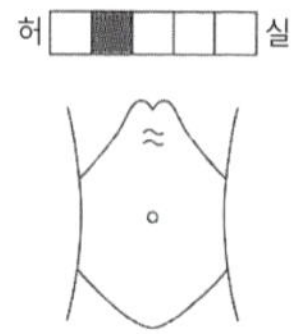


**약재** 반하 2.0, 백출 1.5, 천남성 1.5, 진피 1.5, 복령 1.5, 향부자 1.5, **황금** 1.5, 위령선 1.5, 창출 1.5, 강활 1.5, **감초** 1.5, 생강 0.5, 이상 12가지 약재 17.5g

**선택방법, 사용방법** 수독체질로 근긴장이 약한 사십견, 오십견, 견관절주위염에 사용한다. 상완부 저림이나 통증에도 사용한다. 경추증이나 목결림에도 사용한다. 마황이 들어 있지 않은 처방이기 때문에 위장이 튼튼하지 않은 경우에도 사용할 수 있다.

**출전** 만병회춘[권오(卷五) 비통(臂痛)]

## 인삼양영탕

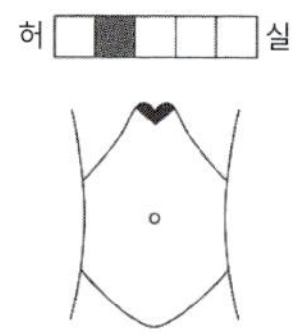


**약재** **지황** 4.0, 당귀 4.0, 백출 4.0, 복령 4.0, 인삼 3.0, 계피 2.5, 작약 2.0, 원지 2.0, 진피 2.0, 황기 2.0, **감초** 1.0, 오미자 1.0, 이상 12가지 약재 31.5g

**선택방법, 사용방법** 황기건중탕의 변방이라 볼 수 있다. 동시에 호흡기, 소화기 모두에 문제가 발생해 피로가 심한 경우에 사용하면 체력을 보충할 수 있는 처방이다. 쯔다 겐센은 ① 모발탈락(탈모), ② 안색무택(얼굴에 윤기가 없음), ③ 건망, ④ 무기력 및 식욕부진, ⑤ 심계불면, ⑥ 피부건조, ⑦ 손톱이 거칠고 근위축, 총 7가지 증후를 목표로 삼아 사용했다. 이 처방은 설사보다 오히려 진액이 고갈되어 변비경향인 경우에 사용하기 좋다. 대황을 함유하지 않아 고령자의 변비, 건망, 호흡기증상, 불면 등 전반적 체력저하가 있을 때 사용할 수 있다.

**출전** 삼인극일병증방론(권일삼 허손). 원전에는 양영탕, 지황은 숙지황, 작약은 백작약으로 되어 있으며, 대조와 생강을 추가하여 달이는 것으로 되어 있다. 태평혜민화제국방[권오 고랭(痼冷)]에도 기재가 있다. 성제총록에 수록된 처방은 그 내용이 다르다.

## 인삼탕(이중환)

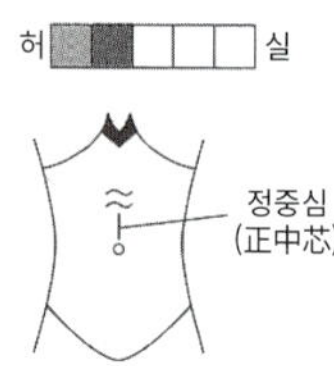


**약재** 인삼 3.0, 백출 3.0, **감초** 2.0, 건강 1.0, 이상 4가지 약재 9.0g

**선택방법, 사용방법** 허약체질로 냉증 경향의 사람이며 위통, 구역구토, 식욕부진, 설사 등에 사용한다. 소아의 주기성 구토나 입덧, 화학요법 부작용으로 인한 오심에도 사용할 수 있다. 안색이 나쁘며, 입에 생침이 쌓이고, 손발이 차가우며, 빈뇨, 어지럼, 두통 등이 있는 경우를 목표로 한다. **고전** '명치가 막힌 듯하고, 그 느낌이 솟구쳐 올라 가슴을 쥐어 짜는 듯한 통증이 있는 흉부증상에도 사용할 수 있다'고 되어 있다.

**출전** 상한론(태양병, 곽란병, 음양역차후노복병), 금궤요략(흉비심통단기병). 상한론에는 이중환이라 기록되어 있다.

## 인진오령산

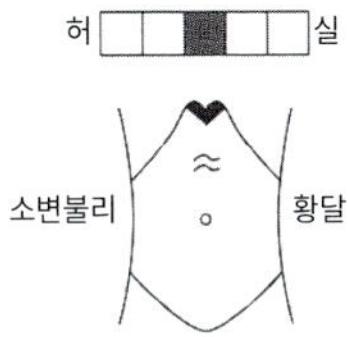


**약재** 택사 6.0, 저령, 4.5, 백출 4.5, 인진호 4.0, 계피 3.0, 이상 6가지 약재 26.5g

**선택방법, 사용방법** 인진호탕에 오령산을 추가한 것으로 갈증, 소변량감소가 있고 간장애와 황달이 있을 때 사용한다. 변비를 호소하지는 않는다. 인진호탕증이면서 부종을 동반한 경우에 사용한다. 간염, 신염, 신증후군, 복수 등에 사용하며 종종 소시호탕이나 대시호탕에 합방하여 사용하기도 한다.

**출전** 금궤요략(황달병)

## 인진호탕

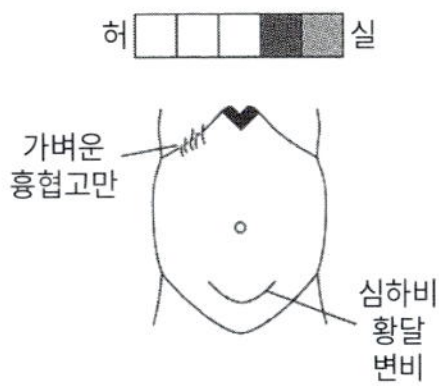


**약재** 인진호 4.0, **산치자** 3.0, **대황**( ), 이상 3가지 약재 7.0g+**대황**

**선택방법, 사용방법** 황달의 성약으로 불린다. 이(裏)에 어열(瘀熱)이 있고 상복부가 팽만하며 명치에서 흉중(胸中)에 걸쳐 불쾌감이 있고, 가슴이 막힌 듯한 오심이 있다. 갈증, 소변량감소, 변비가 있다.

**출전** 상한론(양명병), 금궤요략(황달병)

## 입효산

**약재** 세신 2.0, 승마 2.0, 방풍 2.0, 감초 1.5, 용담 1.0, 이상 5가지 약재 8.5g

**선택방법, 사용방법** 치통, 발치 후 통증이 심하거나, 치근과 잇몸의 통증에 사용하면 즉효가 있다. 한 번에 한 입씩 입에 머금고 있다가 삼키면 좋다. 구내염이나 구강내 종창동통에도 응용할 수 있으며, 화학요법 후 구내불쾌감에도 사용할 수 있다. 『중방규거』에 있는 동원의 처방으로 아치동통(牙齒疼痛)을 치료하는 신방(神方)이다.

**출전** 난실비장(권삼 구치인후)

## 자감초탕

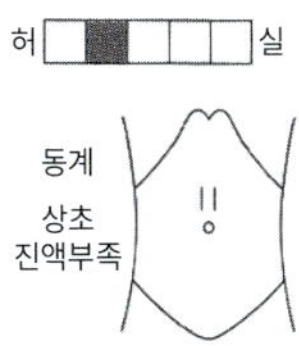


폐렴이 장기화될 때도 사용한다.
혈압이 높지 않고 허로상태에 놓인 부정맥인 경우

**약재** 지황 6.0, 맥문동 6.0, 감초 4.0, 계피 3.0, 마자인 3.0, 대조 3.0, 인삼 3.0, 생강 0.5, 아교(2.0), 이상 9가지 약재 28.5g+아교

**선택방법, 사용방법** 본래 열병에 의한 탈수로 '상초'(횡격막보다 상부)의 '음허'(진액부족)가 일어나 순환장애나 부정맥이 일어난 허로병태를 치료하는 처방이다. 체력이 부족하므로 영양부족, 구강건조, 피부건조하며, 쉽게 피로하고, 수장번열, 변비경향을 보이고, 심계항진 또는 맥결대, 부정맥과 숨참을 호소하는 상황이 사용목표가 된다. 폐렴 같은 열성질환에서 열이 떨어진 뒤, 두근거림, 허번, 불면이 있고, 만성소모상태가 발생한 경우를 치료한다. 또한 외대비요의 자감초탕은 '폐위(肺痿)로 침흘림이 많고, 가슴이 갑

갑한 것을 치료한다'고 되어 호흡기질환에도 사용된다. 일반적으로 심계항진, 부정맥, 교감신경항진증, 바세도우씨병, 산욕열, 폐결핵 등에 사용할 수 있다.

출전 상한론(태양병), 금궤요략(혈비허로병, 폐위폐옹해수상기병). 원전에서 지황은 생지황. 병명: 복맥탕(상한론, 금궤요략)

## 자운고

약재 호마유 100.0g, 자근 10.0g, 당귀 10.0g. 상기 비율로 추출한 유제 엑스 71.2g과 쇄밀랍 27.0g, 돈지 1.8g을 함유한다.

선택방법, 사용방법 살결을 윤택하게 하고, 평안하게 하는 처방이다. 피부 건조, 거침, 궤양, 증식성 피부이상을 치료목적으로 하나 반드시 건조한 상황에만 국한할 필요는 없다. 습진, 건선, 각피증, 티눈, 못, 농가진, 여드름, 수포, 사마귀, 튼살, 손틈, 땀띠, 옻독, 액취, 원형탈모증, 백선, 욕창, 외상(절상, 찰과상, 타박상), 화상, 하퇴부궤양 등에 사용할 수 있다.

출전 춘림헌고방. 윤기고(『외과정종』)를 하나오카 세이슈가 변형하여 만든 연고제

## 자음강화탕

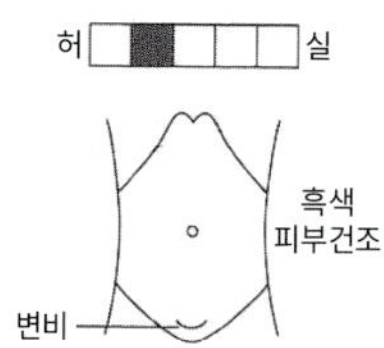


약재 당귀 3.0, 작약 3.0, **지황** 3.0, 천문동 3.0, 맥문동 3.0, 진피 3.0, 백출 3.0, 지모 1.5, 황백 1.5, **감초** 1.5, 이상 10가지 약재 25.5g

선택방법, 사용방법 비뇨기 또는 고열을 동반한 호흡기질환 이후로 진액 고조한 경우 신수(腎水) 결핍을 자윤하여 해열하는 처방이다. 건조한 가래, 객담이 잘 뱉어지지 않으며 흉부 청진 상 건성라음이 나타날 때 주효한 경향이 있다. 폐결핵, 늑막염, 기관지염, 신우염, 당뇨병 등에 사용할 수 있다. 야카즈 유도는 폐결핵에 이 처방을 사용한 구결로 '① 피부가 검을 것, ② 변비경향, ③ 호흡음은 건성라음'이라는 적응증을 제시하며, 이 처방의 금기증을 '① 피부가 창백, ② 연변경향, 연변인데 약을 복용하면 설사하는 경우, ③ 습성라음이 들릴 경우'라고 하였다.

출전 만병회춘(권사 허로). 원전에는 지황이 생지황, 숙지황으로 들어가 있고, 대조, 생강을 추가하여 탕전하는 것으로 되어 있다.

## 자음지보탕

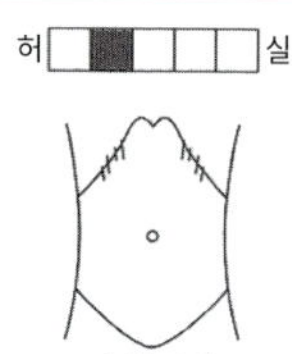

가미소요산
호흡기가감방

약재 당귀 3.0, 작약 3.0, 백출 3.0, 복령 3.0, 진피 3.0, 지모 3.0, 향부자 3.0, 지골피 3.0, 맥문동 3.0, 패모 2.0, 박하 1.0, 시호 1.0, **감초** 1.0, 이상 13가지 약재 32.0g

선택방법, 사용방법 이 처방은 원래 폐결핵약이었다. 소요산에 지모, 패모, 지골피, 맥문동 등의 '자음청열약'을 배합해두었다. 원인불명의 미열, 기침, 가래가 장기화되며, 쇠약한 경향일 경우에 사용할 수 있다. 허약한 여성에게 주로 사용한

다. 여성의 생리를 조절하고, 우울한 기분을 치료하며, 만성소모상태를 개선한다. 기관지염, 기관지확장증, 기관지천식, 폐기종, 폐섬유증 등에 사용할 수 있다.

**출전** 고금의감(권일일 허로). 원전의 작약은 백작약이며, 생강을 추가하여 탕전하도록 되어 있다. 만병회춘(권육 부인허로)에도 기재.

## 작약감초부자탕

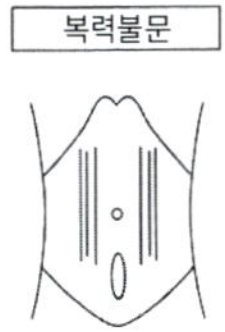


**약재** 작약 6.0, **감초** 4.0, **부자**( ), 이상 3가지 약재 10.0g+**부자**

**선택방법, 사용방법** 작약감초탕은 심한 급성 근육의 연급과 통증이 주요 목표이지만, 이 처방은 거기에 부자를 추가한 것으로 작약감초탕증이면서 오한이 있는 경우, 사지궐냉이 있는 경우에 사용한다. 비복근경련, 좌골신경통, 요통, 오십견, 각기, 위경련, 담관발작, 잠을 잘못 자 발생한 근육통 등에 사용할 수 있다.

**출전** 상한론(태양병, 발한후병)

## 작약감초탕

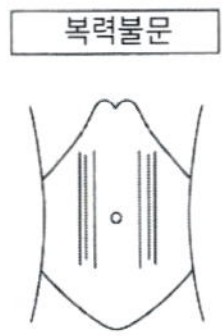


**약재** 작약 6.0, **감초** 4.0, 이상 2가지 약재 10.0g

**선택방법, 사용방법** 체력에 관계없이 사용할 수 있으며 장딴지경련, 근경련, 요통, 복통, 월경통, 딸꾹질, 소아야제 등에 사용한다. 골격근과 평활근의 근육통을 모두 치료한다. **고전** '복부연급, 복통, 소아야제에 유효'로 기재되어 있다. 또한 '하지연급, 복통, 하지통에 사용한다'고 되어 있다.

**출전** 상한론(태양병, 발한후병). 별명: 거장탕(주씨경험방)

## 장옹탕

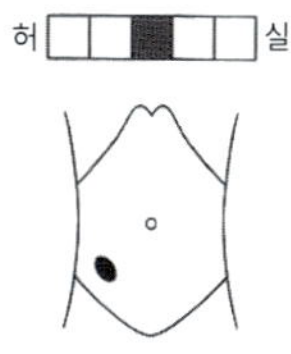


**약재** 의이인 9.0, 동과자 3.0, 도인 5.0, 목단피 4.0. 이상 4가지 약재 24.0g

**선택방법, 사용방법** 이 처방은 대황목단피탕 거 대황, 망초 가 의이인으로 의이부자패장산을 염두에 두고 대황목단피탕에 가감한 것이다. 장옹은 대장옹(우하복부 반발통)과 소장옹(복부 만성통증, 만성염증)의 총칭이며 대장옹은 급성충수염에 해당한다. 장옹탕은 회맹부나 하복부 통증을 동반한 골반내 염증이면서 대황목단피탕보다 염증이나 화농전개가 가볍고, 변비가 없는 경우에 사용한다. 또한 화농성 피부질환이나 장척농포증 등에도 사용할 수 있다. 계지복령환보다 가벼운 제방압통이 있으며 하지부종도 냉증도 없는 20대 여성의 '여드름', '지성피부(안면부)'에 유효했던 증례가 있다.

**출전** 천금요방(권이삼 장옹). 원전에는 장옹탕이라고 기록되어 있으면서, 동과자가 아닌 과판인(瓜瓣人)이라 기록되어 있다.

## 저령탕

약재 저령 3.0, 복령 3.0, 활석 3.0, 택사 3.0, 아교(3.0). 이상 5가지 약재 12.0g+아교

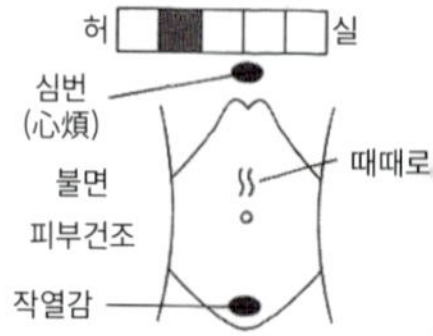


선택방법, 사용방법 요로염증을 진정시키며 이뇨를 원활하게 하기 때문에 비뇨기감염증이나 전립선질환 등에 사용할 수 있다. 오령산보다 약간 병태가 지연된 경우이며 땀의 유무(오령산은 다한, 저령탕은 무한)가 감별점이 된다. 또한 저령, 복령, 택사에는 이뇨와 함께 진정작용을 가지고 있다. 혈뇨, 설사, 불면 등에 사용할 수 있는데, 이때는 아교가 중요한 역할을 한다.

출전 상한론(양명병, 소음병), 금궤요략(소갈소변리림병)

## 저령탕합사물탕

약재 저령 3.0, 복령 3.0, 활석 3.0, 택사 3.0, 천궁 3.0, 작약 3.0, **지황** 3.0, 아교(3.0). 이상 9가지 약재 24.0g+아교

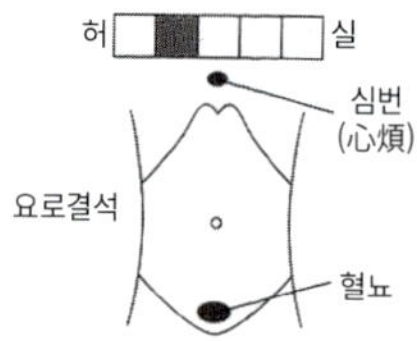


선택방법, 사용방법 저령탕증이면서 위장장애가 없고 피부건조 등의 혈허증상이 심한 경우나 신장, 방광결석에서 출혈경향이 있을 때 사용한다. 저령탕의 지혈작용을 강화한 처방.

출전 일본경험방. 저령탕(상한론, 금궤요략)과 사물탕(태평혜민화제국방)을 합친 일본경험방.

## 조등산

약재 석고 5.0, 조구등 3.0, 진피 3.0, 반하 3.0, 맥문동 3.0, 복령 3.0, 방풍 2.0, 인삼 2.0, 국화 2.0, 감초 1.0, 생강 0.5. 이상 11가지 약재 27.5g

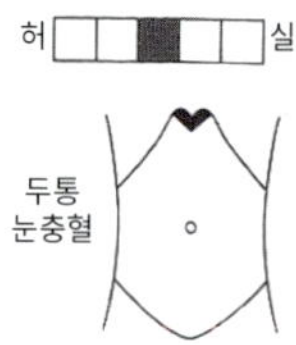


선택방법, 사용방법 체력중등도이며 만성으로 경과 중인 두통, 어지럼, 어깨결림 등의 증상이 있는 만성두통, 신경증, 고혈압, 녹내장에 사용한다. 뇌동맥경화성 치매에도 사용한다. 고전 '평소 흥분경향이며 초조해하는 사람의 어지럼, 두통을 치료하는 처방'이다.

출전 보제본사방(권이 두통두훈제방). 원전에는 복신도 들어있다.

## 조위승기탕

**약재** **감초** 1.0, **대황**( ), 망초( ). 이상 3가지 약재 1.0g+**대황**, 망초

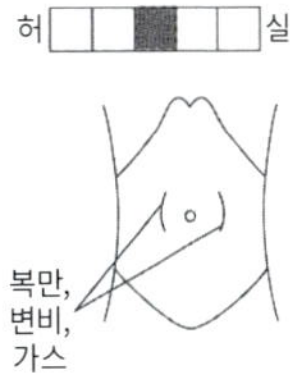


**선택방법, 사용방법** 대황감초탕에 망초를 추가한 처방으로 완화한 하제지만, 승기탕이라는 이름 그대로 변비개선과 정신적 이상을 '기를 순환시켜' 치료한다. 다식(多食), 야윔, 변비에 사용된다. 대승기탕의 지실, 후박 대신 감초가 들어 있는 처방이라고도 볼 수 있는데, 감초에는 대황, 망초의 작용을 조정하여 약효를 순하게 만드는 작용이 있다. 후세방인 윤장탕을 사용하면 좋을 것 같은 병태에 고방에서는 이 처방을 사용한다. 노인 변비로 정신적인 호소가 있는 경우에 사용할 수 있다.

**출전** 상한론(태양병, 양명병, 발한후병)

## 죽여온담탕

**약재** 반하 5.0, 시호 3.0, 죽여 3.0, 복령 3.0, 맥문동 3.0, 향부자 2.0, 길경 2.0, 진피 2.0, 지실 2.0, 황련 1.0, 감초 1.0, 인삼 1.0, 생강 0.5. 이상 13가지 약재 28.5g

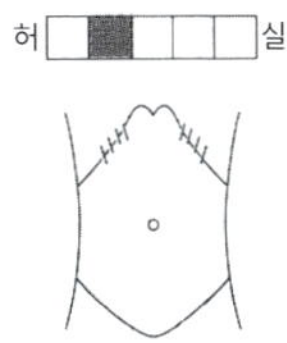

감기가 낫지 않은 상태로 가래가 계속 나와 불면, 신경과민이 발생한 경우

**선택방법, 사용방법** 이진탕, 온담탕을 기본으로 시호나 맥문동, 길경, 황련 등을 함유. 소양병이 지연된 상태로 기침과 담(痰)을 제거하면서 특히 불면, 잘 놀람, 다몽(多夢), 기울 등의 정신상태에 대한 배려를 해둔 처방이다. 여기서 말하는 담은 sputum뿐 아니라 '담연(痰涎)이 심(心)에 흘러 들어간다'는 상황으로 비위기능이 저하됨에 따른 '심'에 대한 영향을 온산(溫散)한다는 방의이다. 비교적 체력이 저하된 사람이면서 급성 상기도염 같은 호흡기증상을 동반한 질환에 이환된 후, 기침, 가래 같은 증상이 지속되는 경우에 사용한다. 불면이나 심계항진 등의 신경증상에 응용할 수 있다.

**출전** 수세보원(권이 상한). 원전에는 대조를 추가하여 달이는 것으로 되어 있다. 만병회춘에는 맥문동이 들어 있지 않고 대조가 포함되어 있다.

## 진무탕

**약재** 복령 5.0, 작약 3.0, 창출 3.0, 생강 0.5, **부자**( ), 이상 5가지 약재 11.5g+**부자**

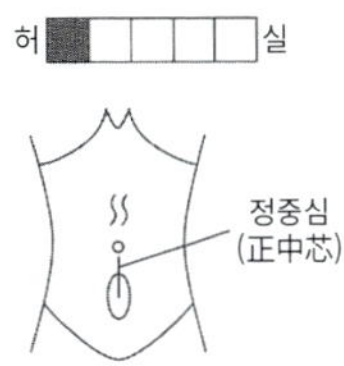


**선택방법, 사용방법** 신진대사가 쇠약하며 냉증이 심하고, 소화기능도 감퇴한 상태의 전신상태 개선에 사용한다. 안색이 좋지 않고 설사하며, 몸이 왠지 모르게 '흔들'거리는 등의 어지럼을 호소하는 경우. 몸이 냉하면 설사하는 경우에 좋다. **고전** '두통, 발열, 오한을 동반한 상태로 발한치료를 했더니 땀이 났지만 낫지 않고, 다시 발열하며 두근거리고, 어지럼이 있으며, 몸이 움찔움찔 경련하고, 흔들거리며 넘어질 것 같은 경우에 진무탕이 좋다'고 되어 있다.

**출전** 상한론(태양병, 소음병, 발한후병). 원전에는 창출이 아닌 백출로 되어 있다. 별명: 현무탕(상한론).

## 천궁다조산

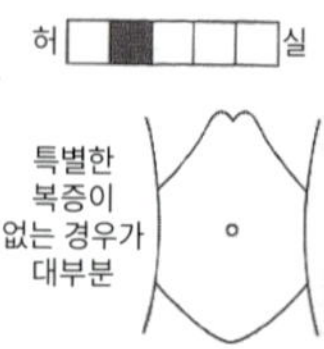


**약재** 천궁 3.0, 향부자 3.0, 백지 2.0, 강활 2.0, 형개 2.0, 방풍 2.0, 박하 2.0, **감초** 1.5, 세다 1.5, 이상 9가지 약재 19.0g

**선택방법, 사용방법** 감기 등 외감병의 두통약. 두경부 염증성질환에 사용하며, 두통, 두중감, 코막힘 등이 목표가 된다. 이때 근육통 등을 동반하는 경우가 있다. 혈도증이라는 적응증도 있으므로 갱년기장애 등에 기울, 두통을 호소하는 경우에도 사용한다. 세다가 들어 있는 산제이므로 차로 복용해도 좋다.

**출전** 태평혜민화제국방(권일 제풍 권이 상한). 원전에는 향부자가 들어있지 않고 세신이 함유되어 있으나, '세신 대신 향부자가 들어있는' 기록도 있다.

## 청상방풍탕

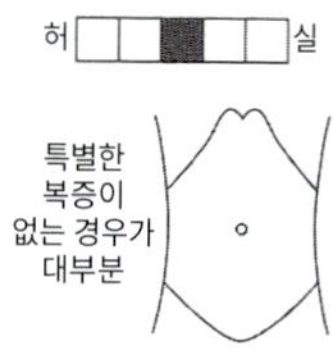


**약재** 천궁 2.0, **황금** 2.0, 연교 2.0, 방풍 2.0, 백지 2.0, 길경 2.0, **산치자** 2.0, **감초** 1.5, 지각 1.5, 형개 1.0, 황련 1.0, 박하 1.0, 이상 12가지 약재 20.0g

**선택방법, 사용방법** 상충실열이라는 목표로 상부(안면이나 두부)에 혈열이 울체하며 창(瘡)이 발생하고 안면이 붉으며, 상열을 호소하는 경우에 사용할 수 있다. 여드름, 습진, 결막충혈, 주사 등에 사용된다.

**출전** 만병회춘(권오 면병). 원전에는 죽력이 추가되어 있다.

## 청서익기탕

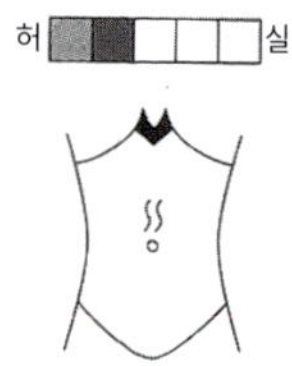


**약재** 인삼 3.0, 백출 3.0, 맥문동 3.0, 당귀 3.0, 황기 3.0, 오미자 2.0, 진피 2.0, **감초** 2.0, 황백 2.0, 이상 9가지 약재 23.0g

**선택방법, 사용방법** 쉬이 피로감, 식욕부진, 갈증이 있는 다음 제증: 여름탐, 더위에 의한 식욕부진, 설사, 전신권태감, 만성질환에 의한 체력저하. 쇼그렌증후군, 만성간염에 사용하기도 한다. 여름철 열사병 예방에도 좋다. **고전** '긴 여름이나 습윤한 기후에 적응하지 못하여 사지무거움이나 체열감, 가슴불편감을 느끼고, 소변이 적고, 설사하며, 갈증이 있기도 없기도 하며, 식욕이 저하되고 발한경향이 있는 병태를 치료한다.'고 되어 있다.

**출전** 의학육요(권사 서문). 원전에는 근세청서익기탕이라 기재되어 있으며, 사람에 따라 생강, 대조를 가감. 내외상변혹론의 처방은 동원청서익기탕이라 불리며 내용이 다르다.

## 청심연자음

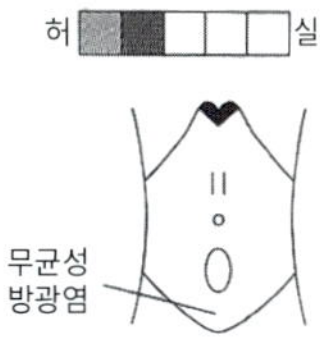


약재 연육 4.0, 맥문동 4.0, 복령 4.0, 인삼 3.0, 차전자 3.0, **황금** 3.0, 황기 2.0, 지골피 2.0, **감초** 1.5, 이상 9가지 약재 26.5g

선택방법, 사용방법 위장기능이 약한 환자의 요의빈삭, 요의절박 증상. 불안이나 불면 등의 정신증상과 요의빈삭, 요혼탁, 유정, 유뇨, 잔뇨감이 있는 경우. 음위나 호소가 많은 당뇨병. 무균성 방광염에 좋다. 고전 '심로(心勞)가 추적되어 억울상태가 되면 소변백탁, 유정, 배뇨시통, 혈뇨가 발생한다(중략) 병후에 기가 쇠약해진 것이 회복되지 않고, 왠지 모르게 마음이 갑갑하고 소란스러우며, 몸 전체에 불쾌한 열감이 있는 경우에 청심연자음은 유효하다'고 되어 있다.

출전 태평혜민화제국방(권오 고냉 권팔 잡병)

## 청폐탕

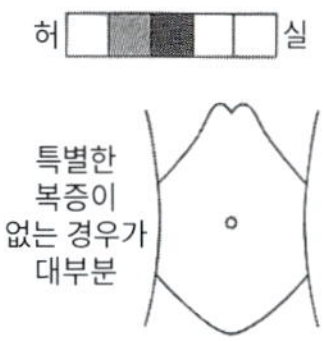


약재 복령 3.0, 당귀 3.0, 맥문동 3.0, **황금** 2.0, 길경 2.0, 진피 2.0, 상백피 2.0, 패모 2.0, 행인 2.0, **산치자** 2.0, 천문동 2.0, 대조 2.0, 죽엽 2.0, 오미자 1.0, **감초** 1.0, 생강 0.5, 이상 16가지 약재 31.5g

선택방법, 사용방법 비교적 체력이 저하되어 있는 사람이면서 흉부에 열이 남아 기침, 객담이 장기화되고, 좀처럼 멈추지 않는 경우에 사용할 수 있다. 이 경우, 가래가 많고, 격심한 기침이 지속되며, 그러면서도 가래는 점조하여 잘 뱉어지지 않는다. 장기화되면 인후부가 아프거나 목소리가 쉬고, 간질간질거리기도 한다. 가래가 나올 때까지 격심한 기침이 이어지는 경우가 많다. 만성기관지염, 만성인두염, 폐렴, 폐결핵, 기관지확장증, 기관지천식 등에 사용할 수 있다. 근래 비결핵성항산균증과 MAC증이 야윈 체형의 고령여성에서 늘고 있다. 장기간 약물요법을 하기 곤란한 경우가 많으므로 청폐탕 사용을 시도해 볼 가치가 있다. 장기간 사용할 때는 황금, 산치자의 부작용에 주의가 필요하다. 일관당의학에서는 청폐탕 거 오미자, 행인, 패모, 길경, 가 작약, 지황, 자완, 아교를 '홍담가감(紅痰加減)'으로서 혈담을 동반한 경우에 사용하고 있다(기타사토동의연 전탕약도 동일)

출전 만병회춘(권이 해수). 원전에는 죽엽과 관련된 기록은 없고, 증상에 따라 죽력을 가하도록 하고 있다. 만병회춘(권삼천급 권사실혈)은 내용이 다르다.

## 치두창일방

복력불문

약재 연교 3.0, 천궁 3.0, 창출 3.0, 방풍 2.0, 인동 2.0, 형개 1.0, **감초** 1.0, 홍화 1.0, **대황**( ). 이상 7가지 약재 16.0g+**대황**

선택방법, 사용방법 두부습진에 사용하는 대표처방이다. 원래는 영유아 두부 습진에 빈용되었지만, 성인안면, 경부, 액와, 음부 등의 발진, 구진, 수포, 미란, 가피가 실증일 때 주효하다. 청상방풍탕은 청열 위주의 작용인데 반해, 이 처방은 해독력이 강하다. 특히 '가피'가 있는 '화농성병변'일 때 유효하다.

출전 물오약실방함. 원전에는 일명 대궁황탕이라 기재.

## 치자백피탕

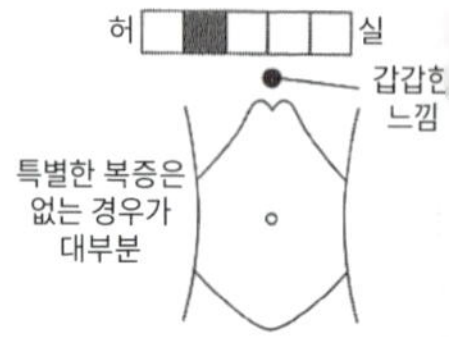


약재 **산치자** 3.0, 황백 2.0, **감초** 1.0, 이상 3가지 약재 6.0g

선택방법, 사용방법 청열소염작용, 이담작용, 황달을 치료하는 처방으로 인진호탕보다 경증의 황달에 사용한다. 복만, 변비, 소변불리는 나타나지 않는다. 가려움이나 두드러기, 간장질환, 숙취 등에 사용할 수 있다. 또한 결막염, 안검염 등의 눈충혈, 염증에 이 처방을 외용으로 사용해 왔으나 현재는 그다지 많이 활용하지 않는다.

출전 상한론(양명병)

## 치타박일방

복력불문 상

약재 계피 3.0, 천궁 3.0, 천골 3.0, 토골피 3.0, **감초** 1.5, 정자 1.0, **대황**( ). 이상 7가지 약재 14.5g+**대황**

선택방법, 사용방법 체력에 관계없이 타박, 염좌같이 신체가 아플 때 사용할 수 있다. 수상 직후부터 복용하는 것이 바람직하다. 수상한 후 수일 이상이 지난 뒤에 사용하는 경우가 많고, 타박에 따른 종창이나 근골동통이 장기화된 경우에 사용한다. 수상 직후에 사용할 때는 대황을 가미하고, 타박 후에 통증이 남아 있을 때는 부자를 추가하여 사용한다. 고령사회를 맞아 '낙상예방'에 사용해 보기도 한다. 천골에는 뼈를 튼튼하게 하는 작용과 혈행을 개선하는 작용이 있다.

출전 물오약실방함. 원전에는 가가와방이라 기재. (일본당)의사설약, 일본당경험기효방에도 기록되어 있다.

## 칠물강하탕

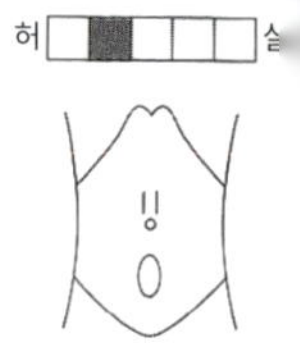


약재 조구등 4.0, 당귀 3.0, 천궁 3.0, 작약 3.0, **지황** 3.0, 황기 3.0, 황백 2.0, 이상 7가지 약재 21.0g

선택방법, 사용방법 오츠카 케이세츠 경험방. 자신의 고혈압을 치료하기 위해 혈관을 부드럽게 하는 사물탕에 조구등, 황기, 황백을 추가했다. 체력이 약간 허약하며 이완기혈압이 높은 경우, 요단백이 확인되며, 신경화증을 의심할 수 있는 경우에 사용할 수 있다. 쉬이 피로감, 하반신 냉증, 빈뇨경향, 고혈압(특히 신성일 경우)이 목표가 되며, 고혈압에 동반되는 상열, 어깨결림, 이명, 두중 등에 사용할 수 있다. 구성약재의 관점에서 보면 피부질환에도 사용할 수 있다. 야카즈 도메이는 이 처방에 두충을 추가하여 팔물강하탕이라 명명했다. 오츠카 야스오는 이 처방에 황련해독탕을 합방하여 십물강하탕이라 명명했다. 그 후 당귀작약산료가 조구등, 황기, 황백을 자주 사용하기도 했다.

출전 오츠카 케이세츠 경험방

## 통도산

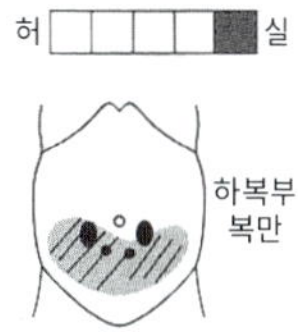


**약재** 당귀 3.0, 지각 3.0, 후박 2.0, 진피 2.0, 목통 2.0, 홍화 2.0, **소목** 2.0, 감초 2.0, **대황**( ), 망초( ). 이상 10가지 약재 18.0g+**대황**, 망초

**선택방법, 사용방법** 원전에는 외상에 의한 내출혈과 그로 인한 어혈, 복부팽만, 변비가 있는 경우에 사용하도록 되어 있으나, 모리 도하쿠 등에 의해 실증 어혈병태 개선약으로 다양한 질환에 응용되게 되었다. 뇌혈관장애, 천식, 폐결핵, 동맥경화, 변비, 치질, 신경성질환, 치통, 요통, 바세도우씨병, 자궁출혈 등에 사용한다.

**출전** 고금의감(권일육 절상문). 이상속단방(理傷續斷方)에는 대성탕(大成湯)으로 기재.

## 팔미환(팔미지황환)

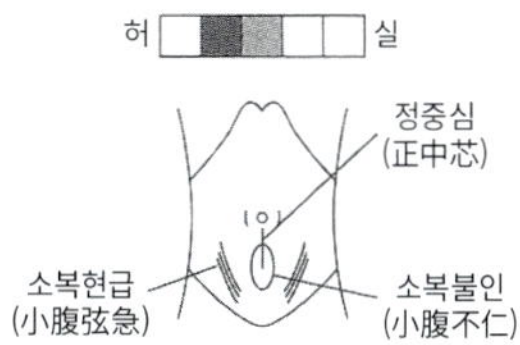


**약재** **지황** 6.0, 택사 3.0, 복령 3.0, 산약 3.0, 산수유 3.0, 목단피 3.0, 계피 1.0, 부자( ), 이상 8가지 약재 22.0g+**부자**

**선택방법, 사용방법** 노화로 인해 발생하는 하반신쇠약, 눈 침침, 갈증, 발기부전, 다뇨핍뇨, 요통, 수족냉증이나 수족번열감 등에 사용한다. 기본적으로 위장장애가 없을 때 사용하며, 나이가 들면서 혈관부터 노화가 시작되어 가는 타입에 사용한다. **고전** '하지저림이 신체 상부로 퍼져 올라가 하복부까지 지각마비가 발생한 사람을 치료한다고 한다. 또한 매우 피곤하면서 허리가 아프고, 하복부가 팽창되며 소변이 잘 나오지 않는 사람이나 오히려 다뇨가 발생한 경우에는 팔미신기환이 유효하다'고 기록되어 있다.

**출전** 금궤요략(중풍역절병, 부인잡병, 혈비허로병 외). 원전 중 중풍역절병에는 최씨팔미환, 혈비허로병에는 팔미신기환, 부인잡병에는 신기환이라 기록되어 있다. 원전에서는 '연밀(煉蜜)로 환을 만들어 술로 복용한다'고 기록하고 있다.

## 평위산

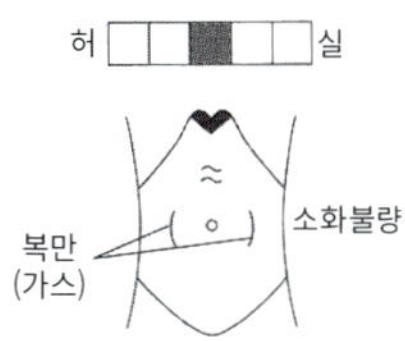


**약재** 창출 4.0, 후박 3.0, 진피 3.0, 대조 2.0, 감초 1.0, 생강 0.5, 이상 6가지 약재 13.5g

**선택방법, 사용방법** 비위 곧 소화기에 수독, 식독이 있는 경우를 평정한다는 의미로 이 이름이 붙었다. 소화가 잘 되지 않고, 명치에 막힌 느낌이 있는데 이것이 수독과 식독이 위장에 정체한 탓으로, 식욕부진이나 심하비색을 호소하며, 식후 복명음이 있고, 설사를 하고 나면 훨씬 편해지는 경우에 좋다. 맥진과 복진 모두 그다지 허약한 상황이 아닌 것으로 판단될 때 사용한다.

**출전** 태평혜민화제국방(권삼 일체기)

## 향소산

**약재** 향부자 4.0, 진피 3.0, 소엽 2.0, **감초** 2.0, 생강 0.5, 이상 5가지 약재 11.5g

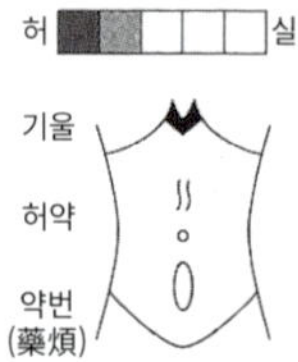


**선택방법, 사용방법** 위장허약자나 고령자의 경증 감기, 식사성 두드러기에 사용한다. 또한 위장허약에 기반한 다양한 심기증과 알레르기성 질환에 장기간 사용한다. 음식 알레르기나 화학물질 과민증에도 사용할 수 있다. **고전** '가벼운 감기에는 남녀노소를 불문하고 우선 향소산을 사용한다'고 되어 있으며, '어독에 의한 증상이라고 생각되는 식중독에 사용한다'고 되어 있다. 또한 '여성의 기울증에도 좋다'고 되어 있다.

**출전** 태평혜민화제국방[권이(卷二), 상한]. 원전에는 생강이 들어 있지 않다. 수세보원(사시감모)에는 생강, 총백이 들어 있다.

## 형개연교탕

**약재** 시호 2.0, 백지 2.0, 길경 2.0, 당귀 1.5, 천궁 1.5, 작약 1.5, **지황** 1.5, **황금** 1.5, 황련 1.5, 황백 1.5, **산치자** 1.5, 형개 1.5, 연교 1.5, 방풍 1.5, 박하 1.5, 지각 1.5, **감초** 1.5, 이상 17가지 약재 27.0g

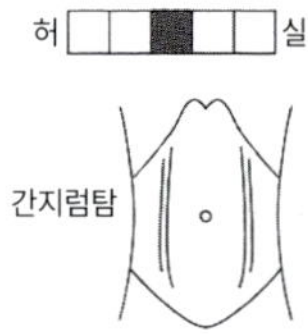


**선택방법, 사용방법** 『한방일관당의학』(야카즈 가쿠)에 따르면 유소년기에 편도염, 인두염, 비염에 잘 걸리며, 청년기에는 만성중이염, 만성부비동염, 폐결핵에 잘 걸리는 것을 '해동증체질'이라고 한다. 청년기 해독증체질 개선에 이 처방을 사용할 수 있다. 유소년기에는 시호청간탕을 사용한다. 또한, 중이염, 상악동염, 비후성비염에도 사용할 수 있다. 피부가 암갈색을 띄며, 복직근이 전체적으로 긴장되고 특히 명치부 저항감과 복직근 구급을 보이는 경우가 많다.

**출전** 한방일관당의학. 만병회춘(권오 이병)에도 동명처방이 있다(성분은 형개 2.0, 연교 2.0, 방풍 2.0, 당귀 2.0, 천궁 2.0, 작약 2.0, 시호 2.0, 지각 2.0, 황금 2.0, 산치자 2.0, 백지 2.0, 길경 2.0, 감초 1.5 이상 13가지 약재 25.5g).

## 황금탕

**약재** **황금** 4.0, 대조 4.0, **감초** 3.0, 작약 3.0, 이상 4가지 약재 14.0g

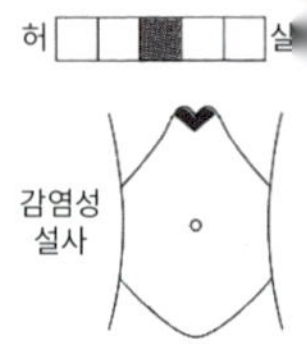


**선택방법, 사용방법** 설사(니상변, 점혈변), 명치부 갑갑한 느낌, 제부(臍部) 복통, 두통, 오한, 발열이 있을 때 사용할 수 있다. 급성위장염, 감염성 대장염에 사용할 수 있다. 위장이 허약한 체질적 설사에는 사용하지 않는다.

**출전** 상한론(태양병)

## 황기건중탕

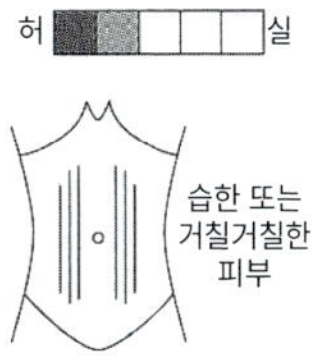


약재 작약 6.0, 황기 4.0, 계피 4.0, 대조 4.0, **감초** 2.0, 생강 0.5, 교이 20.0, 이상 7가지 약재 20.5g+교이

선택방법, 사용방법 안색이 새파랗고 피로감을 자주 느끼는 허약체질, 도한(盜汗), 피부염, 복통, 냉증에 사용한다. 고전 허로병이 있어 '모든 부족한 상태를 치료한다'고 되어 있다. 허약체질이며 피로하고 체력이 없어지며, 배가 부르며 아프고, 두근거리거나 코피가 나거나, 손발이 무겁고 아픈 경우 소건중탕이 좋다. 여기에 피로가 심할 때 '소건중탕에 황기를 가미한 황기건중탕으로 치료한다'고 되어 있다.

출전 금궤요략(혈비허로병). 소건중탕에 황기 4.0을 추가한 것

## 황련탕

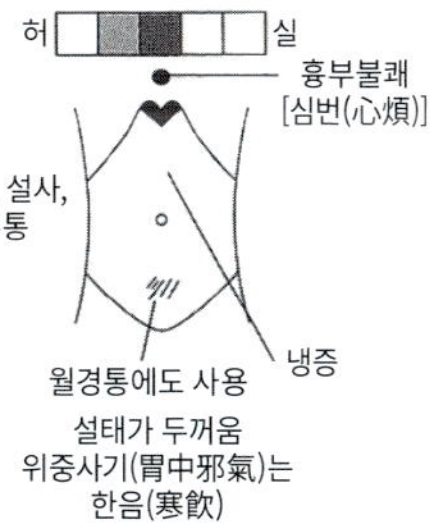


약재 반하 6.0, 황련 3.0, 인삼 3.0, 계피 3.0, 대조 3.0, **감초** 2.0, 건강 1.0, 이상 7가지 약재 21.0g

선택방법, 사용방법 반하사심탕에서 황금을 빼고 계지를 가미한 구성이다. 황련 용량이 상대적으로 많기 때문에 쓴맛이 심하다. 흉부에 열, 위에 한이 있어(상열중한), 그 냉증 탓에 복통과 구토가 일어나는 경우에 사용한다.

급성위장염으로 인한 복통, 구토, 설사, 감기 또는 열성질환에 동반된 위염증상, 복통, 담석증, 회충증, 급성충수염 초기, 복통, 구토, 숙취, 구내염, 구각염, 신경증, 치통, 두통 등에 사용한다. 혀에 두꺼운 설태(대개 황색태)가 끼어 있는 경우가 대부분이다.

출전 상한론(태양병)

## 황련해독탕

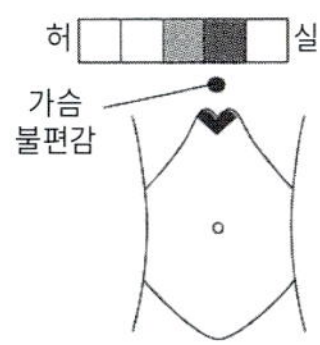


약재 **황금** 3.0, 황련 2.0, **산치자** 2.0, 황백 2.0, 이상 4가지 약재 9.0g

선택방법, 사용방법 염증과 충혈 탓에 안색이 붉고 갈증, 피부건조, 상열, 출혈증상을 보이는 경우에 사용한다. 초조, 불면, 불안감 등과 같은 정신증상에도 사용한다. 열상(熱狀)이 심한 경우에는 석고를 추가하여 사용한다. 고전 '급성열성질환에 걸려 6~7일이 경과하였는데, 열이 극도로 심해지고 심하번민(心下煩悶), 정신이상을 일으킨 경우에 사용한다'고 되어 있다.

출전 외대비요방. 주후비급방에는 처방명은 없지만, 황련해독탕과 동일한 구성 약재 기록이 있다. 만병회춘(권이, 상한부상풍, 화증, 권사, 전광)의 기록은 그 내용이 다르다.

고바야시 요시노리(小林義典), 엔도 다이스케(遠藤大輔),
모리 에이코(森 瑛子), 마루야마 야스타카(丸山泰貴), 하나와 토시히코(花輪壽彦)

# 2. 환자설명용 처방 해설

**처방명** 출전[1]

해설 [2]

[1] 출전: 같은 이름의 처방이 2종류 이상일 경우, 출전을 병기했다.
[2] 해설: 한방처방을 원해서 내원하는 환자 중에는 '감기에는 갈근탕', '두통에는 오수유탕'처럼 어느 정도 지식을 가지고 있지만 이병동치, 동병이치 등과 같은 치료원칙에 대해서는 알지 못하는 경우가 있다. 그 때문에 '냉증으로 인한 위염'에 오수유탕을 처방받은 환자가 '나는 두통이 없는데 왜?'라며 의문을 표하는 경우도 있다. 그 탓에 처방 시에는 증(證)과 구성약재에 관한 지식을 토대로 설명할 필요가 있다. 기타사토 동의연 약제부에서는 처방된 한방약에 대해 환자가 알기 쉽게 설명하기 위해 '기본적인 사용목표와 응용'이라는 표현으로 해설을 정리해두었다.

• 여기서는 의료용 한방제제 148처방을 가나다 순으로 해설하겠다.

(기타사토대학 동양의학종합연구소 약제부 작성)

## 가미귀비탕

해설 위장허약에 따른 체력저하나 빈혈, 피로 등에 사용한다. 불면증, 신경증 등에 응용할 수 있다.

## 가미소요산

해설 초조나 상열, 발한, 두근거림, 불면 등에 사용한다. 갱년기장애, 자율신경실조증, 신경증, 만성간염, 간경변 등에 응용할 수 있다.

## 갈근가출부탕

해설 냉증을 동반한 항배부결림과 발열, 오한, 관절통 등에 사용한다. 두통, 어깨결림, 신경통, 류마티스관절염 등에 응용할 수 있다.

## 갈근탕

해설 항배부결림과 발열, 오한 등에 사용한다. 감기, 두통, 어깨결림, 두드러기 등에 응용할 수 있다.

## 갈근탕가천궁신이(갈근탕가신이천궁)

해설 항배부결림과 발열, 오한, 코막힘 등에 사용한다. 감기, 두통, 비염, 어깨결림, 코막힘, 꽃가루 알레르기 등에 응용할 수 있다.

## 감맥대조탕

해설 긴장과 흥분, 초조, 신경쇠약, 불안, 무기력 등에 사용한다. 신경증, 야간울음, 불면증, 경련, 근육통 등에 응용할 수 있다.

## 감초탕

해설 인후부 염증에 의한 통증이나 기침 등에 사용한다. 인두염, 편도염, 기관지염 등에 응용할 수 있다.

## 계마각반탕(계지마황각반탕)

해설 감기로 인한 두통과 발열, 피부염증, 통증 등에 사용한다. 피부소양증, 두드러기 등에 응용할 수 있다.

## 계비탕

해설 위장기능저하에 따른 부종과 복통, 식욕부진, 소화불량, 설사 등에 사용한다. 위염, 대장염 등에 응용할 수 있다.

## 계지가갈근탕

해설 항배부결림이 심할 경우 등에 사용한다. 감기, 두통, 어깨결림, 근육통 등에 응용할 수 있다.

## 계지가영출부탕

해설 냉증과 부종이 있는 관절통증, 저림 등에 사용한다. 신겨통, 관절통, 류마티스관절염, 요통증 등에 응용할 수 있다.

## 계지가용골모려탕

해설 체력저하에 의한 불안과 초조, 신경과민, 두근거림, 심계항진 등에 사용한다. 신경증, 불면증 등에 응용할 수 있다.

## 계지가작약대황탕

해설 변비를 동반한 복부긴장과 통증, 복부팽만감 등에 사용한다. 변비, 과민대장증후군, 위염, 대장염 등에 응용할 수 있다.

## 계지가작약탕

해설 복부긴장과 복통, 복부팽만감 등에 사용한다. 과민대장증후군, 위염, 대장염 등에 응용할 수 있다.

## 계지가출부탕

해설 관절통증과 저림 등에 사용한다. 신경통, 관절통, 류마티스관절염 등에 응용할 수 있다.

## 계지가황기탕

해설 상열과 다한, 가려움, 도한 등에 사용한다. 감기, 다한증, 피부질환, 류마티스관절염 등에 응용할 수 있다.

## 계지가후박행자탕

해설 한기를 동반한 기침 등에 사용한다. 감기, 기관지염, 기관지천식 등에 응용할 수 있다.

## 계지복령환

해설 혈액순환 악화에 따른 통증과 염증, 상열하한 등에 사용한다. 냉증, 월경불순, 월경통, 자궁근종, 갱년기장애, 피부질환, 타박상, 근육통 등에 응용할 수 있다.

## 계지복령환가의이인

해설 혈액순환 악화에 따른 여드름, 기미, 수장각화증, 사마귀 등에 사용한다.

## 계지인삼탕

해설 신체냉증에 의한 설사와 복통, 두통, 구토, 상열 등에 사용한다. 위염, 위궤양, 대장염, 피로, 병후 체력저하 등에 응용할 수 있다.

## 계지작약지모탕(계작지모탕)

해설 염증이 심한 관절종창과 통증, 저림 등에 사용한다. 신경통, 관절통, 류마티스관절염 등에 응용할 수 있다.

## 계지탕

해설 한기, 두통, 상열 등에 사용한다. 감기, 복통, 근육통, 자율신경실조증 등에 응용할 수 있다.

## 구미빈랑탕

해설 하지부종, 두근거림, 호흡곤란 등에 사용한다. 각기, 고혈압, 신경증, 갱년기장애 등에 응용할 수 있다.

## 궁귀교애탕

해설 체내 냉증에 의한 출혈질환 등에 사용한다. 치질출혈, 부정출혈, 혈뇨, 월경곤란증, 자궁내막증, 빈혈 등에 응용할 수 있다.

## 궁귀조혈음

해설 체내 혈액이나 기의 부족에 의한 부인과질환 등에 사용한다. 자율신경실조증, 월경곤란증, 자궁내막증 등에 응용할 수 있다.

## 귀비탕

해설 위장허약에 의한 체력저하나 빈혈 등에 사용한다. 불면증, 피로, 빈혈, 신경증 등에 응용할 수 있다.

## 길경석고

해설 인후부 염증과 갈증, 가래 등에 사용한다. 인두염, 편도염, 기관지염 등에 응용할 수 있다.

## 길경탕

상한론, 금궤요략

해설 인후부 염증에 의한 통증과 가래 등에 사용한다. 인두염, 편도염, 기관지염 등에 응용할 수 있다.

## 길경탕

외대비요방

해설 흉부나 기관지 염증 등에 사용한다. 인두염, 편도염, 기관지염, 폐렴 등에 응용할 수 있다.

## 당귀건중탕

해설 체력이 쇠약한 사람의 냉증과 빈혈에 의한 복통 등에 사용한다. 산후복통, 허약체질, 탈항, 요통, 병후 체력저하 등에 응용할 수 있다.

## 당귀사역가오수유생강탕

해설 신체 냉증에 의한 통증과 두통, 복통, 설사, 요통, 월경통 등에 사용한다. 냉증, 저체온, 월경곤란증, 레이노증후군, 동상 등에 응용할 수 있다.

## 당귀음자

해설 피부건조에 의한 가려움 등에 사용한다. 노인성 피부소양증, 아토피피부염 등에 응용할 수 있다.

## 당귀작약산

해설 신체 냉증과 부종, 어지럼, 월경통 등에 사용한다. 월경불순, 빈혈, 갱년기장애, 자율신경실조증, 난임, 유산예방, 신염, 고혈압, 피부질환 등에 응용할 수 있다.

## 당귀작약산가부자

해설 냉증에 의한 통증, 산기(疝氣)에 사용한다.

## 당귀탕

해설 체력이 쇠약한 사람의 냉증에 의한 복통 등에 사용한다. 늑간신경통, 심장신경통, 협심증, 췌장염 등에 응용할 수 있다.

## 대건중탕

해설 체력이 저하되며, 냉증에 의한 복통과 변비, 복부 팽만 등에 사용한다. 위하수, 이완성변비, 복부팽만, 대장염, 담석증, 장폐색 등에 응용할 수 있다.

## 대방풍탕

해설 체력이 쇠약한 사람의 하지운동마비와 통증 등에 사용한다. 신경통, 관절염, 류마티스관절염, 운동장애, 반신불수 등에 응용할 수 있다.

## 대승기탕

해설 체력이 충실한 사람의 변비나 복부팽만 등에 사용한다. 고혈압, 상습변비, 두통, 어깨결림 등에 응용할 수 있다.

## 대시호탕

해설 체력이 충실한 흉협부 긴장감과 통증 등에 사용한다. 고혈압, 위십이지장궤양, 담석증, 간염, 신염, 상습변비, 당뇨병, 비만증 등에 응용할 수 있다.

## 대시호탕거대황

해설 체력이 충실한 흉협부 긴장감과 통증 등에 사용한다. 고혈압, 위십이지장궤양, 담석증, 간염, 신염, 상습변비, 당뇨병, 비만증 등에 응용할 수 있다.

## 대황감초탕

해설 변비나 복통 등에 사용한다. 상습변비 등에 응용할 수 있다.

## 대황목단피탕

해설 체력이 충실한 하복부 염증 등에 사용한다. 자궁내막염, 자궁근종, 요도염, 방광염, 충수염, 월경곤란증 등에 응용할 수 있다.

## 도핵승기탕

해설 상열하한을 동반한 하복부 압통과 변비 등에 사용한다. 월경곤란증, 갱년기장애, 치질, 상습변비, 어깨결림 등에 응용할 수 있다.

## 마자인환

해설 체력쇠약과 장내건조에 따른 배변장애, 복통 등에 사용한다. 상습변비, 치질 등에 응용할 수 있다.

## 마행감석탕

해설 기침과 천식발작, 호흡곤란 등에 사용한다. 감기, 기관지염, 기관지천식 등에 응용할 수 있다.

## 마행의감탕

해설 근육통이나 관절통 등에 사용한다. 신경통, 관절통, 류마티스관절염, 주부습진 등에 응용할 수 있다.

## 마황부자세신탕

해설 냉증이 심하며 감기와 인후통, 권태감 등에 사용한다. 감기, 냉증, 두통, 신경통, 관절통, 류마티스관절염, 꽃가루알레르기, 비염 등에 응용할 수 있다.

## 마황탕

해설 발열과 오한 등에 사용한다. 인플루엔자, 폐렴, 기관지염, 기관지천식, 신경통, 관절통, 류마티스관절염 등에 응용할 수 있다.

## 맥문동탕

해설 인후건조에 따른 발작성 기침 등에 사용한다. 기관지염, 기관지천식, 쇼그렌증후군, 쉰목소리 등에 응용할 수 있다.

## 목방기탕

해설 호흡곤란과 부종, 배뇨곤란 등에 사용한다. 심장판막증, 심부전, 부정맥, 기관지염, 기관지천식, 신염 등에 응용할 수 있다.

## 반하백출천마탕

해설 위장허약에 의한 두통과 어지럼 등에 사용한다. 위하수, 메니에르병, 자율신경실조증 등에 응용할 수 있다.

## 반하사심탕

해설 명치부 갑갑함과 통증, 설사, 식욕부진 등에 사용한다. 신경성위염, 구내염, 십이지장궤양, 숙취 등에 응용할 수 있다.

## 반하후박탕

해설 인후부와 흉부 불쾌감을 동반한 질환이나 복부팽만, 부종 등에 사용한다. 기관지염, 기관지천식, 연하곤란, 고혈압, 신경증 등에 응용할 수 있다.

## 방기황기탕

해설 땀이 잘나고, 부종과 관절통, 체중증가 등에 사용한다. 다한증, 변형성 슬관절증, 신염, 부종 등에 응용할 수 있다.

## 방풍통성산

해설 체력이 충실한 사람의 변비나 피부질환 등에 사용한다. 고혈압, 당뇨병, 이상지질혈증, 아토피피부염, 비만 등에 응용할 수 있다.

## 배농산급탕

해설 통증을 동반한 화농성질환에 사용한다. 종기, 비염, 중이염, 치주염, 화농성림프절염,유선염, 부비동염, 편도염, 항문주위염 등에 응용할 수 있다.

## 백호가인삼탕

해설 체액부족에 의한 갈증과 번조감 등에 사용한다. 당뇨병, 피부염, 습진, 두드러기, 폐렴, 감기 등에 응용할 수 있다.

## 보중익기탕

해설 소화기능저하와 체력쇠약, 식욕부진, 권태감, 피로 등에 사용한다. 위하수, 탈항, 치질, 감기, 간염, 신염, 피부질환, 면역력저하 등에 응용할 수 있다.

## 복령음

해설 위장허약에 의한 복부팽만감, 식욕부진, 구역 등에 사용한다. 위염, 위하수, 위확장증 등에 응용할 수 있다.

## 복령음합반하후박탕

해설 인후부나 흉부불쾌감을 동반한 복부팽만감, 식욕부진, 구역 등에 사용한다. 위염, 연하곤란증, 신경증 등에 응용할 수 있다.

## 부자이중탕

해설 냉증이 심한 소화기능저하나 복통, 빈뇨, 불면, 구토, 권태감 등에 사용한다. 위염, 위십이지장궤양, 병후 체력저하 등에 응용할 수 있다.

## 사군자탕

해설 체력과 위장기능저하에 따른 탈력감, 식욕부진, 설사 등에 사용한다. 빈혈, 피로, 위염, 위하수 등에 응용할 수 있다.

## 사령탕

해설 소변량감소나 부종, 어지럼 등에 사용한다. 신염 등에 응용할 수 있다.

## 사물탕

해설 혈액부족에 따른 질환 등에 사용한다. 냉증, 월경불순, 월경통, 갱년기장애, 자율신경실조증, 피부질환 등에 응용할 수 있다.

## 사역산

해설 흉협부나 복직근 긴장 등에 사용한다. 늑간신경통, 위염, 어깨결림, 신경증 등에 응용할 수 있다.

## 산조인탕

해설 체력저하에 따른 불면 등에 사용한다. 불면증, 신경증, 자율신경실조증 등에 응용할 수 있다.

## 삼물황금탕

해설 수족번열과 상열 등에 사용한다. 습진, 수장각화증, 장척농포증, 불면증, 고혈압, 갱년기장애 등에 응용할 수 있다.

## 삼소음

해설 위장이 허약한 사람의 감기나 기침 등에 사용한다. 감기, 기관지염, 기관지천식, 폐렴, 신경증 등에 응용할 수 있다.

## 삼황사심탕

해설 상열과 흥분, 염증 등에 사용한다. 고혈압, 동맥경화증, 출혈성질환, 이명, 신경증, 안면홍조, 구내염, 결막염, 불면증 등에 응용할 수 있다.

## 소건중탕

해설 체력저하에 따른 복통, 식욕부진, 피로 등에 사용한다. 허약체질, 소아 야간울음, 감기, 야뇨증 등에 응용할 수 있다.

## 소경활혈탕

해설 혈액 순환장애에 따른 근육 및 관절통증 등에 사용한다. 좌골신경통, 요통, 변형성 슬관절증, 류마티스관절염 등에 응용할 수 있다.

## 소반하가복령탕

해설 소화불량에 따른 오심과 구토, 위부불쾌감 등에 사용한다. 입덧 등에 응용할 수 있다.

## 소시호탕

해설 흉협부에 불쾌감이 있고 면역력저하에 따른 미열과 식욕부진 등에 사용한다. 간염, 폐렴, 기관지염, 감기, 신염, 림프절염, 발열성질환 등에 응용할 수 있다.

## 소시호탕가길경석고

해설 흉협부에 불쾌감이 있고 식욕이 좋지 못한 경우의 인후, 코, 귀 등의 염증에 사용한다. 인두염, 편도염, 이하선염, 악하선염, 중이염, 비염, 기관지염 등에 응용할 수 있다.

## 소청룡탕

해설 재채기와 콧물, 기침 등에 사용한다. 알레르기비염, 꽃가루알레르기, 감기, 기관지염, 기관지천식 등에 응용할 수 있다.

## 소풍산

해설 분비물이 많은 피부질환 등에 사용한다. 습진, 아토피피부염, 두드러기, 땀띠, 피부소양증 등에 응용할 수 있다.

## 승마갈근탕

해설 상열 등에 의한 목과 등의 통증, 가려움 등에 사용한다. 감기, 마진, 두드러기 등에 응용할 수 있다.

## 시령탕

해설 면역력저하나 흉협부 불쾌감, 미열, 부종, 설사 등에 사용한다. 신염, 간염, 위염, 대장염, 설사, 더위탐 등에 응용할 수 있다.

## 시박탕

해설 인후부와 흉협부에 불쾌감이 있고, 면역력저하에 의한 기침과 호흡곤란 등에 사용한다. 기관지염, 기관지천식, 간염, 신염, 감기, 신경증 등에 응용할 수 있다.

## 시함탕

해설 기침과 가래, 흉통 등에 사용한다. 기관지염, 흉막염, 폐렴, 기관지천식, 연하곤란 등에 응용할 수 있다.

## 시호가용골모려탕

해설 흉협부에 불쾌감이 있으며, 미열과 식욕부진, 초조함 등에 사용한다. 불면, 고혈압, 자율신경실조증, 위십이지장궤양 등에 응요할 수 있다.

## 시호계지건강탕

해설 흉협부에 불쾌감이 있으며, 미열과 식욕부진, 냉증, 두근거림 등에 사용한다. 감기, 기관지염, 기관지천식, 폐렴, 불면, 갱년기장애 등에 응용할 수 있다.

## 시호계지탕

해설 흉협부에 불쾌감이 있으며, 미열과 식욕부진, 복통 등에 사용한다. 감기, 기관지염, 폐렴, 위궤양, 담석증, 간염, 신염 등에 응용할 수 있다.

## 시호청간탕

해설 염증성질환과 피부질환 등에 사용한다. 습진, 아토피피부염, 중이염, 비염, 축농증, 편도염 등에 응용할 수 있다.

## 신비탕

해설 발작성 호흡곤란과 기침 등에 사용한다. 기관지천식, 소아천식, 기관지염, 폐기종 등에 응용할 수 있다.

## 신이청폐탕

해설 코의 건조함과 염증, 코막힘 등에 사용한다. 비염, 축농증, 꽃가루알레르기 등에 응용할 수 있다.

## 십미패독탕

해설 화농성질환과 피부질환, 알레르기 체질 등에 사용한다. 습진, 두드러기, 중이염, 여드름 등에 응용할 수 있다.

## 십전대보탕

해설 체력과 면역력저하에 따른 질환, 피로 등에 사용한다. 빈혈, 저혈압, 피부질환, 수술 후 체력증강과 면역력 향상 등에 응용할 수 있다.

## 안중산

해설 냉증에 의한 소화불량과 복통 등에 사용한다. 위염, 위하수, 위십이지장궤양, 월경통 등에 응용할 수 있다.

## 억간산

해설 스트레스로 인한 초조함과 흥분 등에 사용한다. 신경증, 긴장증, 불면증, 소아 야간울음, 피부질환 등에 응용할 수 있다.

## 억간산가진피반하

해설 스트레스로 인한 구역과 위부불쾌감 등에 사용한다. 위염, 위십이지장궤양, 신경통, 불면증, 소아 야간울음, 피부질환 등에 응용할 수 있다.

## 여신산(안영탕)

해설 상열과 어지럼, 초조함 등에 사용한다. 갱년기장애, 불면증, 신경증 등에 응용할 수 있다.

## 영감강미신하인탕

해설 소화기능이 쇠약하며, 냉증과 부종을 동반한 기침 등에 사용한다. 기관지염, 기관지천식, 비염, 신염, 꽃가루알레르기 등에 응용할 수 있다.

## 영강출감탕

해설 냉증에 의한 요통 등에 사용한다. 좌골신경통 등에 응용할 수 있다.

## 영계출감탕

해설 어지럼과 두근거림, 흔들거림, 기립어지럼 등에 사용한다. 자율신경실조증, 메니에르병 등에 응용할 수 있다.

## 오령산

해설 체내 수분대사이상에 의한 갈증, 부종, 구토, 상열, 어지럼 등에 사용한다. 위염, 장염, 멀미, 신염, 두통, 감기, 숙취 등에 응용할 수 있다.

## 오림산

해설 이뇨작용이 있어 비뇨기염증 등에 사용한다. 방광염, 방광결석, 요도염, 요로결석, 신결석, 전립선염 등에 응용할 수 있다.

## 오수유탕

해설 냉증을 동반한 통증과 구토 등에 사용한다. 편두통, 위염, 월경통 등에 응용할 수 있다.

## 오적산

해설 냉증과 순환장애에 의한 각종 통증 등에 사용한다. 요통증, 냉증, 위장염, 신경통, 관절통, 류마티스관절염, 두통, 월경곤란증, 갱년기장애 등에 응용할 수 있다.

## 오호탕

해설 천식발작 등에 사용한다. 기관지천식, 감기, 기관지염 등에 응용할 수 있다.

## 온경탕

해설 냉증과 체력저하로 인한 부인과계 질환 등에 사용한다. 부정출혈, 갱년기장애, 월경불순, 난임, 습관성유산, 수장각화증, 동상 등에 응용할 수 있다.

## 온청음

해설 혈액을 보하며, 피부염증 등에 사용한다. 아토피피부염, 피부소양증, 습진, 고혈압, 부정출혈, 치질출혈 등에 응용할 수 있다.

## 용담사간탕 설씨의안

해설 비뇨기염증 등에 사용한다. 요도염, 방광염, 전립선염, 자궁내막증, 피부질환 등에 응용할 수 있다.

## 용담사간탕 한방일관당의학

해설 비뇨기와 피부 염증 등에 사용한다. 요도염, 방광염, 전립선염, 자궁내막증, 피부질환 등에 응용할 수 있다.

## 우차신기환

해설 체력쇠약에 따른 허리와 무릎의 통증, 냉증, 저림, 부종, 빈뇨 등에 사용한다. 요통, 좌골신경통, 하지근력저하, 전립선비대, 말초신경병증 등에 응용할 수 있다.

## 월비가출탕

해설 통증과 기침, 부종 등에 사용한다. 감기, 신경통, 관절통, 류마티스관절염, 신염, 안질환, 피부질환 등에 응용할 수 있다.

## 위령탕

해설 소화기능저하에 의한 부종과 수양성 설사 등에 사용한다. 여름탐, 식중독, 위염, 대장염, 부종, 신염 등에 응용할 수 있다.

## 육군자탕

해설 위장기능저하에 따른 피로, 빈혈, 식욕부진, 오심, 구토, 위불편감 등에 사용한다. 위염, 위하수, 역류식도염, 위십이지장궤양, 소화불량 등에 응용할 수 있다.

## 육미환(육미지황환)

해설 신 기능저하에 따른 배뇨이상과 요통 등에 사용한다. 소아발육불량, 야뇨증, 당뇨병, 고혈압, 신염, 방광염, 이명 등에 응용할 수 있다.

## 윤장탕

해설 장내건조에 따른 변비 등에 사용한다. 상습변비, 변비에 따른 피부거침 등에 응용할 수 있다.

## 을자탕

해설 점막염증 등에 사용한다. 항문주위염, 치질 등에 응용할 수 있다.

## 의이인탕

명의지장도

해설 관절과 근육통증, 부종 등에 사용한다. 신경통, 관절통, 류마티스관절염 등에 응용할 수 있다.

## 의이인탕

물오약실방함

해설 복부통증과 염증 등에 사용한다. 충수염, 대장염 등에 응용할 수 있다.

## 이진탕

해설 소화기능저하에 따른 구역과 구토, 어지럼, 두통 등에 사용한다. 입덧, 멀미 등에 응용할 수 있다.

## 이출탕

해설 팔과 어깨의 통증, 부종 등에 사용한다. 어깨결림, 오십견 등에 응용할 수 있다.

## 인삼양영탕

해설 영양상태가 좋지 않고, 체력이 저하된 모든 증상과 기침 등에 사용한다. 피로, 권태감, 기관지염, 빈혈, 만성간염, 소모성질환 등에 응용할 수 있다.

## 인삼탕(이중환)

해설 위장기능이 쇠약하며, 체력저하에 따른 냉증과 복통, 구토, 권태감 등에 사용한다. 위염, 장염, 위궤양 등에 응용할 수 있다.

## 인진오령산

해설 갈증과 부종, 황달 등에 사용한다. 급만성 간염, 부종, 두드러기, 신염, 복수, 담낭염, 담석, 간경변, 구내염 등에 응용할 수 있다.

## 인진호탕

해설 피부가려움과 황달, 가슴쓰림 등에 사용한다. 간염, 담낭염, 담석증, 두드러기, 피부소양증, 불면, 자율신경실조증 등에 응용할 수 있다.

## 입효산

해설 치통 등에 사용한다. 발치 후 통증, 구내염, 삼차신경통 등에 응용할 수 있다.

## 자감초탕

해설 두근거림과 숨참 등에 사용한다. 부정맥, 심장신경증, 고혈압, 불면 등에 응용할 수 있다.

## 자운고

해설 피부염증과 튼살 등에 사용한다. 건조한피부, 아토피피부염, 화상, 열상, 동상, 욕창, 치질 등에 응용할 수 있다.

## 자음강화탕

해설 피로에 의해 야간 기침이 심해질 때 사용한다. 기관지염, 기관지천식, 신염, 소모성발열 등에 응용할 수 있다.

## 자음지보탕

해설 체력저하에 따른 만성기침과 미열 등에 사용한다. 기관지염, 기관지천식 등에 응용할 수 있다.

## 작약감초부자탕

해설 냉증을 동반한 근육경련과 통증 등에 사용한다. 좌골신경통, 장딴지경련, 요통, 위경련, 담석과 요관결석발작, 월경곤란증 등에 응용할 수 있다.

## 작약감초탕

해설 근육경련과 통증 등에 사용한다. 좌골신경통, 장딴지경련, 요통증, 위경련, 담석이나 요관결석발작, 월경곤란증 등에 응용할 수 있다.

## 장옹탕

해설 염증에 의한 복통 등에 사용한다. 충수염, 자궁내막염, 하복통 등에 응용할 수 있다.

## 저령탕

해설 갈증을 보이는 배뇨장애와 배뇨통 등에 사용한다. 신염, 신결석, 요도염, 방광염, 방광결석, 전립선염 등에 응용할 수 있다.

## 저령탕합사물탕

해설 냉증과 빈혈을 보이는 배뇨장애 등에 사용한다. 신염, 신결석, 요도염, 방광염, 방광결석, 전립선염, 갱년기장애, 피부질환 등에 응용할 수 있다.

## 조등산

해설 상열감이 있는 두통과 두중, 어지럼 등에 사용한다. 고혈압, 어깨결림, 불면증, 갱년기장애, 자율신경실조증 등에 응용할 수 있다.

## 조위승기탕

해설 체력이 쇠약한 사람의 변비 등에 사용한다. 위부불쾌감, 하복통, 복부팽만 등에 응용할 수 있다.

## 죽여온담탕

해설 미열을 동반한 만성 기침 등에 사용한다. 감기, 기관지염, 기관지천식, 폐렴, 불면증 등에 응용할 수 있다.

## 진무탕

해설 냉증에 의한 설사와 복통, 어지럼, 흔들거림 등에 사용한다. 위염, 장염, 저혈압, 신염 등에 응용할 수 있다.

## 천궁다조산

해설 오한과 발열, 두통, 근육긴장 등에 사용한다. 편두통, 비염, 근육통 등에 응용할 수 있다.

## 청상방풍탕

해설 염증이 심한 여드름 등에 사용한다. 두부나 안면의 습진, 중이염, 축농증 등에 응용할 수 있다.

## 청서익기탕

해설 더위먹음에 따른 피로권태감과 식욕부진, 설사 등에 사용한다. 더위먹음, 간염 등에 응용할 수 있다.

## 청심연자음

해설 위장허약과 냉증에 의한 배뇨이상 등에 사용한다. 요도염, 방광염, 전립선염, 전립선비대, 당뇨병, 구내염, 신경증 등에 응용할 수 있다.

## 청폐탕

해설 체력쇠약에 따른 기침 등에 사용한다. 기관지염, 폐렴, 폐결핵, 기관지천식 등에 응용할 수 있다.

## 치두창일방

해설 분비물이 많은 피부질환 등에 사용한다. 두창, 습진, 지루성습진, 아토피피부염 등에 응용할 수 있다.

## 치자백피탕

해설 피부가려움과 경도의 황달 등에 사용한다. 피부질환, 두드러기, 간염 등에 응용할 수 있다.

## 치타박일방

해설 타박으로 인한 종창과 통증 등에 사용한다. 타박과 골절 후유증 등에 응용할 수 있다.

## 칠물강하탕

해설 상열과 두통 등에 사용한다. 고혈압, 동맥경화증, 어깨결림 등에 응용할 수 있다.

## 통도산

해설 타박에 의한 내출혈과 하복부 염증 등에 사용한다. 갱년기장애, 요통, 변비, 월경불순, 월경통 등에 응용할 수 있다.

## 팔미환(팔미지황환)

해설 노화에 동반된 모든 질환과 수분대사장애, 빈뇨, 요통 등에 사용한다. 신염, 전립선비대증, 요실금, 고혈압, 당뇨병, 말초신경장애, 백내장, 이명 등에 응용할 수 있다.

## 평위산

해설 위부불쾌감과 소화불량 등에 사용한다. 식욕부진, 오심구토, 위염, 위하수 등에 응용할 수 있다.

## 향소산

해설 위장허약한 사람의 체력저하, 복통, 우울, 식욕부진, 불안 등에 사용한다. 감기, 자율신경실조증, 갱년기장애, 불면증, 피부질환, 알레르기질환 등에 응용할 수 있다.

## 형개연교탕

만병회춘(권오 이병)

해설 귀 염증과 피부질환 등에 사용한다. 습진, 아토피피부염, 중이염, 비염, 축농증, 편도염 등에 응용할 수 있다.

## 형개연교탕

한방일관당의학

해설 귀나 코의 염증과 피부질환 등에 사용한다. 습진, 아토피피부염, 중이염, 비염, 축농증, 편도염 등에 응용할 수 있다.

## 황금탕

해설 위장염증에 의한 설사나 소화불량 등에 사용한다. 위염, 대장염 등에 응용할 수 있다.

## 황기건중탕

해설 체력이 쇠약해진 상태의 피부질환이나 도한 등에 사용한다. 아토피피부염이나 습진 같은 피부질환, 허약체질, 피로 등에 응용할 수 있다.

## 황련탕

해설 명치와 복부 통증, 오심구토, 설사 등에 사용한다. 위장염, 구내염, 두통 등에 응용할 수 있다.

## 황련해독탕

해설 염증이나 상열 등에 사용한다. 위염, 피부질환, 고혈압, 출혈 등에 응용할 수 있다.

고바야시 요시노리(小林義典)

부록

### 한약재의 명칭

**지황(건지황, 생지황)과 숙지황**

『신농본초경』에는 '건지황'이 수록되어 있는데, '날 것(生)이 더욱 좋다'라 적혀있어 건지황은 날 것의 대용품으로 생각했던 것 같다. 또한『신농본초경집주』도홍경의 주를 살펴보면 당시에도 이미 쪄서 만드는 지황도 존재했던 것 같다.『본초습유(739년)』에서는 지황의 약효를 '쪄서 말린 것은 온보(溫補)', '그대로 건조시킨 것은 평(平)'이라 기재하면서 구체적인 사용방법을 제시하고 있다. 송대에 이르러 찐 것을 숙지황, 그대로 건조한 것을 생지황(건지황에 해당)이라 부르며 나눠 사용하는 것이 정착되었다. 결국 현대 중국에서는 숙지황은 온보, 보혈, 자음효과를, 생지황(건지황)은 청열양혈, 양음생진효과를 가지고 있다고 하여 구분하여 사용하고 있으며, 일본에서도 이와 대체로 동일한 사고방식을 토대로 지황을 사용하고 있다. 그런데 일본시장에는 숙지황과 꼭 닮은 시커먼 건지황이 존재한다. 일본인들이 건지황에 얼룩이 있는 것을 싫어한 결과, 독자적인 건지황이 만들어지게 된 것인지 모르겠지만 색뿐 아니라 맛도 숙지황과 비슷하다. 게다가 맛이 담백한 것도 존재한다.

사하시 요시로(佐橋佳郎)

# 3. 한방제제 정보

**처방명** 제약회사명

구성 **색깔**은 부작용에 주의해야만 하는 약재
적응증 약품설명서에 기반하여 작성

- 여기서는 이 책에 수록된 한방 엑스제를 가나다 순으로 정리했다. 일본의 의료용 엑스제 147처방과 일반용 엑스제 25처방(의료용 엑스제 없음)을 수록했다.
- 각 처방의 구성약재, 적응증은 제약회사마다 차이가 있으므로 참조한 제약회사 제품의 약품설명서를 병기해두었다.
- 표 속 제약회사별 약칭: 쯔)쯔무라, 코)코타로, 크)크라시에, 오)오스기, 테)테이코쿠, 사)산와, 토)토요, 타)타이코세이도, 우)우치다

## 가미귀비탕

쯔) 크) 오) 토) 타)

구성 쯔) 황기, 시호, 산조인, 창출, 인삼, 복령, 용안육, 원지, **산치자**, 대조, 당귀, **감초**, 생강, 목향
적응증 쯔) 허약체질이며 혈색이 좋지 않은 경우: 빈혈, 불면증, 정신불안, 신경증

## 가미소요산

쯔) 코) 크) 오) 테) 토) 타)

구성 쯔) 시호, 작약, 당귀, 복령, 창출, **산치자**, 목단피, **감초**, 생강, 박하
적응증 쯔) 체질이 허약한 여성이며 어깨결림, 쉬이 피로, 정신불안 등의 정신신경증상, 때때로 변비 경향이 있는 경우: 냉증, 허약체질, 월경불순, 월경곤란, 갱년기장애, 혈도증(血道症)

## 가미온담탕

크)

구성 크) 반하, 죽여, 지실, 복령, 진피, **감초**, 원지, 현삼, 인삼, **지황**, 산조인, 대조, 생강
적응증 크) 체력중등도 이하이며 위장이 허약한 경우: 신경증, 불면증

## 갈근탕가천궁신이(갈근탕가신이천궁)

쯔) 코) 크) 오) 테) 토)

구성 쯔) 갈근, 대조, **마황**, **감초**, 계피, 작약, 신이, 천궁, 생강
적응증 쯔) 코막힘, 부비동염, 만성비염

## 갈근가출부탕 사)

구성 사) 갈근, **마황**, 계피, **감초**, 작약, 대조, 창출, 생강, **부자**

적응증 사) 오한발열하며 두통이 있고, 항부와 견배부에 긴장감이 있는 경우: 어깨결림, 견갑부 신경통, 상반신 류마티스 관절염

## 갈근탕 쯔) 코) 크) 오) 테) 사) 토) 타)

구성 쯔) 갈근, 대조, **마황**, **감초**, 계피, 작약, 생강

적응증 쯔) 자연발한이 없이 두통, 발열, 오한, 어깨결림 등을 동반한 비교적 체력이 좋은 경우: 감기, 코감기, 열성질환 초기, 염증성 질환(결막염, 각막염, 중이염, 편도염, 유선염, 림프염), 어깨결림, 상반신 신경통, 두드러기

## 감맥대조탕 쯔) 코)

구성 쯔) 소맥, 대조, **감초**

적응증 쯔) 야제증, 경련

## 감초사심탕 토)

구성 토) 반하, **감초**, **황금**, 죽절인삼, 대조, 황련, 건강

적응증 토) 명치가 막힌 듯한 느낌이 있는 경우: 위장염, 구내염, 구취, 불면증, 신경증

## 감초탕 크)

구성 크) **감초**

적응증 크) 극심한 기침, 인후통 완화

## 갑자탕 코)

구성 코) 계피, 복령, 목단피, 도인, 작약, **감초**, 생강

적응증 코) 비교적 체력이 좋으며, 때때로 하복통, 어깨결림, 두중, 어지럼, 상열경향이며 족부냉증 등을 호소하는 경우: 월경불순, 월경이상, 월경통, 갱년기장애, 혈도증, 어깨결림, 타박, 어지럼, 두중, 기미, 동상

## 계마각반탕(계지마황각반탕) 토)

구성 토) 계피, 행인, 작약, 생생강, **감초**, **마황**, 대조

적응증 토) 감기, 기침, 가려움

## 계비탕

쯔), 토)

구성 쯔) 창출, 복령, 산약, 인삼, 연육, 진피, 택사, 산사자, **감초**

적응증 쯔) 야위고 안색이 좋지 않으며 식욕이 없고 설사경향을 보이는 경우: 위장허약, 만성위장염, 소화불량, 설사

## 계지가갈근탕

토)

구성 토) 갈근, 계지, 작약, 대조, 생생강, **감초**

적응증 토) 신체허약한 사람의 감기 초기로 어깨결림과 두통이 있는 경우

## 계지가영출부탕

크), 오)

구성 크) 계피, 작약, 대조, 백출, 복령, **감초**, 생강, **부자가루**

적응증 크) 관절통, 신경통

## 계지가용골모려탕

쯔), 코), 크), 오), 테)

구성 쯔) 계피, 작약, 대조, 모려, 용골, **감초**, 생강

적응증 쯔) 하복직근에 긴장이 있는 비교적 체력이 저하된 경우: 소아 야뇨증, 신경쇠약, 성적신경쇠약, 유정(遺精), 음위(陰萎)

## 계지가작약대황탕

쯔)

구성 쯔) 작약, 계피, 대조, **감초**, **대황**, 생강

적응증 쯔) 비교적 체력이 약한 경우면서 복부팽만하고 장내 정체감 또는 복통을 동반한 경우: 1. 급성장염, 대장염, 2. 상습변비, 숙변, 하복부불편감

## 계지가작약탕

쯔), 코), 크), 오), 테), 토)

구성 쯔) 작약, 계피, 대조, **감초**, 생강

적응증 쯔) 복부팽만감이 있는 경우: 하복부불편감, 복통

## 계지가출부탕

쯔), 코), 테), 사)

구성 쯔) 계피, 작약, 창출, 대조, **감초**, 생강, **부자가루**

적응증 쯔) 관절통, 신경통

## 계지가황기탕

토)

구성 토) 계지, 작약, 대조, 생생강, **감초**, 황기

적응증 토) 체력이 쇠약해진 상황의 도한, 땀띠

## 계지가후박행인탕

토)

구성 토) 갈근, 계지, 작약, 대조, 생생강, 후박, 행인, **감초**

적응증 토) 신체허약한 사람의 기침

## 계지복령환

쯔), 코), 크), 오), 테), 사), 토), 타)

구성 쯔) 계피, 작약, 도인, 복령, 목단피

적응증 쯔) 체격이 단단하며 붉은 얼굴, 복부는 대체로 충실, 하복부에 저항감이 있는 경우: 자궁 및 그 부속기의 염증, 자궁내막염, 월경불순, 월경곤란, 대하, 갱년기장애(두통, 어지럼, 상열, 어깨결림 등), 냉증, 복막염, 타박, 치질, 고환염

## 계지복령환가의이인

쯔)

구성 쯔) 의이인, 계피, 작약, 도인, 복령, 목단피

적응증 쯔) 비교적 체력이 좋고, 때때로 하복통, 어깨결림, 두중감, 어지럼, 상열경향을 보이며 족부냉증 등을 호소하는 경우: 월경불순, 혈도증, 여드름, 기미, 손발거침

## 계지인삼탕

쯔), 크)

구성 쯔) 계피, **감초**, 창출, 인삼, 건강

적응증 쯔) 위장이 약한 경우: 두통, 두근거림, 만성위장염, 위무력

## 계지작약지모탕(계작지모탕)

사)

구성 사) 백출, 계피, 지모, 병방풍, 작약, **마황**, **감초**, 생강, **부자**

적응증 사) 관절이 아프고 신체는 야위며, 다리가 종창하고 어지럼, 오심이 있는 경우: 신경통, 류마티스관절염

## 계지탕

쯔), 코), 오), 테)

구성 쯔) 계피, 작약, 대조, **감초**, 생강

적응증 쯔) 체력이 쇠약해졌을 때 감기의 초기

## 구미빈랑탕

코)

구성 코) 빈랑자, 후박, 계피, 복령, 귤피, 소엽, **대황**, 목향, **감초**, 오수유, 생강

적응증 코) 심계항진, 어깨결림, 권태감이 있고 변비 경향인 경우: 각기, 고혈압, 동맥경화 및 여기에 동반된 두통

## 궁귀교애탕

쯔) 코)

구성 쯔) **지황**, 작약, 당귀, **감초**, 천궁, 애엽, 아교

적응증 쯔) 치출혈

## 궁귀조혈음

타)

구성 타) 당귀, 천궁, **지황**, 백출, 복령, 진피, 향부자, 목단피, 대조, 생강, **감초**, 오약, 익모초

적응증 타) 산후 신경증, 체력저하, 월경불순

## 귀비탕

쯔)

구성 쯔) 황기, 산조인, 인삼, 백출, 복령, 용안육, 원지, 대조, 당귀, **감초**, 생강, 목향

적응증 쯔) 허약체질이며 혈색이 좋지 않은 경우: 빈혈, 불면

## 기국지황환

코) 쿠

구성 코) **지황**, 구기자, 산수유, 산약, 택사, 복령, 목단피, 국화

적응증 코) 체력 중등도 이하이며 쉽게 피로해하고 위장장애가 없으며 소변량감소 또는 다뇨경향이며, 때때로 수족번열감과 갈증이 있는 경우: 침침한 눈, 눈피로, 상열, 두중, 어지럼, 배뇨곤란, 빈뇨, 부종, 시력저하

## 길경석고

코)

구성 코) 석고, 길경

적응증 코) 기침 또는 화농된 경우

## 길경탕

쯔)

구성 쯔) **감초**, 길경

적응증 쯔) 인후가 헐어 아픈 경우: 편도염, 편도주위염

## 당귀건중탕

쯔)

구성 쯔) 작약, 계피, 대조, 당귀, **감초**, 생강

적응증 쯔) 쉽게 피로하며 혈색이 좋지 않은 경우: 월경통, 하복부통, 치질, 탈항 통증

## 당귀사역가오수유생강탕

쯔) 코) 크) 오)

구성 쯔) 대조, 계피, 작약, 당귀, 목통, **감초**, 오수유, 세신, 생강

적응증 쯔) 손발 냉증을 느끼며 하지가 냉하면 하지 또는 하복부가 쉽게 아파지는 경우: 동상, 두통, 하복부통, 요통

## 당귀음자

쯔)

구성 쯔) 당귀, **지황**, 작약, 천궁, 질려자, 방풍, 하수오, 황기, 형개, **감초**

적응증 쯔) 냉증인 경우: 만성습진(분비물이 적은 경우), 가려움

## 당귀작약산

쯔) 코) 크) 오) 테) 사) 토) 타)

구성 쯔) 작약, 택사, 창출, 복령, 천궁, 당귀

적응증 쯔) 근육이 대체로 연약하며 쉽게 피로하고, 요각부가 쉽게 냉해지는 경우: 빈혈, 권태감, 갱년기장애(두중, 두통, 어지럼, 어깨결림 등), 월경불순, 월경곤란, 불임증, 두근거림, 만성신염, 임신 중 모든 질환(부종, 습관성유산, 치질, 복통), 각기, 반신불수, 심장판막증

## 당귀작약산가부자

사)

구성 사) 작약, 택사, 창출, 복령, 천궁, 당귀, **부자**

적응증 사) 혈색이 좋지 않고 빈혈성이며 족부 및 요부가 쉽게 차가워지며, 두통, 두중이 있으며 소변빈삭을 호소할 때에 어지럼, 어깨결림, 이명, 두근거림이 있는 경우: 여성 냉증, 월경통, 신경통, 만성신염, 갱년기장애, 임신 중 장애(부종, 습관성유산 예방, 치질, 복통), 산후 회복불량

## 당귀탕

쯔)

구성 쯔) 당귀, 반하, 계피, 후박, 작약, 인삼, 황기, 산초, 건강, **감초**

적응증 쯔) 배중(背中)에 한랭을 느끼며, 복부팽만감과 복통이 있는 경우

## 대건중탕

쯔) 코)

구성 쯔) 건강, 인삼, 산초, 교이

적응증 쯔) 배가 차며 아프고, 복부팽만감이 있는 경우

## 대방풍탕

쯔) 사)

구성 쯔) 황기, 지황, 작약, 창출, 당귀, 두충, 방풍, 천궁, **감초**, 우슬, 대조, 인삼, 강활, 건강, **부자말**

적응증 쯔) 관절이 붓고 아프며, 마비, 강직으로 굴신이 어려운 경우: 하지 류마티스 관절염, 만성관절염, 통풍

## 대승기탕

쯔) 코)

구성 쯔) 후박, 지실, **대황**, 무수망초

적응증 쯔) 복부가 단단하게 굳고, 변비가 있는 경우. 또는 비만체질이면서 변비가 있는 경우. 상습변비, 급성변비, 고혈압, 신경증, 식중독

## 대시호탕

쯔) 코) 크) 오) 테) 사) 토) 타)

구성 쯔) 시호, 반하, **황금**, 작약, 대조, 지실, 생강, **대황**

적응증 쯔) 비교적 체력이 좋으면서 변비경향이고, 상복부가 당기며 불편하고, 이명, 어깨결림 등을 동반한 경우: 담석증, 담낭염, 황달, 간장애, 고혈압, 뇌일혈, 두드러기, 위산과다증, 급성위장염, 오심, 구토, 식욕부진, 치질, 당뇨병, 노이로제, 불면증

## 대시호탕거대황

코)

구성 코) 시호, 반하, **황금**, 작약, 대조, 지실, 생강

적응증 코) 명치가 단단하게 당기고, 흉부와 협복(脇腹) 및 간장부에 통증과 압박감이 있는 경우. 이명, 어깨결림, 피로감, 식욕감퇴 등을 동반한 경우도 있음. 변비가 없는 경우. 고혈압, 동맥경화, 위장병, 기관지천식, 황달, 담석증, 담낭염, 불면증, 신경쇠약, 음위(陰萎), 늑막염, 치질, 반신불수

## 대황감초탕

쯔) 오)

구성 쯔) **대황**, **감초**

적응증 쯔) 변비

## 대황목단피탕

쯔) 코) 테)

구성 쯔) 동과자, 도인, 목단피, **대황**, 무수망초

적응증 쯔) 비교적 체력이 좋으며, 하복부통증이 있고, 변비경향인 경우: 월경불순, 월경곤란, 변비, 치질

## 도핵승기탕

쯔) 코) 크) 오) 테)

구성 쯔) 도인, 계피, **대황**, **감초**, 무수망초

적응증 쯔) 비교적 체력이 좋고 상열이 있으며 변비경향인 경우: 월경불순, 월경곤란증, 월경 시나 산후 정신불안, 요통, 변비, 고혈압 동반증상(두통, 어지럼, 어깨결림)

## 마자인환

쯔) 코) 오)

구성 쯔) 마자인, **대황**, 지실, 행인, 후박, 작약

적응증 쯔) 변비

## 마행감석탕

쯔) 코) 오) 테)

구성 쯔) 석고, 행인, **마황**, **감초**

적응증 쯔) 소아천식, 기관지천식

## 마행의감탕

쯔) 코) 크) 오) 사)

구성 쯔) 의이인, 마황, 행인, 감초

적응증 쯔) 관절통, 신경통, 근육통

## 마황부자세신탕

쯔) 코) 사)

구성 쯔) **마황**, 세신, **부자가루**

적응증 쯔) 오한, 발열, 전신권태, 저혈압이면서 두통, 어지럼이 있고, 사지에 통증과 냉감이 있는 경우: 감기, 기관지염

## 마황탕

쯔) 코) 크) 테)

구성 쯔) 행인, **마황**, 계피, **감초**

적응증 쯔) 오한, 발열, 두통, 요통, 자연스럽게는 땀이 나지 않는 경우: 감기, 독감(초기), 류마티스 관절염, 천식, 영유아 코막힘, 포유곤란

## 맥문동탕

쯔) 코) 테)

구성 쯔) 맥문동, 반하, 갱미, 대조, **감초**, 인삼

적응증 쯔) 가래가 잘 뱉어지지 않는 기침, 기관지염, 기관지천식

## 목방기탕

쯔) 코) 사)

구성 쯔) 석고, 방기, 계피, 인삼

적응증 쯔) 안색이 어둡고 기침을 동반한 호흡곤란이 있으며, 심장하부에 긴장감 및 압박감이 있는 심장 또는 신장의 질환, 부종, 심장성천식

## 미맥지황환

코) 크)

구성 코) 맥문동, 목단피, 택사, 복령, 오미자, **지황**, 산수유, 산약

적응증 코) 체력중등도 이하이며 쉽게 피로하고 위장장애가 없으며 때때로 기침, 갈증이 있는 경우: 마른기침, 숨참, 하지통, 요통, 저림, 배뇨곤란, 빈뇨, 부종, 고령자 침침한 눈, 가려움

## 반하백출천마탕

쯔) 코) 크) 사)

구성 쯔) 진피, 반하, 백출, 복령, 천마, 맥아, 황기, 택사, 인삼, 황백, 건강, 생강

적응증 쯔) 위장허약하며 하지가 차갑고, 어지럼, 두통 등이 있는 경우

## 반하사심탕

쯔) 코) 크) 오) 테) 사) 토) 타)

구성 쯔) 반하, **황금**, **감초**, 대조, 인삼, 건강, 황련

적응증 쯔) 명치가 갑갑하고, 때때로 오심, 구토가 있으며 식욕부진하며 배가 울리고 연변 또는 설사 경향이 경우: 급만성 위장염, 발효성 설사, 소화불량, 위하수, 신경성 위염, 위장허약, 숙취, 트림, 가슴쓰림, 구내염, 신경증

## 반하후박탕

쯔) 코) 크) 오) 테) 사) 토) 타)

구성 쯔) 반하, 복령, 후박, 소엽, 생강

적응증 쯔) 기분이 가라앉고 인후, 식도부에 이물감이 있으며, 때때로 두근거림, 어지럼, 구역 등을 동반한 경우: 불안신경증, 신경성위염, 입덧, 기침, 쉰목소리, 신경성 식도협착증, 불면증

## 방기황기탕

쯔) 코) 크) 오) 테) 타)

구성 쯔) 황기, 방기, 창출, 대조, **감초**, 생강

적응증 쯔) 피부색이 희며 근육이 물렁한 물살경향의 체질로 쉽게 피로하고 땀이 많으며 소변불리하며 하지에 부종이 일어나며 슬관절 종통이 있는 경우: 신염, 신증후군, 임신신, 음낭수종, 비만, 관절염, 옹(癰), 절(癤), 근염, 부종, 피부병, 다한증, 월경불순

## 방풍통성산

쯔) 코) 크) 오) 테) 사) 토) 타)

구성 쯔) 활석, **황금**, **감초**, 길경, 석고, 백출, **대황**, 형개, **산치자**, 작약, 천궁, 당귀, 박하, 방풍, **마황**, 연교, 무수망초, 생강

적응증 쯔) 복부에 피하지방이 많고, 변비경향인 경우: 고혈압 동반증상(두근거림, 어깨결림, 상열감), 비만증, 부종, 변비

## 배농산급탕

쯔) 코)

구성 쯔) 길경, **감초**, 지실, 작약, 대조, 생강

적응증 쯔) 환부가 발적, 종창되며 통증을 동반한 화농증, 양(瘍), 절(癤), 면정(面疔), 그 외 절종증(癤腫症)

## 백호가인삼탕

쯔) 코) 크) 테)

구성 쯔) 석고, 갱미, 지모, **감초**, 인삼

적응증 쯔) 갈증과 상열감이 있는 경우

## 보중익기탕

쯔) 코) 크) 오) 테) 사) 토) 타)

구성 쯔) 황기, 인삼, 창출, 당귀, 시호, 대조, 진피, **감초**, 승마, 생강

적응증 쯔) 소화기능이 쇠약하며, 사지권태감이 현저한 허약체질인 경우: 여름탐, 병후 체력증강, 결핵, 식욕부진, 위하수, 감기, 치질, 탈항, 자궁하수, 음위(陰萎), 반신불수, 다한증

## 복령음

쯔) 코)

구성 쯔) 복령, 창출, 진피, 인삼, 지실, 생강

적응증 쯔) 구역과 가슴쓰림이 있고 소변량이 감소한 경우: 위염, 위무력, 유음

## 복령음합반하후박탕

쯔)

구성 쯔) 반하, 복령, 창출, 후박, 진피, 인삼, 소엽, 지실, 생강

적응증 쯔) 기분이 가라앉고 인후, 식도부에 이물감이 있으며, 때때로 두근거림, 어지럼, 구역, 가슴쓰림 등이 있고, 소변량이 감소한 경우: 불안신경증, 신경성위염, 입덧, 유음, 위염

## 복령택사탕 사)

구성 사) 복령, 택사, 창출, 계피, 감초, 생강

적응증 사) 체력중등도 이하이며 위불편감, 오심, 구토 중 하나가 있으며, 갈증을 느끼는 경우: 위염, 위장허약

## 부자이중탕 사)

구성 사) 인삼, **감초**, 백출, 건강, **부자**

적응증 사) 위장허약하며 혈색이 좋지 않고, 얼굴에 생기가 없으며, 소변량이 많고 손발에 냉감이 있고, 설사 경향이 있으며, 종종 구역, 어지럼, 두중(頭重), 위통을 호소하는 경우: 만성위장염, 위무력

## 사군자탕 쯔) 오) 토)

구성 쯔) 창출, 인삼, 복령, **감초**, 생강, 대조

적응증 쯔) 마르고 안색이 좋지 않으며 식욕이 없고, 쉽게 피로한 경우: 위장허약, 만성위염, 위불편감, 구토, 설사

## 사령탕 오)

구성 오) 택사, 복령, 창출, 저령

적응증 오) 갈증이 있고 물을 마셔도 소변량이 적으며, 구역, 구토, 복통, 부종 등 중 하나라도 동반된: 더위탐, 급성위장염, 부종

## 사물탕 쯔) 코) 크) 테) 타)

구성 쯔) **지황**, 작약, 천궁, 당귀

적응증 쯔) 피부가 고조(枯燥)하며 피부윤기가 좋지 않은 체질이며 위장장애가 없는 경우: 산후 또는 유산 후의 피로회복, 월경불순, 냉증, 동상, 기미, 혈도증(血道症)

## 사역산 쯔)

구성 쯔) 시호, 작약, 지실, **감초**

적응증 쯔) 비교적 체력이 좋으면서 대시호탕증과 소시호탕증의 중간증을 보이는 경우: 담낭염, 담석증, 위염, 위산과다, 위궤양, 위염, 기관지염, 신경질, 히스테리

## 산조인탕

쯔) 오)

구성 쯔) 산조인, 복령, 천궁, 지모, **감초**

적응증 쯔) 심신이 피로하고 약해져 잠을 자지 못하는 경우

## 삼령백출산(료)

코) 크)

구성 쯔) 의이인, 복령, 백출, 인삼, 산약, 편두, 연육, 길경, 축사, **감초**

적응증 쯔) 마르고 안색이 불량하며, 식욕이 없고 설사가 지속되는 경향인 경우: 식욕부진, 만성설사, 병후 체력저하, 피로권태

## 삼물황금탕

쯔)

구성 쯔) **지황**, 고삼, **황금**

적응증 쯔) 수족번열감

## 삼소음

쯔) 타)

구성 쯔) 반하, 복령, 갈근, 길경, 진피, 전호, 대조, 인삼, **감초**, 지실, 소엽, 생강

적응증 쯔) 감기, 기침

## 삼황사심탕

쯔) 코) 크) 오) 테) 타)

구성 쯔) **황금**, 황련, **대황**

적응증 쯔) 비교적 체력이 좋고, 상열경향이며 안면홍조가 있고 정신불안하며, 변비경향이 있는 경우: 고혈압 동반증상(상열, 어깨결림, 이명, 두중, 불면, 불안), 코피, 치질출혈, 변비, 갱년기장애, 혈도증(血道症)

## 생맥산

코)

구성 코) 인삼, 맥문동, 오미자

적응증 코) 다음 경우의 자양강장: 허약체질, 육체피로, 병중병후, 위장허약, 식욕부진, 혈색불량, 냉증, 발육기

## 세간명목탕

코)

구성 코) 석고, 당귀, 천궁, 작약, **지황**, **황금**, **산치자**, 연교, 방풍, 결명자, 황련, 형개, 박하, 강활, 만형자, 국화, 길경, 질려자, **감초**

적응증 코) 체력중등도인 경우: 눈충혈, 눈통증, 눈건조감

## 소건중탕

쯔) 코) 오)

구성 쯔) 작약, 계피, 대조, **감초**, 생강

적응증 쯔) 체질허약하며 쉽게 피로하고, 혈색이 좋지 않고, 복통, 두근거림, 수족번열감, 냉증, 빈뇨 및 다뇨 등 중 하나를 동반한 경우: 소아허약체질, 피로권태, 신경질, 만성위장염, 소아야뇨증, 야제

## 소경활혈탕

쯔) 오) 타)

구성 쯔) 작약, **지황**, 천궁, 창출, 당귀, 도인, 복령, 위령선, 강활, 우슬, 진피, 방기, 방풍, 용담, **감초**, 백지, 생강

적응증 쯔) 관절통, 신경통, 요통, 근육통

## 소반하가복령탕

쯔) 코) 크) 오) 테)

구성 쯔) 반하, 복령, 생강

적응증 쯔) 체력중등도인 경우: 임신구토(입덧), 그 외 다양한 질환의 구토(급성위장염, 습성흉막염, 수종성각기, 축농증)

## 소시호탕가길경석고

쯔)

구성 쯔) 석고, 시호, 반하, **황금**, 길경, 대조, 인삼, **감초**, 생강

적응증 쯔) 인후가 헐어 아픈 경우: 편도염, 편도주위염

## 소시호탕

쯔) 코) 크) 오) 테) 사) 토) 타)

구성 쯔) 시호, 반하, **황금**, 대조, 인삼, **감초**, 생강

적응증 쯔) 체력중등도이며 상복부가 당기며 불편하고, 설태가 발생하며 구중불쾌, 식욕부진, 때때로 미열, 오심 등이 있는 경우: 각종 급성 열성병, 폐렴, 기관지염, 기관지천식, 감모, 림프염, 만성위장장애, 산후회복부전, 만성간염의 간장애 개선

## 소자강기탕

코)

구성 코) 반하, 자소자, 진피, 후박, 전호, 계피, 당귀, 대조, **감초**, 생강

적응증 코) 체력허약하며 족부냉증과 안면 상열감이 있고, 숨이 찬 경우: 만성기관지염, 기관지천식

## 소청룡탕

쯔) 코) 크) 오) 테) 사) 타)

구성 쯔) 반하, **감초**, 계피, 오미자, 세신, 작약, **마황**, 건강

적응증 쯔) 다음 질환에서의 수양성 가래, 수양성 콧물, 코막힘, 재채기, 천식, 기침, 유루(流淚): 기관지염, 기관지천식, 비염, 알레르기비염, 알레르기결막염, 감기

## 소풍산

쯔) 코) 오)

구성 쯔) 석고, **지황**, 당귀, 우방자, 창출, 방풍, 목통, 지모, 호마, **감초**, 고삼, 형개, 선퇴

적응증 쯔) 분비물이 많고, 가려움이 심한 만성 피부염(습진, 두드러기, 족부백선, 땀띠, 피부소양증)

## 속명탕

코)

구성 코) 석고, 행인, **마황**, 계피, 당귀, 인삼, 천궁, **감초**, 생강

적응증 코) 체력중등도 이상인 경우: 저림, 근력저하, 고혈압에 동반된 증상(어지럼, 이명, 어깨결림, 두통, 두중, 두부압박감), 기관지염, 기관지천식, 신경통, 관절뻣뻣함과 통증, 두통, 부종

## 승마갈근탕

쯔)

구성 쯔) 갈근, 작약, 승마, **감초**, 생강

적응증 쯔) 감모초기, 피부염

## 시갈해기탕

코)

구성 코) 시호, 갈근, 반하, **마황**, 계피, **황금**, 작약, 생강, **감초**, 석고

적응증 코) 체력 중등도 이상이며 격심한 감기유사 증상을 보이는 경우: 발열, 오한, 두통, 사지통증, 전신권태, 갈증, 식욕부진, 구역, 비강건조, 불면

## 시령탕

쯔) 크)

구성 쯔) 시호, 택사, 반하, **황금**, 창출, 대조, 저령, 인삼, 복령, **감초**, 계피, 생강

적응증 쯔) 구역, 식욕부진, 인후부 건조, 배뇨량 감소 등: 수양성 설사, 급성 위장염, 더위탐, 부종

## 시박탕

쯔) 크)

구성 쯔) 시호, 반하, 복령, **황금**, 후박, 대조, 인삼, **감초**, 소엽, 생강

적응증 쯔) 기분이 불쾌하며 인후, 식도부에 이물감이 있으며 때때로 두근거림, 어지럼, 구역 등을 동반한 경우: 소아천식, 기관지천식, 기관지염, 기침, 불안신경증

부록

## 시함탕

쯔) 코) 타)

구성 쯔) 시호, 반하, **황금**, 대조, 괄루인, 인삼, 황련, **감초**, 생강

적응증 쯔) 기침, 기침으로 인한 흉통

## 시호가용골모려탕

쯔) 코) 크) 오) 테) 타)

구성 쯔) 시호, 반하, 계피, 복령, **황금**, 대조, 인삼, 모려, 용골, 생강

적응증 쯔) 비교적 체력이 있으며, 심계항진, 불면, 초조함 등의 정신증상이 있는 경우: 고혈압, 동맥경화증, 만성신장병, 신경쇠약, 신경성 심계항진, 뇌전증, 히스테리, 소아야제증, 음위(陰萎)

## 시호계지건강탕

쯔) 코) 테) 타)

구성 쯔) 시호, **황금**, 괄루근, 계피, 모려, **감초**, 건강

적응증 쯔) 체력이 약하며, 냉증, 빈혈경향을 보이고 가슴두근거림, 숨참이 있고, 신경과민한 경우: 갱년기장애, 혈도증(血道症), 신경증, 불면증

## 시호계지탕

쯔) 코) 크) 오) 테) 사) 타)

구성 쯔) 시호, 반하, **황금**, **감초**, 계피, 작약, 대조, 인삼, 생강

적응증 쯔) 발열한출(發熱汗出)하며 오한하고 신체통, 두통, 구역이 있는 경우: 감기, 유행성감기, 폐렴, 폐결핵 등의 열성질환, 위궤양, 십이지장궤양, 담낭염, 담석, 간장애, 췌장염 등으로 인한 명치부 긴장 및 통증

## 시호소간탕

코)

구성 코) 시호, 작약, 향부자, 천궁, 지실, **감초**, 청피(의학통지[醫學統旨] 처방)

적응증 코) 체력중등도이며 흉복부에 견디가 힘든 불편감이 있으며, 때때로 두통이나 견배부 결림이 있는 경우: 복통, 측흉부통, 신경통

## 시호청간탕

쯔) 코) 테)

구성 쯔) 시호, **황금**, 황백, 황련, 괄루근, **감초**, 길경, **산치자**, **지황**, 작약, 천궁, 당귀, 박하, 연교, 우방자

적응증 쯔) 간이 강한 경향이 있는 소아: 신경증, 만성 편도염, 습진

## 신비탕

쯔) 코) 크) 오) 토)

구성 쯔) **마황**, 행인, 후박, 진피, **감초**, 시호, 소엽

적응증 쯔) 소아천식, 기관지천식, 기관지염

## 신이청폐탕

쯔) 코) 크) 오)

구성 쯔) 석고, 맥문동, **황금**, **산치자**, 지모, 백합, 신이, 비파엽, 승마

적응증 쯔) 코막힘, 만성비염, 축농증

## 십미패독탕

쯔) 코) 크) 오) 테) 사) 토) 타)

구성 쯔) 길경, 시호, 천궁, 복령, 박속, 방풍, 독활, **감초**, 형개, 생강

적응증 쯔) 화농성피부질환, 급성피부질환 초기, 두드러기, 급성습진, 족부백선

## 십전대보탕

쯔) 코) 크) 오) 테) 사) 타)

구성 쯔) 황기, 계피, **지황**, 작약, 창출, 천궁, 당귀, 인삼, 복령, **감초**

적응증 쯔) 병후 체력저하, 피로권태, 식욕부진, 도한, 수족냉증, 빈혈

## 을자탕

쯔) 코) 크) 오) 테) 사) 타)

구성 쯔) 당귀, 시호, **황금**, **감초**, 승마, **대황**

적응증 쯔) 상태가 그다지 극심하지 않으며, 체력이 중간 정도로 쇠약하지는 않은 경우: 내치질, 외치질

## 안중산

쯔) 코) 크) 오) 테) 토)

구성 쯔) 계피, 현호색, 모려, 회향, 축사, **감초**, 양강

적응증 쯔) 마른 체형이며 복부근육이 이완된 경향이 있고, 위 통증 또는 복통이 있으며, 때때로 가슴쓰림, 트림, 식욕부진, 구역 등을 동반한 다음 상황: 신경성 위염, 만성위염, 위무력증

## 억간산

쯔) 오)

구성 쯔) 창출, 복령, 천궁, 조구등, 당귀, 시호, **감초**

적응증 쯔) 허약한 체질이며 신경이 날카로운 경우: 신경증, 불면증, 소아 야간울음, 소아감증(疳症)

## 억간산가진피반하

쯔) 코) 크)

구성 쯔) 반하, 복령, 창출, 천궁, 조구등, 진피, 당귀, 시호, **감초**

적응증 쯔) 허약한 체질이며 신경이 날카로운 경우: 신경증, 불면증, 소아 야간울음, 소아감증(疳症)

## 여신산

쯔)

구성 쯔) 향부자, 천궁, 창출, 당귀, **황금**, 계피, 인삼, 빈랑자, 황련, **감초**, 정자, 목향

적응증 쯔) 상열과 어지럼이 있는 경우: 산전산후의 신경증, 월경불순, 혈도증(血道症)

## 연주음

코)

구성 코) 당귀, 백출, 천궁, 작약, **지황**, **감초**, 복령, 계피

적응증 코) 체력중등도 또는 약간 허약하며 때때로 상열, 흔들거림이 있는 경우: 갱년기장애, 기립어지럼, 어지럼, 두근거림, 숨참, 빈혈

## 영감강미신하인탕

쯔) 코)

구성 쯔) 행인, 반하, 복령, 오미자, **감초**, 세신, 건강

적응증 쯔) 빈혈, 냉증이 있으며 천명을 동반한 객담이 많은 기침을 하는 경우: 기관지염, 기관지천식, 심장쇠약, 신장병

## 영강출감탕

쯔) 코) 사)

구성 쯔) 복령, 백출, 건강, **감초**

적응증 쯔) 허리에 냉증과 통증이 있고, 소변량이 많은 경우: 요통, 요부냉증, 야뇨증

## 영계감조탕

코)

구성 코) 복령, 계피, 대조, **감초**

적응증 코) 체력중등도 이하이며 상열감과 두근거림이 있고 신경이 날카로운 경우: 두근거림, 정신불안

## 영계출감탕

쯔) 코) 크) 사) 토) 타)

구성 쯔) 복령, 계피, 창출, **감초**

적응증 쯔) 어지럼, 흔들거림이 있거나 두근거림이 있고 소변량이 감소한 경우: 신경질, 노이로제, 어지럼, 두근거림, 숨참, 두통

## 오령산

쯔) 코) 크) 테) 사) 토) 타)

구성 쯔) 택사, 저령, 창출, 복령, 계피

적응증 쯔) 갈증, 소변량감소가 있는 경우: 부종, 신증후군, 숙취, 급성위장염, 설사, 오심, 구토, 어지럼, 위내정수(胃內停水), 두통, 요독증, 더위탐, 당뇨병

## 오림산

쯔) 토)

구성 쯔) 복령, **황금**, **감초**, **지황**, 차전자, 택사, 당귀, 목통, 활석, **산치자**, 작약

적응증 쯔) 빈뇨, 배뇨통, 잔뇨감

## 오수유탕

쯔) 코) 타)

구성 쯔) 대조, 오수유, 인삼, 생강

적응증 쯔) 손발이 차고 중등도 이하의 체력인 경우: 습관성 편두통, 습관성 두통, 구토, 각기충심(脚氣衝心)

## 오적산

쯔) 코) 테)

구성 쯔) 창출, 진피, 당귀, 반하, 복령, **감초**, 길경, 지실, 계피, 후박, 작약, 생강, 천궁, 대조, 백지, **마황**

적응증 쯔) 만성으로 경과하며 증상이 극심하지 않은 경우: 위장염, 요통, 신경통, 관절통, 월경통, 두통, 냉증, 갱년기장애, 감기

## 오호탕

쯔) 크) 오)

구성 쯔) 석고, 행인, **마황**, 상백피, **감초**

적응증 쯔) 기침, 기관지천식

## 옥병풍산

코)

구성 코) 황기, 백출, 방풍

적응증 코) 신체허약하며 쉽게 피로한 경우: 허약체질, 피로권태감, 도한

## 온경탕

쯔) 코)

구성 쯔) 반하, 맥문동, 당귀, 천궁, 작약, 인삼, 계피, 목단피, **감초**, 오수유, 생강, 아교

적응증 쯔) 수족번열감, 입술건조: 월경불순, 월경곤란, 대하, 갱년기장애, 불면, 신경증, 습진, 요하지 냉증, 동상

## 온청음

쯔) 코) 쿠) 오) 테) 토)

구성 쯔) 당귀, **지황**, 작약, 천궁, **황금**, **산치자**, 황련, 황백

적응증 쯔) 피부색과 윤기가 좋지 않고, 상열하는 경우: 월경불순, 월경곤란, 혈도증(血道症), 갱년기장애, 신경증

## 용담사간탕

쯔) 코) 사) 토) 타)

구성 쯔) **지황**, 당귀, 목통, **황금**, 차전자, 택사, **감초**, **산치자**, 용담

적응증 쯔) 비교적 체력이 좋고 하복부근육이 긴장경향인 경우: 배뇨통, 잔뇨감, 소변혼탁, 대하

## 우차신기환

쯔)

구성 쯔) **지황**, 우슬, 산수유, 산약, 차전자, 택사, 복령, 목단피, 계피, **부자말**

적응증 쯔) 쉽게 피로하며 사지가 잘 차며 소변량감소 또는 다뇨하며 때때로 갈증이 있는 경우: 하지통, 요통, 저림, 노인의 침침한 눈, 가려움, 배뇨곤란, 빈뇨, 부종

## 육군자탕

쯔) 코) 크) 오) 테) 사) 토)

구성 쯔) 인삼, 반하, 복령, 창출, 대조, 진피, **감초**, 생강

적응증 쯔) 위장이 약하며 식욕이 없고 명치가 갑갑하고, 쉽게 피로하며, 빈혈성이며 손발이 쉽게 차가워지는 경우: 위염, 위무력증, 위하수, 소화불량, 식욕부진, 위통, 구토

## 육미환(육미지황환)

쯔) 크) 토)

※쯔무라와 크라시에는 육미환, 다른 제약회사 제품은 육미지황환으로 불린다.

구성 쯔) **지황**, 산수유, 산약, 택사, 복령, 목단피

적응증 쯔) 쉽게 피로하며 소변량 감소 또는 증가, 때때로 갈증이 있는 경우: 배뇨곤란, 빈뇨, 부종, 가려움

## 윤장탕

쯔) 타)

구성 쯔) **지황**, 당귀, **황금**, 지실, 행인, 후박, **대황**, 도인, 마자인, **감초**

적응증 쯔) 변비

## 월비가출탕

쯔) 코)

구성 쯔) 석고, **마황**, 창출, 대조, **감초**, 생강

적응증 쯔) 부종과 땀이 나며 소변불리가 있는 경우: 신염, 신증후군, 각기, 류마티스관절염, 야뇨증, 습진

## 위령탕

쯔)

구성 쯔) 창출, 후박, 진피, 저령, 택사, 백출, 복령, 계피, 대조, **감초**, 생강

적응증 쯔) 수양성 설사, 구토가 있으며, 갈증, 소변량감소를 동반한 경우: 식체, 더위탐, 복부냉증, 급성위장염, 복통

## 을자탕

쯔) 코) 크) 오) 테) 사) 타)

구성 쯔) 당귀, 시호, **황금**, **감초**, 승마, **대황**

적응증 쯔) 상태가 그다지 극심하지 않으며, 체력이 중간 정도로 쇠약하지는 않은 경우: 내치질, 외치질

## 의이인탕

쯔) 크) 토)

구성 쯔) 의이인, 당귀, 창출, **마황**, 계피, 작약, **감초**

적응증 쯔) 관절통, 근육통

## 이진탕

쯔) 토)

구성 쯔) 반하, 복령, 진피, **감초**, 생강

적응증 쯔) 오심, 구토

## 이출탕

쯔)

구성 쯔) 반하, 창출, 위령선, **황금**, 향부자, 진피, 백출, 복령, **감초**, 생강, 천남성, 화강활

적응증 쯔) 오십견

## 인삼양영탕

쯔) 코) 크) 오)

구성 쯔) **지황**, 당귀, 백출, 복령, 인삼, 계피, 원지, 작약, 진피, 황기, **감초**, 오미자

적응증 쯔) 병후 체력저하, 피로권태, 식욕부진, 도한, 수족냉증, 빈혈

## 인삼탕

쯔) 코) 크) 오) 테) 토) 타)

구성 쯔) 인삼, 창출, **감초**, 건강

적응증 쯔) 체질허약, 또는 허약에 의해 체력이 저하된 경우: 급성, 만성 위장염, 위무력증, 위확장, 입덧, 위축신

## 인진오령산

쯔)

구성 쯔) 택사, 저령, 복령, 창출, 인진호, 계피

적응증 쯔) 갈증이 있으며, 소변이 적은 경우: 구토, 두드러기, 숙취로 메슥거림, 부종

## 인진호탕

쯔) 코) 크) 오) 테)

구성 쯔) 인진호, **산치자**, **대황**

적응증 쯔) 소변량 감소, 약간 변비경향이면서 비교적 체력이 좋은 경우: 황달, 간경변, 신증후군, 두드러기, 구내염

## 입효산

쯔)

구성 쯔) 세신, 승마, 방풍, **감초**, 용담

적응증 쯔) 발치 후 통증, 치통

## 자감초탕

쯔) 코)

구성 쯔) **지황**, 맥문동, 계피, 대조, 인삼, 마자인, 자감초, 아교, 생강

적응증 쯔) 체력이 쇠약하며 쉽게 피로한 경우의 두근거림, 숨참

## 작약감초부자탕

사)

구성 사) 작약, **감초**, **부자**

적응증 사) 냉증이며 관절과 근육이 아프고, 마비감이 있어 사지굴신이 힘든 경우: 만성신경통, 만성관절염, 류마티스관절염, 근육 류마티스, 오십견, 어깨결림

## 작약감초탕

쯔) 코) 크) 테) 토)

구성 쯔) 작약, **감초**

적응증 쯔) 급격히 발생하는 근육경련을 동반한 동통, 근육 및 관절통, 위통, 복통

## 자근모려탕

코)

구성 코) 당귀, 모려, 작약, 천궁, 자근, 승마, 황기, **대황**, 인동, **감초**
적응증 코) 체력 중등도 이상이면서 소모성 질환 등을 동반한 경우: 유선통증, 치질통증, 습진과 피부염, 빈혈, 피로권태

## 자신통이탕

코)

구성 코) 당귀, 천궁, 작약, 지모, **지황**, 황백, **황금**, 시호, 백지, 향부자
적응증 코) 체력이 허약한 경우: 이명, 청력저하, 어지럼

## 자음강화탕

쯔)

구성 쯔) 창출, **지황**, 작약, 진피, 천문동, 당귀, 맥문동, 황백, **감초**, 지모
적응증 쯔) 목 안이 거칠하며 가래가 잘 나오지 않으며 기침하는 경우

## 자음지보탕

쯔)

구성 쯔) 향부자, 시호, 작약, 지모, 진피, 당귀, 맥문동, 백출, 복령, 지골피, 패모, **감초**, 박하
적응증 쯔) 허약한 사람의 만성기침, 가래

## 장옹탕

코)

구성 코) 의이인, 동과, 도인, 목단피
적응증 코) 회맹부에 급성 또는 만성 통증이 있는 경우 및 월경통이 있는 경우

## 저령탕

쯔) 코) 크) 오) 테) 사) 토) 타)

구성 쯔) 택사, 저령, 복령, 아교, 활석
적응증 쯔) 소변량감소, 소변난, 갈증을 호소하는 경우: 요도염, 신장염, 신석증, 임염(淋炎), 배뇨통, 혈뇨, 요부 이하의 부종, 잔뇨감, 설사

## 저령탕합사물탕

쯔)

구성 쯔) **지황**, 작약, 천궁, 택사, 저령, 당귀, 복령, 아교, 활석
적응증 쯔) 피부가 고조하며 피부색과 윤기가 좋지 않은 체질로 위장장애가 없는 경우: 배뇨곤란, 배뇨통, 잔뇨감, 빈뇨

## 절충음

코) 토)

구성 토) 도인, 당귀, 목단피, 천궁, 작약, 계지, 현호색, 우슬, 홍화

적응증 토) 체력 중등도 이상이며, 하복부통증이 있는 경우: 월경불순, 월경통, 월경곤란, 신경통, 요통, 어깨결림

## 조등산

쯔)

구성 쯔) 석고, 조구등, 진피, 맥문동, 반하, 복령, 국화, 인삼, 방풍, **감초**, 생강

적응증 쯔) 만성적으로 이어지는 두통이며 중년 이후, 또는 고혈압 경향이 있는 경우

## 조위승기탕

쯔)

구성 쯔) **대황**, **감초**, 무수망초

적응증 쯔) 변비

## 죽여온담탕

쯔)

구성 쯔) 반하, 시호, 맥문동, 복령, 죽여, 길경, 지실, 향부자, 진피, 황련, **감초**, 생강, 인삼

적응증 쯔) 독감, 감기, 폐렴 등의 회복기에 발열이 장기화되거나, 열은 내렸지만 기분이 상쾌하지 않고 기침과 가래가 많아 숙면을 취하지 못하는 경우

## 죽엽석고탕

코)

구성 코) 죽엽, 감초, 석고, 반하, 맥문동, 인삼, 갱미

적응증 코) 체력허약하며 감기가 낫지 않고 가래가 잘 끊어지지 않으며 때때로 열감, 심한 콜록거림, 입이 마른 경우: 마른기침, 기관지염, 기관지천식, 갈증, 가벼운 열사병

## 진무탕

쯔) 코) 사)

구성 쯔) 복령, 작약, 창출, 생강, **부자말**

적응증 쯔) 신진대사가 침체되어 있는 경우: 위장질환, 위장허약증, 만성장염, 소화불량, 위무력증, 위하수증, 신증후군, 복막염, 뇌일혈, 척수질환에 의한 운동 및 지각마비, 신경쇠약, 고혈압, 심장판막증, 심부전으로 심계항진, 반신불수, 류마티스, 노인성소양증

## 천궁다조산

쯔)

구성 쯔) 향부자, 천궁, 강활, 형개, 박하, 백지, 방풍, **감초**, 다엽

적응증 쯔) 감기, 혈도증(血道症), 두통

## 천금내탁산(료)

코)

구성 코) 황기, 천궁, 방풍, 길경, 후박, 계피, 금은화, 당귀, 인삼, 백지, **감초**

적응증 코) 체력허약하며 환부가 화농된 경우: 화농성피부질환의 초기, 치질, 가벼운 욕창

## 청상견통탕

코)

구성 코) 맥문동, **황금**, 강활, 독활, 방풍, 창출, 당귀, 천궁, 백지, 만형자, 국화, 세신, **감초**, 생강

적응증 코) 체력에 관계없이 사용할 수 있고, 만성화된 통증이 있는 경우: 두통, 안면통

## 청상방풍탕

쯔) 오)

구성 쯔) **황금**, 길경, **산치자**, 천궁, 병방풍, 백지, 연교, 황련, **감초**, 지실, 형개, 박하

적응증 쯔) 여드름

## 청서익기탕

쯔)

구성 쯔) 창출, 인삼, 맥문동, 황기, 진피, 당귀, 황백, **감초**, 오미자

적응증 쯔) 더위먹음, 더위로 인한 식욕부진, 설사, 전신권태, 여름탐

## 청습화담탕

토)

구성 토) 반하, 복령, 창출, 천남성, **황금**, 진피, 강활, 백지, 백개자, **감초**, 생강

적응증 토) 배중(背中)에 한랭(寒冷)을 느끼는 경우: 신경통, 관절통, 근육통

## 청심연자음

쯔) 토)

구성 쯔) 맥문동, 복령, 연육, **황금**, 차전자, 인삼, 황기, 지골피, **감초**

적응증 쯔) 전신권태감이 있고 입과 혀가 마르며, 소변이 잘 나오지 않는 경우: 잔뇨감, 빈뇨, 배뇨통

## 청폐탕

쯔)

구성 쯔) 당귀, 맥문동, 복령, **황금**, 길경, 행인, **산치자**, 상백피, 대조, 진피, 천문동, 패모, 죽여, **감초**, 오미자, 생강

적응증 쯔) 가래가 많이 나오는 기침

## 치두창일방

쯔)

구성 쯔) 천궁, 창출, 연교, 방풍, 인동, **감초**, 형개, 홍화, **대황**

적응증 쯔) 습진, 영유아 습진

## 치자백피탕

코)

구성 코) **산치자**, 황백, **감초**

적응증 코) 간췌부에 압박감이 있는 경우. 황달, 피부소양증, 숙취

## 치타박일방

쯔)

구성 쯔) 계피, 천궁, 천골, 박속, **감초**, **대황**, 정자

적응증 쯔) 타박에 의한 붓기 및 통증

## 칠물강하탕

쯔) 오) 토)

구성 쯔) 작약, 당귀, 황기, **지황**, 천궁, 조구등, 황백

적응증 쯔) 신체가 허약한 경향의 다음 경우: 고혈압에 동반된 증상(상열, 어깨결림, 이명, 두중감)

## 택사탕

코)

구성 코) 택사, 백출

적응증 코) (체력에 관계없이) 어지럼, 두중

## 통도산

쯔) 코) 타)

구성 쯔) 지실, **대황**, 당귀, **감초**, 홍화, 후박, 진피, 목통, 소목, 무수망초

적응증 쯔) 비교적 체력이 좋고 하복부에 압통이 있으며 변비경향인 경우: 월경불순, 월경통, 갱년기장애, 요통, 변비, 타박, 고혈압 동반증상(두통, 어지럼, 어깨결림)

## 팔미지황환(팔미환)

쯔) 코) 크) 오) 테) 사)

구성 쯔) **지황**, 산수유, 산약, 택사, 복령, 목단피, 계피, **부자말**

적응증 쯔) 피로, 권태감이 현저하고, 소변량감소 또는 빈삭, 갈증이 있으며 손발이 교대로 냉감과 열감을 보이는 경우: 신염, 당뇨병, 음위(陰萎), 좌골신경통, 요통, 각기, 방광염, 전립선비대, 고혈압

## 평위산

쯔) 코) 크) 오) 테)

구성 쯔) 창출, 후박, 진피, 대조, **감초**, 생강

적응증 쯔) 위가 불편하며 소화불량 경향이 있는 경우: 급만성위염, 위무력, 소화불량, 식욕부진

## 향사육군자탕

코)

구성 코) 인삼, 백출, 복령, 반하, 진피, 향부자, 대조, 축사, 곽향, **감초**, 생강

적응증 코) 체력 중등도 이하이며 기분이 가라앉은 경향을 보이며 머리가 무겁고 위장이 약하며 식욕이 없고, 명치가 막힌 듯하고 잘 피로하며, 빈혈성으로 손발이 잘 찬 경우: 위염, 위장허약, 위하수, 소화불량, 식욕부진, 위통, 구토

## 향소산

쯔), 코, 테)

구성 쯔) 향부자, 소엽, 진피, **감초**, 생강

적응증 쯔) 위장허약하며 신경질적인 사람의 감기초기

## 형개연교탕

쯔) 오) 테) 타)

구성 쯔) **황금**, 황백, 황련, 길경, 지실, 형개, 시호, **산치자**, **지황**, 작약, 천궁, 당귀, 박하, 백지, 방풍, 연교, **감초**

적응증 쯔) 부비동염, 만성비염, 만성편도염, 여드름

## 황금탕

사)

구성 사) **황금**, 대조, **감초**, 작약

적응증 사) 장염, 소화불량, 구토, 설사

## 황기건중탕

쯔) 토)

구성 쯔) 작약, 황기, 계피, 대조, **감초**, 생강, 교이

적응증 쯔) 신체허약하며 쉽게 피로해 하는 경우: 허약체질, 병후쇠약, 도한

## 황련아교탕

코) 크)

구성 크) 황련, 아교, 작약, **황금**, 난황말, 젤라틴

적응증 크) 체력 중등도 이하로 쉽게 냉해지고 상열경향이며 가슴 갑갑해하며 불면경향인 경우: 불면, 코피, 거친 피부의 습진, 피부염, 피부 가려움

## 황련탕

쯔) 코) 토) 타)

구성 쯔) 반하, 황련, **감초**, 계피, 대조, 인삼, 건강

적응증 쯔) 위부 정체감과 중압감, 식욕부진이 있는 경우: 급성위염, 숙취, 구내염

## 황련해독탕

쯔) 코) 크) 오) 테) 사) 토) 타)

구성 쯔) 황금, 황련, **산치자**, 황백

적응증 쯔) 비교적 체력이 좋고, 상열경향이며 안색이 붉고, 초조해하는 경향이 있는 경우: 코피, 고혈압, 불면, 노이로제, 위염, 숙취, 혈도증(血道症), 어지럼, 두근거림, 습진 및 피부염, 피부가려움

# 4. 전탕약의 구성약재와 출전

**처방명(출전)**[1] 본 서적 내 기재

약재 [1] 색깔은 부작용에 주의해야만 하는 약재
〈참고〉 제조법 등을 기재하였음.

[1] 구성 약재와 출전: 주로 하나와 토시히코, 코소토 히로시 감수, 기타사토 동양의학종합연구소 약제부편집 『기타사토대학 동양의학종합연구소 한방처방집』(제7판, 2012년)에 기초했다. 이 책에 수록되어 있지 않은 처방은 후지히라 켄, 야마다 코인 감수, 일본한방협회편집 『개정3판 실용한방처방집』(지호, 2006년)을 참고하였다.

- 여기서는 이 책에 수록된 전탕약을 가나다 순으로 정리한다.
- '료(料)': 원전에서 산제 또는 환제로 제시된 처방을 전탕약으로 사용할 때는 '료'를 붙여 부른다. 예를 들어 오령산료, 계지복령환료 등.

## 가미사물탕(의학정전)

처방 10

약재 맥문동 5.0, 당귀 3.0, 천궁 3.0, 작약 3.0, 지황 3.0, 창출 3.0, 인삼 2.0, 우슬 2.0, 황백 1.5, 오미자 1.5, 황련 1.5, 지모 1.5, 두충 1.5, 이상 13가지 약재 31.5g

## 감초건강탕(상한론)

기초 Ⅳ, 처방 1, 11, 13, 27

약재 감초 4.0, 건강 2.0, 이상 2가지 약재 6.0g

## 감초마황탕(금궤요략)

처방 12

약재 마황 3.0, 감초 1.5(1회량), 이상 2가지 약재 4.5g

## 감초부자탕(상한론, 금궤요략)

기초 Ⅳ, 처방 19

약재 창출 6.0, 계피 3.5, 감초 3.0, 부자( ), 이상 4가지 약재 12.5g+부자

## 건강부자탕(상한론)

기초 Ⅳ

약재 건강 2.0, 부자 1.0, 이상 2가지 약재 3.0g

## 계강조초황신부탕(금궤요략)

처방 23, 24

약재 계피 3.0, 대조 3.0, **감초** 2.0, **마황** 2.0, 세신 2.0, 생강 0.5, **부자**( ), 이상 7가지 약재 12.5g+부자

## 계지가계탕(상한론)

처방 35

약재 계지탕의 계피를 6.0g으로 한다.

## 계지감초탕(상한론)

기초 I, 처방 19, 35

약재 계피 4.0, **감초** 2.0, 이상 2가지 약재 6.0g

## 계지거계가복령백출탕(상한론)

기초 IV

약재 작약 4.0, 복령 4.0, 백출 4.0, 대조 4.0, **감초** 2.0, 생강 0.5, 이상 6가지 약재 18.5g

## 계지거작약탕(상한론)

처방 23, 24

약재 계피 4.0, 대조 4.0, 생강 4.0, **감초** 2.0, 이상 4가지 약재 14.0g

## 계지부자탕(상한론)

처방 10

약재 계피 4.0, 대조 3.0, **감초** 2.0, 생강 0.5, **부자**( ), 이상 5가지 약재 9.5g+부자

## 계지이마황일탕(상한론)

처방 1

약재 계피 4.5, 작약 3.0, 생강 3.0, 대조 3.0, **마황** 1.5, 행인 1.5, **감초** 2.5. 이상 7가지 약재 19.0g

## 계지이월비일탕(상한론)

처방 1, 10

약재 석고 3.0, 대조 3.0, 계피 2.5, 작약 2.5, **마황** 2.5, **감초** 2.0, 생강 0.5, 이상 7가지 약재 16.0g

## 관중탕(와다 도카쿠 경험방)

처방 17

약재 반하 6.0, 복령 6.0, 후박 2.0, 자소자 1.5, **감초** 1.5, 건강 1.0, 이상 6가지 약재 18.0g

## 괄루계지탕(금궤요략)

기초 Ⅳ

약재 계지 4.0, 작약 4.0, 대조 4.0, 생강 4.0, **감초** 2.0, 괄루근 2.0, 이상 6가지 약재 20.0g

## 괄루해백반하탕(금궤요략)

처방 5

약재 괄루실 3.0, 해백 4.0, 반하 6.0, 이상 3가지 약재 13.0g
〈참고〉 식초 40mL와 물 400mL를 섞어 200mL가 되게 끓인다.

## 괄루해백백주탕(금궤요략)

처방 5

약재 해백 6.0, 괄루실 2.0, 이상 2가지 약재 8.0g
〈참고〉 물 250mL와 청주 250mL를 섞어 약 40분간 200mL가 되게 끓인다.

## 구미반하탕(음병론)

처방 9

약재 택사 4.0, 복령 4.0, 반하 3.0, 진피 3.0, **감초** 3.0, 시호 3.0, 저령 3.0, 승마 1.0, 생강 0.5, 이상 9가지 약재 24.5g

## 구미시호탕(외과추요)

처방 10

약재 시호 5푼, 반하 3푼, 황금 5푼, **산치자** 3푼, 용담 3푼, 당귀 3푼, 작약 3푼, **감초** 2푼, 이상 9가지 약재 30푼

## 구미청비탕(엄씨제생방)

기초 Ⅲ

약재 청피 2.0, 후박 2.0, 시호 3.0, 황금 3.0, 반하 3.0, 출 3.0, 복령 4.0, 대조 1.5, 초과 1.5, 건생강 1.0, **감초** 1.0, 이상 11가지 약재 25.0g

## 기작계지고주탕(금궤요략)

처방 12

약재 황기 5.0, 작약 3.0, 계지 3.0, 이상 3가지 약재 11.0g

## 단리탕(물오약실방함)

처방 6

약재 반하 4.0, 복령 3.0, 대조 3.0, 인삼 2.0, 황련 2.0, **감초** 1.5, 건강 1.0, **부자**( ), 이상 8가지 약재 16.5g+부자

## 당귀사역탕(상한론)
기초 Ⅳ, 처방 20, 34

약재 대조 5.0, 당귀 3.0, 계피 3.0, 작약 3.0, 목통 3.0, 세신 2.0, **감초** 2.0, 이상 7가지 약재 21.0g

## 당귀산(료)(금궤요략)
기초 Ⅴ

약재 당귀 3.0, 작약 3.0, 천궁 3.0, **황금** 3.0, 출 1.5, 이상 5가지 약재 13.5g

## 당귀육황탕(성혜)
기초 Ⅳ

약재 당귀 4.0, **건지황** 4.0, **숙지황** 4.0, 황백 1.5, 황련 1.5, 황금 2.0, 황기 2.0, 이상 7가지 약재 19.0g

## 당귀점통탕(난실비장)
처방 19

약재 당귀 3.0, 강활 3.0, 갈근 3.0, 방풍 3.0, 창출 3.0, 인삼 2.0, 백출 2.0, 저령 2.0, 택사 2.0, 지모 2.0, **황금** 2.0, 인진호 1.0, **감초** 1.0, 고삼 0.5, 승마 0.5, 이상 15가지 약재 30.0g

## 대청룡탕(상한론)
기초 Ⅳ, 처방 1, 12

약재 석고 10.0, **마황** 6.0, 행인 5.0, 계피 3.0, 대조 3.0, **감초** 2.0, 생강 0.5, 이상 7가지 약재 29.5g

## 대함흉탕(상한론)
기초 Ⅲ

약재 **대황** 1.6, 망초 1.0, 감수 0.3, 이상 3가지 약재 2.9g

## 대황자충환(금궤요략)
기초 Ⅱ

약재 **대황** 20.0, 황금 12.0, 감초 24.0, 도인 65.0, 행인 65.0, 작약 32.0, **지황** 80.0, 건칠 8.0, 맹충 107.0, 제조 107.0, 수질 166.0, 자충 71.0, 이상 12가지 약재 757.0g

## 독활기생탕(태평혜민화제국방)
처방 19

약재 독활 3.0, 상기생 2.0, 두충 2.0, 우슬 2.0, 세신 2.0, 진교 2.0, 복령 2.0, 계피 2.0, 방풍 2.0, 천궁 2.0, **지황** 2.0, 인삼 2.0, 당귀 2.0, 작약 2.0, **감초** 2.0, 이상 15가지 약재 31.0g

## 마황가출탕(금궤요략)

처방 10, 19

약재 마황 5.0, 행인 5.0, 계피 4.0, 출 4.0, 감초 1.5, 이상 5가지 약재 19.5g

## 마황부자감초탕(금궤요략)

처방 12

약재 마황 3.0, 감초 3.0, 부자 1.0, 이상 3가지 약재 7.0g

## 만형자산(인재직지방론)

기초 IV

약재 만형자 2.0, 승마 2.0, 목통 2.0, 작약 2.0, 맥문동 2.0, 지황 2.0, 국화 2.0, 전호 2.0, 복령 2.0, 상백피 2.0, 감초 1.5, 대조 1.5, 건강 1.0, 이상 13가지 약재 24.0g

## 맥문동음자(위생보감)

기초 IV

약재 맥문동 7.0, 복령 6.0, 지황 4.0, 지모 3.0, 갈근 3.0, 인삼 2.0, 괄루근 2.0, 오미자 1.0, 죽엽 1.0, 감초 1.0, 이상 10가지 약재 30.0g

## 명랑음(태평혜민화제국방)

처방 25

약재 복령 6.0, 계피 4.0, 백출 3.0, 감초 2.0, 차전자 2.0, 세신 2.0, 황련 2.0, 이상 7가지 약재 21.0g

## 목향유기음(와다토카쿠 경험방)

기초 I, 처방 17

약재 진피 3.0, 청피 3.0, 후박 3.0, 소엽 3.0, 향부자 3.0, 목통 3.0, 빈랑자 3.0, 맥문동 3.0, 백출 3.0, 복령 3.0, 반하 3.0, 감초 2.0, 계피 2.0, 아출 2.0, 대복피 2.0, 곽향 2.0, 목과 2.0, 창포근 2.0, 대조 2.0, 건생강 1.0, 정피 1.0, 목향 1.0, 초과 1.0, 백지 1.0, 인삼 3.0, 이상 25가지 약재 57.0g

## 미맥익기탕(비위론)

처방 2

약재 맥문동 5.0, 황기 4.0, 인삼 4.0, 백출 4.0, 당귀 3.0, 진피 2.0, 대조 2.0, 시호 2.0, 오미자 2.0, 감초 1.5, 승마 1.0, 생강 0.5, 이상 12가지 약재 31.0g

## 방기복령탕(금궤요략)

처방 12

약재 복령 4.0, 방기 3.0, 황기 3.0, 계피 3.0, 감초 1.5, 이상 5가지 약재 14.5g

## 백출산(료)(금궤요략)

기초 V

약재 백출 4.0, 천궁 4.0, 산초 2.0, 모려 2.0, 이상 4가지 약재 12.0g

## 백통가저담즙탕(상한론)

처방 11

약재 총백 2.5, 건강 1.0, 부자 1.0, 저담 0.5, 이상 4가지 약재 5.0g

## 백호탕(상한론)

기초 IV, 처방 10, 11, 19

약재 석고 15.0, 갱미 8.0, 지모 5.0, 감초 2.0, 이상 4가지 약재 30.0g

## 변제심기음(물오약실방함)

처방 17

약재 복령 5.0, 반하 5.0, 계피 3.0, 목통 3.0, 빈랑자 3.0, 자소자 2.0, 별갑 2.0, 지실 2.0, 상백피 1.0, 감초 1.0, 오수유 1.0, 이상 11가지 약재 28.0g

## 복령감초탕(상한론)

기초 III, IV

약재 복령 6.0, 계피 4.0, 감초 1.0, 생강 0.5, 이상 4가지 약재 11.5g

## 복령보심탕(만병회춘)

기초 IV

약재 복령 4.0, 지황 4.0, 맥문동 4.0, 산조인 4.0, 인삼 3.0, 백출 3.0, 당귀 3.0, 작약 3.0, 진피 3.0, 황련 3.0, 오매 2.0, 감초 1.0, 이상 12가지 약재 37.0g

## 복령사역탕(상한론)

기초 I, 처방 1, 11, 26, 39

약재 복령 4.0, 인삼 2.0, 감초 2.0, 건강 1.0, 부자( ), 이상 5가지 약재 9.0g+부자

## 복령행인감초탕(금궤요략)

처방 1, 5

약재 복령 6.0, 행인 4.0, 감초 1.0, 이상 3가지 약재 11.0g

## 부자갱미탕(금궤요략)

기초 III

약재 갱미 7.0, 반하 5.0, 대조 3.0, 감초 1.5, 부자( ), 이상 5가지 약재 16.5g+부자

## 부자사심탕(상한론)

처방 6

약재 황련 0.5, **황금** 0.5, **대황**( ), **부자**( ), 이상 4가지 약재 1.0g+대황, 부자

## 부자탕(상한론)

기초 IV, 처방 11, 31

약재 창출 5.0, 복령 4.0, 작약 4.0, 인삼 3.0, **부자**( ), 이상 5가지 약재 16.0g+부자

## 분돈탕(금궤요략)

기초 I, IV, 처방 4

약재 갈근 5.0, 이근피 5.0, 반하 4.0, 감초 2.0, 당귀 2.0, 천궁 2.0, **황금** 2.0, 작약 2.0, 생강 0.5, 이상 9가지 약재 24.5g

〈참고〉 주후비급방에도 있음.

## 분심기음(태평혜민화제국방)

기초 IV, 처방 17

약재 상백피 2.0, 청피 2.0, 진피 2.0, 대복피 2.0, 강활 2.0, 복령 2.0, 소엽 2.0, 등심초 1.5, 계피 1.5, 작약 1.5, 목통 1.5, 반하 1.5, **감초** 1.5, 대조 1.5, 생강 0.5, 이상 15가지 약재 25.0g

## 사역탕(상한론, 금궤요략)

기초 I, IV, 처방 1, 11, 31

약재 **감초** 3.0, 건강 2.0, **부자**( ), 이상 3가지 약재 5.0g+부자

## 삼화산(태평혜민화제국방)

기초 I

약재 침향 2.0, 소엽 2.0, 대복피 2.0, 목향 1.5, 빈랑 1.5, 모과 1.5, 백출 3.0, 천궁 3.0, 건생강 1.0, **감초** 1.0, 이상 11가지 약재 20.0g

## 생강사심탕(상한론)

처방 6

약재 반하 5.0, 황금 2.5, 인삼 2.5, 대조 2.5, 감초 2.0, 황련 1.0, 건강 0.5, 묵은생강( ), 이상 8가지 약재 16.0g+묵은생강

## 소반하탕(금궤요략)

기초 IV, 처방 12

약재 반하 7.0, 생강 7.0, 이상 2가지 약재 14.0g

## 소속명탕[천금방{권팔(卷八) 제풍(諸風)}] 기초 V

약재 행인 3.5, 방풍 2.0, 작약 2.0, 방기 2.0, 마황 2.0, 천궁 2.0, 황금 2.0, 계피 2.0, 감초 1.0, 인삼 1.0, 생강 0.5, 부자( ), 이상 12가지 약재 20.0g+부자
〈참고〉 천금방에 내용이 다른 소속명탕도 기록되어 있다.

## 소승기탕(상한론) 기초 I, 처방 6

약재 후박 3.0, 지실 2.0, 대황( ), 이상 3가지 약재 5.0g+대황

## 소청룡탕가석고(금궤요략) 처방 1

약재 마황 3.0, 작약 3.0, 건강 2.0~3.0, 감초 2.0~3.0, 계피 3.0, 세신 2.0~3.0, 오미자 2.0~3.0, 반하 6.0~8.0, 석고 2.0~5.0, 이상 9가지 약재 25.0~34.0g

## 서각지황탕(천금방) 처방 10

약재 서각 1.0, 건지황 8.0, 작약 3.0, 목단피 2.0, 이상 4가지 약재 14.0g

## 서근입안산(탕)(만병회춘) 처방 19

약재 방풍 1.2, 독활 1.2, 복령 1.2, 강활 1.2, 천궁 1.2, 백지 1.2, 지황 1.2, 창출 1.2, 목통 1.2, 홍화 1.2, 도인 1.2, 천남성 1.2, 진피 1.2, 반하 1.2, 작약 1.2, 위령산 1.2, 우슬 1.2, 용담 1.2, 모과 1.2, 방기 1.2, 황금 1.2, 연교 1.2, 감초 1.2, 부자( ), 이상 24가지 약재 27.6g+부자

## 선기탕(만병회춘) 기초 IV, 처방 25

약재 반하 5.0, 강활 4.0, 방풍 4.0, 황금 2.0, 감초 2.0, 이상 5가지 약재 17.0g

## 선복화대자석탕(상한론) 기초 IV

약재 반하 5.0, 선복화 3.0, 대조 3.0, 대자석 3.0, 감초 2.0, 인삼 2.0, 생강 0.5, 이상 7가지 약재 18.5g

## 신이산(엄씨제생방) 처방 24

약재 신이 1.5, 세신 1.5, 고본 1.5, 천궁 2.5, 백지 2.5, 목통 2.5, 방풍 2.5, 강활 2.5, 승마 1.0, 감초 1.0, 이상 10가지 약재 19.0g

## 십미좌산(료)(섭씨녹험방)

처방 19

약재 당귀 3.0, 천궁 3.0, **지황** 3.0, 백출 3.0, 계피 3.0, 방풍 3.0, 황기 3.0, 복령 3.0, **부자**( ), 이상 10가지 약재 27.0g+부자

## 십조탕(상한론, 금궤요략)

처방 12

약재 원화, 감수, 대극

## 영계미감탕(금궤요략)

기초 Ⅳ, 처방 11, 22

약재 복령 6.0, 계피 4.0, 오미자 3.0, **감초** 2.0, 이상 4가지 약재 15.0g.

## 오두계지탕(금궤요략)

처방 11

약재 계피 4.0, 작약 4.0, 대조 4.0, **감초** 2.0, 생강 0.5, **오두**( ), 이상 6가지 약재 14.5g+오두
〈참고〉 물 300mL와 봉밀 40mL에 약을 넣고, 30~40분간 약 150mL가 되게 끓인다.

## 오두탕(금궤요략)

기초 Ⅳ, 처방 11

약재 **마황** 3.0, 작약 3.0, 황기 3.0, **감초** 3.0, **오두**( ), 이상 5가지 약재 12.0g+오두
〈참고〉 물 300mL와 봉밀 40mL에 약을 넣고, 30~40분간 약 150mL가 되게 끓인다.

## 오매환(상한론)

기초 Ⅰ, Ⅲ

약재 오매 3.0, 세신 3.0, **포부자** 3.0, 계피 3.0, 인삼 3.0, 황백 3.0, 당귀 2.0, 촉초 2.0, 건생강 2.0, 황련 7.0, 이상 10가지 약재 31.0g

## 온담탕(삼인극일병증방론)

기초 Ⅰ, Ⅳ

약재 반하 6.0, 복령 6.0, 진피 3.0, 죽여 2.0, 지실 1.0, **감초** 1.0, 생강 0.5, 이상 7가지 약재 19.5g

## 용골탕(외대비요방)

처방 3, 17

약재 복령 4.0, 용골 3.0, 모려 3.0, 계피 3.0, 원지 3.0, 맥문동 3.0, **감초** 1.5, 생강 0.5, 이상 8가지 약재 21.0g+부자.

## 의이부자패장산(료)(금궤요략)

기초 III

약재 의이인 10.0, 패장근 3.0, **부자**( ), 이상 3가지 약재 13.0g+부자.

## 육울탕(의학입문)

처방 17

약재 향부자 3.0, 창출 3.0, 천궁 3.0, **산치자** 3.0, 반하 3.0, 귤홍 3.0, 복령 3.0, 축사 3.0, **감초** 3.0, 이상 9가지 약재 27.0g.

## 월비가반하탕(금궤요략)

처방 1

약재 **마황** 6.0, 석고 8.0, 생강 3.0, 대조 3.0, **감초** 2.0, 반하 4.0, 이상 6가지 약재 26.0g

## 월비탕(금궤요략)

처방 12

약재 석고 8.0, **마황** 6.0, 대조 3.0, **감초** 2.0, 생강 0.5, 이상 5가지 약재 19.5g

## 위증방(물오약실방함)

처방 10

약재 당귀 4.0, **지황** 4.0, 작약, 3.0, 우슬 3.0, 창출 3.0, 지모 3.0, 황기 3.0, 두충 2.0, 황백 2.0, 이상 9가지 약재 27.0g

## 위풍탕(태평혜민화제국방)

처방 6

약재 복령 4.0, 당귀 3.0, 작약 3.0, 천궁 3.0, 인삼 3.0, 백출 3.0, 계피 2.0, 율 2.0, 이상 8가지 약재 23.0g

## 저당탕(상한론, 금궤요략)

기초 II, 처방 10, 31

약재 수질 1.0, 맹충 1.0, 도인 1.0, **대황**( ), 이상 4가지 약재 3.0g+대황.
〈참고〉 저당탕 처방을 봉밀로 환제화할 수 있다. 기타사토 동의연에서는 환산제로 사용하고 있다.

## 적환료(금궤요략)

기초 IV, 기초 11

약재 복령 4.0, 반하 4.0, 세신 1.0, 오두 2.0, 봉밀 40mL, 이상 5가지 약재 11.0+40mL

## 정력대조사폐탕(금궤요략)

처방 1, 12

약재 정력 2.0, 대조 12.0, 이상 2가지 약재 14.0g

## 지실해백계지탕(금궤요략)

처방 5

약재 지실 2.0, 후박 2.0, 해백 6.0, 계지 1.0, 괄루실 1.0, 이상 5가지 약재 12.0g

## 천마구등음(잡병증치신의)

기초 IV

약재 천마 9.0, 조구등 15.0(후하), 석결명 24.0(선전), **산치자** 9.0, 황금 9.0, 두충 12.0, 우슬 12.0, 상기생 24.0, 익모초 12.0, 복신 15.0, 야교등 30.0, 이상 11가지 약재 171.0g

## 청열보기탕(설씨의안)

기초 I, 처방 10, 25

약재 백출 3.5, 복령 3.5, 인삼 3.0, 당귀 3.0, 맥문동 3.0, 승마 1.5, 오미자 1.0, 현삼 1.0, **감초** 1.0, 이상 3가지 약재 23.0g

## 청열보혈탕(설씨의안)

기초 I

약재 당귀 3.0, 천궁 3.0, 작약 3.0, **지황** 3.0, 현삼 1.5, 지모 1.5, 오미자 1.5, 황백 1.5, 맥문동 1.5, 시호 1.5, 목단피 1.5, 이상 11가지 약재 22.5g

## 청열해울탕(만병회춘)

기초 IV, 처방 7

약재 **산치자** 3.0, 창출 3.0, 천궁 2.0, 향부자 2.0, 진피 2.0, 황련 1.0, **감초** 1.0, 지각 1.0, 건강 0.5, 생강 0.5, 이상 10가지 약재 16.0g

## 청중안회탕(관취방요보)

기초 III

약재 황련 2.0, 황백 2.0, 지실 2.0, 산초 2.0, 오매 3.0, 이상 5가지 약재 11.0g

## 치자시탕(상한론, 금궤요략)

기초 IV, 처방 11

약재 향시 4.0, **산치자** 3.0, 이상 2가지 약재 7.0g

## 통맥사역탕(상한론)

기초 I, 처방 11

약재 **감초** 3.0, 건강 3.0, **부자** 1.0, 이상 3가지 약재 6.0g

## 풍인탕(금궤요략)

기초 IV

약재 **대황** 4푼, 건강 4푼, 용골 4푼, 계피 3푼, **감초** 2푼, 모려 2푼, 한수석 6푼, 활석 6푼, 적석지 6푼, 자석영 6푼, 석고 6푼, 이상 11가지 약재 49푼

## 해급촉초탕(물오약실방함) 기초 III

약재 갱미 8.0, 반하 5.0, 대조 3.0, 산초 2.0, 인삼 1.5, **감초** 1.5, 건강 1.0, **부자**( ), 이상 8가지 약재 22.0g+부자

〈참고〉 소품방에는 인삼이 들어 있지 않다. 대건중탕 합 부자갱미탕의 방의

## 황기계지오물탕(금궤요략) 처방 10

약재 황기 3.0, 계피 3.0, 작약 3.0, 대조 3.0, 생강 0.5, 이상 5가지 약재 12.5g

## 후박생강반하감초인삼탕(상한론) 기초 III, IV, 처방 10

약재 반하 4.0, 후박 3.0, **감초** 2.0, 인삼 1.5, 생강 0.5, 이상 5가지 약재 11.0g

### 한약재의 명칭

생강, 건강

생강은 '생'이 가장 좋다! 생강이라고 처방에 쓰여져 있는 경우에는 '생' 생강을 사용하는 것이 가장 좋다는 것은 누구라도 동의할 것이다. 하지만 일본약국방의 '생강'은 건생강으로 '생' 생강을 그 형태로 그대로 온풍건조(60~70℃)한 것이다. 그 결과 '생' 생강에는 거의 없는 6-쇼가올(6-S)이 생성된다. '생' 생강에 함유되어 있는 6-진게롤이 가열가수분해된 것이다. 일본약국방 기준에 따르면 생강은 6-S가 가능한 적은 것이 양품이다. 일본약국방 건강은 '생'생강을 쪄서 건조한 것. 6-S를 일본약국방 생강보다도 많이 함유하고 있지 않다면 일본약국방 건강이라고 할 수 없다. 하지만, 찌더라도 찌는 시간이 2, 3시간 정도로 짧아서 일본약국방 생강보다 6-S가 적은 상품도 존재한다. 반면, 그중에는 9, 10시간씩 찐 것도 있다. 사실 이런 것은 생강도 건강도 아닌 건강 중의 건강이라고 할 수 있겠다. 이런 면에서 볼 때 사용할 약재를 어떻게 고를 것인가도 매우 중요하다.

사하시 요시로(佐橋佳郎)

# 5. 의료용 한방제제에 함유된 124개 한약재 해설

**약재명** 약성[1]

분류 이다 요시테루, 네모토 유키오, 토리이즈카 카즈오 『상한금궤약물사전』[반라이샤, 2006년{국내에 『상한금궤 약물사전』(청홍, 2011년)"으로 번역출간}]에 기초하여 약능분류를 표시하였다. 다만 거풍약은 본 서적에서 추가한 분류이다. 귀경 『중화인민공화국약전 2015년판』(중국약전)을 참조했다.

약능 야카즈 도메이 『증보개정판 임상응용 한방처방해설』(소겐샤, 2007)에서 인용하였으며, 내용이 없을 경우, 중국약전, 『중약대사전』도 참조했다.

약효 야마다 하루키, 하나와 토시히코, 김성준, 고바야시 요시노리 편 『약대생을 위한 한방의 약학 개정 제3판』(난코도, 2017년) 348~406페이지(분담집필: 사카다 고지, 키요하라 히로아키, 고바야시 요시노리)를 참고하였다.

설명 환자설명에 사용하는 한약재 해설(기타사토대학 동양의학 종합연구소 약제부 작성)

• 한약재명 가나다 순으로 정리하였다.

[1] 약성: 야카즈 도메이 『증보개정판 임상응용 한방처방해설』(소겐샤, 2007)에서 인용하였으며, 내용이 없을 경우, 중국약전, 『중약대사전』도 참조했다. 약성에 따라 다음과 같이 색깔로 표시하였다.

식히는 성질 ⟵⟶ 따뜻하게 하는 성질

대한 | 한 | 미한 | 량 | 평 | 미온 | 온 | 열 | 대열

## 갈근

분류 **발한해표약** 귀경 **비, 위, 폐** 량

약능 감, 평/해열, 해기하고 주리를 열며, 진액을 만들고, 근맥을 이완시킨다.

약효 발한, 해열, 완해작용이 있고, 두통, 오한, 목결림, 어깨결림, 근육통 등에 사용한다.

설명 오한과 두통, 항배부 결림과 어깨결림, 근육통 등에 사용한다.

## 감초

분류 기약(강기정신안정약) 귀경 심, 폐, 비, 위 평

약능 감, 평/해독하며 속을 따뜻하게 하고, 기를 내리며, 갈증을 멈추고, 경맥을 통하게 하여 급박, 인통을 치료한다.

약효 완화, 완해, 진통, 거담작용이 있으며, 감미료로도 사용한다. 급박증상을 풀어주며, 통증과 근육긴장을 잡아 인후염증에도 사용한다.

설명 인후나 치경부 염증, 통증 등에 사용한다.

## 강활

분류 거풍약 귀경 방광, 신 온

약능 고감, 온/풍을 제거하고, 습을 이겨내며, 관절을 부드럽게 하여 모든 통증을 완화한다. 두선, 강항을 치료한다.

약효 발한, 해열, 진통, 진경작용이 있으며 관절과 근육통에 사용한다.

설명 관절과 근육통에 사용한다.

## 갱미

분류 보진약(윤조약) 귀경 비, 위 량

약능 감, 평/번을 멈추게 하며, 위기를 조화롭게 하고, 혈맥을 통하게 하며 속을 따뜻하게 한다.

약효 자양강장, 완화. 지갈제로서 갈증과 번조, 인후부 건조에 사용한다.

설명 자양작용이 있으며, 갈증과 설사 등에 사용한다.

## 건강

분류 온보약 귀경 비, 위, 신 열

약능 신, 온/이한을 따뜻하게 하며 수음을 흩어주고, 토역궐냉, 하리청곡, 소변빈삭, 유뇨를 치료한다.

약효 건위, 진구, 진해작용이 있고, 냉증에 의한 통증과 설사 등에 사용한다. 『신농본초경』 중 '건강'은 건생강, 곧 일본의 '생강'에 해당

설명 신체를 따뜻하게 하며, 냉증으로 인한 설사와 구역, 통증 등에 사용한다.

## 계피(계지, 육계)

분류 발한해표약 귀경 신, 비, 심, 간 대열

약능 신감, 온/경을 따뜻하게 하고, 맥을 통하게 하며, 발한시키고, 해기하며, 양을 더하고, 음을 제거하며, 백약(百藥)을 선도한다.

약효 건위, 구풍, 해열, 진통, 거담작용이 있으며, 오한오풍과 관절통, 혈행장애, 상열 등에 사용한다.

설명 오한과 냉증, 통증, 상열, 가려움 등에 사용한다.

## 고삼

분류 청열약 귀경 심, 간, 위, 대장, 방광 한

약능 고, 한/습을 제거하며, 화를 사하고, 열을 제거하고, 풍을 제거하며, 살충하고 가려움을 치료한다.

약효 건위, 해열, 이뇨, 구충작용이 있고, 피부소양감을 잡는다. 땀띠나 음부소양감이 있을 때 전탕액을 세정제로 사용하기도 한다.

설명 습진, 땀띠, 피부가려움 등에 사용한다.

## 괄루근(천화분)

분류 보진약(윤조약) 귀경 폐, 위 미한

약능 감고, 한/화를 내리며 조를 윤택하게 하고, 담을 열어주며, 갈증을 멈추게 하고, 진액이 순행하게 한다.

약효 지갈, 해열작용이 있으며, 신체를 윤택하게 하여 인후부 갈증을 잡는다.

설명 신체의 건조감과 염증 등에 사용한다.

## 괄루인(괄루자)

분류 진해거담약 귀경 폐, 위, 대장 한

약능 감, 한/흉중울열을 제거하고, 담을 제거하며, 진액을 생성하게 하며, 체결(滯結)된 것을 흩어준다.

약효 해열, 진해, 거담, 진통작용이 있고, 신체를 윤택하게 하며 흉부통증을 제거한다.

설명 거담작용이 있고, 인후부 염증과 흉통 등에 사용한다.

## 교이(이당)

분류 보익강장약(보기약) 귀경 비, 위, 폐 온(미온)

약능 감, 온/기를 더하고 속을 따뜻하게 하며, 비를 튼튼하게 하고, 폐를 윤택하게 한다. 감초, 봉밀과 비슷하다.

약효 자양, 완화작용이 있으며, 과로나 허약에 의한 체력저하와 위장기능을 개선한다.

설명 자양작용이 있으며, 체력과 위장기능저하 등에 사용한다.

## 국화

분류 발한해표약 귀경 폐, 간 미한

약능 감고, 한/화를 제어하며 열을 제거하고, 목혈(目血)을 기르고, 예막을 제거하며, 두목현훈을 치료한다.

약효 청량, 진정작용이 있고 어지럼과 두통, 시력장애에 사용한다.

설명 어지럼이나 시력장애, 두통 등에 사용한다.

## 국화(야국화)

분류 발한해표약 귀경 간, 심, 폐, 간 미한

약능 감고, 한/화를 제어하며 열을 제거하고, 목혈(目血)을 기르고, 예막을 제거하며, 두목현훈을 치료한다.

약효 청량, 진정작용이 있고 어지럼과 두통, 시력장애에 사용한다.

설명 어지럼이나 시력장애, 두통 등에 사용한다.

## 귤피

분류 기약(행기약) 귀경 폐, 비 온

약능 신, 온/속을 조정하며 격을 편하게 하고, 체를 끌어내며 담을 제거하고, 기를 순행하게 하며 습을 말린다.

약효 방향성 건위, 진구, 진해, 거담작용이 있다.

설명 건위작용이 있으며, 소화불량과 구토 등에 사용한다.

## 길경

분류 진해거담약 귀경 폐 미온

약능 고, 평/폐에 들어가 열을 사하며 담을 제거하고 기침을 치료한다. 또한 두목(頭目)을 청하며, 인후를 부드럽게 만들고, 체기를 흩어준다.

약효 진해, 거담, 배농작용이 있으며 인후통에 사용한다.

설명 인후통과 가래, 기침, 환부염증 등에 사용한다.

## 단삼

분류 활혈구어혈약(구어혈약) 귀경 심, 간 미온

약능 고, 미온/활혈작용이 있어 어혈을 제거하며. 영심안신(寧心安神)하고, 배농을 촉진한다.

약효 구어혈, 지통작용이 있고, 장명·복통을 치료하고, 어혈을 제거하며, 번만을 억제하고, 기를 보충한다.

설명 자양작용이 있으며, 혈행장애에 사용한다.

## 당귀

분류 보혈약 귀경 간, 심, 비 온

약능 감, 온/혈을 보하고, 윤조하며, 내부 한기를 흩뜨리고, 모든 창양(瘡瘍)을 치료한다. 자윤통화(滋潤通和)약

약효 진정, 진통작용이 있으며, 혈액순환을 촉진하고 신체를 따뜻하게 하며, 혈액이 원인으로 생각되는 모든 증상을 개선한다.

설명 혈행장애에 의한 냉증과 통증, 염증, 빈혈에 사용한다.

## 당독활

분류 거풍약 귀경 신, 방광 미온

약능 고감/풍을 쫓으며, 습을 제거하고, 관절을 부드럽게 하며, 모든 통증을 완화한다. 현기증, 목결림을 치료한다.

약효 냉증에 의한 통증과 비증, 두통을 제거하며, 피부질환에도 사용한다.

설명 냉증에 의한 근육통과 두통, 피부질환에 사용한다.

## 당삼

분류 보기강장약(보기약) 귀경 비, 폐 평

약능 감, 평/비를 건강하게 하며, 혈을 영양하고, 진액을 생성한다.
약효 소화흡수·신진대사를 활성화하며, 혈액을 보충하고, 담을 제거하며, 기침을 진정하는 작용이 있다.
설명 건위강장작용이 있어, 식욕부진과 피로에 사용한다.

## 대조

분류 기약(보기정신안정약) 귀경 비, 위, 심 온

약능 감, 온/비위를 자윤하며, 심폐를 윤택하게 하고, 백약을 이롭게 한다. 해역, 상기, 이급, 복통을 치료한다.
약효 완화, 자양강장작용이 있으며, 근육과 신체긴장을 완화한다.
설명 자양건위작용이 있으며, 피로와 복통에 사용한다.

## 대황

분류 사하약 귀경 비, 위, 대장, 간, 심포 한

약능 고, 대한/위장을 정화하고, 조결(燥結)을 내려 어열(瘀熱)을 제거하며, 묵은 것을 배설하고 새로운 것을 받아들이게 한다.
약효 소염성건위, 항균정장(整腸), 완화작용이 있으며 진정, 청열, 항염증 목적으로도 사용한다.
설명 소염과 정장작용이 있으며 변비에 사용한다.

## 도인

분류 활혈구어혈약 귀경 심, 간, 대장 평

약능 고, 평/혈을 깨뜨리며, 윤조하고, 간기를 완화하며, 대장을 통하게 한다.
약효 소염작용이 있으며, 구어혈약으로서 혈액이 원인이 되는 각종 동통성 염증질환에 사용한다.
설명 혈행장애에 의한 통증과 염증에 사용한다.

## 독활

분류 거풍약 귀경 신, 방광 미온

약능 고감/풍을 쫓으며, 습을 제거하고, 관절을 부드럽게 하며, 모든 통증을 완화한다. 현기증, 목 결림을 치료한다.

약효 냉증에 의한 통증과 비증, 두통을 제거하며, 피부질환에도 사용한다.

설명 냉증에 의한 근육통과 두통, 피부질환에 사용한다.

## 동과자

분류 배농약 귀경 폐, 대장, 소장, 방광 미한

약능 감신, 온/혈을 보충하고 조화롭게 한다. 경(經)을 조절하여 통증을 멈춘다. 윤조(潤燥)하여 장을 윤택하게 한다.

약효 이뇨, 완하(緩下), 배농작용이 있으며, 복부의 염증에 사용한다.

설명 소염배농작용이 있어 염증과 담에 사용한다.

## 두충

분류 보기강장약(보기약) 귀경 간, 신 온

약능 감, 신온/간신을 보하며, 요각통을 치료한다.

약효 강장, 진통진정작용이 있으며, 혈압을 내리고 근골을 보강하는 작용이 있어 주로 만성관절질환에 사용한다.

설명 강장작용이 있으며, 요하지통과 저림, 고혈압에 사용한다.

## 마자인

분류 사하약 귀경 비, 위, 대장 평

약능 감, 평/비를 완만히 하며, 윤조하고, 장을 미끄럽게 한다.

약효 점활성 완하약으로, 대장내의 윤택한 배변을 촉진하는 작용을 한다.

설명 윤장작용이 있어, 변비에 사용한다.

## 마황

분류 **발한해표약** 귀경 **폐, 방광** 온

약능 고, 온/땀을 내고, 풍한을 제거하며, 기침 천식을 치료한다. 석고와 병용하면 땀을 멎게 한다.
약효 진해, 발한, 구수(驅水)작용이 있어, 오한발열로 인한 신체동통과 관절통, 감기, 천식, 피부질환에 사용한다.
설명 오한발열, 신체통, 기침, 피부염증에 사용한다.

## 망초

분류 **사하약** 귀경 **위, 대장** 대한

약능 함, 한/윤조하며, 견을 부드럽게 하고, 위장의 실열을 깨끗이 한다.
약효 이뇨약, 완하약으로 하복부 경결을 완화하는 목적으로 사용한다.
설명 하복부 염증과 변비에 사용한다.

## 맥문동(맥동)

분류 **보진약(윤조약)** 귀경 **심, 폐, 위** 미한

약능 감, 평/열을 끄며, 윤조하고, 기침을 멎게 하며, 기를 내린다. 오미자와 효과가 비슷하다.
약효 자양강장, 진해, 거담, 지갈, 이뇨작용이 있어, 인후와 신체를 윤택하게 하는 작용이 있다.
설명 자양작용이 있어, 기침과 구갈에 사용한다.

## 맥아

분류 **기약(행기약)** 귀경 **비, 위** 온

약능 감, 온/위를 열고, 기를 운행하며, 모든 쌀과 면으로 인한 식적을 소화한다.
약효 건위소화, 자양강장작용이 있어, 소화기능을 향상시킨다.
설명 건위작용이 있어, 소화불량에 사용한다.

## 모려

분류 **기약(강기정신안정약)** 귀경 **간, 담, 신** 미한

약능 함, 평/견(堅)을 부드럽게 하며, 화담(化痰)하고, 수렴작용이 있으며, 땀을 멎게 하고, 수를 행

하며, 놀람을 진정시킨다.

약효 수렴, 진정, 진통목적으로 위통과 신경성질환에 사용한다.

설명 진정작용이 있어, 동계와 불안감에 사용한다.

## 목단피

분류 **활혈구어혈약(구어혈약)** 귀경 **심, 간, 신** 미한

약능 신, 한/혈을 조화롭게 하며, 징견(癥堅)을 깨뜨리며, 어혈을 제거한다.

약효 진통, 진정, 구어혈작용이 있어, 어혈로 인한 통증에 사용한다.

설명 혈행장애로 인한 통증과 마비에 사용한다.

## 목통

분류 **기약(행기약)** 귀경 **심, 소장, 방광** 한

약능 감, 평/습열을 제거하며, 소변을 통하게 하고, 관절을 부드럽게 한다. 혈맥을 열어, 한열불통의 기를 원활하게 한다.

약효 소염성 이뇨제로써, 피부 및 비뇨기질환에 사용한다.

설명 소염이뇨작용이 있어, 부종과 염증에 사용한다.

## 목향

분류 **기약(행기약)** 귀경 **비, 위, 대장, 삼초, 담** 온

약능 신고, 온/모든 기를 내리며, 간을 소통하고, 비를 조화롭게 하며, 울(鬱)을 열어주며, 음식을 소화하고, 모든 기통(氣通)을 치료한다.

약효 방향성 건위, 정장작용이 있으며, 기제로서 기체로 인한 불안한 기분과 통증을 제거한다.

설명 순환장애로 인한 통증과 소화불량에 사용한다.

## 박속

분류 **활혈구어혈약(구어혈약)** 귀경 **(–)** (–)

약능 감, 온/벌레와 루(漏)를 제거하며, 적백이질, 하혈을 멈춘다. 전탕하여 악창(惡瘡)을 씻는 방식으로 사용하기도 한다.

약효 혈행을 촉진하여, 통증과 피부 가려움증을 제거한다.

설명 소염작용이 있어, 피부염증과 타박에 사용한다.

## 박하(박하엽)

분류 발한해표약 귀경 폐, 간 량

약능 신, 량/풍열을 소산하고, 머리와 눈을 맑게 하며, 인후병을 치료한다.
약효 해열, 청량, 건위, 구풍작용이 있으며, 발산작용으로 피부소양과 두통을 제거하며, 기분을 좋게 한다.
설명 발산작용이 있어, 두통과 짜증, 소양감에 사용한다.

## 반하

분류 진해거담약 귀경 비, 위, 폐 온

약능 신, 평/4대 주요 효과, (1) 구토,(2) 담음, (3) 복창역만(腹脹逆滿), (4) 인후종통.
약효 진해, 거담, 진토작용이 있어, 위내수분정체가 원인으로 생각되는 모든 증상에 사용한다.
설명 건위진해작용이 있어, 오심구토 및 위부불쾌감, 기침과 가래에 사용한다.

## 방기

분류 이수 · 거습약 귀경 방광, 폐 한

약능 신고/하초습열을 제거하며, 대소변을 원활하게 한다.
약효 이뇨, 진통작용이 있어, 주로 고령자의 관절과 하지부종에 사용한다.
설명 부종과 통증에 사용한다.

## 방풍

분류 발한해표약, 거풍약 귀경 방광, 간, 비 온

약능 신, 온/발표(發表)하며, 폐를 깨끗이 하고, 풍습을 제거하며, 머리와 눈의 체기를 발산한다.
약효 발한, 해열, 진통작용이 있어, 감기나 냉증으로 인한 관절부 통증과 피부질환에 사용한다.
설명 냉증으로 인한 통증과 피부염증에 사용한다.

## 백지

분류 발한해표약 귀경 위, 대장, 폐 온

약능 신, 온/풍습을 발산하여, 두통, 치통, 콧물, 부인혈증을 치료한다.

약효 진정, 진통, 구어혈약으로 두통과 신경통, 배농목적으로 사용한다.
설명 배농작용이 있어, 염증에 사용한다.

## 백출

분류 이수 · 거습약 귀경 비, 위 온

약능 감고, 온/풍한습비를 관장한다. 습을 마르게 하며, 비를 보하고, 소변을 원활히 하며, 설사를 멎게 한다.
약효 이뇨, 건위작용이 있어, 기허에 의한 비위기능저하에 사용한다.
설명 건위이뇨작용이 있어, 소화불량과 부종에 사용한다.

## 백합

분류 보진약(윤조약) 귀경 심, 폐 평

약능 감, 한/음을 자양하고 폐를 윤택하게 하며, 심을 맑게 하여 정신을 안정시킨다.
약효 진해, 거담, 자양강장작용이 있다.
설명 자양작용이 있으며, 기침과 가래에 사용한다.

## 복령

분류 이수 · 거습약 귀경 심, 폐, 비, 신 평

약능 감담, 평/비를 보익하고, 습을 제거하며, 심을 보하고, 수를 행하며, 혼(魂)을 안정하며, 신(神)을 영양한다.
약효 이뇨, 지사, 진정작용이 있어, 기와 수의 균형이 깨져 발생하는 위부 불쾌감, 어지럼증, 불안, 부종 등 여러 가지 질환에 사용한다.
설명 건위진정작용이 있어, 식욕부진과 오심구토, 동계, 부종에 사용한다.

## 부자(가공부자)

분류 온보약 귀경 심, 신, 비 대열

약능 신, 열/양을 돌리며, 경(經)을 따뜻이 하고, 풍한습을 쫓는다. 보약을 이끌어 부족한 혈기를 회복하게 한다.
약효 진통, 거한작용이 있어, 냉증이 원인으로 생각되는 마비와 통증, 오한을 제거한다.
설명 내증으로 인한 통증과 마비, 전신기능저하에 사용한다.

## 비파엽

분류 **청열약** 귀경 **폐, 위** 평

약능 고, 평/폐를 맑게 하며, 위를 조화롭게 하고, 기를 내린다. 화를 내려 담을 없앤다.
약효 청량, 건위, 진해작용이 있다.
설명 기침과 가래에 사용한다.

## 빈랑자

분류 **기약(행기약)** 귀경 **위, 대장** 온

약능 고신, 온/흉중체기를 사하며, 수(水)를 행하며, 창만을 누그러뜨리며, 견(堅)을 공격하고, 살충한다.
약효 수렴, 건위, 구충작용이 있으며, 기체로 인한 통증과 불쾌한 느낌을 제거한다.
설명 순환장애로 인한 통증과 부종에 사용한다.

## 산사(산사자)

분류 **기약(행기약)** 귀경 **비, 위, 간** 미온

약능 산, 온/기를 순행시키며, 화담(化痰)하고 소식(消食)하며, 산어(散瘀)하며, 육적(肉積)을 해결한다.
약효 건위, 정장, 지사작용이 있고, 소화기능을 높인다.
설명 건위작용이 있으며 설사 등에 사용한다.

## 산수유

분류 **보익강장약(보기약)** 귀경 **간, 신** 미온

약능 신산, 온/신을 보하고 간을 따뜻하게 하며 고정(固精)하고, 비기(秘氣)한다. 노인의 소변조절 이상을 치료한다.
약효 자양강장, 수렴약으로 노화에 따른 음위, 유정, 소변빈삭에 사용한다.
설명 자양강장작용이 있어 요부피로감이나 통증 등에 사용한다.

## 산약

분류 보익강장약(보기약) 귀경 비, 폐, 신 평

약능 감, 온/비위를 보하며 장을 견고히 하고, 정을 새지 않게 하며, 설사를 멈추게 한다. 정기를 자양하고, 허열을 식힌다.

약효 자양강장, 지갈, 지사작용이 있고, 소화기능을 높인다.

설명 자양강장작용이 있으며, 소화와 체력저하 등에 사용한다.

## 산조인

분류 기약(정신안정약) 귀경 간, 담, 심 평

약능 산, 평/심을 안정시키며 땀을 수렴시키고, 담허불면을 치료한다. 허번불면을 치료한다.

약효 진정, 최면작용이 있어 허약과 스트레스로 인한 불면에 사용한다.

설명 진정작용이 있으며, 불면 등에 사용한다.

## 산초(화초)

분류 온보약 귀경 비, 위, 신 온

약능 (촉초로서) 신, 열/위를 열고 속을 따뜻하게 하며, 한을 흩고 음(飮)을 제거하며, 어독을 풀고, 소화시킨다.

약효 건위, 정장, 구충작용이 있으며 장운동을 활발하게 만들어 배변을 촉진하는 작용이 있다.

설명 건위정장작용이 있어 냉증으로 인한 복통과 변비 등에도 사용한다.

## 산치자(치자)

분류 청열약(청열제번약) 귀경 심, 폐, 삼초 한

약능 (치자로서) 고, 한/열을 빼며, 번을 제거하고, 삼초울화를 사하며 심통, 토혈, 코피를 치료한다.

약효 소염, 해열, 지혈작용이 있고, 복부나 피부의 염증을 잡으며, 기분을 진정시키는 작용이 있다.

설명 진정과 소염작용이 있으며, 복부와 피부염증 등에 사용한다.

## 상백피

분류 지해약 귀경 폐 한

약능 감신, 한/폐를 사하고 기를 내리며, 수를 순행하게 하며, 기침을 멈춘다.
약효 소염, 이뇨, 진해작용이 있으며, 기침에 의한 부종을 제거한다.
설명 기침과 부종 등에 사용한다.

## 생강(건생강, 건강)

분류 발한해표약 귀경 비, 위, 신, 심, 폐 열

약능 신, 온/위를 열고, 구토를 멈추게 한다. 발표하며 산한하고 거담한다.
약효 방향성 신미 건위약으로 소화력을 높이며, 대부분의 처방에 소량씩 함유되어 약물상호작용을 돕는 작용이 있다.
설명 건위작용이 있어 냉증으로 인한 복통과 구토 등에 사용한다.

## 생강(찐생강)

분류 발한해표약 귀경 폐, 비, 위 미온

약능 신, 온/위를 열고, 구토를 멈추게 한다. 발표하며 산한하고 거담한다.
약효 방향성 신미 건위약으로 소화력을 높이며, 대부분의 처방에 소량씩 함유되어 약물상호작용을 돕는 작용이 있다.
설명 건위작용이 있어 냉증으로 인한 복통과 구토 등에 사용한다.

## 석고

분류 청열약 귀경 폐, 위 대한

약능 신, 한/열을 식히고, 마음을 안정되게 하며, 화를 내리고, 진액을 생성하게 하며, 건조함을 윤택하게 한다.
약효 수렴, 해열약으로 체내 열에 의한 갈증을 제거한다.
설명 소염작용이 있어 갈증과 번열감 등에 사용한다.

## 선퇴

분류 청열약 귀경 폐, 간 한

약능 감, 한, 경, 부/풍열을 제거하며 목예(目翳)를 제거한다.
약효 해열약으로 피부의 가려움과 염증에 사용한다.
설명 피부염증과 가려움 등에 사용한다.

## 세다(다엽)

분류 이수, 거습약 귀경 심, 폐, 간, 신, 비, 위 미한

약능 고감, 한
약효 이뇨, 강심, 진통, 지사작용이 있으며 감기 두통에 사용한다.
설명 이뇨작용이 있으며 눈피로와 두통 등에 사용한다.

## 세신

분류 온보약 귀경 심, 폐, 신 온

약능 신, 온/풍사를 소산(疏散)하며 한기를 구축하고 속을 따뜻하게 한다. 또한 기를 내리고 정수(停水)를 운행시켜 해역두통을 치료한다.
약효 해열, 진해, 진통작용이 있으며 인후통, 비염, 치통, 냉증으로 인한 복통을 잡는다.
설명 냉증에 의한 복통과 기침, 비염 등에 사용한다.

## 소맥(부소맥)

분류 기약(보기정신안정약) 귀경 폐, 비, 위 한

약능 감, 미한/심을 기르고 번을 제거하며, 갈증을 멈추게 하고, 진액을 자양하며 중기를 조화롭게 한다.
약효 완화, 자양, 진정작용이 있으며, 긴장을 완화한다.
설명 자양작용이 있으며, 근육긴장 등에 사용한다.

## 소목

분류 지혈약 귀경 심, 간, 비 평

약능 감함신, 평/혈을 운행하며, 어혈을 제거하고, 해표(解表)한다.

약효 수렴, 지혈약으로서 혈액의 울체에 의한 통증을 진통, 지혈, 배농작용이 있고, 혈액을 보하는 작용이 있다.

설명 혈액순환장애에 의한 통증에 사용한다.

## 소엽(자소엽)

분류 기약(강기정신안정약) 귀경 폐, 비 온

약능 신, 온/발한작용이 있고, 중초를 편안히 하며, 어독을 푼다.

약효 발한, 해열, 진해, 진정약으로 기제로서 기울증에 사용한다.

설명 진정과 건위작용이 있으며, 인후와 흉복부 불쾌감에 사용한다.

## 승마

분류 발한해표약 귀경 폐, 비, 위, 대장 미한

약능 고, 한/열을 식히며 해독한다. 풍사를 해산시키고, 일체의 열독, 인통, 구창을 치료한다.

약효 해열, 발한, 해독작용이 있으며, 허약에 의한 탈항과 위하수 등에 사용한다.

설명 소염작용이 있고, 허약에 의한 내장하수 등에 사용한다.

## 시호

분류 청열약 귀경 간, 담, 폐 미한

약능 고, 미한/소양흉부의 사를 발하고, 열을 내리며, 결기(結氣)를 흩고, 경혈(經血)을 조정하며 학질을 치료한다.

약효 해열, 건위, 진통작용이 있으며, 면역력을 높이고, 흉협부의 당기는 느낌과 불쾌감, 미열과 염증을 잡는다.

설명 면역력을 높이며, 흉복부 불쾌감과 다양한 염증, 미열 등에 사용한다.

## 신곡

분류 기약(행기약) 귀경 비, 위 온

약능 신감, 온/위를 열고, 곡을 소화시키며, 적(積)을 소산시킨다.

약효 건위약으로 소화를 돕는다.

설명 건위작용이 있어 소화불량 등에 사용한다.

## 신이

분류 기약(행기약) 귀경 폐, 비, 위, 대장 온

약능 신, 온/폐를 따뜻하게 하며 규(竅)를 통하게 하고, 풍한, 두면, 이비, 치아의 습을 제거한다.
약효 해열, 발한, 진통제이며 기제로서 코막힘, 두통에 사용한다.
설명 재채기와 비염, 코막힘 등에 사용한다.

## 아교

분류 보혈약 귀경 폐, 간, 신 평

약능 감, 평/혈액을 자윤하며, 지황과 비슷하게 혈분의 요소가 된다.
약효 진통, 지혈, 배농작용이 있고, 혈액을 보하는 작용이 있다.
설명 자양작용이 있어, 출혈과 체력저하 등에 사용한다.

## 애엽

분류 지혈약 귀경 간, 비, 신 온

약능 고, 온/기혈을 잘 통하게 하고, 한습을 제거하며, 자궁을 따뜻하게 한다. 모든 출혈을 멈추게 한다.
약효 수렴, 지혈작용이 있으며, 신체를 따뜻하게 하고 통증을 제거하며, 자궁출혈과 하혈에 사용한다.
설명 자궁출혈과 하혈 등에 사용한다.

## 앵피

분류 청열약 귀경 (–) (–)

약능 일본경험방으로 피부병에 사용하며, 해열, 수렴.
약효 해열, 지해, 거담, 수렴작용이 있고, 생선 식중독, 두드러기, 종기 등에도 사용한다.
설명 소염작용이 있으며, 피부염증과 타박 등에 사용한다.

## 양강(고량강)

분류 온보약 귀경 비, 위 열

약능 신, 열/위를 따뜻하게 하며, 한(寒)을 흩뜨리고, 위완냉통을 치료한다.
약효 방향성 건위약으로 냉증으로 인한 복통과 소화불량에 사용한다.
설명 냉증으로 인한 복통과 소화불량에 사용한다.

## 연교

분류 청열약 귀경 폐, 심, 소장 미한

약능 고, 미한/모든 경(經)의 혈응(血凝)과 기취(氣聚)를 발산하며, 습열을 사하고, 종(腫)을 없애고, 농을 배출한다.
약효 소염, 이뇨, 배농작용이 있으며, 주로 피부질환에 사용한다.
설명 소염배농작용이 있어, 피부나 인후염증에 사용한다.

## 연육(연자)

분류 보기강장약(보기약) 귀경 비, 신, 심 평

약능 감, 온/정기를 고삽하며, 위장을 두텁게 하고, 비설백탁(脾泄白濁)을 치료한다.
약효 자양강장작용이 있으며, 허약으로 인한 설사증상과 배뇨이상을 개선한다.
설명 자양건위작용이 있어, 소화불량과 설사, 하복부 염증에 사용한다.

## 오미자

분류 진해거담약 귀경 폐, 심, 신 온

약능 산, 온(감산고신함 5가지 맛을 갖추고 있음)/폐를 수렴시키며, 신을 자양하고, 진을 만들며, 기침을 안정시켜 해역(咳逆)을 치료한다.
약효 수렴, 진해, 거담, 지갈작용이 있으며, 인후부를 윤택하게 하고 건조로 인한 인후통과 기침에 사용한다.
설명 자윤작용이 있으며, 건조로 인한 인후통과 기침 등에 사용한다.

## 오수유

분류 온보약 귀경 간, 비, 위, 신 대열

약능 신, 온/속을 따뜻하게 하며 통증을 제어하고, 개울(開鬱)하며, 구역, 탄산, 두통을 치료한다.
약효 온성건위, 이뇨, 진통약으로서 냉증과 수독으로 인한 두통, 구토, 생리통, 복통 등에 사용한다.
설명 냉증으로 인한 구토, 두통, 월경통 등에 사용한다.

## 오약

분류 활혈구어혈약(구어혈약) 귀경 폐, 비, 신, 방광 온

약능 신, 온/기를 순행시키며, 풍을 흩고 혈응기체를 치료한다.
약효 방향건위, 진통작용이 있으며, 기 순환을 호전시킴으로써 통증을 제거한다.
설명 신체와 근육의 통증 등에 사용한다.

## 용골

분류 기약(강기정신안정약) 귀경 심, 간, 신 평

약능 감, 평/놀람을 진정하며, 계속되는 설사를 멈추고, 정(精)을 갈무리하며, 장을 고삽(固澁)하고, 경기를 치료한다.
약효 수렴, 진정 목적으로 스트레스로 인한 짜증과 불안증상에 사용한다.
설명 진정작용이 있어, 동계나 불안감에 사용한다.

## 용담

분류 청열약 귀경 간, 담 대한

약능 고, 한/간화를 사하며, 하초습기를 제거한다.
약효 고미(苦味)건위작용이 있으며, 비뇨기염증과 관절통에도 사용한다.
설명 소염작용이 있어, 하복부나 피부의 염증에 사용한다.

## 용안육

분류 보익강장약(보기약) 귀경 심, 비 온

약능 감, 온/심을 보하며, 혈을 영양하고, 비를 보강한다. 사려노상을 치료한다.

약효 자양강장, 진정약으로, 불안한 기분을 없엔다. 지황으로 위부 불쾌감이 있는 경우 지황의 대용으로 사용한다.

설명 자양작용이 있어, 체력저하로 인한 동계와 불안감, 불면에 사용한다.

## 우방자

분류 **청열약** 귀경 **폐, 위** 한

약능 신, 평/열을 풀고, 폐를 윤택하게 하며 인후부를 편하게 하고, 창독(瘡毒)을 흩어준다.

약효 해열, 해독작용이 있으며, 편도염이나 피부염증에 사용한다.

설명 편도염과 기침, 습진 등에 사용한다.

## 우슬

분류 **활혈구어혈약(구어혈약)** 귀경 **간, 신** 평

약능 고산, 평/간신을 보하며, 근골을 강화하고, 악혈을 흩어주며 모든 약을 하방으로 끌어주는 역할을 한다.

약효 이뇨, 진통작용이 있고, 구어혈약으로서 월경통과 관절통, 노화에 따른 요하지부 통증에 사용한다.

설명 혈행장애로 인한 관절, 요하지부 통증, 부종 등에 사용한다.

## 원지

분류 **기약(강기정신안정약)** 귀경 **심, 신, 폐** 온

약능 고신, 온/심신을 보하며, 지(志)를 강화하며, 지(智)를 더하고 건망경계를 치료한다.

약효 강장, 진정, 거담작용이 있으며, 불안과 불쾌한 기분을 제거한다.

설명 불안과 불면. 건망증 등에 사용한다.

## 위령선

분류 **기약(행기약)** 귀경 **방광** 온

약능 신함, 온/기를 돌게하며, 풍을 제거하고, 오장을 선통한다.

약효 이뇨, 진통작용이 있으며, 혈행을 촉진하여 부종과 통증을 제거한다.

설명 혈행장애에 의한 부종과 통증 등에 사용한다.

## 의이인

분류 이수 · 거습약 귀경 비, 위, 폐 미한

약능 감, 한/습을 제거하고, 수를 사하며, 비를 건강하게 한다. 비폐(痺閉)를 개통하며, 어혈을 배출한다.

약효 소염, 이뇨, 진통, 배농작용이 있어, 복부 및 관절통, 피부증상의 개선에 사용한다.

설명 이뇨배농작용이 있으며, 관절 부종과 통증, 피부질환에 사용한다.

## 익모초

분류 활혈구어혈약(구어혈약) 귀경 간, 심포, 방광 미한

약능 고감신, 미온/어혈을 제거하며, 새로운 혈을 생성하고, 해독하며, 난산을 치료한다.

약효 통경, 지혈, 강장약으로 생리통과 하복부통에 사용한다.

설명 혈행장애로 인한 하복부통에 사용한다.

## 인동(인동등)

분류 청열약 귀경 폐, 위 한

약능 신, 량/열을 흩뜨리며, 해독작용이 있고, 일체 창양을 치료한다.

약효 이뇨, 해열작용이 있으며, 주로 피부질환에 사용한다.

설명 소염배농작용이 있어, 피부염증에 사용한다.

## 인삼

분류 보기강장약(보기약) 귀경 비, 폐, 심, 신 온

약능 감미고, 온/크게 원기를 보하며, 진액을 생성하고, 정신을 안정하며, 혈맥을 통하게 하고, 갈증을 멈춘다.

약효 건위, 강장, 흥분작용이 있으며, 면역력과 신진대사를 높이고, 허약으로 인한 식욕부진, 소화불량, 흉통, 설사, 만성피로에 사용한다.

설명 자양강장작용이 있어, 체력 및 면역력 저하, 식욕부진에 사용한다.

## 인진호

분류 이수, 거습약 귀경 비, 위, 간, 담 미한

약능 감고, 평/어열(瘀熱)을 잘 통하게 하여, 황달의 주약이 된다.
약효 소염, 이뇨, 해열작용이 있어, 부종과 황달 등의 증상에 사용한다.
설명 부종과 황달, 가려움 등에 사용한다.

## 자감초

분류 기약(강기정신안정약) 귀경 심, 폐, 비, 위 평

약능 감, 평/해독하며 속을 따뜻하게 하고, 기를 내리며, 갈증을 멈추고, 경맥을 통하게 하여 급박, 인통을 치료한다.
약효 완화, 완해, 진통, 거담작용이 있으며, 감미료로도 사용한다. 급박증상을 풀어주며, 통증과 근육긴장을 잡는다.
설명 자양과 건위작용이 있고, 복부통증과 근육긴장 등에 사용한다.

## 자근(자초)

분류 청열약 귀경 폐, 간, 신 한

약능 감함, 한/혈을 식히고, 혈을 살리며, 열을 식혀 육아발생을 촉진한다. 두진을 치료한다.
약효 해열, 해독, 이뇨작용이 있고, 피부를 소생시키는 작용이 있다.
설명 소염과 피부소생작용이 있으며, 피부염증 등에 사용한다.

## 작약(백작)

분류 보혈약 귀경 간 미한

약능 고, 평/혈비를 제거하고, 견적(堅積)을 파함, 통증을 멈추며, 속을 따뜻하게 하고, 악혈(惡血)을 흩는다. 산전산후 모든 질환에 사용한다.
약효 수렴, 완화, 진경작용이 있고, 혈액의 울체와 근육경련에 따른 통증을 잡는다.
설명 근육통증과 경련 등에 사용한다.

## 저령

분류 이수 · 거습약 귀경 신, 방광 평

약능 감담, 평/습기를 제거하고, 소변을 배출하며, 표리를 분해하며, 갈증을 해소한다.
약효 이수작용이 있으며, 하복부 염증과 부종에 사용한다.
설명 이수작용이 있으며, 부종과 염증에 사용한다.

## 전호

분류 발한해표약 귀경 폐 미한

약능 신, 평/표를 풀며, 기를 내리고, 풍담을 치료한다. 시호와 그 효과가 비슷하다.
약효 진통, 소염, 구어혈작용이 있고, 타박에 의한 통증을 잡는다.
설명 타박과 근육통 등에 사용한다.

## 정향

분류 기약(행기약) 귀경 비, 위, 폐, 신 온

약능 신, 온/위를 따뜻하게 하며, 정력을 강하게 하고, 여성 생식기를 따뜻하게 하며, 분돈현벽(奔豚痃癖)을 치료한다.
약효 방향성 건위작용이 있어 소화를 돕고, 기 순환을 촉진하여 통증을 제거하며, 마음을 안정시키는 작용이 있다.
설명 건위작용이 있어 소화불량과 통증에 사용한다.

## 조구등

분류 기약(강기정신안정약) 귀경 간, 심포

약능 감, 한/심열을 내리며, 간기를 평안히 하고, 풍을 제거하며, 놀람을 안정시킨다.
약효 진경, 진정, 진통작용이 있어, 신체긴장을 완화하고 두통 등 통증을 제거하며, 황기와 조합하여 혈압을 내리는 목적으로 사용한다.
설명 진정작용이 있어 두통과 근육의 통증, 고혈압에 사용한다.

## 죽여

분류 **청열약** 귀경 **폐, 위, 심, 담** 미한

약능 감, 미한/청열화담(淸熱化痰)한다. 번(煩)을 제거하고, 구역질을 멈춘다.
약효 해열, 진해, 거담, 진토, 청량약으로써 고령자의 만성기침에 사용한다.
설명 진정작용이 있어, 기침과 불면에 사용한다.

## 지각

분류 **기약(행기약)** 귀경 **비, 위** 미한

약능 고, 한/기체를 풀고 결실을 깬다. 창만을 가라앉히며 심하급비통을 치료한다.
약효 방향성 건위작용이 있어 흉복만과 흉복통에 사용한다. 피부질환에도 응용할 수 있다.
설명 흉협부와 복부 팽만감, 통증 등에 사용한다.

## 지골피

분류 **보혈약** 귀경 **간, 신** 한

약능 감담, 한/폐중복화(肺中伏火)를 사하며, 혈열을 식히고 허열을 제거한다.
약효 청량, 해열, 강장작용이 있고, 염증을 잡는다.
설명 이뇨작용이 있고, 염증 등에 사용한다.

## 지모

분류 **청열약** 귀경 **폐, 위, 신**

약능 고, 한/폐위의 열을 제거하고, 음기(陰氣)를 자윤하여 건조한 신을 윤택하게 하여, 소갈, 번열을 치료한다.
약효 해열, 지갈, 이뇨, 진해작용이 있으며, 관절과 피부의 염증, 피로에 의한 마음의 흥분에 청열목적으로 사용한다.
설명 진정작용이 있으며, 염증과 구갈에 사용한다.

## 지실

분류 **기약(행기약)** 귀경 **비, 위** 미한

약능 고, 한/기체를 풀고 결실을 깬다. 창만을 가라앉히며 심하급비통을 치료한다.
약효 방향성 건위작용이 있어 흉복만과 흉복부통에 사용한다.
설명 흉협부와 복부 팽만감, 통증 등에 사용한다.

## 지황(건지황)

분류 **보혈약** 귀경 **심, 간, 신** 한

약능 감, 한/혈을 만들고 혈열을 식히며 월경을 조정하고 안태(安胎)한다. 자윤, 혈분의 주약
약효 보혈, 강장, 해열, 지혈작용이 있고, 건지황은 항염증작용이 숙지황에 비해 강하다. 또한 숙지황은 자양강장작용이 건지황에 비해 강하다.
설명 자양강장작용이 있으며, 체력저하와 빈혈 등에 사용한다.

## 지황(숙지황)

분류 **보혈약** 귀경 **간, 신** 미온

약능 감, 온/혈을 만들고 혈열을 식히며 월경을 조정하고 안태(安胎)한다. 자윤, 혈분의 주약
약효 보혈, 강장, 해열, 지혈작용이 있고, 건지황은 항염증작용이 숙지황에 비해 강하다. 또한 숙지황은 자양강장작용이 건지황에 비해 강하다.
설명 자양강장작용이 있으며, 체력저하와 빈혈 등에 사용한다.

## 진기(홍기)

분류 **보익강장약(보기약)** 귀경 **폐, 비** 미온

약능 감, 온/표를 단단히 하고, 비위를 보하며, 원기를 늘리고, 농을 배출하며 내탁(內托)한다.
약효 지한, 이뇨, 강장작용이 있고, 기력을 보하며 피부를 튼튼하게 만들어 소생시키는 작용이 있다.
설명 체력과 면역력저하, 발한과다, 고혈압, 피부질환 등에 사용한다.

## 진피

분류 **기약(행기약)** 귀경 **폐, 비** 온

약능 신, 온/중초를 조절하고, 격(隔)을 상쾌하게 하며, 이기도체(理氣導滯), 조습소담(燥濕消痰)한다.
약효 방향성 건위, 지구, 진해, 거담작용이 있어, 위부불쾌감을 제거한다.

설명 건위작용이 있어, 소화불량과 구토에 사용한다.

## 질려자(질려)

분류 활혈화어약(구어혈약) 귀경 간 온

약능 고, 온/간신을 보하고, 정을 더하며, 눈을 밝아지게 한다. 악혈(惡血)을 제거한다.
약효 강장작용이 있고, 피부가려움에 사용한다.
설명 소염작용이 있으며, 눈과 피부염증 등에 사용한다.

## 차전자

분류 이수, 거습약 귀경 간, 비 한

약능 감, 한/수를 순행하게 하며, 열을 사하고, 혈을 식히며 정을 견고히 한다.
약효 소염, 이뇨, 진해, 거담, 지사작용이 있고, 수독증상을 해결한다.
설명 소염이뇨작용이 있어, 염증과 부종 등에 사용한다.

## 창출

분류 이수, 거습약 귀경 비, 위, 간 온

약능 고, 온/위를 건조하게 하며, 습을 제거하고 울을 흩어주며, 담을 제거한다.
약효 건위, 진통, 이뇨약으로서 관절부나 체내 수분을 제거한다.
설명 건위작용이 있어 부종과 환부의 종창 등에 사용한다.

## 천궁

분류 활혈구어혈약(구어혈약) 귀경 간, 담, 심포 온

약능 신, 온/혈분에 작용하고 풍습이 뇌에 들어와 발생한 두동한비(頭疼寒痺)를 치료하고, 혈을 보하며 건조함을 윤택하게 한다.
약효 보혈, 진정, 진통약으로서 혈행을 촉진하고 신체를 따뜻하게 하여 냉증에 의한 통증과 두통, 코막힘을 제거한다.
설명 냉증에 의한 두통과 코막힘, 근육통 등에 사용한다.

## 천남성

분류 진해거담약 귀경 폐, 간, 비 온

약능 신고, 온/풍습을 제거하고, 담을 없애며, 뭉친 것을 풀고, 혈을 흩뜨린다.
약효 진경, 진통, 거담작용이 있어, 어지럼증과 마비, 경련에 사용한다.
설명 근육통과 마비, 경련에 사용한다.

## 천마

분류 기약(행기약) 귀경 간 평

약능 신, 온/간으로 들어가 소담(疎痰)하여 어지럼증 및 소아경련을 치료한다.
약효 진경, 진정, 진통작용이 있어, 주로 두통을 치료한다.
설명 두통과 어지럼증에 사용한다.

## 천문동

분류 보진약(윤조약) 귀경 폐, 신 대한

약능 감, 한/신을 자윤하며, 갈증을 멈추고, 소담, 살충, 폐렴을 삭히며, 피부기육을 윤택히 한다.
약효 자양, 강장, 진해, 지갈작용이 있어, 주로 인후를 윤택히 하여 기침과 가래를 제거한다.
설명 자양작용이 있으며, 기침가래에 사용한다.

## 축사(사인)

분류 기약(행기약) 귀경 간, 신, 폐, 소장 온

약능 신, 온/비위기능을 조정하고 체기를 통하게 하며, 음식을 소화시키고, 안태시키며 구토를 멈추게 한다.
약효 방향건위약으로 소화기능을 높인다.
설명 건위작용이 있어 소화불량 등에 사용한다.

## 택사

분류 이수, 거습약 귀경 신, 방광 한

약능 감담, 평/방광에 들어가 소변을 배출하며, 습열을 제거하고, 소갈, 구토, 설사를 치료한다.

약효 이뇨작용이 있어 수분대사를 촉진하여 부종을 제거한다.
설명 이뇨작용이 있어 부종과 어지럼증에 사용한다.

## 패모(절패모)

분류 **진해거담약** 귀경 **폐, 심** 한

약능 고, 한/폐를 깨끗이 하며, 화담(化痰)하고, 뭉친 것을 흩뜨리며, 열을 끈다. 담수(痰水)를 순환시킨다.
약효 거담, 배농작용이 있어, 진해약으로 사용한다.
설명 배농작용이 있어, 기침과 가래에 사용한다.

## 하수오

분류 **활혈구어혈약(구어혈약)** 귀경 **간, 심, 신** 온

약능 고감삽, 미온/간을 보하며, 신을 익하고, 혈을 기르며, 풍을 제거한다. 인후부를 윤택하게 하며, 대변이 통하게 한다.
약효 완하, 강정, 강장작용이 있으며 혈행을 촉진한다.
설명 혈행장애에 의한 통증과 피부건조, 가려움 등에 사용한다.

## 향부자(향부)

분류 **기약(행기약)** 귀경 **간, 비, 삼초** 평

약능 감고, 평/일체의 기 관련 질환을 치료함, 십이경을 통행하게 하고, 혈을 순행하게 하여 태산백병(胎産百病)을 치료한다.
약효 방향성 건위작용이 있으며, 기의 흐름을 촉진하고, 신진대사를 높여 신경성 증상을 개선한다.
설명 위장기능저하나 복통, 통증, 불안감 등을 사용한다.

## 행인

분류 **진해거담약** 귀경 **폐, 대장** 온

약능 감, 온/기를 내리며, 담을 풀며, 조를 윤택하게 하며, 천해를 치료하며 산결(散結)하고 구독을 제어한다.
약효 진해, 거담, 이뇨작용이 있으며, 호흡기질환의 기침과 부종에 사용한다.
설명 기침, 부종, 변비 등에 사용한다.

## 현호색

분류 활혈구어혈약(구어혈약) 귀경 간, 비 온

약능 신고, 온/혈중기체, 기중혈체를 풀어주며, 내외의 모든 통증을 치료한다.
약효 진통, 통경작용이 있으며, 위와 관절통증을 제거한다.
설명 위통과 혈행장애로 인한 통증 등에 사용한다.

## 형개

분류 발한해표약 귀경 폐, 간 온

약능 신고, 온/풍습을 흩으며, 두목(頭目)을 청하며, 혈맥을 통하게 하여 반진창개(斑疹瘡疥)를 치료한다.
약효 발한, 해열, 해독작용이 있고, 피부염증이나 가려움을 잡는다.
설명 오한, 발열, 두통 등의 감기증상이나 피부염증 등에 사용한다.

## 호마(흑지마)

분류 보진약(윤조약) 귀경 간, 신, 대장 평

약능 감, 평/간신을 보하고, 당과 혈을 증강시켜 양조(陽燥)를 윤택하게 한다.
약효 완화, 점활작용이 있어 피부를 윤택하게 하는 작용이 있다.
설명 건조한 피부나 변비 등에 사용한다.

## 호마유

분류 (–) 귀경 (–) (–)

약능 (–)
약효 건조성 변비, 회충으로 인한 복통, 식적복통, 뾰루지, 궤양, 개선(疥癬), 피부갈라짐, 튼살에 사용한다.
설명 자운고 재료로 사용된다.

## 홍화

분류 활혈구어혈약(구어혈약) 귀경 심, 간 온

약능 신고감, 온/혈을 순행하게 하며, 혈을 파하고, 혈을 살리며, 종(腫)을 제거하고 통증을 멈추게 한다.

약효 구어혈약으로써 혈행을 촉진하고, 월경통과 하복통을 잡는다.

설명 혈액 순환장애로 인한 통증과 염증, 월경불순 등에 사용한다.

## 화강활

분류 거풍약 귀경 방광, 신 온

약능 고감, 온/풍을 제거하고, 습을 이겨내며, 관절을 부드럽게 하여 모든 통증을 완화한다. 두선, 강항을 치료한다.

약효 발한, 해열, 진통, 진경작용이 있으며 관절과 근육통에 사용한다.

설명 관절과 근육통에 사용한다.

## 활석

분류 이수, 거습약 귀경 방광, 폐, 위 한

약능 함, 한/사기를 제거하며, 소변을 통하게 하고, 파혈하고, 견결된 것을 파산시키며, 황달을 치료한다.

약효 소염, 이뇨, 지갈작용이 있으며, 비뇨기계 염증성질환에 사용한다.

설명 이뇨작용이 있으며, 환부염증 등에 사용한다.

## 황금

분류 청열약 귀경 폐, 담, 비, 대장, 소장 한

약능 고, 한/이열을 청해한다. 화를 사하며, 습을 제거하고, 황달을 제거하며 열로 인한 설사를 멈추게 한다.

약효 소염, 해열작용이 있으며, 간과 위의 기능을 개선한다.

설명 위장염증과 소화불량 등에 사용한다.

## 황기

분류 보기강장약(보기약) 귀경 폐, 비 미온

약능 감, 온/표를 단단히하며, 비위를 보하며, 원기를 증강시키고, 농을 배출하여 내탁(內托)한다.

약효 지한, 이뇨, 강장작용이 있으며, 기력을 보하여 피부를 튼튼하게 만들어 소생시키는 작용이 있다.

설명 체력과 면역력 저하, 발한과다, 고혈압, 피부질환 등에 사용한다.

## 황련

분류 청열약 귀경 심, 비, 위, 간, 담, 대장 한

약능 고, 한/심에 들어가 화를 사하며, 간을 진정시켜 혈을 식히고, 습열을 청하고, 울을 산한다.
약효 소염, 고미건위, 진통작용이 있으며, 고혈압과 고양된 기분을 진정시키고, 지혈작용도 있다.
설명 신체염증과 번열, 가려움, 고혈압, 출혈 등에 사용한다.

## 황백

분류 청열약 귀경 신, 방광 한

약능 고, 한/화를 내리며, 열을 청하고, 습을 제거하며, 황달을 제거하고, 신조(腎燥)를 윤하게 한다.
약효 소염, 건위, 정장작용이 있으며, 고혈압과 고양된 기분을 진정시키고, 지혈작용도 있다.
설명 신체염증과 번열, 가려움, 고혈압 등에 사용한다.

## 회향

분류 기약(행기약) 귀경 간, 신, 비, 위 온

약능 신, 평/이기하며, 위를 열어 음식물을 내려가게 하며, 한산(寒疝)을 치료한다.
약효 방향성 건위, 거담, 진통작용이 있으며, 소화를 돕고, 냉증에 의한 통증을 제거한다.
설명 건위작용이 있으며, 냉증으로 인한 복통 등에 사용한다.

## 후박

분류 기약(행기약) 귀경 비, 위, 폐, 대장 온

약능 고, 온/기역을 내리며, 팽창을 흩어주고, 담을 소거하며, 결수(結水)를 제거하고, 숙혈을 파괴하며, 수곡을 소화시킨다.
약효 건위, 정장작용이 있으며, 기의 흐름을 촉진하여 흉만, 복만, 근육긴장 등에 사용한다.
설명 흉복부 불쾌감과 팽만감, 통증 등에 사용한다.

고바야시 요시노리(小林義典), 사하시 요시유키(佐橋佳郎)

# 색인

일반색인

처방색인

# 일반 색인

ㄴ



ㄷ

## ㄹ



## ㅁ



## ㅂ

## ㅅ

## ㅇ

## ㅈ



## ㅊ

## ㅋ



## ㅌ



## ㅍ

## ㅎ

## 영문



## 기타

# 처방 색인

## ㄱ

## ㄷ

ㅁ



ㅂ

## ㅅ

## ㅇ

## ㅈ